Introducción al diagnóstico por imagen

QUINTA EDICIÓN

Introducción al diagnóstico por imagen

QUINTA EDICIÓN

Thomas A. Farrell, MB, BCh
Attending Radiologist
Evanston Northwestern Healthcare
University of Chicago School of Medicine
Chicago, Illinois

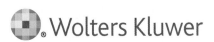

Philadelphia • Baltimore • New York • London
Buenos Aires • Hong Kong • Sydney • Tokyo

Av. Carrilet, 3, 9.ª planta, Edificio D
Ciutat de la Justícia
08902 L'Hospitalet de Llobregat
Barcelona (España)
Tel.: 93 344 47 18
Fax: 93 344 47 16
Correo electrónico: consultas@wolterskluwer.com

Revisión Científica:

Dr. Carlos Eduardo Contreras García
Médico especialista en Medicina Interna
Adscrito a la UMAE Hospital de Especialidades, Centro Médico Nacional Siglo XXI, IMSS
Profesor de pregrado y posgrado de la Facultad de Medicina, UNAM

Dra. Diana Luz Gutiérrez Espinosa
Médico Cirujano, Facultad de Medicina, UNAM
Especialidad en Imagenología Diagnóstica y Terapéutica
Fundación Clínica Médica Sur, CDMX
Curso de Alta Especialidad en Medicina, Resonancia Magnética,
Instituto Nacional de Ciencias Médicas y Nutrición "Salvador Zubirán"-UNAM
Adscrita al servicio de Imagenología, Centro de Atención Diagnóstico de Especialidades Médicas (CADEM) CHOPO
Certificada por el Consejo Mexicano de Radiología e Imagen

Dra. María Estela Noyola García
Especialista en Medicina Interna
Maestra en Ciencias Médicas Odontológicas y de la Salud
Médico Adscrito a Medicina Interna, Centro Médico Nacional Siglo XXI, IMSS

Dr. J. Mauricio Rodríguez Martínez
Médico Radiólogo, Facultad de Medicina, UNAM
Jefe de Servicio del servicio de Imagenología
Hospital de Psiquiatría/UMF 10, IMSS

Traducción:
Rafael Blengio Pinto
Germán Arias Rebatet

Dirección editorial: Carlos Mendoza
Editor de desarrollo: María Teresa Zapata
Gerente de mercadotecnia: Simon Kears
Cuidado de la edición: M&N Medical Solutrad S.A de C.V
Maquetación: M&N Medical Solutrad S.A de C.V
Adaptación de portada: Jesús Esteban Mendoza
Impresión: C&C Offset-China

Se han adoptado las medidas oportunas para confirmar la exactitud de la información presentada y describir la práctica más aceptada. No obstante, los autores, los redactores y el editor no son responsables de los errores u omisiones del texto ni de las consecuencias que se deriven de la aplicación de la información que incluye, y no dan ninguna garantía, explícita o implícita, sobre la actualidad, integridad o exactitud del contenido de la publicación. Esta publicación contiene información general relacionada con tratamientos y asistencia médica que no debería utilizarse en pacientes individuales sin antes contar con el consejo de un profesional médico, ya que los tratamientos clínicos que se describen no pueden considerarse recomendaciones absolutas y universales.

El editor ha hecho todo lo posible para confirmar y respetar la procedencia del material que se reproduce en este libro y su copyright. En caso de error u omisión, se enmendará en cuanto sea posible. Algunos fármacos y productos sanitarios que se presentan en esta publicación sólo tienen la aprobación de la Food and Drug Administration (FDA) para uso limitado al ámbito experimental. Compete al profesional sanitario averiguar la situación de cada fármaco o producto sanitario que pretenda utilizar en su práctica clínica, por lo que aconsejamos consultar con las autoridades sanitarias competentes.

Edición en español de la obra original en lengua inglesa *Radiology 101 The Basics and Fundamentals of Imagining*, de Thomas A. Farrell, MB, BCh publicada por Wolters Kluwer.
Copyright © 2020 Wolters Kluwer
Two Commerce Square
2001 Market Street
Philadelphia, PA 19103
ISBN de la edición original: 978-1-4963-9298-5

Para mi esposa Laurie y para mis hijas Niamh y Ciara.

Les damos la bienvenida a la quinta edición de *Introducción al diagnóstico por imagen*.

Esta labor de amor continúa dos décadas después de la publicación de la primera edición de este texto. Si bien la práctica de la medicina y la especialidad de la radiología han cambiado mucho desde 1999, los aspectos básicos y fundamentales continúan siendo más relevantes e importantes que nunca.

¿Qué ha cambiado en esta edición? El primer cambio se encuentra en la portada de este libro: el Dr. Wilbur Smith, uno de los autores previos, ha dejado su posición como editor principal después de muchos años de servicio en el campo de la radiología pediátrica. Sin embargo, su legado y el del fallecido Dr. Bill Erkonen seguirán vigentes.

Introducción al diagnóstico por imagen está escrito para aquellos que buscan una comprensión de los estudios de imágenes y para muchos lectores será la introducción a la materia. Al leer este libro, el lector comprenderá las contribuciones hechas por la radiología a la práctica de la medicina. Esperamos que, sin importar la experiencia y responsabilidades médicas del lector, amplíen sus conocimientos.

Con cada edición, nuestro objetivo ha sido hacer relevante y comprensible este libro. Para la quinta edición, todos los capítulos han sido reescritos y se ha ampliado el contenido de los capítulos que tratan sobre el tórax, el abdomen y la columna vertebral. También hemos añadido un nuevo capítulo sobre imágenes de la pelvis, que incluye ecografía obstétrica. Deliberadamente hemos mantenido al mínimo nuestras tablas y listas de diagnósticos diferenciales, y casos de interés, ya que existen varios libros de texto que tratan las diversas subespecialidades radiológicas. Gran parte de este libro se refiere a la ordenación e interpretación de las pruebas apropiadas y los Criterios de adecuación del American College of Radiology © y son ampliamente referenciados.

Ya sea que el lector sea un "radiólogo ferviente" o un "radiólogo curioso", le instamos a aprovechar la oportunidad de conocer mejor la especialidad y todo lo que tiene para ofrecer. Recomendamos encarecidamente ofrecerse como voluntario para una asignatura optativa de radiología donde presenciará de primera mano muchas de las pruebas y procesos de pensamiento descritos en este libro. Mejor aún, ¿por qué no solicitar una residencia en radiología? Siempre estamos buscando profesionales excepcionales.

Thomas A. Farrell, MB, BCh

Colaboradores

William J. Ankenbrandt, MD
Department of Radiology
NorthShore University HealthSystem
Clinical Associate Professor of Radiology
The University of Chicago Pritzker School of Medicine
Chicago, Illinois

Carolyn Donaldson, MD
Department of Radiology
NorthShore University HealthSystem
Clinical Assistant Professor of Radiology
The University of Chicago Pritzker School of Medicine
Chicago, Illinois

Laurie L. Fajardo, MD, MBA
Clinical Professor of Radiology
Department of Radiology
The University of Utah School of Medicine
Salt Lake City, Utah

Thomas A. Farrell, MB, BCh
Attending Radiologist
Evanston Northwestern Healthcare
University of Chicago School of Medicine
Chicago, Illinois

Nicholas Florence, MD
Resident Physician
Department of Radiology
University of Chicago
Chicago, Illinois

Bojan Petrovic, MD
Department of Radiology
NorthShore University HealthSystem
Clinical Assistant Professor
The University of Chicago Pritzker School of Medicine
Chicago, Illinois

Ethan A. Smith, MD
Clinical Assistant Professor
Department of Radiology
Cincinnati Children's Hospital
Cincinnati, Ohio

Wilbur L. Smith, MD
Former Professor and Chair
Department of Radiology
Wayne State University School of Medicine
Detroit Receiving Hospital
Detroit, Michigan

Christopher M. Straus, MD
Associate Professor
Department of Radiology
The University of Chicago Pritzker School of Medicine
Chicago, Illinois

Stephen Thomas, MD
Associate Professor
Department of Radiology
The University of Chicago Pritzker School of Medicine
Chicago, Illinois

Limin Yang, MD, PhD
Clinical Associate Professor
Department of Radiology
The University of Iowa
Iowa City, Iowa

Contenido

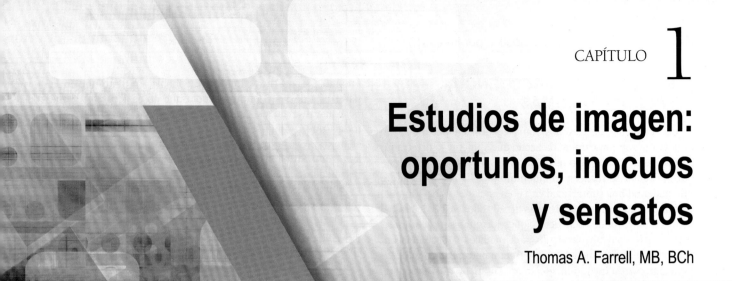

CAPÍTULO 1

Estudios de imagen: oportunos, inocuos y sensatos

Thomas A. Farrell, MB, BCh

Han transcurrido más de 100 años desde que Wilhelm Roentgen descubriera los rayos X; desde esa fecha ha sido inconmensurable la trascendencia de los estudios de imagen para el diagnóstico en la atención clínica. Se han vuelto un terreno fundamental en las especialidades y la práctica de la medicina, técnicas y tecnologías innovadoras como la ecografía (ultrasonido), la mamografía por tomografía computarizada (TC), la resonancia magnética nuclear (RMN) y la tomografía por emisión de positrones (TEP). Sin embargo, dicha evolución ha originado un notable incremento en la exposición acumulativa de la población a la radiación ionizante y la posibilidad de que aumente el riesgo de cáncer.

En Estados Unidos se ha observado desde el inicio de la década de 1980 un incremento de siete veces en la exposición a la radiación por técnicas médicas; la TC ha sido la que más ha contribuido a ello. En 2009, el señalamiento núm. 160 del *National Council on Ionizing Radiation Exposure of the Population of the United States,* que valoraba la exposición de los estadounidenses a la radiación ionizante, indicó que la mayor fuente de tal complicación para esa población era la exposición clínica de los pacientes, que casi igualaba a la exposición a fuentes ambientales. Estados Unidos posee, en promedio, 5% de la población mundial, pero en ese país se realizan 12% de todas las técnicas radiológicas y casi 50% de todos los procedimientos de medicina nuclear. Se ha calculado que en el futuro podrían surgir 29 000 cánceres por las TC realizadas en el país en 2007.

Estados Unidos asigna el doble de recursos a la atención clínica en comparación con cualquier otro país de ingresos altos en el mundo. Hay un uso muy amplio de la tecnología de imagen como factor contribuyente. En 2016, dicho país gastó 17.8% de su producto interno bruto (PIB) en gastos médicos en comparación con otros países como Canadá, Reino Unido, Alemania, Japón y Suiza, que asignaron entre 9.6% y 12.4% de su PIB a la atención clínica. La utilización de los servicios médicos en Estados Unidos fue similar a la de otras naciones, excepto en el renglón de métodos de imagen para diagnóstico, en el cual se hicieron 118 RMN por cada 1 000 habitantes, en comparación con una media en los 11 países, de 82 por 1 000 personas. De forma similar, en la población estadounidense se practicaron 245 TC por 1 000 habitantes, en comparación con 151 por 1 000, en otros países.

Las razones de dicho aumento en la utilización de métodos de imagen para el diagnóstico son muchas y diversas, incluyen el temor de demandas legales, mecanismos de pago e incentivos monetarios en el sistema asistencial estadounidense y la práctica sin autorización médica; muchos médicos no radiólogos tienen un conflicto de intereses financieros con el uso de su propio equipo diagnóstico en el consultorio. Los radiólogos han intervenido en este asunto de la utilización abusiva; recomiendan que se hagan métodos adicionales sólo si su señalamiento se apega a las guías publicadas y evitan recomendaciones genéricas en cuanto a más técnicas, lo que haría que los médicos quedaran indefensos ante la necesidad de practicar más estudios con fines de defensa, fundamentalmente.

AUMENTO DE LA FRECUENCIA DE INCIDENTALOMAS

El uso creciente de estudios transversales, en particular la tomografía computarizada, ha hecho que aumente la detección accidental de cuadros sin relación con las indicaciones clínicas por los cuales se realicen (**incidentaloma**). La prevalencia de un incidentaloma suprarrenal en TC en ancianos es de 10%. Se identifican quistes renales en más de 40% de los TC de abdomen. La mayoría de estas detecciones fortuitas son benignas, pero constituyen un obstáculo para médicos y pacientes en cuanto a su importancia clínica y tratamiento posterior. Si un radiólogo piensa que un incidentaloma no tiene trascendencia clínica, pero incluye ese dato en su informe, puede desencadenar toda una reacción en cadena de técnicas, biopsias y otros métodos que tienen un costo financiero y conllevan el riesgo de complicaciones. Sin embargo, si dicho especialista no notifica el incidentaloma, y más tarde el cuadro clínico resulta ser un carcinoma incipiente, puede ser sujeto de una demanda por negligencia profesional. El aumento en la frecuencia de estas situaciones ha sido atribuido a la mayor utilización de estudios de imagen transversales y ello puede resultar en la práctica innecesaria de pruebas y de tratamientos inútiles. Para abordar el problema, el American College of Radiology (ACR) Incidental Findings Committee publicó una serie de guías y recomendaciones para hacer frente a los hallazgos casuales.

CRITERIOS ADECUADOS

La ACR, desde 1924 defensora de medidas de seguridad relacionadas con la radiación, elaboró desde sus inicios sus **criterios de adecuación** (CA) de 1994, para ocuparse fundamentalmente de la tecnología de imagen. En la actualidad, tales criterios de adecuación abarcan 215 temas de radiología diagnóstica con más de 1 080 variantes clínicas. El objetivo del programa es permitir a un grupo de expertos y participantes, determinar de forma objetiva los beneficios y daños de realizar estudios, con base en una revisión sistemática de las pruebas. Los comités de CA (conjunto de expertos que abarcan más de 300 médicos que incluyen 80 especialistas clínicos de 20 organizaciones no radiológicas médicas), revisan sistemáticamente las pruebas para elaborar directrices que auxilien a los médicos en su referimiento para ordenar los estudios de imagen más adecuados en cuadros clínicos específicos. La metodología de CA de la ACR se basa en el Appropiateness Method User's Manual de RAND/Universidad de California en los Ángeles (UCLA, por sus siglas en inglés) que señala que "el beneficio esperado en la salud (como aumento de la esperanza de vida, alivio del dolor, disminución de la ansiedad, mejoría de la capacidad funcional), debe rebasar las consecuencias negativas anticipadas (como mortalidad, morbilidad, ansiedad, dolor, ausentismo) con un margen lo suficientemente amplio para que sea valiosa la práctica de dicho método, dejando de lado al costo". Cada revisión de CA valora los riesgos y los beneficios de los métodos de imagen para diversas indicaciones o situaciones clínicas y los cuantifica en una escala que va del 1 al 9, en la cual el apartado de 7 a 9 o superior, denota que el método es generalmente

aceptable y constituye una vía razonable, en tanto que en la parte baja de 1 a 3 puntos denota que no es aceptable y que no constituye tal vía. La franja intermedia que va de 4 a 6 indica que no hay certidumbre en la situación clínica. Para elaborar dichas directrices y alentar su uso, la ACR promueve la mejor utilización de recursos radiológicos y con ello mejorar la calidad de la atención clínica. En este texto, se ha incorporado muchas de las directrices y se pueden obtener de manera directa y es útil revisarlas (www.acr.org).

Una forma de disminuir la frecuencia de estudios inadecuados y alentar el uso juicioso de tales recursos es la táctica del apoyo de decisiones clínicas (ADC) cuando el médico ordene la realización de una técnica. El uso de ADC en técnicas de imagen que aporta una retroalimentación basada en pruebas para que las usen los médicos en el momento de ordenar un estudio ha permitido la disminución sustancial en las cifras de utilización de RMN lumbar en caso de lumbalgias, RMN de la cabeza por cefaleas y TC de senos paranasales. Las posibilidades de detectar una embolia pulmonar (EP) aguda en los pacientes cuando los médicos cumplieron con las pruebas expresadas en ADC, casi se duplicaron en comparación con otros médicos que ignoraron las alertas de ADC. Desde enero de 2020, en Estados Unidos la adopción de ADC para estudios avanzados (TC, RM, medicina nuclear que incluye a TEP) tendrá como incentivo el pago por el programa Medicare, medida que probablemente seguirán otras compañías de seguros en ese país. El CA de la ACR sentará las bases de los programas que se utilicen para cumplir los criterios de ADC, lo que influirá en el número de exploraciones de imagen que se practiquen. En resumen, los ACD basados en los CA de la ACR cambiarán la práctica de los métodos de imagen para el diagnóstico.

INOCUIDAD DE LOS ESTUDIOS DE IMAGEN

Los niños tienen toda la vida para recibir los beneficios o perjuicios de los estudios de imagen hechos para su atención. Ellos son más susceptibles a la posibilidad de un mayor riesgo de cáncer por radiación ionizante por lo siguiente: 1) son de menor talla, de modo que un conjunto particular de parámetros de TC hace que la dosis de radiación eficaz sea mayor en zonas transversales menores y el efecto sea más intenso mientras menor edad tengan, por su pequeña masa y radio corporales, 2) están en fase de crecimiento y por ello sus tejidos son más radiosensibles que los de los adultos y 3) les queda mucha vida por delante, por lo que habría tiempo suficiente para que surja una fase de latencia en la cual se puedan desarrollar cánceres.

En 2007 se formó la coalición de organizaciones asistenciales dirigidas por ACE y la Sociedad de Radiología Pediátrica de Estados Unidos para promover los estudios inocuos y de alta calidad en niños. El objetivo principal era una mayor conciencia para la comunidad de imagenología hacia la necesidad de ajustar la dosis de radiación cuando se estudiara a los menores. La campaña resultante de "**inocuidad de técnicas de imagen**" se orientó en su comienzo a optimizar las dosis de TC, pero incluye ahora otras modalidades como radiología intervencionista, fluoroscopia y medicina nuclear. Las recomendaciones actuales incluyen: 1) revisión de los protocolos sistemáticos de TC para adultos por parte de un físico médico, y después modificar los parámetros de exposición para adecuar los protocolos a los niños, 2) evitar rastreos de TC antes y después del uso de material de contraste y tardíos, porque muy pocas veces aportan datos útiles en los niños; para ellos son adecuados los rastreos de una sola fase, 3) habrá que rastrear solamente la zona indicada, para obtener la información necesaria.

Tales recomendaciones cumplen con el principio de **ALARA** de seguridad en cuanto a la radiación generada. ALARA es un acrónimo de "hasta donde sea sustentable razonablemente" ("*as low as [is] reasonably achievable*") y denota los esfuerzos para conservar en el nivel más bajo posible las dosis de radiación ionizante que convengan en la práctica, lo cual es congruente con la finalidad para la cual se emprendió la actividad aprobada. Dicho principio significa que incluso si se aplica una dosis pequeña, si no brinda beneficio directo, será mejor no usarla.

SENSATEZ DE LOS ESTUDIOS DE IMAGEN

La ACR y la Radiological Society of North America instituyeron un grupo de trabajo para ocuparse de la protección contra la radiación en adultos, ante los buenos resultados de la campaña de inocuidad de imagen para niños. El grupo de trabajo intentaba orientar a los usuarios sobre la necesidad y las oportunidades para eliminar estudios innecesarios y reducir el grado de radiación usada durante ellos, y limitarlos sólo a los necesarios para obtener imágenes médicas óptimas. En 2010 el grupo de trabajo incluyó a la American Society of Radiological Technologists y la American Association of Physicists in Medicine, y planteó una campaña que llamó "**sensatez en los estudios de imagen**" que brinda recursos orientadores sobre el tema. Desde su fundación, el programa de sensatez en estudios de imagen ha insistido en el principio ALARA de centrarse en las indicaciones de exploraciones apropiadas y utilizar las técnicas de esta índole para tener resultados diagnósticos de buena calidad. Se han hecho más de 50 000 solicitudes más bien de tecnólogos radiólogos para lograr tales objetivos.

En 2012, la American Board of Internal Medicine Foundation colaboró con las *Consumer Reports*, una organización no lucrativa de empoderamiento, para crear la iniciativa **Choosing Wisely**. La fundación invitó a nueve organizaciones médicas incluidas la ACR, el American College of Cardiology y la American Society of Nuclear Cardiology para que escogieran cinco estudios o tratamientos, de los que, en opinión de los entendidos, se abusaba. El sitio web de Choosing Wisely incluye 45 pruebas y tratamientos, de los cuales 24 se relacionan directamente con los estudios de imagen para diagnóstico. Las organizaciones médicas que intervinieron en esta iniciativa ameritan ser reconocidas por su participación en la campaña porque sus miembros llevan a cabo los estudios incluidos en sus listas y esto puede afectar de forma negativa en su práctica. El primer grupo de recomendaciones de ACR se basó en cinco de los métodos de imagen de los que se abusaba y se pudo orientar de manera segura, para su refinamiento, apoyado por las pruebas publicadas (tabla 1-1).

TABLA 1-1	**Sensatez en la selección del *American College of Radiology's Choosing Wisely*: cinco recomendaciones**

1. No usar técnicas de imagen en cefaleas complejas.
2. No usar técnicas de imagen ante la sospecha de embolia pulmonar, sin probabilidades moderadas o grandes previas a la prueba.
3. No hospitalizar ni practicar radiografías preoperatorias de tórax en pacientes ambulatorios por hallazgos insignificantes en el interrogatorio y la exploración física.
4. No usar TC para estudios de sospecha de apendicitis en niños, hasta que se considere como una buena opción la ecografía.
5. No recomendar estudios de vigilancia en caso de quistes intrascendentes clínicamente, de los anexos en una mujer.

Con permiso de Johnson PT, Bello JA, Charfield MB, *et al*. New ACR choosing wisely recommendations: judicious use of multiphase abdominal CT protocols. *J Am Coll Radiol*. 2019;16:56-60 doi:10.1016/jacr.2018.07.026.

En la segunda lista de Choosing Wisely (2017) de la ACR, se hicieron tres recomendaciones en cuanto a la forma de abordar datos accidentales (nódulos tiroideos, síndrome de congestión pélvica y de invaginación yeyunoileal en adultos) y dos recomendaciones se refieren a los protocolos de TC abdominal con medio de contraste IV, e incluyen la realización o hechura previa al uso del medio, o tardía (después de fases venosa portal o nefrográfica) (véanse tablas 3-8 y 3-9).

Si bien, los beneficios de los estudios de imagen para el diagnóstico son inmensos y rebasan los riesgos, tal afirmación adquiere veracidad cuando todos ellos son practicados y ordenados de manera apropiada, y se optimizan las técnicas para obtener la mayor calidad de imagen con el mínimo de dosis de radiación. Además de los costos económicos, los estudios innecesarios y realizados inapropiadamente lesionan a los pacientes porque los exponen a la radiación ionizante y a la identificación de incedentalomas cuya investigación puede ocasionar molestias y complicaciones. Los radiólogos son fundamentales para seleccionar los estudios más adecuados y seguir el protocolo basado en indicaciones para cada paciente, el señalamiento oportuno de los resultados y la indicación para realizar técnicas de vigilancia. Como radiólogos, podemos ser parte del problema o de la solución, la decisión es nuestra. Este es el punto en el que nos encontramos rumbo a los próximos 100 años de las técnicas de imagen para diagnóstico.

Referencias

1. www.acr.org/Clinical-Resources/ACR-Appropriateness-Criteria.
2. www.imagegently.org.
3. www.choosingwisely.org.
4. www.Imagewisely.org.

Lecturas adicionales

1. Berlin L. The incidentaloma: a medicolegal dilemma. *Radiol Clin North Am*. 2011;49:245-255.
2. www.acr.org/Clinical-Resources/Incidental-Findings.

CAPÍTULO 2

Estudios de imagen de tórax

Christopher M. Straus, MD • Thomas A. Farrell, MB, BCh

La radiografía torácica representa casi 45% de todos los estudios radiográficos en Estados Unidos y es una herramienta esencial en el tratamiento de pacientes con trastornos cardiorrespiratorios. Este capítulo servirá para dos propósitos: en primer lugar, proporcionar un método lógico para la interpretación de estudios de imagen de tórax, con énfasis en las radiografías torácicas y tomografía computarizada (TC) y, en segundo lugar, revisar los hallazgos en las imágenes de enfermedades comunes del tórax.

TÉCNICAS RADIOGRÁFICAS

La **radiografía torácica estándar** consiste en dos proyecciones, denominadas proyecciones **posteroanterior** (PA) y **lateral**; se utilizan los términos radiografía y placas de manera intercambiable, pero es recomendable evitar el término "rayos X".

Cuando la enfermedad clínica del paciente impide que se obtenga una proyección PA, puede obtenerse una radiografía en proyección **anteroposterior** (**AP**) con un equipo portátil con el conocimiento de que las radiografías portátiles son menos sensibles para la detección de alteraciones patológicas por sus limitaciones técnicas como magnificación, posición subóptima del paciente y variación en las técnicas para la realización del examen. En ciertas circunstancias, por ejemplo, cuando el paciente se encuentra inestable, son aceptables los estudios portátiles pero, si es posible, se prefiere una proyección PA estándar en el departamento de radiología porque la consistencia de la técnica a lo largo de los exámenes seriados es un aspecto importante para la detección de cambios sutiles.

La **correcta identificación del paciente**, aunque parece un aspecto elemental, suele ser motivo común de error. Por fortuna, con la aparición del expediente electrónico y sistemas

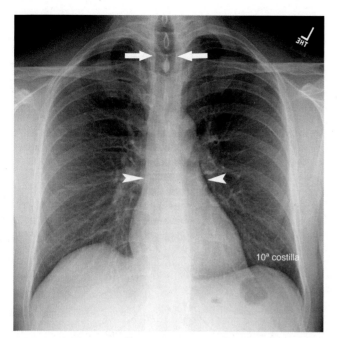

FIGURA 2-1. **Radiografía (PA) torácica normal.** La tráquea vertical (*flechas rectas*) siempre debe encontrarse en la línea media. El mediastino normal tiene la densidad del agua (*puntas de flecha*).

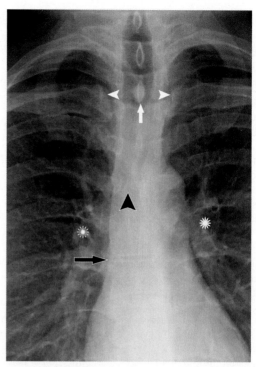

FIGURA 2-2. **Radiografía torácica, PA, normal. Se observan las estructuras centrales magnificadas.** El extremo medial de las clavículas (*puntas de flechas blancas*) se encuentran equidistantes de las apófisis espinosas (*flecha blanca*). Los puntos hiliares (*asteriscos*) no está al mismo nivel, pues el punto hiliar derecho se encuentra más elevado. La carina (*punta de flecha negra*) marca la bifurcación de la tráquea, es una referencia anatómica importante para la colocación de la punta de la sonda endotraqueal. La visualización de los espacios de los discos intervertebrales de la columna vertebral torácica (*flecha negra*) son un signo de exposición radiográfica adecuada.

de comunicación de archivos de imágenes, estos errores son menos frecuentes. La identificación requiere el registro correcto de los lados derecho e izquierdo, ya que el técnico suele señalar de manera sistemática con un marcador el lado derecho o izquierdo del estudio radiográfico. Para todas las radiografías torácicas frontales (ya sean AP o PA), los marcadores señalan el lado derecho (D) o izquierdo (I) del paciente (fig. 2-1).

¿Qué constituye una radiografía torácica con **técnica adecuada** y por qué esto es importante? Es necesaria una imagen técnicamente adecuada para evitar la identificación inapropiada o pasar por alto hallazgos que de otra forma se hubieran observado. La interpretación es un proceso que es tema de limitaciones del estudio y el intérprete debe tener confianza en la imagen y debe tener la capacidad de identificar porque la imagen se observa como lo hace o bien, tener justificación para repetir el estudio o solicitar un estudio de imagen más avanzado. En primer lugar, se valora la **posición** del paciente para descartar rotación, ya que los extremos mediales de las clavículas deben permanecer equidistantes de las apófisis espinosas (fig. 2-2). A continuación, se verifica la **exposición**, la cual es óptima cuando los espacios de los discos torácicos intervertebrales son apenas distinguibles y superponen al corazón (fig. 2-2). Además, no debe observarse sobreexposición de los campos pulmonares (color negro) y los vasos sanguíneos en el pulmón deben definirse en la periferia, pero no deben alcanzar el borde. Por último, el diafragma debe encontrarse aproximadamente al nivel de la octava a décima costillas con un **esfuerzo inspiratorio** estándar (tabla 2-1).

La técnica y posición estándar en la radiografía torácica se diseñaron para optimizar la valoración de los pulmones y, por lo general, no proporcionan suficiente información diagnóstica de estructuras extrapulmonares como huesos o tejidos blandos. El examen particular de las costillas o de la columna vertebral proporciona una mejor valoración de estas estructuras.

TABLA 2-1	Aspectos técnicos de una radiografía torácica PA adecuada
Rotación	El extremo medial de ambas clavículas debe estar centrado sobre la columna vertebral torácica
Penetración	Los espacios de los discos intervertebrales torácicos deben ser visibles
Inspiración	Deben ser visibles las 8 a 10 costillas en sentido posterior o 6 en sentido anterior

INTERPRETACIÓN

Proyecciones frontales

Cuando se aprende a interpretar una radiografía torácica, es importante notar que el observador "sólo verá lo que conoce". El desconocimiento anatómico y de las relaciones espaciales dificultará la interpretación. Además, mientras se analice un mayor número de imágenes, mayor será el banco de memoria y experiencia. Desde el punto de vista anatómico, los lóbulos superior derecho, inferior y medio están separados por cisuras mayor y menor y los lóbulos izquierdo superior e inferior están separados por la cisura mayor izquierda. Cada lóbulo se divide de manera sistemática en hasta cinco segmentos, cada uno con

TABLA 2-2	Lista de verificación para la revisión de las radiografías torácicas
Proyección PA (o AP)	**Proyección lateral**
Datos demográficos del paciente	
Imágenes previas	
Tráquea, carina	Tráquea
Corazón: tamaño, forma, bordes	Silueta cardiaca
Arco aórtico, ventana AP, hilios	Hilios
Pulmones: vasculatura y radiolucidez	Radiolucidez retroesternal y retrocardiaca
Diafragma, burbuja gástrica	Hemidiafragmas
Huesos, tejidos blandos, cuatro esquinas	

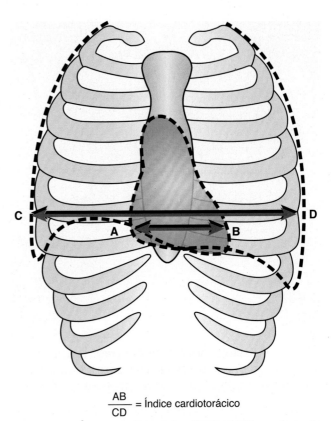

$$\frac{AB}{CD} = \text{Índice cardiotorácico}$$

FIGURA 2-3. Índice cardiotorácico (ICT). El ICT se calcula al medir el diámetro transverso del corazón (A-B) y al dividirlo entre el diámetro torácico transverso (C-D).

su propio bronquio e irrigación sanguínea. El segmento apical de ambos lóbulos inferiores puede encontrarse en una posición tan alta como T4 en dirección posterior.

Se recomienda realizar la revisión de forma metódica y lógica. Las listas de verificación reducen los errores humanos y son esenciales para evitar que el radiólogo pase por alto anomalías. En la tabla 2-2 se muestra una de dichas listas de verificación, aunque los factores más importantes para pasar por alto anomalías es la falta de consistencia. Se recomienda desarrollar una lista de verificación propia y consistente con el método. En la posición más elevada de cualquier lista de verificación siempre se debe encontrar la **revisión de las imágenes previas**. Es útil iniciar desde arriba y de la línea media de las radiografías para identificar la **tráquea**, que si se encuentra correctamente centrada en una radiografía PA debe ubicarse casi en la línea media, superpuesta sobre las apófisis espinosas de la columna vertebral torácica superior, con mínima desviación ocasionada por el arco aórtico (habitualmente justo a la derecha de la línea media del paciente). Cualquier desviación o estrechamiento de la tráquea en una radiografía bien centrada puede indicar una tumoración mediastínica o tiroidea (fig. 2-1).

A continuación, se sigue el trayecto de la tráquea en sentido inferior y se identifica la **carina**, la cual sirve como referencia anatómica para la colocación de las sondas endotraqueales. Se valora el **contorno y ancho del mediastino**. El ensanchamiento mediastínico (>8 cm) puede ocurrir en pacientes con aneurismas o disección de la aorta, pero en personas de edad avanzada la aorta torácica puede observarse tortuosa o con ectasia, un hallazgo que no debe interpretarse como anormal.

A continuación, se valora la **silueta cardiaca, identificando su tamaño y forma**. El diámetro transverso del corazón no debe exceder 50% del diámetro transversal de la caja torácica, medida al mismo nivel. Esto se conoce como **índice cardiotorácico** (fig. 2-3). Sin embargo, esta medición sólo es fiable en proyecciones PA ya que ocurre una magnificación de aproximadamente 20% de la silueta cardiaca en las proyecciones AP. Por esta razón, se prefieren las proyecciones PA (con la pared torácica anterior cercana al chasis radiográfico). Un escaso esfuerzo inspiratorio o la posición en decúbito pueden incrementar falsamente el tamaño de la silueta cardiaca.

A continuación, se valora la forma de la **silueta cardiaca**, que posee múltiples componentes. El **borde cardiaco derecho** más convexo representa el borde de la aurícula derecha, que se encuentra justo por debajo del borde recto vertical de la vena cava superior (VCS) (fig. 2-4). El **borde cardiaco izquierdo** hacia el vértice representa la orejuela de la aurícu-

la y el ventrículo izquierdos. El borde cardiaco izquierdo superior debe ser cóncavo y con ángulo menos pronunciado. Dada la rotación natural y la superposición de las cavidades cardiacas, el ventrículo derecho no es un componente de la silueta cardiaca en las radiografías frontales (fig. 2-4). De la misma forma, una aurícula izquierda de tamaño normal tampoco es visible en una radiografía frontal. Sin embargo, con el aumento notable de tamaño de la aurícula izquierda, el borde superior izquierdo del corazón se torna convexo y desplaza la carina con elevación u "horizontalización" del bronquio principal izquierdo. En aumento grave de tamaño de la aurícula izquierda, el borde lateral derecho de la aurícula izquierda se superpone a la sombra de la aurícula derecha, produciendo el **signo de doble densidad** (fig. 2-5). Conforme aumenta de tamaño del ventrículo izquierdo, el vértice cardiaco se desplaza hacia abajo y hacia afuera. Conforme aumenta de tamaño la aurícula derecha, el borde derecho del corazón se torna convexo (figs. 2-6 y 2-7).

A continuación, se revisan **el arco aórtico, las arterias pulmonares y los bronquios principales**. El hilio pulmonar es el sitio donde penetran las estructuras al pulmón, como vasos sanguíneos y bronquios. Estas estructuras hiliares están dispuestas de forma similar de adelante hacia atrás en cada lado con la porción superior de las dos venas pulmonares en frente, la arteria pulmonar en medio y el bronquio y vasos bronquiales en dirección posterior. Como los arcos arteriales pulmonares izquierdos se encuentran sobre el bronquio principal izquierdo, la disposición anatómica no es simétrica. Componentes adicionales del hilio incluyen ganglios linfáticos y una capa de la pleura parietal, que se pliega en sentido

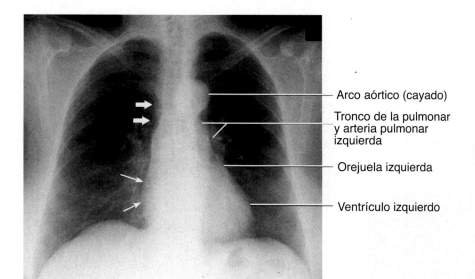

FIGURA 2-4. **Radiografía torácica posteroanterior normal.** El borde cardiaco derecho convexo está formado por la aurícula derecha (*flechas delgadas*) mientras que la vena cava superior se señala con *flechas gruesas*. El borde izquierdo está compuesto por cuatro prominencias, de cefálica a caudal, estas corresponden con el arco aórtico, el tronco de la pulmonar y la arteria pulmonar izquierda, la orejuela y el ventrículo izquierdos.

Arco aórtico (cayado)

Tronco de la pulmonar y arteria pulmonar izquierda

Orejuela izquierda

Ventrículo izquierdo

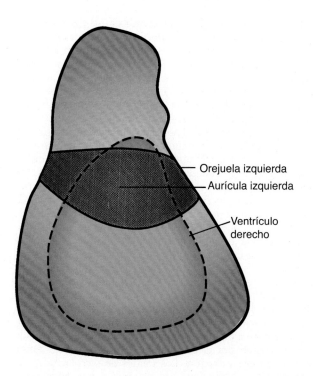

Orejuela izquierda
Aurícula izquierda
Ventrículo derecho

FIGURA 2-5. **Ubicaciones típicas de la aurícula izquierda y el ventrículo derecho** en una radiografía torácica PA o AP normal. Este diagrama muestra la ubicación de la aurícula izquierda y del ventrículo derecho superpuestos en la sombra cardiaca, lo que resalta que ninguna de estas cavidades cardiacas puede observarse en una proyección frontal normal.

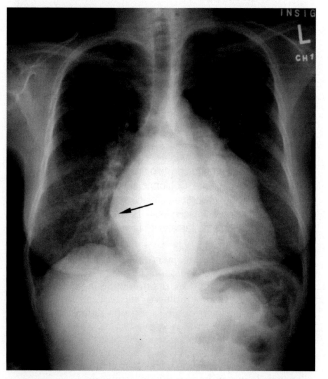

FIGURA 2-6. **Aumento de tamaño de la aurícula izquierda.** Radiografía PA. Esta radiografía muestra el signo de la doble densidad (*flecha*) producida por la superposición de la aurícula izquierda con el borde derecho del corazón (aurícula derecha). Obsérvese la convexidad del borde cardiaco superior izquierdo, que típicamente se observa con el crecimiento de la aurícula izquierda.

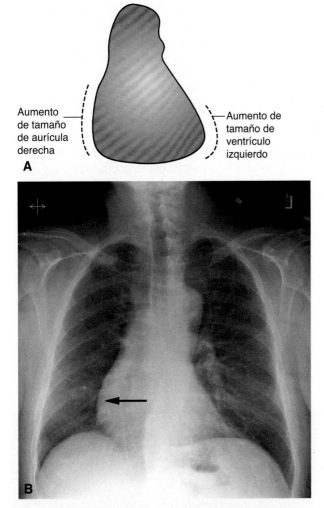

FIGURA 2-7. **Aumento de tamaño de aurícula derecha y ventrículo izquierdo.** La silueta cardiaca cambia durante el aumento de tamaño de la aurícula derecha y el ventrículo izquierdo. **A:** Conforme aumenta de tamaño la aurícula derecha, el borde cardiaco derecho convexo aumenta de tamaño hacia el lado derecho del paciente. Conforme aumenta de tamaño del ventrículo izquierdo, el vértice cardiaco se desplaza hacia la izquierda del paciente y hacia abajo. **B:** Radiografía torácica PA que muestra aumento de tamaño de la aurícula derecha (*flecha*).

inferior para volverse el **ligamento pulmonar inferior**, que fija el lóbulo inferior en su posición. El **punto hiliar** (observado mejor en proyección PA) es el sitio donde la vena pulmonar superior cruza la arteria pulmonar descendente y es útil para determinar la posición del hilio. En una radiografía torácica normal, el hilio izquierdo se encuentra en posición más elevada que el hilio derecho en casi 70% de las radiografías y en el mismo nivel en 30% de los casos restante (fig. 2-2). Un hilio izquierdo más bajo en comparación con el hilio derecho indica colapso de lóbulo pulmonar inferior izquierdo.

La **ventana aortopulmonar** es el espacio cóncavo que se encuentra inmediatamente por debajo del arco aórtico y por arriba de la arteria pulmonar izquierda (fig. 2-2). La ausencia de esta concavidad puede ser ocasionada por una tumoración o por linfadenopatía.

Las **arterias pulmonares** y sus bronquios adyacentes se irradian hacia afuera a partir del hilio y las **venas pulmonares** regresan la sangre de vuelta a la aurícula izquierda. En

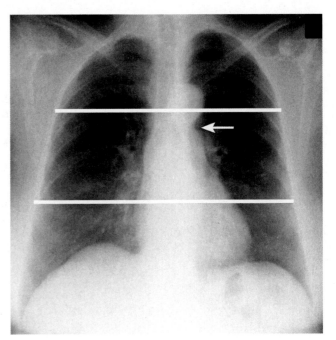

FIGURA 2-8. **Lucidez pulmonar normal.** Radiografía torácica PA. Se divide la radiografía torácica PA o AP en tercios horizontales y se comparan los campos pulmonares derecho e izquierdo, desplazándose en dirección de la cabeza a los pies. Obsérvese la ventana aortopulmonar (*flecha*).

ocasiones, el ángulo del vaso puede indicar qué vasos son arterias y cuáles son venas, siguiendo un vaso en cuestión hasta el punto de intersección con los otros tejidos para ayudar a identificar a cuál corresponde. Éste a menudo es el vaso sanguíneo más horizontal que suele proyectarse hacia la aurícula izquierda y representa las venas pulmonares de retorno. En una persona en posición erecta, la presión diferencial y la diferencia de volumen pulmonar (los pulmones son más profundos al nivel de las bases), ambas son lo suficientemente grandes como para que los vasos sanguíneos del lóbulo pulmonar inferior sean más grandes en tamaño y número, en comparación con aquellos que se extienden hacia los lóbulos superiores. Los vasos sanguíneos que irrigan a los lóbulos superior e inferior respectivamente se encuentran en una proporción aproximada de 1:3, en cuanto a diámetro y número. Las alteraciones de su aspecto pueden ser útiles para determinar la *redistribución vascular* o la *formación de cortocircuitos* y puede realizarse la valoración al dividir los pulmones en tercios horizontales, comparando los campos pulmonares derecho e izquierdo en cuanto a simetría y vascularidad (fig. 2-8). Los vasos pulmonares y los bronquios en condiciones normales son casi invisibles en los 2 cm periféricos del pulmón en una radiografía torácica.

A continuación, se valoran ambos **diafragmas**; el hemidiafragma derecho a menudo se encuentra 1 a 2 cm más elevado que el izquierdo por la presencia del hígado, si bien existe una considerable variación. Los fondos de saco laterales del diafragma forman los ángulos costofrénicos, que deben tener forma de ángulo agudo, donde el diafragma se inserta en dirección lateral a la pared torácica. Por último, se determina la ubicación de la **burbuja de aire gástrico** (si está presente), que debe encontrarse por debajo del hemidiafragma izquierdo (fig. 2-9).

La valoración de las estructuras **óseas** incluye la columna cervical inferior, columna torácica, hombros y costillas. En la radiografía PA, el omóplato debe rotar alejándose de los campos pulmonares. Las porciones posteriores de cada costilla se

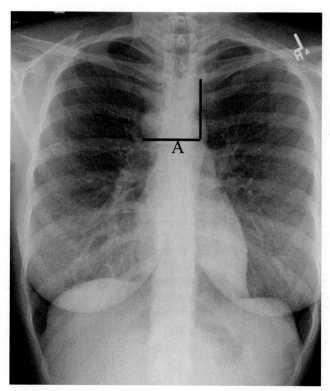

FIGURA 2-9. Pedículo vascular normal. El pedículo vascular se determina al trazar una línea horizontal (*A*) desde la unión de la vena ácigos (*flecha*) y la vena cava superior sobre una línea perpendicular trazada desde la arteria subclavia izquierda en sentido inferior a lo largo de la porción transversal de la aorta torácica (arco aórtico).

orientan en sentido horizontal y la porción anterior de las costillas suelen colocarse en ángulo apuntando hacia abajo (fig. 2-10). Las anomalías costales pueden detectarse con facilidad al rotar la imagen en 90° (en el sentido de las manecillas del reloj o bien, en sentido contrario). Aunque las estructuras óseas no se delimitan bien en las radiografías torácicas, pueden observarse anomalías significativas por lo que se hace énfasis

en la necesidad de revisar todos los aspectos de la imagen, incluyendo las cuatro esquinas (fig. 2-11).

Además de las "cuatro esquinas" de la radiografía de tórax, en otras cuatro áreas a menudo se pasan por alto anomalías, lo que incluye los hilios, vértices, por detrás del corazón y en el espacio adyacente al diafragma.

Proyecciones laterales

La proyección frontal representa sólo 70% del volumen pulmonar total, lo que refuerza la verdad radiológica de que "una proyección no es suficiente" cuando se interpretan radiografías torácicas. Las proyecciones laterales permiten la confirmación de la ubicación y la naturaleza de la anomalía observada en una proyección frontal. Incluso si puede realizarse un diagnóstico confiable con una proyección frontal, es un excelente hábito correlacionar y confirmar los hallazgos con una proyección lateral. Para las radiografías torácicas laterales, se acostumbra orientar la placa de forma tal que el paciente mire hacia la izquierda, porque se reduce la magnificación del corazón cuando éste se encuentra más cerca del chasis radiográfico o detector (fig. 2-12). La búsqueda consistente y metódica de patrones es fundamental para desarrollar las habilidades de detección. Al igual que con la proyección frontal, se evalúa el tamaño y forma de la silueta cardiaca, el borde anterior, que está formado por el ventrículo derecho. El ventrículo izquierdo forma la mayoría del borde cardiaco posteroinferior y la aurícula izquierda forma el borde cardiaco superoposterior. En condiciones normales existe un espacio con el ancho de un cuerpo vertebral sin tejido pulmonar entre el borde cardiaco posterior y la porción anterior ósea de la columna vertebral.

A menudo, la pared posterior de la vena cava inferior (VCI) puede observarse en sentido inferior conforme entra a la aurícula derecha (fig. 2-12, *flechas*). El contorno de la VCI puede ser útil para determinar el tamaño del ventrículo izquierdo, dado que el borde posterior del ventrículo izquierdo debe tener 2 cm o menos desde la vena cava inferior. La aurícula derecha es una cavidad cardiaca superpuesta y no se observa en la proyección lateral.

La radiografía lateral de tórax proporciona una vista excelente de ambos **hilios**, los cuales pueden localizarse al trazar una línea vertical hacia la tráquea (fig. 2-13).

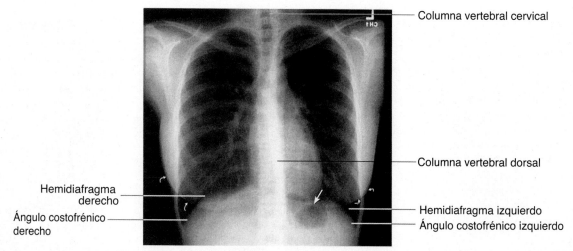

Columna vertebral cervical

Columna vertebral dorsal

Hemidiafragma derecho

Ángulo costofrénico derecho

Hemidiafragma izquierdo

Ángulo costofrénico izquierdo

FIGURA 2-10. Radiografía torácica PA normal. Después de comparar los campos pulmonares, a continuación se revisan los diafragmas, ángulos costofrénicos y la columna vertebral dorsal baja. Obsérvese la estrecha proximidad del aire en el fondo gástrico con el hemidiafragma izquierdo (*flecha izquierda*). Siempre debe recordarse identificar ambas sombras mamarias en las pacientes mujeres (*flechas curvas*).

FIGURA 2-11. **Radiografía torácica PA normal.** La porción posterior de las costillas (*flechas rectas*) son horizontales y la porción anterior (*flechas curvas*) se encuentran anguladas en sentido caudal o inferior. Todas estas estructuras deben estar incluidas en las listas de verificación, así como las regiones de la articulación del hombro y la columna vertebral dorsal.

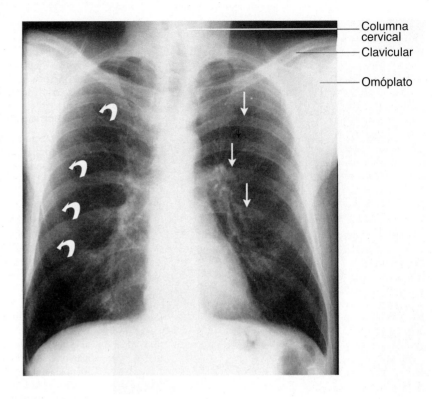

— Columna cervical

— Clavicular

— Omóplato

Existe variabilidad considerable en los patrones de **drenaje de las venas pulmonares**, pero suelen drenar hacia la aurícula izquierda de forma bilateral, a través de dos troncos principales. Los bronquios de los lóbulos superiores se observan al final de una proyección lateral. La **arteria pulmonar izquierda** es continuación directa de la arteria pulmonar principal, continuando en sentido posterior y un tanto lateral conforme transcurre, primero por arriba y después por detrás del bronquio del lóbulo superior izquierdo y se extiende hacia el pulmón izquierdo donde está rodeada por aire, haciéndose más evidente. La densidad dominante en sentido anterior

corresponde en gran medida a la **arteria pulmonar derecha**. Incluso la rotación mínima desde una verdadera proyección lateral cambia el aspecto del hilio, ocasionando que las estructuras vasculares se confundan con tumores, resaltando la necesidad de altos estándares técnicos al obtener esta proyección.

A continuación, sobre la proyección lateral, se ubica el esternón, el tejido pulmonar aireado retroesternal y los espacios precardiacos (fig. 2-14). La **radiolucidez retroesternal** se debe a la superposición de los lóbulos pulmonares superiores aireados, mientras que el lóbulo medio derecho y el segmento de la língula en el lóbulo izquierdo no pueden visualizarse por

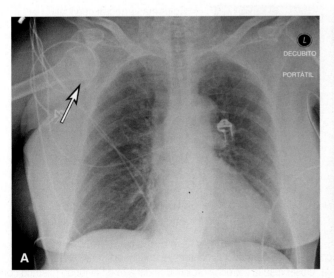

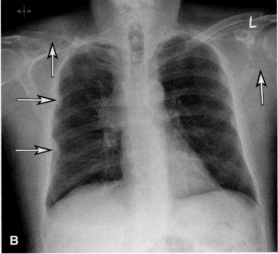

FIGURA 2-12. **¡No olvidar las esquinas! A:** Luxación anterior de la cabeza humeral derecha (*flecha*). **B:** Varias lesiones osteolíticas que reflejan enfermedad metastásica que afecta el omóplato izquierdo, clavícula derecha y varias costillas en el lado derecho (*flechas*).

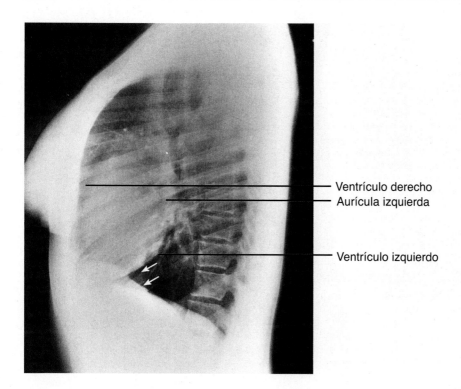

FIGURA 2-13. **Radiografía torácica lateral normal.** La silueta cardiaca constituye un excelente punto inicial para la valoración. La tenue línea vertical con la densidad del agua (*flechas*) representa la vena cava inferior.

Ventrículo derecho
Aurícula izquierda

Ventrículo izquierdo

la presencia de la silueta cardiaca. Los lóbulos inferiores están superpuestos y se ubican en el espacio retrocardiaco sobre la columna vertebral, extendiéndose hasta los diafragmas (fig. 2-14). La identificación de las cisuras mayores confirma las relaciones espaciales de los lóbulos pulmonares y son necesarias para localizar los procesos patológicos. La cisura mayor derecha suele diferenciarse de la izquierda por la intersección de la cisura menor o al seguir la cisura hasta el diafragma, donde puede rastrearse en sentido anterior hasta la pared torácica. La cisura menor (entre los lóbulos pulmonares superior derecho y medio) transcurre en sentido anterior hasta la cuarta costilla, en la proyección lateral. La columna vertebral torácica se torna más radiolúcida (más oscura) conforme se desplaza en sentido inferior por los tejidos blandos en la porción superior del tórax.

Por último, en la proyección lateral, se verifican los contornos de ambos **hemidiafragmas** y los **ángulos costofrénicos posteriores**. Existe variabilidad considerable, pero es de esperarse que el aire en el lóbulo inferior derecho tiene continuidad con la densidad de los tejidos blandos del hemidiafragma, formando una interfase de ángulo agudo. En el lado izquierdo por lo general sólo se observan el vértice cardiaco y el hemidiafragma posterior de la cara anterior del diafragma izquierdo no suele verse por su contigüidad con el corazón y la grasa pericárdica (fig. 2-15). La presencia de ángulos agudos en dirección posterior en ambos fondos de saco pleural descarta la presencia de derrames pleurales pequeños (<50 mL), los cuales pueden pasarse por alto en la proyección frontal.

FIGURA 2-14. **Radiografía torácica lateral normal.** La arteria pulmonar derecha de forma oval yace en dirección anterior e inferior con respecto a la arteria pulmonar izquierda. La arteria pulmonar izquierda cruza en dirección cefálica sobre el bronquio principal izquierdo y yace en dirección inferior con respecto al arco aórtico.

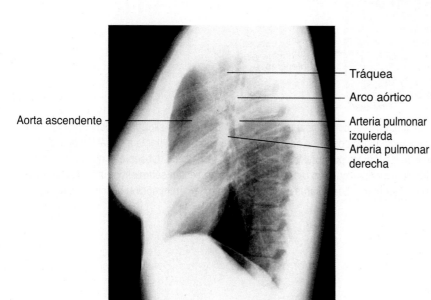

Aorta ascendente

Tráquea

Arco aórtico

Arteria pulmonar izquierda
Arteria pulmonar derecha

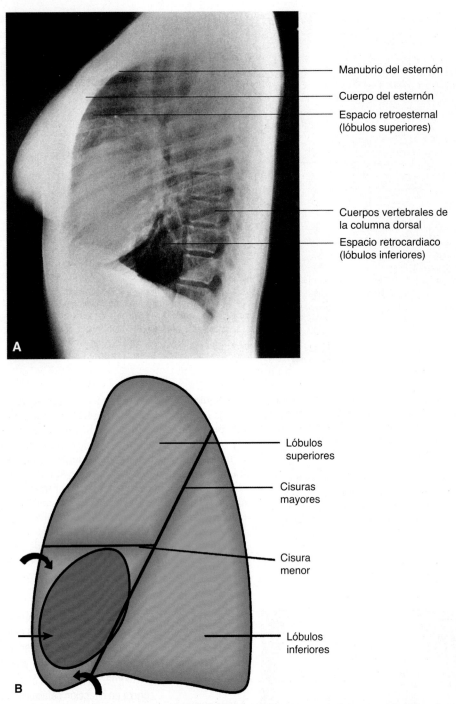

FIGURA 2-15. **A: Radiografía torácica lateral normal.** Las estructuras óseas anteriores y posteriores siempre deben observarse de manera sistemática. La columna vertebral aparece menos densa conforme se avanza en sentido caudal por la atenuación de los hombros. **B:** Ilustración de las relaciones espaciales de los lóbulos pulmonares en una proyección lateral. Obsérvese que el lóbulo medio derecho y los segmentos de la língula del lóbulo superior izquierdo (*flechas curvas*) se proyectan sobre el corazón (*flecha recta*). Los lóbulos inferiores son las principales estructuras posteriores. Las cisuras mayores se extienden en dirección oblicua hacia casi el nivel de T4.

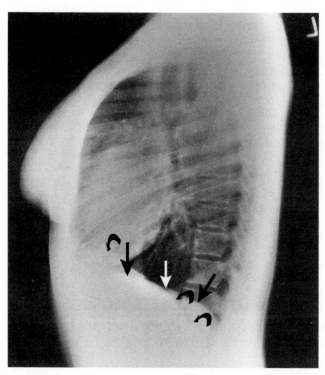

FIGURA 2-16. Radiografía lateral normal. Obsérvese que el hemidiafragma izquierdo (*flechas rectas*) no es visible en dirección anterior donde se superpone al corazón (densidad de agua). Este es un ejemplo excelente del signo de la silueta. Por otra parte, la totalidad del hemidiafragma derecho es visible (*flechas curvas*).

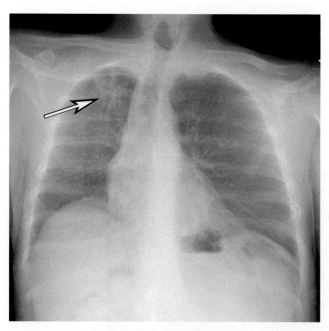

FIGURA 2-17. Proyección apicolordótica. Esta proyección se obtiene con el paciente en decúbito dorsal. Obsérvese la forma en que la clavícula se proyecta por arriba de los vértices pulmonares, lo que permite una mejor visualización de los lóbulos superiores. Esta radiografía muestra una lesión cavitaria en el lóbulo superior derecho (*flecha*) por infección por micobacterias atípicas.

Proyecciones torácicas adicionales

Las **proyecciones AP lordóticas** consisten en una proyección anteroposterior tomada con el paciente inclinado hacia atrás (o con una fuente de rayos X angulada en dirección craneal) que es de utilidad para la visualización de los lóbulos superiores (fig. 2-16). Esta proyección desplaza las clavículas en dirección superior para una mejor visualización de los vértices pulmonares.

La colocación de un paciente sobre uno de sus costados (posición en decúbito) y la obtención de una radiografía través del tórax en dirección AP se describe como **proyección en decúbito**, ya sea derecha o izquierda, dependiendo del lado sobre el que se coloque el paciente. Esta proyección es de utilidad para la detección de pequeñas cantidades de líquido o de aire pleural libre, que podrían no detectarse con las proyecciones estándar antes descritas (fig. 2-17).

ANATOMÍA NORMAL DEL TÓRAX EN CORTES TRANSVERSALES

Planos anatómicos

El plano **axial** (o plano transaxial) es aquel que divide el cuerpo en porciones superior e inferior. Es perpendicular al plano coronal y al plano sagital. La TC se realiza en el plano axial.

El plano **sagital** es un plano anatómico que divide el cuerpo en las porciones derecha e izquierda. El plano puede ubicarse en el centro del cuerpo y dividirlo en dos mitades (mesosagital) o alejarse de la línea media y dividirlo en partes asimétricas (**parasagital**). El término parasagital se utiliza para describir cualquier plano paralelo al plano sagital. En la práctica, tales cortes a menudo se conocen simplemente como proyección "sagital" porque la visualización se obtiene a lo largo del eje sagital.

Un plano **coronal** divide al cuerpo en porciones ventral y dorsal (anterior y posterior).

La **tomografía computarizada con múltiples detectores (TCMD)** permite obtener estudios de imagen del tórax durante un mismo periodo de apnea (5 a 10 s). La anatomía tomográfica se demuestra en los planos axial, coronal, sagital y sagital oblicuo (fig. 2-18 a 2-25). Como la TC se realiza en el plano axial, las proyecciones coronal, sagital y sagital oblicua se forman a partir de los datos obtenidos en el plano axial. Obsérvese la forma como la proyección sagital oblicua permite la visualización de la totalidad de la aorta torácica. Algunos equipos para TCMD tienen capacidad de obtener estudios de imagen del corazón en menos de un segundo con excelente resolución espacial y temporal, permitiendo la visualización tridimensional de las arterias coronarias (fig. 2-26).

Para compensar el movimiento durante el ciclo cardiaco, los estudios de imagen cardiaca (TC o resonancia magnética) se realizan mejor con una **compuerta electrocardiográfica**, lo que permite la obtención de datos típicamente durante la diástole, cuando el corazón no tiene movimiento. Se utiliza como referencia la onda R del electrocardiograma para la obtención de datos a continuación de un retraso después de la onda R. Más tarde se crean las imágenes a partir de los datos obtenidos a lo largo de una serie de ciclos cardiacos (intervalos R-R). En general, se prefiere la TC a la resonancia magnética para los estudios de imagen torácica y pulmonar por los tiempos de examen más rápidos y menos susceptibilidad a los artefactos respiratorios y por movimiento (fig. 2-27). La **resonancia magnética cardiaca** se utiliza para valorar la aorta y el miocardio, donde son de utilidad para el diagnóstico de tumoraciones cardiacas y miocardiopatía.

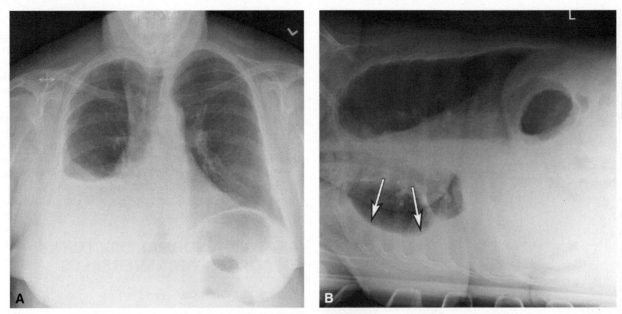

FIGURA 2-18. Derrame pleural derecho. A: Radiografía torácica PA que muestran derrame pleural derecho moderado. **B:** La radiografía en decúbito lateral derecho confirma que existe un derrame pleural derecho (*flechas*) libre y no tabicado.

FIGURA 2-19. Anatomía axial transversal normal. A: Nivel anatómico axial aproximado a través del arco aórtico para (B). **B:** Imagen tomográfica normal del tórax al nivel del arco aórtico en el espacio mediastínico.

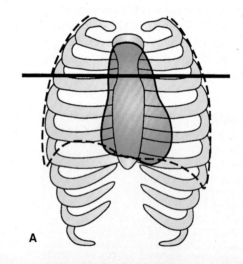

A

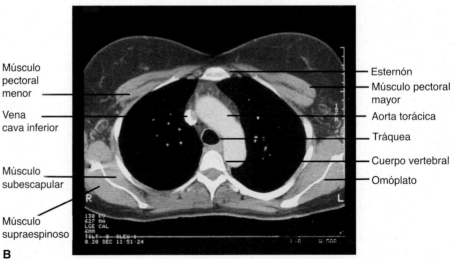

Músculo pectoral menor

Vena cava inferior

Músculo subescapular

Músculo supraespinoso

B

Esternón

Músculo pectoral mayor

Aorta torácica

Tráquea

Cuerpo vertebral

Omóplato

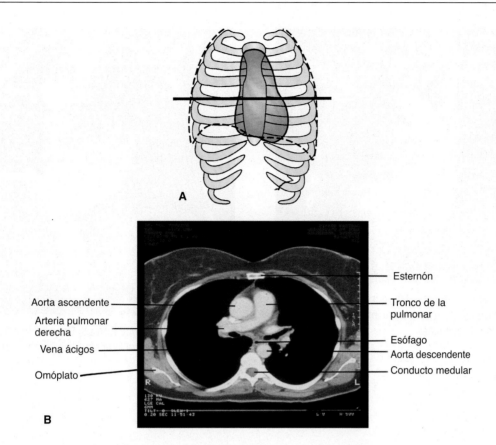

A

B

Aorta ascendente

Arteria pulmonar derecha

Vena ácigos

Omóplato

Esternón

Tronco de la pulmonar

Esófago

Aorta descendente

Conducto medular

FIGURA 2-20. **Anatomía transversal normal. A:** Nivel anatómico axial aproximado a través de las arterias pulmonares para (B). **B:** Imágenes de TC axial torácica al nivel de las arterias pulmonares en el espacio mediastínico.

FIGURA 2-21. **Anatomía transversal normal. A:** Nivel anatómico axial aproximado a través de las aurículas derecha e izquierda para (B). **B:** Imágenes de TC axial torácica al nivel de las aurículas en el espacio mediastínico.

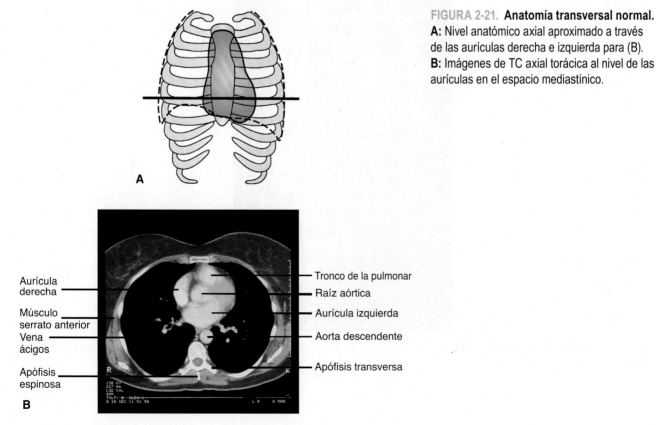

A

B

Aurícula derecha

Músculo serrato anterior

Vena ácigos

Apófisis espinosa

Tronco de la pulmonar

Raíz aórtica

Aurícula izquierda

Aorta descendente

Apófisis transversa

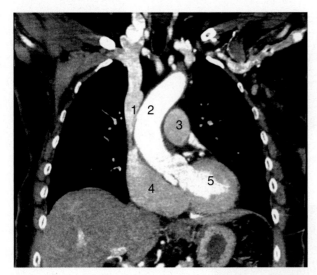

FIGURA 2-22. Anatomía normal. Proyección coronal de una TC de tórax que muestra (1) la vena cava inferior, (2) aorta ascendente y (3) tronco pulmonar.

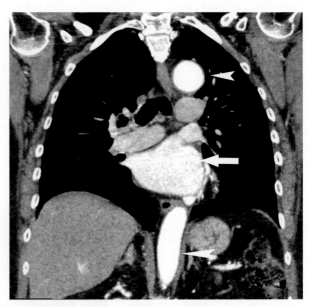

FIGURA 2-23. Anatomía normal. Proyección coronal de una TC de tórax que muestra la aurícula izquierda y aorta torácica descendente.

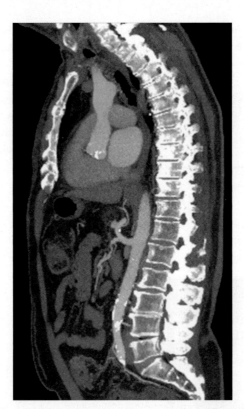

FIGURA 2-24. Anatomía normal. Proyección sagital de una TC de tórax y abdomen. Sólo se observa parcialmente la aorta abdominal y torácica.

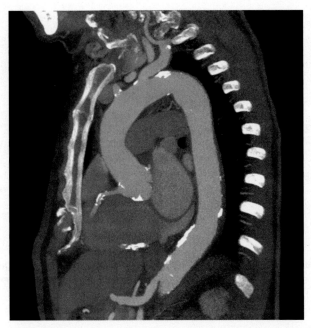

FIGURA 2-25. Anatomía normal. Vista sagital oblicua de una TC de la aorta torácica. En esta proyección se observa la totalidad de la aorta torácica.

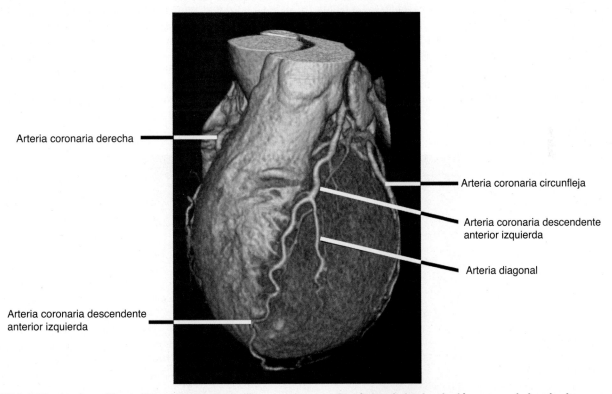

Arteria coronaria derecha

Arteria coronaria circunfleja

Arteria coronaria descendente anterior izquierda

Arteria diagonal

Arteria coronaria descendente anterior izquierda

FIGURA 2-26. Angiografía por TC con reconstrucción con imagen volumétrica de la circulación coronaria izquierda que proporciona una perspectiva tridimensional y demuestra las arterias coronarias izquierdas en relación con las estructuras cardiacas subyacentes. La arteria coronaria descendente anterior izquierda irriga la mayor parte del ventrículo izquierdo mientras que la arteria circunfleja transcurre en el surco auriculoventricular izquierdo. Una porción de la arteria coronaria derecha es visible a lo largo del borde izquierdo de la imagen.

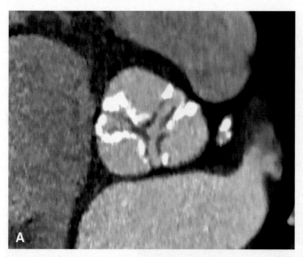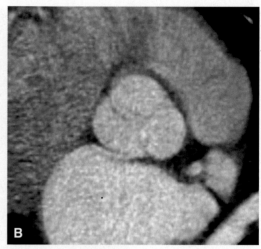

FIGURA 2-27. **Imágenes por TC de la válvula aórtica con electrocardiograma, gatillada y no gatillada.** Obsérvese la mejor resolución espacial en la válvula aórtica en la imagen en comparación con aquellas tomadas sin compuerta electrocardiográfica.

ANOMALÍAS VASCULARES CONGÉNITAS

La migración lateral embrionaria de la vena ácigos se origina de la línea media de forma tal que se divide en el lóbulo superior derecho, dando origen a una opacidad lineal vertical y un lóbulo separado diferente (fig. 2-28), que se conoce como lóbulo ácigos. A diferencia de otras cisuras pulmonares, ésta esta recubierta por pleura visceral y parietal, cada una separada por la vena ácigos que transcurre en sentido inferior hacia la cara posterior de la VCS. La cisura ácigos, que sólo se

observa en la proyección PA como un delgado trazo curvilíneo, es una de las variantes normales más comunes y no tiene importancia clínica.

La anomalía más común de la aorta torácica es el **arco aórtico derecho** (fig. 2-29). En la proyección PA, el arco del lado derecho aparece en posición más cefálica (en posición más alta) en comparación con el arco normal en el lado izquierdo. Los tipos más comunes son el arco aórtico derecho con arteria subclavia izquierda aberrante y una imagen en espejo. La variante con arteria subclavia izquierda aberrante rara vez se asocia con cardiopatía congénita, mientras que la imagen en

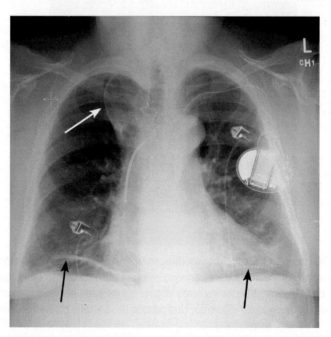

FIGURA 2-28. **Lóbulo ácigos.** Radiografía torácica PA. El lóbulo ácigos está delimitado con una *flecha blanca*. También obsérvese las áreas de atelectasia discoide en los lóbulos inferiores (*flechas negras*) en las regiones basales de ambos pulmones.

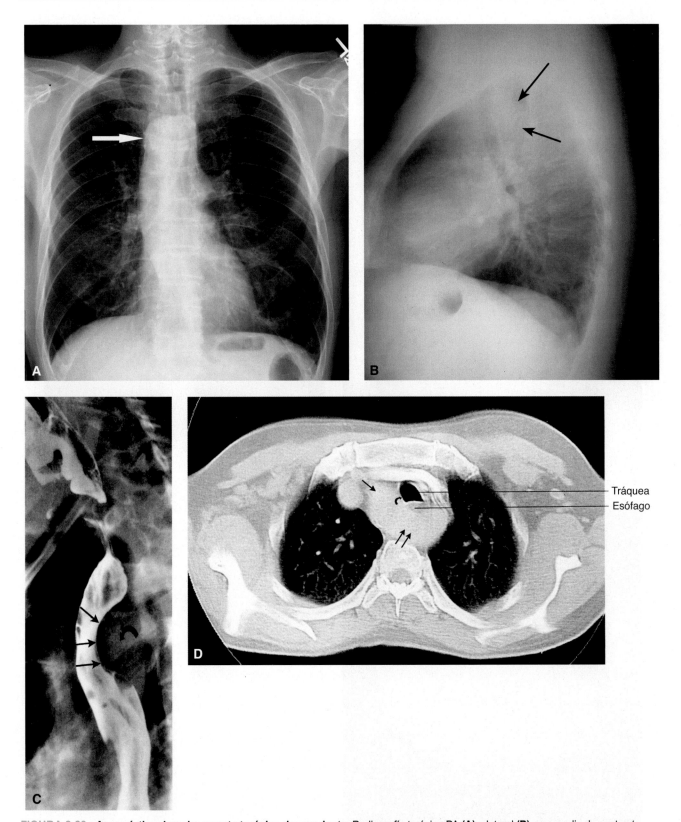

FIGURA 2-29. Arco aórtico derecho y aorta torácica descendente. Radiografía torácica PA **(A)** y lateral **(B)**, con medio de contraste hidrosoluble **(C)** y TC de tórax **(D)**. Este hombre de 42 años, fumador, estaba en estudio por probable cáncer pulmonar. **A:** Se sospechó neoplasia en la radiografía PA, pero se demostró que era un arco aórtico mal definido hacia la derecha de la línea media (*flecha*). Se observa muesca del arco aórtico derecho hacia el lado derecho de la tráquea. **B:** El arco aórtico derecho muestra muesca en el borde posterior de la tráquea (flechas) en la radiografía lateral. **C:** La radiografía con medio de contraste hidrosoluble confirma una muesca significativa en la cara posterior del esófago lleno con bario (*flecha recta*) secundario al cruce del arco aórtico (*flecha curva*). **D:** Se confirmó el diagnóstico por TC de tórax que demostró que la aorta de lado derecho (*flecha recta*) pasaba por detrás del esófago y la tráquea (*doble flecha recta*) para alcanzar el lado izquierdo del tórax. Obsérvese la muesca de lado derecho de la tráquea (*flecha curva*) como consecuencia de un arco aórtico derecho.

espejo del arco aórtico derecho tiene una fuerte asociación con cardiopatía congénita, más a menudo con tetralogía de Fallot.

La **coartación de la aorta** consiste en la estenosis al nivel de la unión del arco aórtico y la aorta torácica descendente (fig. 2-30A, B). La gravedad de la estenosis es variable y la ubicación de la coartación se describe en relación con el conducto arterioso (preductal, ductal o posductal). La escotadura costal asociada a lo largo de la cara inferior de la costilla refleja el flujo colateral a través de las arterias intercostales dilatadas (fig. 2-30C).

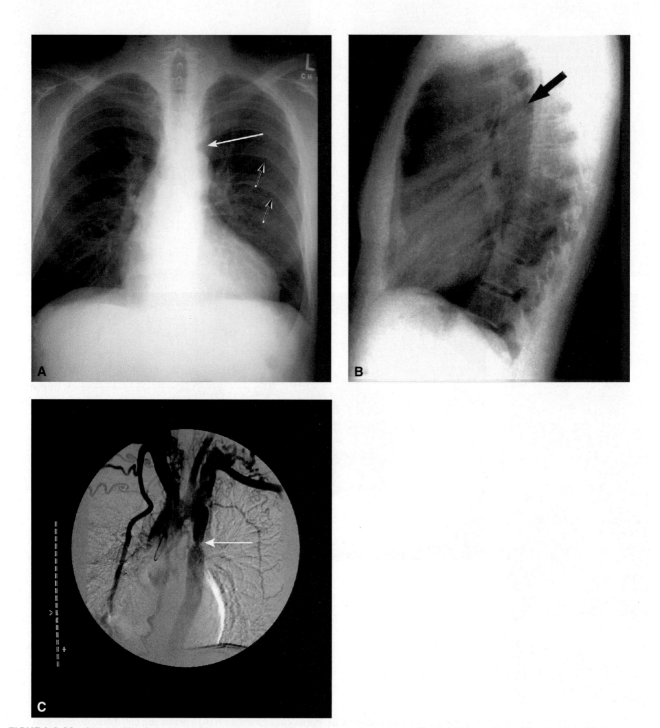

FIGURA 2-30. Coartación de la aorta. El aspecto radiográfico clásico es una muesca (*flecha*, **A**) que afecta el borde lateral de la aorta descendente proximal en la radiografía PA y una muesca posterior (*flecha,* **B**) que afecta la cara posterior de la aorta descendente proximal en la radiografía lateral. Estas muescas representan el sitio de coartación de la aorta descendente proximal. También es evidente una escotadura costal (*flechas pequeñas*, **A**) sobre el borde inferior de varias costillas. Esta escotadura representa el flujo sanguíneo colateral a través de las arterias intercostales dilatadas. **C:** La angiografía aórtica muestra el aspecto clásico de coartación de la aorta (*flecha*).

CUERPOS EXTRAÑOS, CATÉTERES Y SONDAS

Los objetos en la superficie cutánea como nódulos y trenzas de cabello pueden confundirse con enfermedades torácicas (fig. 2-31 a 2-34). Característicamente éstas se encuentran **muy bien definidas** en los estudios de imagen. Un pliegue cutáneo inocuo que aparece como una línea transversal bien definida sobre el pulmón puede confundirse con un neumotórax. Es importante reconocer y documentar el trayecto y la ubicación de diversas líneas (catéteres y sonda) cuando se evalúa a pacientes con enfermedades graves. Para el acceso IV, la ubicación óptima de los **catéteres venosos centrales** se encuentra entre la porción media de la VCS y la porción media de la aurícula derecha. La posición correcta de una **sonda endotraqueal** (**SET**) se determina mediante la distancia entre su punta y la carina. La posición óptima de la punta es en la porción media de la tráquea, casi 5 cm por arriba de la carina si el cuello del paciente se encuentra en posición neutra (fig. 2-35). La flexión del cuello ocasiona un descenso de 2 cm de la punta de la sonda endotraqueal, mientras que la extensión del cuello ocasiona un ascenso de la punta de 2 cm.

Cuando se requiere intubación por periodos prolongados, se utiliza una sonda de traqueostomía, cuya punta debe ubicarse entre la mitad y dos terceras partes de la distancia entre el estoma y la carina. A diferencia de la posición de las sondas endotraqueales, la posición de las sondas de traqueostomía no cambia con la extensión o flexión del cuello del paciente. Las complicaciones a largo plazo de la sonda de traqueostomía incluyen ulceración, estenosis y perforación.

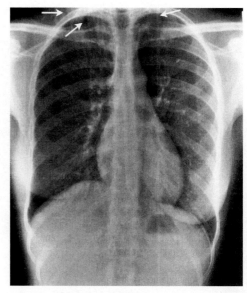

FIGURA 2-31. **Trenza de cabello.** Se proyecta una sombra de tejidos blandos (*flechas*) sobre la región supraclavicular derecha.

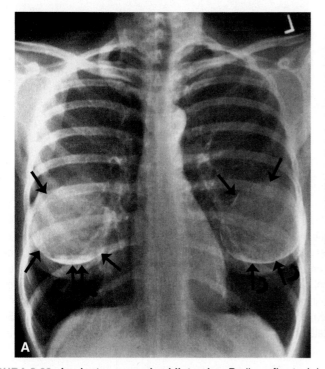

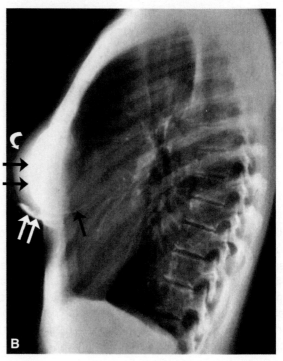

FIGURA 2-32. **Implantes mamarios bilaterales.** Radiografías torácicas PA **(A)** y lateral **(B)**. Los implantes mamarios (*flechas*) muestran calcificaciones periféricas a lo largo de la cápsula de cada prótesis.

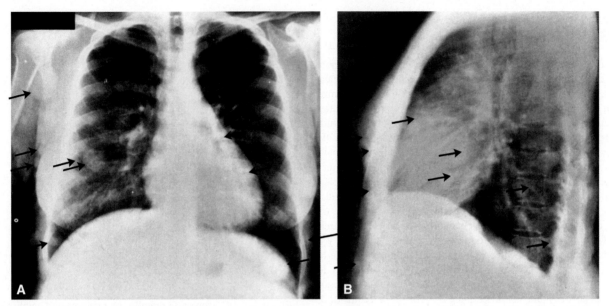

FIGURA 2-33. Neurofibromatosis. Radiografías torácicas PA **(A)** y lateral **(B)**. Se proyectan varios nódulos subcutáneos, de tejidos blandos, sobre el tórax, los cuales no deben confundirse con nódulos pulmonares.

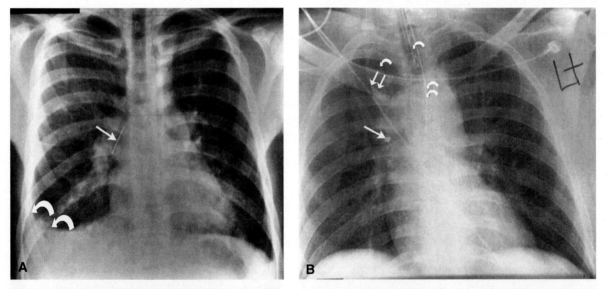

FIGURA 2-34. Cuerpos extraños. A: Radiografía torácica PA que muestra densidad metálica (*flecha recta*) identificada como un *clavo recto* aspirado hacia el bronquio intermedio derecho. Obsérvese el derrame pleural derecho (*flecha curva*). Se estima que debe haber al menos 125 mL de líquido pleural antes de que se le identifique en las radiografías PA o AP. **B:** Radiografía AP portátil de tórax que muestra un *fragmento del diente* (*flecha recta*) en el árbol bronquial derecho. El paciente sufrió un accidente en vehículo motorizado y se perdió una porción del diente. La radiografía torácica mostró un fragmento dental ubicándose sobre el árbol bronquial superior derecho. Obsérvese que la sonda endotraqueal (*flecha curva única, arriba*) yace de la sonda nasogástrica (*doble flecha curvada*). Se observa un lóbulo ácigos y la posición de la vena ácigos es más lateral y cefálica de lo normal (*doble flecha recta*). Es visible el lóbulo ácigos (*flecha curvada única en el lado izquierdo*).

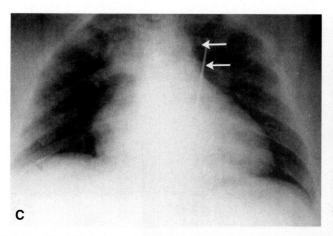

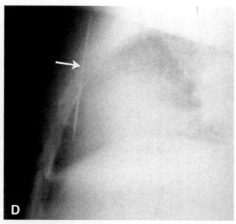

FIGURA 2-34. *(Continúa)* **C y D:** Radiografías AP **(C)** y lateral **(D)** de tórax que revelan una aguja de zurcido en el ventrículo derecho. El hijo de una mujer accidentalmente la lesionó con una aguja de zurcido. La aguja se proyectaba sobre la región del ventrículo derecho en ambas proyecciones. Fue retirada de manera exitosa mediante toracotomía.

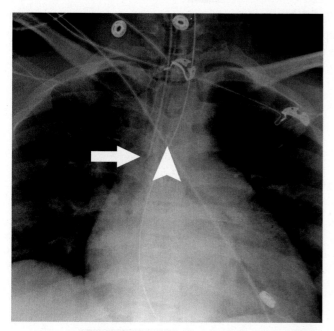

FIGURA 2-35. **Sonda endotraqueal colocada de forma inadvertida** en el bronquio derecho intermedia *(flecha)* por debajo de la carina *(punta de flecha)*.

AIRE EN SITIOS INCORRECTOS

El neumotórax consiste en la acumulación de aire en la cavidad pleural; más a menudo es espontáneo o es ocasionado por traumatismos o causas yatrógenas como biopsia pulmonar o colocación de catéteres. El diagnóstico se establece al identificar la pleura visceral del pulmón colapsado (fig. 2-36) en combinación con la falta de tejido pulmonar periférico. También puede observarse en radiolucidez por ausencia de vasculatura pulmonar. Las radiografías en posición semirrecostada y en decúbito no son fiables para el diagnóstico de neumotórax porque el aire pleural podría acumularse en el frente y por detrás de los pulmones y podría no observarse en una proyección frontal. Las radiografías en espiración pueden acentuar el aire atrapado en la cavidad pleural y podría ser que neumotórax pequeños y sutiles fueran más evidentes.

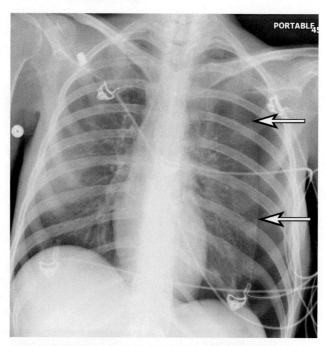

FIGURA 2-36. **Neumotórax izquierdo.** Radiografía torácica que muestra neumotórax izquierdo moderado *(flechas)*. Obsérvese la clara demarcación de la superficie de la pleura visceral del pulmón izquierdo.

Ocurre **neumotórax a tensión** cuando un neumotórax es lo suficientemente grande y se encuentra bajo presión, lo que ocasiona un efecto de masa sobre las estructuras mediastínicas y el diafragma ipsolateral, ocasionando disminución del gasto cardiaco y finalmente colapso cardiovascular agudo (fig. 2-37). El neumotórax a tensión representa una urgencia que requiere la colocación inmediata de una sonda endopleural para descomprimir la cavidad pleural. Para la mayoría de los neumotórax, la ubicación óptima para la colocación de una sonda torácica es el segundo espacio intercostal en la línea mesoclavicular anterior, a diferencia de la mayoría de los derrames pleurales, que se drenan por vía percutánea (toracocentesis) en la cara posterior o por debajo del séptimo espacio intercostal (fig. 2-38).

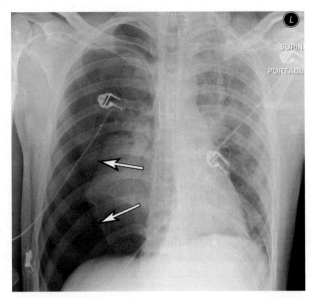

FIGURA 2-37. **Neumotórax a tensión del lado derecho.** Radiografía AP portátil que muestra neumotórax derecho grande con colapso casi completo del pulmón derecho (*flechas*). Obsérvese la depresión del diafragma derecho y el profundo receso costodiafragmático lateral derecho (signo del surco profundo). Obsérvese la ligera desviación de la silueta cardiaca hacia el lado izquierdo.

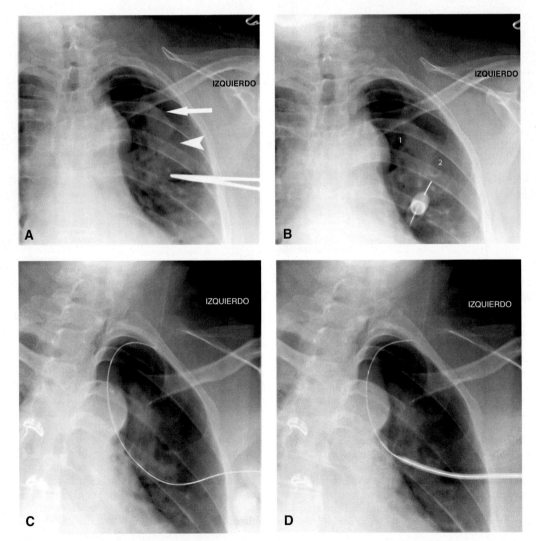

FIGURA 2-38. **Colocación de una sonda de toracostomía para un neumotórax izquierdo. A:** ubicación del segundo espacio intercostal izquierdo en la línea mesoclavicular, señalada con una pinza (primera costilla = *flecha*; segunda costilla = *punta de flecha*). **B:** inyección del anestésico local y acceso a la cavidad pleural en el segundo espacio intercostal utilizando la técnica de Seldinger.

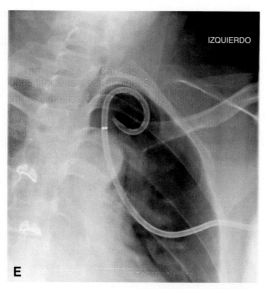

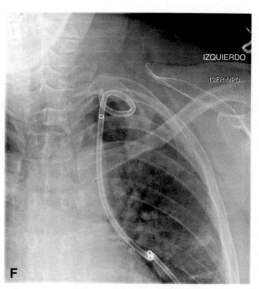

FIGURA 2-38. *(Continúa)* **C-E:** Dilatación del trayecto percutáneo sobre una guía de alambre y colocación de un catéter con punta en cola de cochino calibre 10 Fr en el interior del neumotórax. **F:** Obsérvese la reducción del tamaño del neumotórax.

El **neumomediastino** consiste en la acumulación de aire en el mediastino, cuya importancia es variable pero que puede ser un signo ominoso en pacientes con antecedente de traumatismo o vómito, ya que sugeriría perforación esofágica o traqueal (figs. 2-39 a 2-41). En adultos jóvenes con asma puede ocurrir neumomediastino que cede de forma espontánea. En la tabla 2-3 se enumeran las complicaciones de la ventilación con presión positiva.

Pueden observarse **hernias hiatales** como un área radiolúcida retrocardiaca incidental o como una zona de densidad, lo que depende de la cantidad de aire en su interior (fig. 2-42). Otras hernias diafragmáticas menos comunes son las hernias de Bochdalek y de Morgagni que aparecen en las caras posterior y anterior del diafragma, respectivamente.

La presencia de gas en la pared torácica puede deberse a un proceso infeccioso o a enfisema subcutáneo después de un neumotórax o barotrauma (fig. 2-43). Por último, pueden detectarse unos cuantos mililitros de aire libre intraperitoneal (**neumope-**

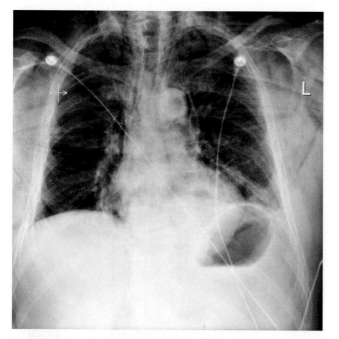

FIGURA 2-39. Neumomediastino por perforación esofágica. Radiografía torácica PA que muestra una gran cantidad de aire en el mediastino, así como radiolucidez alrededor del arco aórtico y sobre la columna de aire traqueal, acompañada de aire subcutáneo.

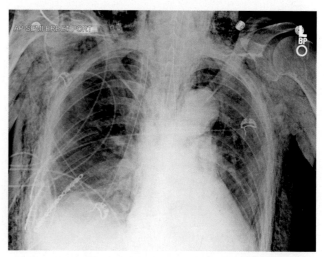

FIGURA 2-40. Neumomediastino y enfisema subcutáneo que se desarrollaron después de que se realizó una toracotomía por traumatismo.

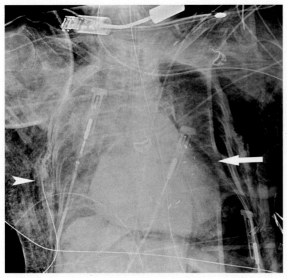

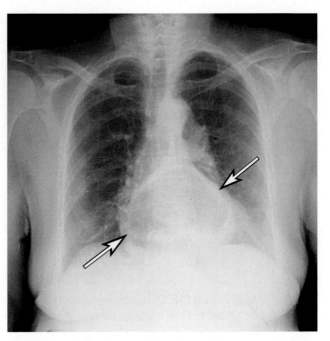

FIGURA 2-41. **Neumopericardio (*flecha*) y enfisema subcutáneo (*puntas de flechas*)** después de reanimación cardiopulmonar enérgica. La cavidad pericárdica está delimitada por aire.

FIGURA 2-42. **Hernia hiatal.** La radiografía torácica PA muestra una gran burbuja llena de aire (*flechas*) que rodea la silueta cardiaca, reflejando herniación del estómago hacia la cavidad torácica.

TABLA 2-3	Complicaciones de la ventilación con presión positiva

Neumotórax
Neumomediastino
Enfisema intersticial
Enfisema subcutáneo

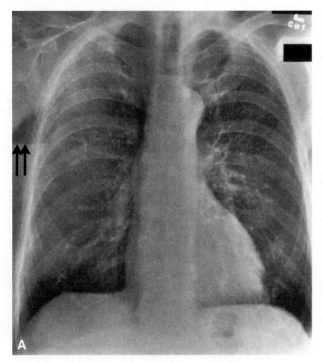

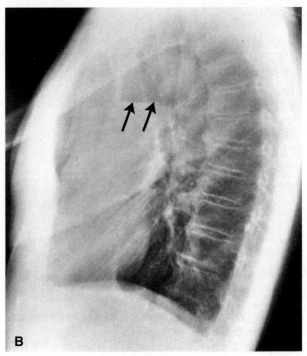

FIGURA 2-43. **Absceso axilar derecho.** Radiografías torácicas PA **(A)** y lateral **(B)**. El paciente desarrolló un absceso después de la disección de un ganglio axilar derecho. Se observa en ambas proyecciones un nivel hidroaéreo (*flechas*).

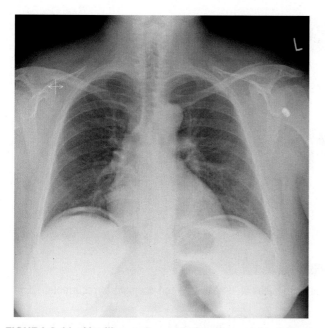

FIGURA 2-44. Aire libre en la cavidad peritoneal. La radiografía de tórax PA muestra aire con forma semilunar por debajo de ambos diafragmas a causa de perforación de una úlcera gástrica.

ritoneo) en una radiografía en posición erecta (fig. 2-44). Éste es un hallazgo significativo si ocurre de forma espontánea y a menudo indica perforación visceral si no ocurre en el periodo posoperatorio inmediato de cirugía abdominal.

PULMÓN CON AUMENTO DE LA RADIOLUCIDEZ

El enfisema se caracteriza por la destrucción de los alveolos distales a los bronquiolos terminales con pérdida del área de superficie. Desde el punto de vista radiográfico, el atrapamiento de aire y la pérdida de parénquima se observa como hiperinsuflación (aplanamiento del diafragma) o radiolucidez (coloración más oscura) en la radiografía torácica (2-45A y B). La tomografía computarizada de alta resolución (TCAR) es la mejor técnica para la detección y cuantificación del enfisema, de la neumopatía ampollosa o ambas, ya que la radiografía torácica es relativamente insensible para la detección del en-fisema leve y moderado (fig. 2-45C). La vesícula pulmonar (<2 cm) o bulla pulmonar (>2 cm) son "quistes" pleurales de pared delgada que también pueden contribuir a la hiperinsuflación y radiolucidez (fig. 2-46). Otras causas de hiperinsuflación son asma (bilateral) e inhalación de cuerpos extraños (unilateral).

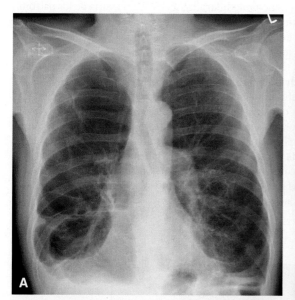

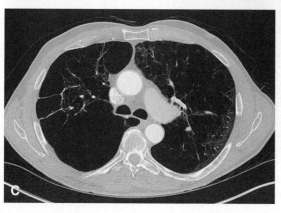

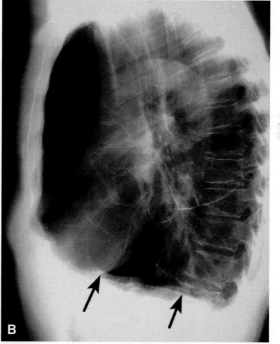

FIGURA 2-45. Enfermedad pulmonar obstructiva crónica. Radiografías torácicas PA **(A)** y lateral **(B)**. Los pulmones se observan radiolúcidos y con hiperinsuflación. Los diafragmas se encuentran aplanados en ambas proyecciones, lo que refleja el incremento del volumen pulmonar (*flechas*). El espacio aéreo retroesternal se expandió y las dimensiones anteroposteriores del tórax son más grandes de lo normal. **C:** Cambios enfisematosos y ampollosos, demostrados en la TC torácica correspondiente.

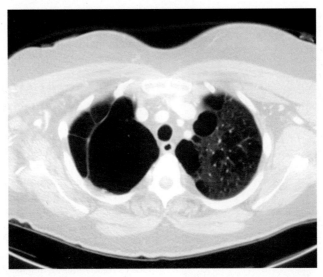

FIGURA 2-46. Bullas pulmonares biapicales. La TC axial muestra bullas en un paciente con neumotórax recurrente.

ESPACIOS AÉREOS Y NEUMOPATÍA INTERSTICIAL

En una radiografía de tórax, no suelen observarse los bronquiolos distales porque tienen pared delgada, contienen aire y están rodeados por aire. Sin embargo, cuando los alveolos adyacentes se llenan de líquido, como ocurre en casos de neumonía, edema o hemorragia, el bronquio se hace más evidente produciendo un **broncograma aéreo** que se observa como una radiolucidez lineal (tubo de aire) en el espacio adyacente más denso, lleno de líquido, y constituye una **característica de la enfermedad de los espacios aéreos** (fig. 2-47). El patrón de la enfermedad de los espacios aéreos (alveolares) típicamente es una opacificación esponjosa, mal definida y confluente (densidad) en la radiografía de tórax. Por el contrario, el engrosamiento del intersticio pulmonar por el espacio interlobular de sostén de las estructuras se observa como un patrón

intersticial, que puede clasificarse como nodular (metástasis, sarcoidosis, silicosis) o reticular (lineal) (edema pulmonar intersticial, fibrosis pulmonar idiopática) o la combinación de ambos (reticulonodular) (fig. 2-48). La mayoría de los patrones intersticiales no son homogéneos y a diferencia de las enfermedades de los espacios aéreos, a menudo no respetan los límites de los lóbulos pulmonares.

Un tercer patrón que vale la pena mencionar es la **opacidad en vidrio despulido**, que es un patrón tomográfico de opacidad difusa que no oscurece las estructuras bronquiales subyacentes o los vasos sanguíneos pulmonares (fig. 2-49A y B). El diagnóstico diferencial para la opacidad en vidrio despulido es amplia e incluye cánceres y enfermedades benignas como fibrosis intersticial, inflamación y hemorragias.

El contorno de una estructura sólo se observa cuando una estructura adyacente en el mismo plano anatómico tiene una densidad de tejido radiográficamente diferente, lo que origina

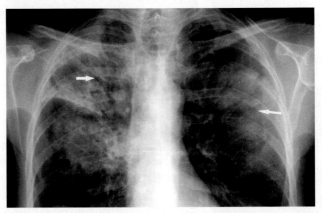

FIGURA 2-47. Enfermedad del espacio aéreo. Radiografías torácicas PA que muestran broncograma aéreo bilateral (*flechas*) y opacificación confluente compatible con enfermedad del espacio aéreo a causa de neumonía.

el **signo de la silueta**. Por el contrario, cuando dos estructuras de una densidad de tejido radiográficamente igual o similar se encuentran adyacentes una con otra, el borde entre ellas podría pasar inadvertido. Por ejemplo, el colapso del lóbulo inferior izquierdo o su consolidación dificulta la visualización del borde medial adyacente del hemidiafragma izquierdo. De la misma forma, como el lóbulo medio derecho se encuentra adyacente al borde cardiaco derecho, el colapso de lóbulo medio derecho o su consolidación dificulta la visualización del borde cardiaco derecho en la radiografía frontal (fig. 2.50C y D). La misma observación es cierta para el proceso patológico del segmento de la língula del lóbulo superior izquierdo, que dificulta la visualización del borde cardiaco izquierdo adyacente.

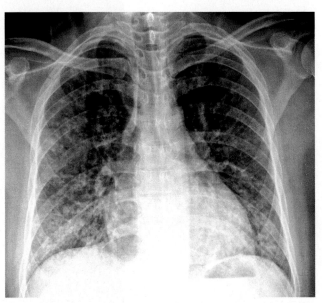

FIGURA 2-48. **Neumopatía intersticial (nodular).** Radiografía torácica PA que muestra incremento amplio de imágenes nodulares compatibles con neumopatía intersticial.

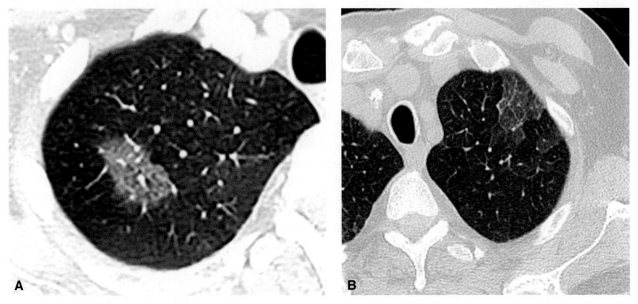

FIGURA 2-49. **Opacidad en vidrio despulido.** TC axial en dos pacientes diferentes que muestra atenuación confluente con visualización de sombras vasculares normales subyacentes.

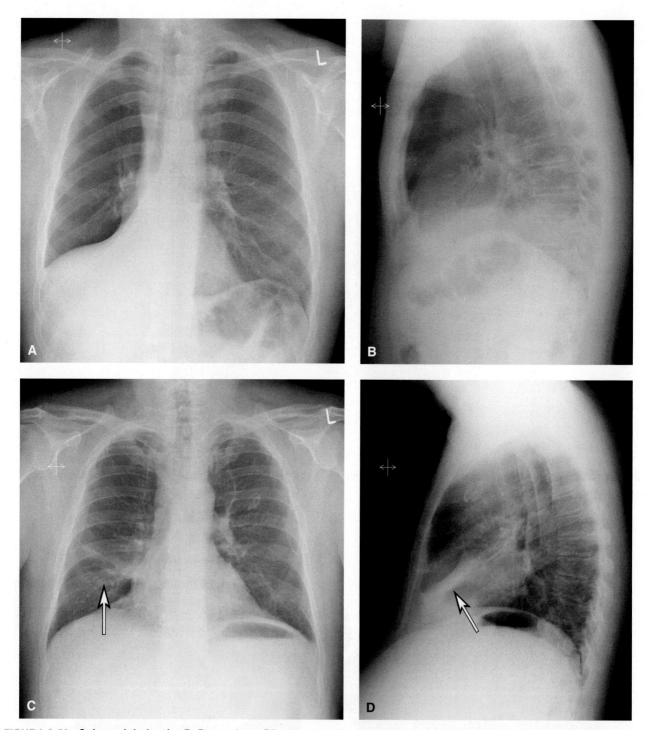

FIGURA 2-50. Colapso lobular. A y B: Proyecciones PA y lateral de tórax que muestran combinación de colapso de los lóbulos medio e inferior derechos. La proyección frontal muestra oscurecimiento del diafragma derecho y del borde cardiaco derecho (signo de la silueta) y la proyección lateral muestra la opacidad suprayacente a la porción inferior de la columna vertebral torácica por colapso del lóbulo inferior (signo de la columna vertebral). **C y D:** Colapso de *lóbulo medio derecho.* Obsérvese el oscurecimiento parcial del borde derecho del corazón en la radiografía frontal, causada por atelectasia (*flecha,* C) y la banda de atelectasia sobre la sombra cardiaca en la radiografía lateral (*flecha,* D).

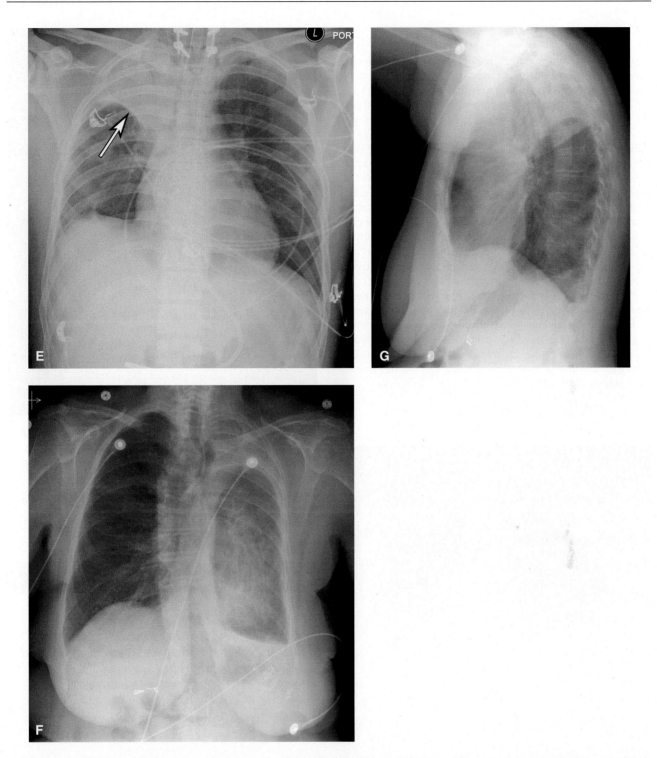

FIGURA 2-50. *(Continúa)* **E:** Colapso de *lóbulo superior derecho*. Radiografía torácica AP que muestra el aspecto típico en cuña por el colapso de lóbulo superior derecho (*flecha*). Obsérvese la elevación del diafragma derecho que refleja la pérdida de volumen asociada. **F y G:** Colapso de *lóbulo superior izquierdo*. Radiografía PA y lateral que muestra imagen similar a un velo por pérdida del pulmón izquierdo hasta el colapso completo de lóbulo superior izquierdo con desviación asociada de la tráquea y del corazón hacia el lado izquierdo. En la radiografía lateral, el lóbulo superior izquierdo colapsado, que se ubica en posición anterior, produce cambios generalizados en vidrio despulido sobre el pulmón izquierdo, lo que resulta evidente en la proyección frontal.

ATELECTASIAS

La **atelectasia** o **colapso** representa la pérdida de aireación, que varía en extensión desde ser segmentaria, que se observa como una densidad lineal (atelectasia su segmentaria o discoide) (fig. 2-51) hasta el colapso completo de un lóbulo o de la totalidad del pulmón (fig. 2-52). La atelectasia no es permanente y por sí misma no es un proceso patológico primario, sino que es un indicador de una anomalía subyacente. Los factores que contribuyen a la atelectasia posoperatoria incluyen la acumulación de secreciones, disminución del esfuerzo inspiratorio y el tipo de fármaco y gases anestésicos utilizados. El aspecto clásico de cada lóbulo colapsado se muestra en la fig. 2-52 y debe correlacionarse con la pérdida de volumen relativo en el pulmón. Obsérvese el aspecto característico en forma de velo, asociado con el colapso de lóbulo superior izquierdo. Mientras que la pérdida de volumen, opacidad y desplazamiento de las cisuras debe ser relativamente fácil de detectar, la hiperinsuflación compensadora en el lóbulo normal adyacente o en el pulmón puede ser sutil. En la tabla 2-4 se enumeran los signos de atelectasia.

El término "**atelectasia redondeada**" es un nombre incorrecto que describe la invaginación de la superficie pleural alrededor del pulmón con atelectasia, el cual queda retenido y se percibe como una tumoración esférica, que puede confundirse con un tumor (fig. 2-53).

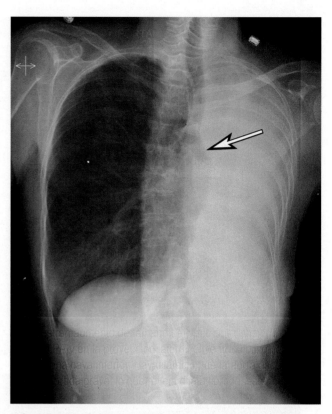

FIGURA 2-52. Colapso completo del pulmón izquierdo. La radiografía torácica AP muestra colapso completo del pulmón izquierdo, ocasionado por tapón mucoso en el bronquio principal izquierdo. Obsérvese que existe una pérdida súbita de la neumatización normal del bronquio principal izquierdo (*flecha*). Esto se conoce como signo de bronquio cortado.

TABLA 2-4	Signos de atelectasia

Opacidad

Pérdida de volumen

Desplazamiento de las cisuras, de la tráquea o de ambas, expresamente del corazón hacia el hemidiafragma hacia el sitio con pérdida de volumen

Hiperinsuflación compensadora del pulmón normal

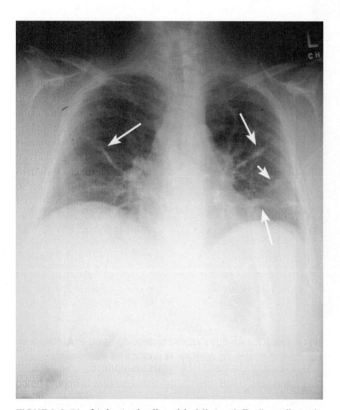

FIGURA 2-51. Atelectasia discoide bilateral. Radiografía torácica PA. Las *flechas* señalan el aspecto típico de las regiones de atelectasia discoide, que se encuentran a menudo en pacientes posoperados, después de traumatismos, con enfermedades graves o debilitados.

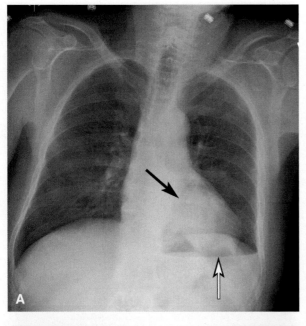

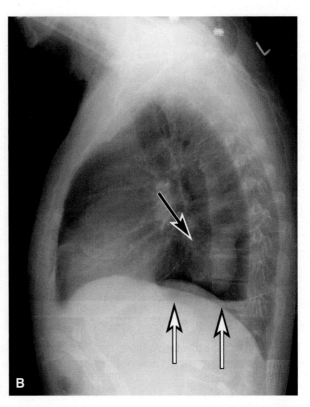

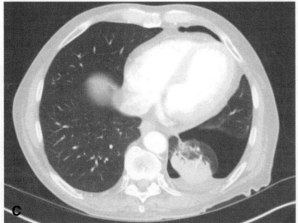

FIGURA 2-53. **Atelectasia redondeada.** Radiografías PA **(A)** y lateral **(B)** de tórax que muestra opacidades esféricas en el lóbulo inferior izquierdo posteromedial (*flechas negras*), que en la TC torácica correspondiente **(C)**, reflejan un área de atelectasia redondeada. Obsérvese la pérdida de volumen evidente en el lóbulo inferior izquierdo. Obsérvese en la TC la presencia de aire y líquido en la cavidad pleural izquierda (*flechas blancas*). El hidroneumotórax ocurrió después de biopsia transbronquial del lóbulo inferior izquierdo.

DERRAME PLEURAL

Un **derrame pleural** es la acumulación anómala de líquido en la cavidad pleural ya sea por incremento en la producción o reducción en la absorción de líquido. En condiciones normales existe una pequeña cantidad de líquido (5 mL) para lubricar el movimiento de la superficie pleural durante la respiración. En la radiografía PA, pueden pasarse por alto hasta 200 mL de líquido pleural si se encuentran en el espacio subpulmonar o en los espacios costofrénicos. Puede observarse elevación lateral del "hemidiafragma" en casos de derrame subpulmonar. Conforme se incrementa el volumen de líquido pleural, no es posible visualizar el hemidiafragma y el ángulo costofrénico, lo que ocasiona el característico **signo del menisco** en el borde lateral (fig. 2-54 Ay B). El derrame

pleural puede ocasionar opacificación de todo el hemidiafragma y puede causar desplazamiento del mediastino y del hemidiafragma alejándolos del derrame. El signo del menisco consiste en la desaparición de una línea plana que se cruza con el borde lateral en casos de **hidroneumotórax**, que es una combinación de líquido y aire en la cavidad pleural (fig. 2-55A y B).

Los derrames pleurales que ocurren en las **cisuras interlobulares** tienen un aspecto característico de opacidad fusiforme en el plano de la cisura, que tiene continuidad con una línea de engrosamiento pleural en uno o ambos extremos. El tratamiento de las enfermedades subyacentes, por lo general la insuficiencia cardiaca congestiva, que causan el derrame interlobular (y que en ocasiones se conoce como seudotumor) resuelve con prontitud esta manifestación (fig. 2-56A y B).

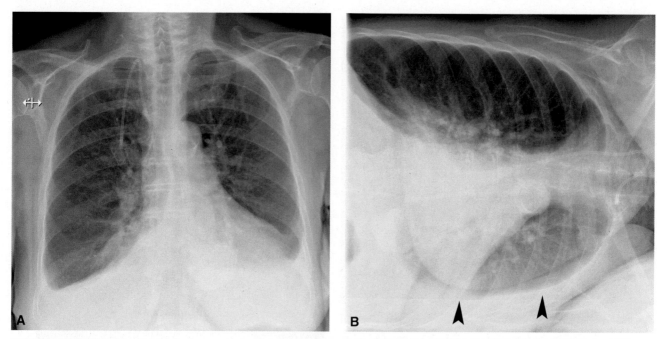

FIGURA 2-54. **Derrame pleural. A:** Proyección PA que muestra derrames bilaterales moderados, más grandes del lado izquierdo. **B:** Proyección en decúbito lateral izquierdo que muestra un derrame no tabicado (*puntas de flecha*).

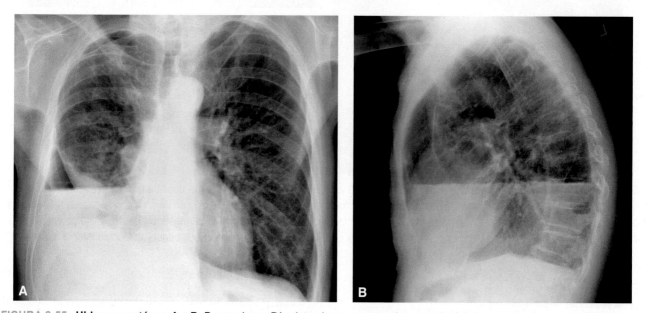

FIGURA 2-55. **Hidroneumotórax. A y B:** Proyecciones PA y lateral que muestran la ausencia del signo de menisco con niveles hidroaéreos horizontales, rectos.

Los derrames pleurales por lo general se clasifican como trasudados o exudados, lo que depende del mecanismo de formación del líquido y de su contenido de albúmina y DHL (deshidrogenasa láctica). El **trasudado** se origina por el desequilibrio en las presiones oncótica e hidrostática y posee concentraciones inferiores séricas de albúmina y DHL en comparación con el **exudado**, que suele ser ocasionado por procesos inflamatorios o por disminución del drenaje linfático. Un derrame pleural asociado con neumonía se conoce como **derrame paraneumónico**, el cual puede infectarse secundariamente, lo que originaría la acumulación de material purulento

en la cavidad pleural y en tal caso se denomina **empiema**, que requiere drenaje percutáneo. Los empiemas, desde el punto de vista bioquímico, tienen un pH <7.2 y concentraciones de glucosa <60 mg/100 mL. En la tabla 2-5 se enumeran las características tomográficas.

En la radiografía torácica en decúbito, la falta de desplazamiento libre de líquido de derrame y la formación de una capa inferior pueden establecer el diagnóstico de **derrame tabicado**, que ocurre más a menudo como consecuencia de adherencias en la cavidad pleural. La presencia de tabicaciones puede confirmarse por ecografía (fig. 2-57). El empiema y los derrames

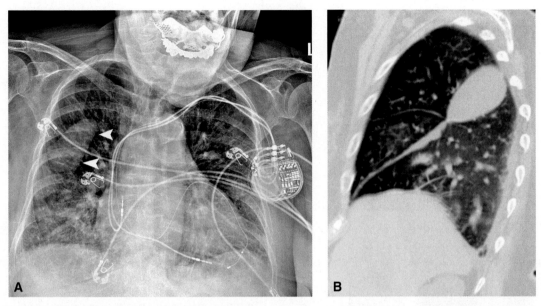

FIGURA 2-56. Derrame pleural enquistado. A: Proyección AP que muestra una opacidad bien definida sobre el pulmón derecho (*puntas de flecha*), que representan líquido enquistado en la cisura mayor derecha. **B:** Reconstrucción sagital de una TC de tórax que muestra un derrame pleural enquistado bien definido en la cisura mayor.

TABLA 2-5	Características tomográficas del derrame pleural paraneumónico, empiema y absceso pulmonar		
Características tomográficas	**Derrame paraneumónico**	**Empiema**	**Absceso pulmonar**
Grosor de la pared	Mínima	Más gruesa, signos de derrame pleural	Irregular y grueso
Reforzamiento de la pared con el medio de contraste	Ninguno	Presente	Presente
Forma	Lentiforme	Lentiforme	"Redondeada"
Ángulo con la pleura	Obtuso	Obtuso	Agudo
Volumen de líquido cuantificado por el grosor en la TC	Menos de 30 mm	Más de 30 mm	
Tratamiento	Toracocentesis	Drenaje percutáneo y fármacos fibrinolíticos intrapleurales	Antibióticos

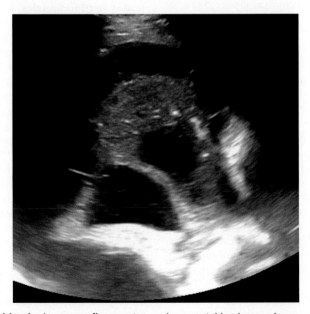

FIGURA 2-57. Derrame pleural tabicado. La ecografía muestra un derrame tabicado grande con colapso pulmonar central.

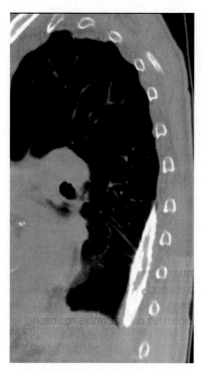

FIGURA 2-58. Placas pleurales calcificadas. Calcificación pleural por hematoma previo.

TABLA 2-7 Aspecto radiográfico del edema pulmonar

1. Redistribución vascular (se incrementa el tamaño de los vasos en los lóbulos superiores)
2. Líneas B de Kerley Ray (edema intersticial)
3. Congestión vascular
4. Infiltrado peribronquial central
5. Enfermedad/edema del espacio aéreo (con distribución en alas de mariposa o difuso y gravitacional)
6. Derrames pleurales (por lo general, bilaterales simétricos en tamaño)

tabicados pueden tratarse con drenaje percutáneo con catéter combinado con inyección intrapleural de trombolíticos como activador tisular del plasminógeno.

Las **calcificaciones pleurales** o placas pleurales calcificadas a menudo son benignas, en especial cuando son bilaterales, lo que sugiere exposición a asbestos (fig. 2-58). Las calcificaciones pleurales más extensas y unilaterales pueden ser ocasionadas por empiema cicatrizado o tuberculosis. Las causas de tumoraciones pleurales sólidas e irregulares incluyen carcinoma pulmonar y mesotelioma, diagnósticos que requieren de la toma de biopsia para confirmación.

EDEMA PULMONAR

Aunque existen muchas causas de edema pulmonar (tabla 2-6), la más común es la **insuficiencia ventricular izquierda** (**edema pulmonar cardiogénico**). Los diversos aspectos radiográficos del edema pulmonar dependen de los efectos hidrostáticos de la insuficiencia ventricular izquierda y de la hipertensión venosa pulmonar (tabla 2-7). En condiciones normales, en radiografías tomadas en posición erecta, el flujo sanguíneo (y la prominencia de los vasos sanguíneos) es mayor en los lóbulos inferiores que en los lóbulos superiores (tabla 2-12). El primer signo radiográfico de insuficiencia ventricular izquierda es la **redistribución cefálica** del flujo sanguíneo hacia los lóbulos pulmonares superiores, con reclutamiento de la capacidad subutilizada en respuesta a disminución de la difusión de oxígeno a través de la interfase alveolo-capilar. En esta etapa, los vasos pulmonares aún pueden delimitarse con claridad (fig. 2-59A).

Con el deterioro adicional de la función del ventrículo izquierdo y el incremento de la presión venosa pulmonar,

ocurre trasudado del líquido intravascular hacia el tejido conjuntivo perivascular adyacente produciendo **edema intersticial** (conocido como "líneas de Kerley"), el cual se identifica en las radiografías torácicas como líneas perpendiculares pequeñas en la periferia de los pulmones, más a menudo en las zonas inferiores (fig. 2-59B). Además, como el líquido intersticial se extiende hacia los espacios interlobulares, que incluyen los vasos pulmonares y los bronquios de pequeño calibre, estas estructuras se vuelven menos evidentes, ocasionando **infiltrados peribronquiales**. Conforme empeora la insuficiencia ventricular izquierda, se acumula líquido extravascular en los alveolos en forma de un **patrón patológico, simétrico, bilateral, de los espacios aéreos**, pero que al inicio puede tener una distribución perihiliar o en forma de alas de murciélago (fig. 2-59C).

Manifestaciones adicionales en la insuficiencia ventricular izquierda con sobrecarga de líquido reflejan el incremento del volumen intravascular circulante en forma de **ensanchamiento del pedículo vascular y aumento de tamaño de la VCS y de la vena ácigos**. El ancho del pedículo vascular se mide desde el borde externo de la VCS en la inserción de la vena ácigos horizontalmente hasta una línea trazada en sentido vertical desde el origen de la arteria subclavia izquierda. El diámetro de la vena ácigos es particularmente sensible a los cambios en el volumen intravascular. En las radiografías en posición erecta, la vena ácigos suele estar colapsada y no mide más de 1 cm de ancho.

Por el contrario, el **edema pulmonar no cardiogénico**, como el ocasionado por el síndrome de insuficiencia respiratoria aguda (SIRA) carece de la mayor parte de las características del edema hidrostático (tabla 2-8). En los casos de SIRA,

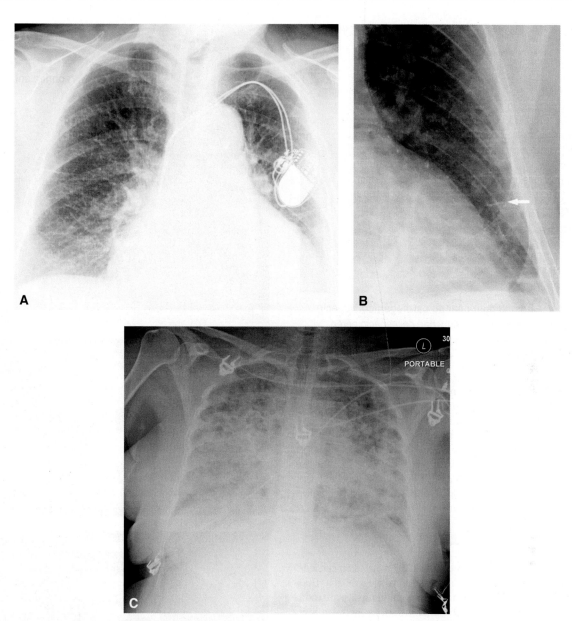

FIGURA 2-59. Edema pulmonar cardiogénico. A: Desviación del flujo venoso del lóbulo superior. **B:** Proyección magnificada del pulmón izquierdo que muestra edema intersticial (*flecha*) por trasudados de líquido hacia los tejidos conjuntivos a vasculares. **C:** Enfermedad bilateral y extensa de los espacios aéreos por edema pulmonar.

TABLA 2-8	Comparación de los hallazgos en el edema pulmonar cardiogénico y en el síndrome de insuficiencia respiratoria del adulto (SIRA) (no cardiogénico)	
Característica	**Edema pulmonar cardiogénico**	**SIRA**
Tamaño del corazón	Aumentado	A menudo normal
Ubicación de la opacificación pulmonar	Perihiliar (en alas de murciélago)	Se extiende al espacio subpleural
Derrames pleurales	Comunes	Inusuales, tardíos

la opacificación del espacio aéreo es consecuencia directa de la lesión pulmonar y de la pérdida de integridad del epitelio alveolar. Se acumulan en el alveolo líquido y componentes celulares, pero sin la redistribución vascular o edema intersticial que se observan en el edema pulmonar cardiogénico (fig. 2-60).

Además, la distribución a menudo es en placas y asimétrica al inicio, y finalmente se torna más uniforme en su distribución y se incrementa el contenido celular denso. El SIRA causa considerable disfunción respiratoria, rigidez pulmonar y mayor morbilidad. Por la elevada composición celular de líquido alveolar, la evolución general del edema pulmonar no cardiogénico es prolongado y puede tardar varias semanas a meses para resolverse, a diferencia del edema pulmonar cardiogénico, que típicamente responde con rapidez al tratamiento apropiado.

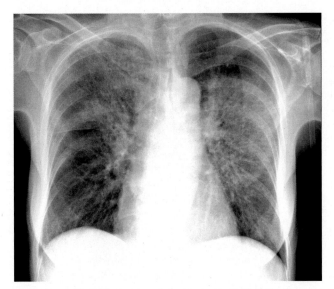

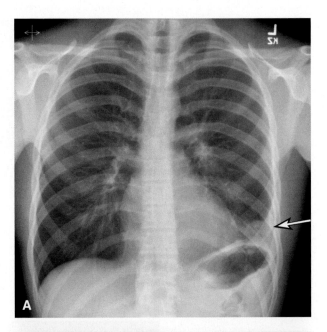

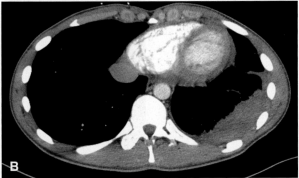

FIGURA 2-60. **Edema pulmonar no cardiogénico.** Aspecto similar con incremento en la enfermedad del espacio aéreo perihiliar a causa de edema pulmonar cardiogénico, pero con corazón de tamaño normal.

La **lesión pulmonar aguda relacionada con la transfusión (LPART)** es un síndrome poco frecuente pero grave, caracterizado por insuficiencia respiratoria aguda súbita después de una transfusión, que es la principal causa de mortalidad relacionada con administración de hemoderivados en Estados Unidos. La radiografía de tórax muestra edema pulmonar no cardiogénico con infiltrados bilaterales en placas, que pueden evolucionar con rapidez a "blanqueamiento de los campos pulmonares" que no pueden diferenciarse del SIRA.

EMBOLIA PULMONAR

La embolia pulmonar es la tercera causa de muerte en pacientes hospitalizados en Estados Unidos, con más de 650 000 casos por año. Típicamente, una **trombosis venosa profunda (TVP)** que se origina de la extremidad inferior o pelvis migra hacia las arterias pulmonares, ocasionando dolor torácico agudo, disnea e insuficiencia cardiaca de cavidades derechas. La embolia pulmonar se presenta en 60% a 80% de los pacientes con TVP e incluso más de 50% de los pacientes cursan asintomáticos.

En pacientes con embolia pulmonar aguda menos de 10% de las radiografías torácicas son anormales y las manifestaciones incluyen atelectasias, derrame pleural e infarto pulmonar (fig. 2-61A). La angiografía por TC (ATC) de tórax es el método de imagen más utilizado para el diagnóstico de embolia pulmonar (fig. 2-61C) y esta prueba ha sustituido en gran medida a la gammagrafía de ventilación/perfusión (V/Q) y a angiografía pulmonar (fig. 2-62). El protocolo de TC para embolia pulmonar requiere de tiempo apropiado para asegurar la opacificación máxima de las arterias pulmonares con el medio de contraste, además de las reconstrucciones de las imágenes. Los émbolos pulmonares aparecen como defectos de llenado en las arterias pulmonares opacificadas. La **embolia en silla de montar** se describe como la extensión continua de trombos en las arterias pulmonares (fig. 2-63). La ACT también es útil para

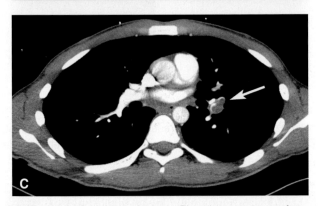

FIGURA 2-61. **Embolia pulmonar.** El paciente se presentó con disnea y dolor torácico. La radiografía PA **(A)** muestra opacidad periférica de base pleural en el lóbulo inferior izquierdo (*flecha*), que en la TC torácica correspondiente **(B)** se relaciona con una grande consolidación/infarto en la periferia del lóbulo inferior izquierdo (giba de Hampton). **C:** Angiografía por TC que muestra un émbolo pulmonar grande, oclusivo en el lóbulo inferior izquierdo en etapa aguda (*flecha*).

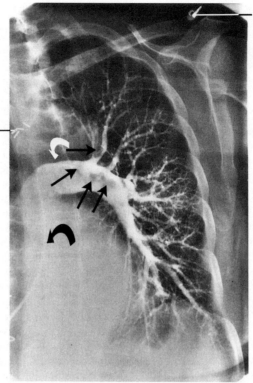

Electrodo externo para vigilancia

Grapas quirúrgicas metálicas

FIGURA 2-62. **Embolia pulmonar aguda: angiografía pulmonar.** Esta mujer de 72 años se encuentra en el posoperatorio después de injerto de derivación arterial coronaria, 72 horas después de la intervención y desarrolló disnea aguda e hipoxia. Se observaron múltiples émbolos pulmonares (*flechas rectas*) en la arteria pulmonar izquierda y en sus ramas, como consecuencia de trombosis venosa profunda en las extremidades inferiores. El catéter angiográfico (*flechas curvas*) es visible en la arteria pulmonar izquierda.

valorar el grado de **sobrecarga sobre el ventrículo derecho**, que es uno de los factores que determinan la gravedad y el pronóstico de embolia pulmonar. La razón del diámetro del ventrículo derecho/diámetro ventricular izquierdo cuantificado en una proyección de cuatro cavidades del corazón en una ATC es de 0.8, pero una razón de ventrículo derecho/ventrículo izquierdo >0.9 se asocia con incremento de 2.8 a 7.4 veces en la tasa de mortalidad a corto plazo (fig. 2-64).

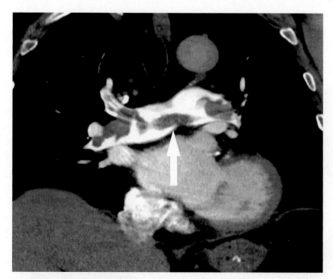

FIGURA 2-63. **Embolia en silla de montar.** Protocolo de reconstrucción coronal de TC por embolia pulmonar que muestra embolia que se extiende hacia las arterias pulmonares derecha e izquierda.

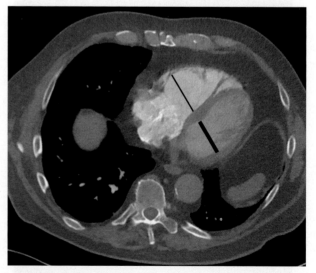

FIGURA 2-64. **Sobrecarga de ventrículo derecho.** TC axial del corazón (proyección de cuatro cavidades) que muestra una proporción entre los ventrículos derecho e izquierdo de 1:2; la razón normal entre ambos es 0.9 o menor.

TABLA 2-9	Definiciones de embolia pulmonar masiva, submasiva y de bajo riesgo y mortalidad asociada	
Clasificación de embolia pulmonar	Definición	Mortalidad a 30 días
Masiva	Embolia pulmonar aguda con hipotensión sostenida (<90 mm Hg)	25% a 65%
Submasiva	Presión sistólica >90 mm Hg y, ya sea, insuficiencia ventricular derecha (TC, péptido natriurético encefálico, ECG) o necrosis miocárdica (incremento de las troponinas)	3%
Bajo riesgo	Ausencia de hipotensión, insuficiencia del ventrículo derecho y necrosis miocárdica	<1%

(1) Jaff, Circulation 2011.

La estratificación de los pacientes con base en el riesgo de mortalidad permite el tratamiento temprano, que varía desde la heparinización en pacientes con bajo riesgo hasta la trombólisis (IV o dirigida con catéter) y trombectomía en pacientes con alto riesgo (tabla 2-9). La trombólisis con catéter involucra la colocación de un catéter en el coágulo en la arteria pulmonar y la administración de un fármaco trombolítico como el activador hístico del plasminógeno.

Deben considerarse resultados falsos positivos para embolia pulmonar cuando en la ACT se reporta embolia única o sólo embolia subsegmentaria, ya que pueden ocurrir dificultades diagnósticas con artefactos por movimiento durante la respiración y reforzamiento del haz de la TC.

Las **gammagrafías de ventilación/perfusión (V/Q)** son de utilidad para pacientes que no pueden recibir medio de contraste IV por alteración de la función renal o bien, en aquellos con antecedente de alergia al medio de contraste. Véase el capítulo 10 para más sobre la gammagrafía V/Q. Rara vez, pueden originarse trombos a partir de catéteres venosos centrales, los cuales cuando se infectan pueden causar embolia pulmonar séptica, que da origen a abscesos pulmonares cavitados (fig. 2-65).

En pacientes con probabilidad clínica baja o intermedia de embolia pulmonar, una prueba negativa de dímero-D descarta de manera eficaz el diagnóstico de embolia pulmonar o TVP. Las concentraciones de dímero-D pueden encontrarse elevadas en cualquier proceso trombótico significativo, de forma que esta prueba es de utilidad limitada en mujeres embarazadas y pacientes posoperados. La embolia pulmonar es la principal causa de mortalidad relacionada con el embarazo en los países desarrollados y representa casi 20% de las muertes maternas en Estados Unidos. La ecografía dúplex en las extremidades inferiores para la valoración de TVP se recomienda en mujeres embarazadas con sospecha de embolia pulmonar y signos y síntomas de TVP de las extremidades inferiores. Es motivo de debate sobre cuál es el estudio de imagen óptimo para la embolia pulmonar durante el embarazo (cap. 10).

Triple eliminación. La capacidad de la ATC para examinar de manera simultánea las arterias coronarias, aorta torácica y arterias pulmonares puede ser de utilidad para la valoración de pacientes con dolor torácico en quienes deben considerarse otros diagnósticos diferenciales del síndrome coronario agudo, como embolia pulmonar o disección aórtica. Típicamente, se administran betabloqueadores intravenosos y nitroglicerina sublingual. Para el diagnóstico de enfermedad arterial coronaria, la TC de triple eliminación tiene una sensibilidad de 94.3% y especificidad de 97.4%, con valor predictivo negativo de 99%.

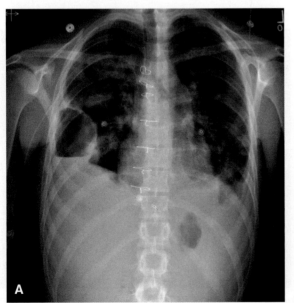

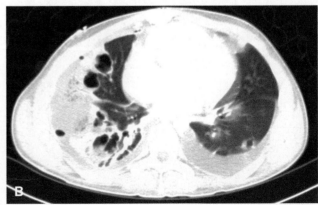

FIGURA 2-65. Embolia pulmonar séptica. A: Radiografía torácica PA que muestra numerosas lesiones pulmonares quísticas (absceso) en el lado derecho con derrame pleural derecho. **B:** La imagen torácica correspondiente muestra abscesos pulmonares dispersos, bilaterales y que tienen una distribución periférica, típico de la enfermedad embólica séptica.

TABLA 2-10	Clasificación de NICE de la hipertensión pulmonar (2013)
Categoría	**Causas**
1. HAP	Idiopática, hereditaria, farmacológica, colagenopatías, VIH
2. HP por cardiopatía	Disfunción valvular de ventrículo izquierdo, cardiopatía congénita
3. HP por neumopatía	EPOC, neumopatía intersticial
4. Enfermedad tromboembólica crónica	
5. Multifactorial	Enfermedades mieloproliferativas, sarcoidosis

HAP, hipertensión arterial pulmonar, HP, hipertensión pulmonar.

La **hipertensión pulmonar (HP)** se define como una presión media en la arteria pulmonar de 25 mm Hg o más, en reposo. Sin tratamiento, la HP tiene mal pronóstico y puede progresar a insuficiencia ventricular derecha y muerte. Los términos "HP primaria" y "HP secundarias" se han sustituido con la clasificación de NICE (tabla 2-10). La hipertensión arterial pulmonar (HAP) idiopática se diagnostica sólo en ausencia de cualquier otra causa de HP y en ausencia de manifestaciones pulmonares o mediastínicas puede causar HP. El término de hipertensión arterial pulmonar (HAP) debe reservarse para aquellos casos que caen en la categoría 1. Las radiografías torácicas son anormales en la mayoría de los pacientes con HAP idiopática al momento del diagnóstico. La ecocardiografía es útil para la medición de las presiones arteriales y de las cavidades cardiacas, las fracciones de expulsión y los cortocircuitos, pero tiene capacidad diagnóstica limitada más allá de la arteria pulmonar principal. En el diagnóstico inicial, un diámetro aumentado de la arteria pulmonar >29 mm se observa en la

TC (fig. 2-66). Hallazgos como incremento de la razón arteria segmentada/bronquio mayor de 1:1 en tres o más lóbulos incrementa la especificidad para el diagnóstico de hipertensión pulmonar.

INFECCIONES

Las neumonías se pueden presentar como enfermedad intersticial o del espacio aéreo con manifestaciones que varían desde opacidad focal o completa de ambos campos pulmonares (figs. 2-67 a 2-70). Dada la extensa superposición en el aspecto de infecciones por numerosos patógenos, es difícil determinar la causa microbiológica de la neumonía con base solamente en el aspecto radiográfico. El principal objetivo de los estudios de imagen es diferenciar las neumonías bacterianas, que responden a los antibióticos, de las infecciones virales, que suelen ceder de forma espontánea. No se recomienda la realización de estudios de imágenes en pacientes con signos vitales normales y sin manifestaciones en la exploración física. Excepciones a esta regla incluyen personas de edad avanzada, individuos con enfermedades asociadas y otros pacientes que no pueden ser vigilados de manera confiable. Las proyecciones estándar y lateral deben ser la prueba inicial. Aunque la TC es más precisa que la radiografía torácica para el diagnóstico de neumonía, este estudio debe reservarse para pacientes con resultados normales en la radiografía torácica inicial o bien, con manifestaciones dudosas, así como en pacientes con presentaciones atípicas, edad avanzada o enfermedades asociadas significativas. La ecografía es de utilidad para la valoración de derrames paraneumónicos y empiema por su mejor visualización de las tabicaciones. El absceso pulmonar, una posible complicación de las neumonías por *Staphylococcus aureus, Streptococcus pyogenes* y microorganismos gramnegativos puede observarse como una cavidad en un área de consolidación pulmonar (figs. 2-71 a 2-72).

Las **neumonías atípicas** se caracterizan por la falta de exudado inflamatorio en los alveolos, con disminución del componente "típico" en los espacios aéreos. En su lugar, se observa engrosamiento del intersticio pulmonar y de los elementos interlobulares y estos hallazgos de imagen son desproporcionados con la gravedad de la presentación clínica. En la tabla 2-11 se enumeran las causas comunes de neumonías atípicas y en la figura 2-73 se muestran ejemplos.

Los estudios de imagen y las manifestaciones clínicas de **neumonía viral** no precisan con fiabilidad su origen. El espectro de hallazgos en la TC en diversas enfermedades virales pulmonares abarca cinco categorías principales: 1) anomalías en la atenuación del parénquima; 2) opacidad en vidrio despulido y consolidación; 3) nódulos, micronódulos y opacidades en "árbol en gemación" (fig. 2-74); 4) engrosamiento septal interlobular (sarampión); y 5) engrosamiento de la pared bronquial, bronquiolar o de ambas (virus sincitial respiratorio, sarampión, adenovirus). Existen muchos trastornos infecciosos o no infecciosos que deben diferenciarse de la neumonía viral.

Los **pacientes inmunodeprimidos** son particularmente susceptibles a infecciones y ocurre neumonía hasta en 25% de los pacientes con neutropenia después de quimioterapia. Estas neumonías pueden tener múltiples causas, lo que incluye bacterias resistentes, hongos filamentosos, micobacterias, *Pneumocystis jiroveci* y virus, aunque hasta en 33% de los pacientes no puede identificarse una causa infecciosa.

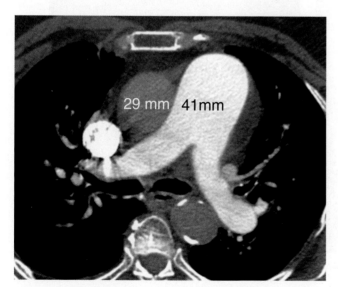

FIGURA 2-66. Hipertensión pulmonar. La TC axial muestra un tronco pulmonar grande, que mide 41 mm en comparación con un diámetro de la aorta ascendente de 29 mm.

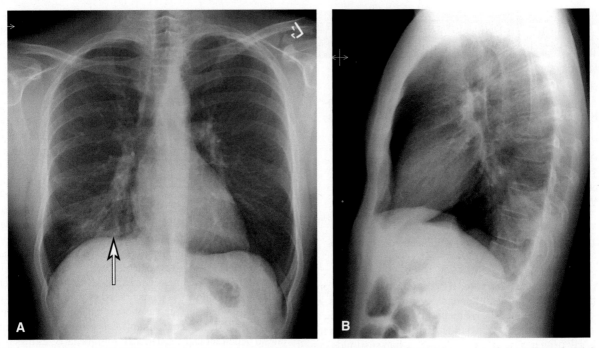

FIGURA 2-67. Neumonía del lóbulo inferior derecho. Proyecciones PA **(A)** y lateral **(B)** del tórax que muestran enfermedad del espacio aéreo en el lóbulo inferior derecho (*flecha*, A). Obsérvese que la proyección lateral origina el "*signo de la columna vertebral*" producido por el infiltrado sobre la columna vertebral torácica baja. El signo de la columna vertebral se refiere a la densidad adicional sobre la columna vertebral por una opacidad superpuesta, que en este caso corresponde a infiltrado en el lóbulo inferior derecho.

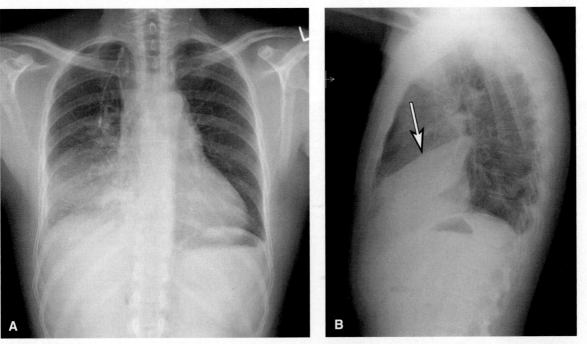

FIGURA 2-68. Neumonía del lóbulo medio derecho. Radiografía PA **(A)** y lateral **(B)** que muestra una opacidad confluente en el lóbulo medio derecho (*flecha*).

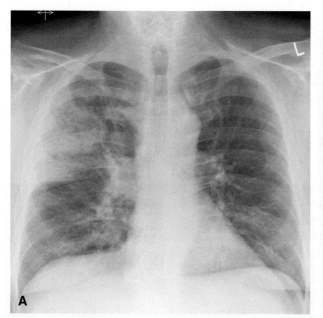

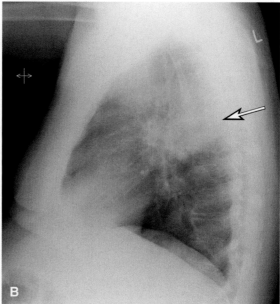

FIGURA 2-69. **Neumonía del lóbulo superior derecho.** Las radiografías PA **(A)** y lateral **(B)** muestra neumonía en el segmento posterior del lóbulo superior derecho (*flecha*, **B**).

El diagnóstico diferencial incluye hemorragia, progresión de cáncer y lesiones causadas por quimioterapia o radiación. Para el diagnóstico es necesario realizar con prontitud TC y broncoscopia con lavado broncoalveolar (LBA) (fig. 2-75).

La neumonía por **citomegalovirus** es la principal causa de morbilidad y mortalidad después del trasplante de células madre hematopoyéticas y trasplante de órganos sólidos, así como en pacientes con VIH con recuentos de células CD4 <100/mm^3. Ocurre infección por citomegalovirus hasta en 70% de los receptores de trasplante de médula ósea y un tercio de los pacientes desarrollan neumonía por citomegalovirus, lo que suele ocurrir después de 50 a 60 del trasplante.

Pneumocystis jirovecii es una levadura, que es específica para seres humanos y a menudo infecta a individuos con inmunodepresión. La pneumocistosis o neumonía por *Pneumocystis jirovecii* (antes conocida como neumonía por *Pneumocystis*) causa engrosamiento de los tabiques alveolares en combinación con el desarrollo de exudado alveolar eosinofílico. El engrosamiento de los tabiques y el exudado contribuyen a disminuir la difusión de oxígeno, lo que es característico de esta neumonía. Los estudios de imagen de tórax muestran al inicio cambios intersticiales bilaterales, difusos y a menudo perihiliares, finos, reticulares o reticulonodulares. Este patrón intersticial progresa a un patrón de enfermedad del espacio aéreo después

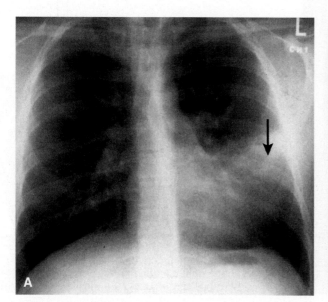

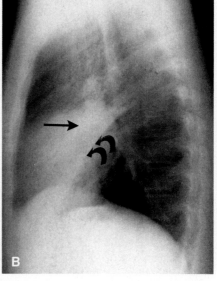

FIGURA 2-70. **Neumonía lingular.** Proyecciones PA **(A)** y lateral **(B)** que muestra un infiltrado en la língula (*flechas*). Obsérvese el oscurecimiento del borde izquierdo del corazón en la proyección PA (signo de la silueta).

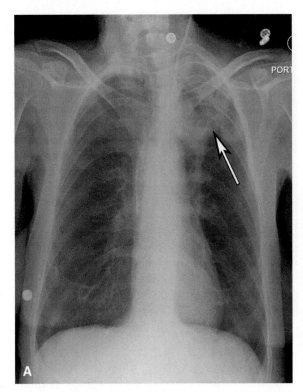

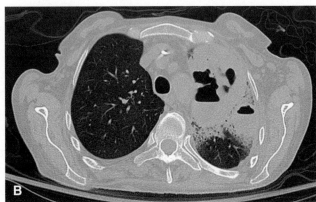

FIGURA 2-71. **Absceso pulmonar.** Radiografía torácica PA **(A)** y TC torácica **(B)** que muestra una gran consolidación de lóbulo superior izquierdo con cavitación (*flecha*, **A**), típica de absceso pulmonar, que en este caso fue ocasionada por *Staphylococcus aureus*.

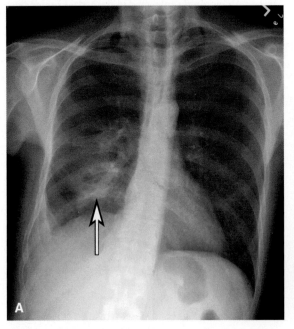

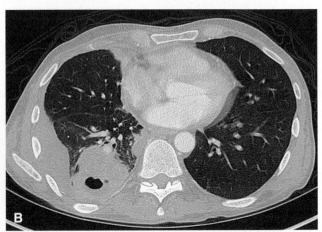

FIGURA 2-72. **Absceso pulmonar. A:** La radiografía torácica PA muestra abscesos cavitarios del lóbulo inferior derecho (*flecha*). **B:** La TC confirma la cavitación.

TABLA 2-11	Causas de neumonía atípica
Citomegalovirus	
Legionelosis	
Sarampión	
Micoplasma	
Pneumocystis	
Tuberculosis	
Varicela	

de varios días, lo que puede continuarse con formación de una imagen reticular gruesa conforme desaparece la infección (fig. 2-76). Las radiografías de tórax son normales hasta en 20% de los pacientes con neumonía por *Pneumocystis jirovecii* con imágenes en vidrio despulido en la TC, que describe una densidad en el espacio aéreo, que no oculta la estructura pulmonar subyacente.

Pese a los nuevos tratamientos y a la mejoría en las medidas de salud pública, la **tuberculosis pulmonar** continúa como un problema de salud pública y hasta una tercera parte de la población mundial ha sido infectada por *Mycobacterium tuberculosis*, que típicamente afecta los pulmones, pero también puede afectar otros órganos. La **tuberculosis primaria** se presenta como neumonía lobular o adenopatía mediastínica/hiliar, por lo general en niños y adultos con inmunodepresión en el año siguiente a la exposición. La mayoría de las infecciones tuberculosas en adultos cursan asintomáticas y en forma **latente (primaria)**, pero una de cada 10 infecciones latentes se reactiva y progresa a **reactivación de tuberculosis** que, si no se trata, tiene una tasa de mortalidad de 50%. La reactivación de la tuberculosis típicamente ocurre después de un año de la exposición con una enfermedad fibrocavitaria característica

del lóbulo posterosuperior apical o del segmento inferior apical y bronquiectasias. La tabla 2-12 muestra una comparación de la tuberculosis primaria y la reactivación tuberculosa. La radiografía torácica es el estudio de imagen inicial más apropiado para valorar la tuberculosis pulmonar. La TC puede mostrar mejor los hallazgos distintivos como cavitación o diseminación endobronquial con nódulos con patrón de "árbol en gemación" (fig. 2-77).

La **tuberculosis miliar** se caracteriza por diseminación hematógena multisistémica, la cual puede ocurrir en cualquier momento después de la infección primaria y a menudo se asocia con inmunodepresión. Se caracteriza por numerosas lesiones pequeñas (1 a 3 mm), puntiformes o con densidades de tejidos blandos que a menudo son detectables con TC antes que en la radiografía de tórax (fig. 2-78). En áreas donde la enfermedad es endémica, como en el río Ohio o en la porción baja del río Mississippi, la histoplasmosis es el principal diagnóstico diferencial para la tuberculosis en individuos con infección por virus de la inmunodeficiencia humana (VIH).

Las **bronquiectasias** consisten en dilatación irreversible de los bronquios y por lo general es una complicación de la neumonía necrosante. Este proceso puede ser focal después de neumonía estafilocócica o por *Klebsiella pneumonia* o puede ser generalizada, como en individuos con fibrosis quística. En una radiografía torácica normal, la mayoría de las marcas pulmonares son vasos sanguíneos porque los bronquios son estructuras de pared delgada que contienen aire, rodeada por aire, lo que los vuelve casi invisibles. Por el contrario, las características de las bronquiectasias incluyen engrosamiento de la pared bronquial (imagen en "vías de tren"), bronquios llenos de líquido y quistes (fig. 2-79A). Además, una característica clásica de las bronquiectasias en la TC es el incremento relativo en el diámetro bronquial en comparación con las ramas adyacentes de la arteria pulmonar, el **signo en anillo de sello** (fig. 2-79B).

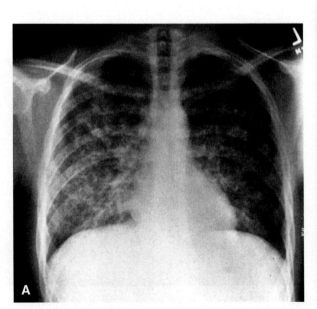

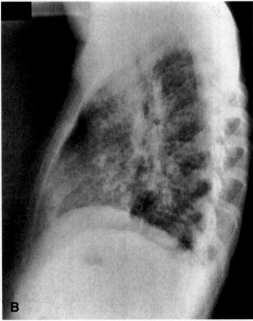

FIGURA 2-73. Neumonía atípica por varicela. Radiografías torácicas PA **(A)** y lateral **(B)** que muestra infiltrados reticulonodulares difusos sobre todo los campos pulmonares. Estos pacientes tienen enfermedad aguda y la presencia de lesiones cutáneas es útil para el diagnóstico.

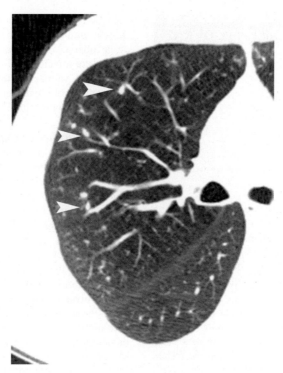

FIGURA 2-74. Patrón de árbol en gemación. Existen múltiples nódulos centrolobulillares con patrón de ramificación lineal (*puntas de flecha*). Las causas incluyen micobacterias, bacterias y virus.

La **sarcoidosis** es un trastorno multisistémico de causa desconocida, caracterizada por granulomas no caseificantes. La afección torácica ocurre en más de 90% de los pacientes, lo que también explica la mayor parte de la morbilidad y mortalidad a largo plazo (5%). Ocurren granulomas en una distribución

linfática y perilinfática características y la biopsia (mediastínica o transbronquial) suele ser diagnóstica. La mayoría de los pacientes presenta adenopatía hiliar bilateral y paratraqueales derecha (etapa I) (fig. 2-80). Los cambios intersticiales reticulares o reticulonodulares en una distribución media y superior

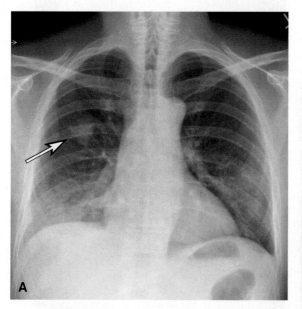
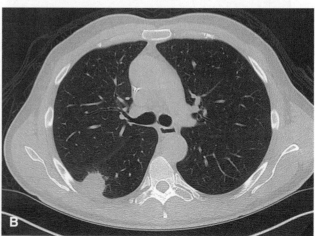

FIGURA 2-75. Aspergilosis pulmonar aguda. Radiografía torácica PA **(A)** y TC de tórax **(B)** que muestran nódulos pulmonares evidentes (*flecha*, **A**) en un paciente con neutropenia grave después de trasplante de médula ósea por leucemia. Los nódulos en la aspergilosis tienen una morfología sólida, ligeramente estipulada, que simula un carcinoma broncogénico.

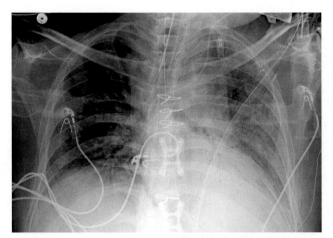

FIGURA 2-76. **Neumonía por *Pneumocystis*.** Radiografía de tórax portátil en un paciente intubado que muestra enfermedad extensa del espacio aéreo con broncograma aéreo en el lóbulo inferior izquierdo.

TABLA 2-12	Comparación de los hallazgos radiológicos en tuberculosis primaria y reactivación tuberculosa	
	Tuberculosis primaria	**Reactivación tuberculosa**
Adenopatía hiliar	Muy común	Poco frecuente
Cavitación	Poco común	Común
Derrame pleural	Poco común	Común

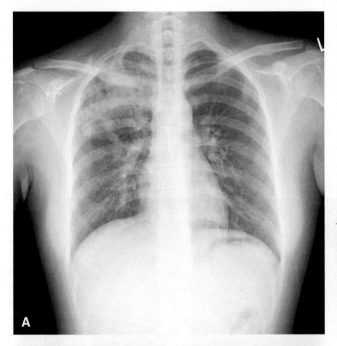

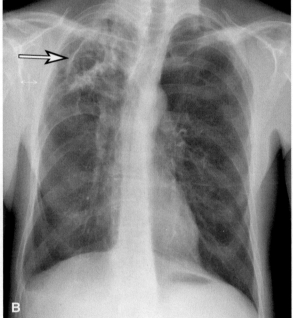

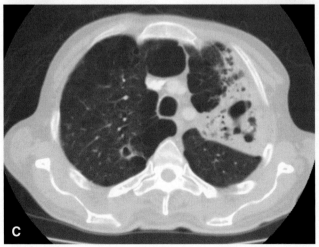

FIGURA 2-77. **Infecciones micobacterianas. A:** Radiografía torácica PA que muestra una cavitación grande por neumonía tuberculosa aguda en el lóbulo superior derecho. Aunque esto podría representar una neumonía bacteriana con absceso, los cultivos fueron positivos para *Mycobacterium tuberculosis*. **B:** Neumonía tuberculosa en un paciente diferente, que evolucionó en una cavidad irregular de paredes gruesas (*flecha*). **C:** TC torácica en otro paciente que muestra neumonía cavitaria en el lóbulo superior izquierdo por *M. tuberculosis*.

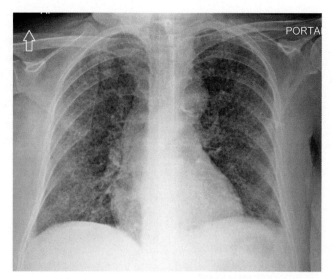

FIGURA 2-78. **Tuberculosis miliar.** Radiografía portátil de tórax que muestra opacidad nodular difusa fina que mide 1 a 3 mm. El diagnóstico diferencial incluye infecciones micóticas (histoplasmosis, blastomicosis), neumonía por varicela y carcinoma tiroideo metastásico.

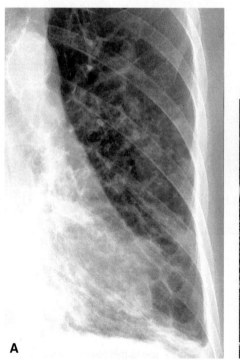

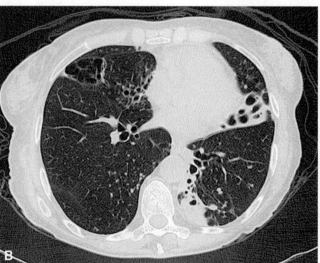

FIGURA 2-79. **Bronquiectasias. A:** Radiografía torácica frontal magnificada del pulmón izquierdo que muestra engrosamiento de la pared bronquial y quistes llenos de líquido. **B:** TC axial que muestra engrosamiento bilateral de la pared bronquial y quistes llenos de líquido.

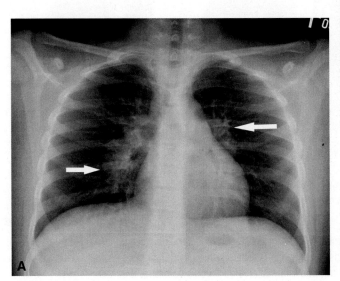
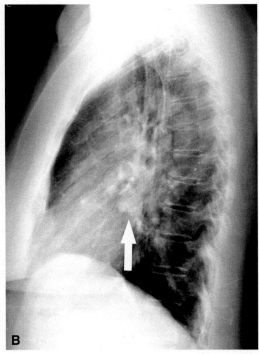

FIGURA 2-80. **Sarcoidosis. A y B:** Radiografías torácicas PA y lateral que muestran adenopatía hiliar bilateral (*flechas*) (enfermedad en etapa I).

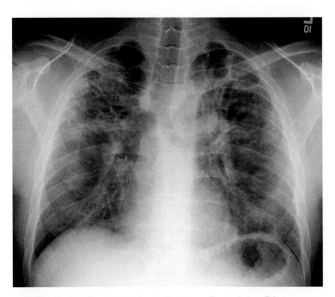

FIGURA 2-81. **Sarcoidosis A:** Radiografía torácica PA que muestra ambos lóbulos superiores con fibrosis, lo que indica sarcoidosis en etapa terminal (etapa IV).

TABLA 2-13	Neumopatía intersticial por ubicación
Predominante en los lóbulos superiores	**Predominante en los lóbulos inferiores**
Sarcoidosis	Colagenopatías
Silicosis	Fibrosis pulmonar idiopática/ NIU
Tuberculosis	Fármacos
Alveolitis alérgica extrínseca (crónica)	
Espondilitis anquilosante	

NIU, neumonitis intersticial usual.

ocurren hasta en 50% de los pacientes, en combinación con adenopatía (etapa II). Ocurre remisión espontánea en la mayoría de los casos en etapas I y II. Los pacientes con etapa III tienen sólo cambios intersticiales, aunque hay progresión a la fibrosis (etapa IV) hasta en 25% de los pacientes (fig. 2-81).

La **neumopatía intersticial** es un espectro de trastornos de varias causas (muchas desconocidas) que suele ser progresiva y se caracteriza por la presencia de fibrosis pulmonar o cicatrización característica (tabla 2-13). La causa más común de fibrosis pulmonar es la **fibrosis pulmonar idiopática** y los estudios de imagen e histopatológicos se correlacionan con **neumonitis intersticial usual** (NIU). Los dos hallazgos tomográficos que predicen NIU son la imagen en panal de abejas de predominio basal con disminución del volumen pulmonar y presencia de cierta imagen reticular sobre los lóbulos superiores (que se presenta en la mayoría de los pacientes con NIU y sólo en casi 33% de aquellos con neumopatía intersticial) (fig. 2-82). Criterios diagnósticos adicionales incluyen la distorsión de los lóbulos secundarios y distribución no segmentaria en la TC con múltiples detectores (cruza las fisuras), lo que ha sustituido a la biopsia pulmonar abierta para el diagnóstico de neumopatía intersticial, que involucra la obtención de imágenes con el paciente en decúbito en inspiración y espiración máximas con el uso de algoritmos dedicados para la reconstrucción.

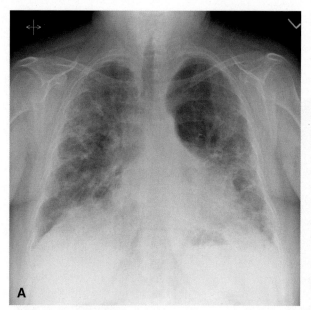

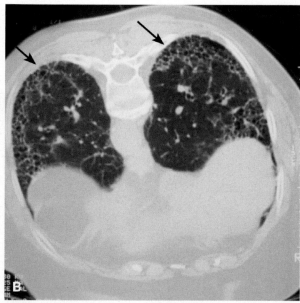

FIGURA 2-82. **Neumopatía intersticial. A:** Radiografía torácica PA que muestra cambios simétricos, bilaterales, extensos o cambios reticulares en todos los campos pulmonares, que reflejan fibrosis pulmonar. **B:** Estos cambios intersticiales se demuestran mejor con la TC torácica correspondiente en decúbito dorsal, que muestra marcas intersticiales de fibrosis pulmonar (*flechas*).

NÓDULOS PULMONARES, TUMORACIONES Y CARCINOMAS

Un **nódulo** pulmonar solitario (NPS) es una opacidad pulmonar aislada, focal, con un diámetro menor o igual a 3 cm (fig. 2-83). Las lesiones de tejidos blandos con tamaño >3 cm se denominan **tumoraciones**. En la tabla 2-14 se enumeran las causas más comunes de nódulos y tumoraciones pulmonares. El estudio diagnóstico de los nódulos pulmonares solitarios incluye la revisión de estudios de imagen previa y depende de muchos factores lo que incluye la probabilidad de cáncer antes de la realización de la prueba, del tamaño, número, densidad y morfología del nódulo, así como de la identificación de

manifestaciones relacionadas como adenopatía, afección de los espacios aéreos o derrame pleural.

Existen diferencias considerables en la probabilidad de cáncer cuando se valora a un paciente de 30 años, no fumador, con un nódulo bien delimitado, de 1 cm de diámetro en comparación con un nódulo en un hombre de 60 años, fumador de toda la vida, con un nódulo de 2 cm, de bordes irregulares. En primer lugar, mientras más grande sea el nódulo, mayor es la probabilidad de que sea maligno (fig. 2-84). En segundo lugar, el intervalo de crecimiento de un nódulo preexistente también apoya la malignidad, de forma que es esencial la revisión de las imágenes previas (fig. 2-85). Un nódulo pulmonar solitario de 9 mm con un tiempo de duplicación (en volumen) de 100 días de vida 1.1 cm a tres meses y 1.4 cm a seis meses. La presencia de bordes irregulares y cambios intersticiales hace sospechar cáncer primario, a diferencia de los nódulos pulmonares malignos secundarios o metastásicos, ya sean de origen pulmonar primario o de un origen extratorácico, que a menudo están bien delimitados y con bordes regulares (fig. 2-86). Otras características asociadas con incremento en la probabilidad de cáncer incluyen derrame pleural, adenopatía hiliar o mediastínica o presencia de lesiones óseas, en glándulas suprarrenales

FIGURA 2-83. **Nódulo pulmonar solitario.** Se observa un nódulo pulmonar solitario de 2 cm en el lóbulo superior derecho. El diagnóstico diferencial incluye hematoma, granuloma y carcinoma.

TABLA 2-14	Causas de nódulos/tumoraciones solitarias y múltiples
Únicas	**Múltiples**
Granuloma	Metástasis
Carcinoma	Histoplasmosis
Hamartoma	Sarcoidosis

MacMahon H, Naidich DP, Goo JM, et al. Guidelines for management of incidental pulmonary nodules detected on ct images: From the fleischner society 2017. *Radiology* 2017; 284: 228-243.10.1148/radiol.2017161659.

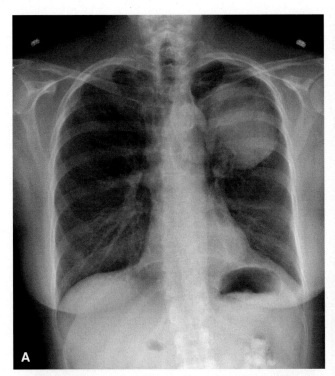
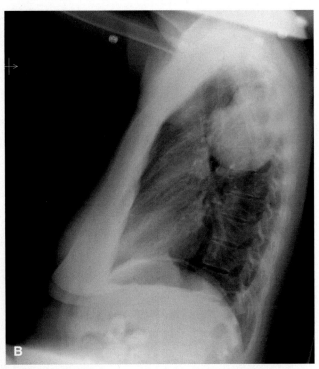

FIGURA 2-84. **Carcinoma pulmonar epidermoide.** Radiografías PA **(A)** y lateral **(B)** que muestran una tumoración grande en el lóbulo superior izquierdo. El riesgo de malignidad se incrementa con el tamaño de la lesión.

o hepáticas, todos sitios comunes para enfermedad metastásica. Los cánceres pulmonares primarios, en especial los cánceres epidermoides, suelen manifestarse como cavidades, que pueden confundirse con un absceso pulmonar (fig. 2-87).

Las calcificaciones en hamartomas están diseminadas, lo que simula la calcificación de matriz cartilaginosa. La presencia de grasa dentro de la tumoración confirma el diagnóstico de hamartomas. Las **calcificaciones** distróficas y voluminosas también favorecen un diagnóstico de enfermedad benigna, en especial de enfermedad granulomatosa. Las calcificaciones

en granulomas son muy variables, incluyendo nidos sólidos, de ubicación central o bien, patrones laminares. Si existe duda sobre si un nódulo contiene calcificaciones, debe utilizarse TC para medir su densidad. Cuando la densidad tomográfica de un nódulo pulmonar mide más de 200 unidades Hounsfeld y la calcificación constituye la mayor parte del nódulo, se confirma un trastorno benigno y no se requiere valoración o vigilancia adicionales. La biopsia suele ser necesaria cuando un estudio de imagen aislado no puede diferenciar entre una lesión pulmonar benigna y maligna.

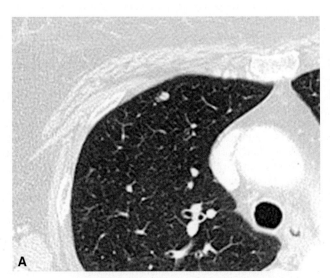
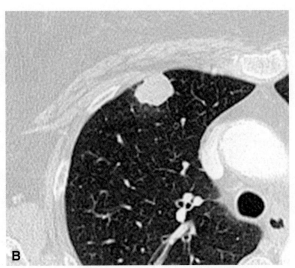

FIGURA 2-85. **Carcinoma pulmonar, crecimiento de la lesión. A:** La TC en dosis baja muestra un nódulo subpleural de 5 mm en un fumador. **B:** Tras 2 años, la TC en dosis baja muestra un intervalo de crecimiento de un nódulo a 27 mm. La biopsia confirmó carcinoma.

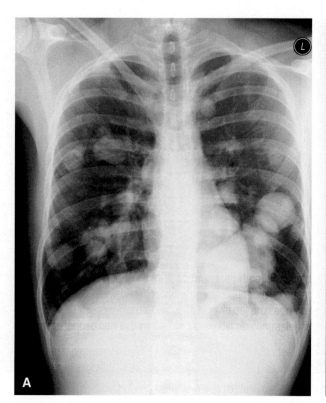

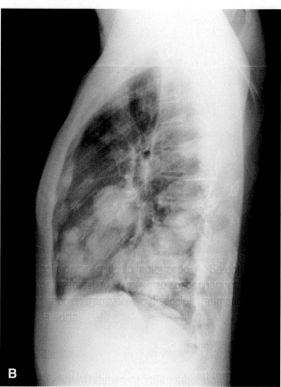

FIGURA 2-86. **Enfermedad metastásica.** Radiografías torácicas PA **(A)** y lateral **(B)** que muestran numerosos nódulos bilaterales, de tejidos blandos, compatibles con metástasis en un paciente con cáncer testicular.

Los programas de **detección** con radiografía torácica no han sido eficaces para reducir la mortalidad por cáncer pulmonar. Con base en estudios recientes grandes, la USPSTF recomienda la detección anual para cáncer pulmonar con tomografía computarizada en dosis baja (TCDB) en adultos de 55 a 80 años con antecedente de tabaquismo de 30 cajetillas por año y tabaquismo actual o que suspendieron en los últimos 15 años. La detección con TC debe interrumpirse una vez que

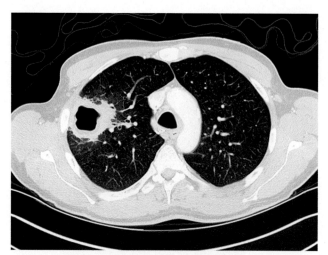

FIGURA 2-87. **Carcinoma pulmonar cavitario.** TC axial de tórax que muestra cavidad de paredes gruesas en el lóbulo superior derecho. El diagnóstico diferencial incluye absceso pulmonar.

la persona ha dejado de fumar por 15 años o si desarrolla un problema de salud que limite sustancialmente la esperanza de vida o la capacidad o el deseo de someterse a cirugía pulmonar curativa. El uso de cortes delgados (1.0 a 1.5 mm) es esencial para la identificación de nódulos pulmonares sólidos y subsólidos y para la detección de los componentes cálcico o adiposo; estas características pueden llevar a diferentes opciones terapéuticas. Una TC en dosis bajas para detección involucra una quinta parte de la dosis estándar para una TC torácica.

En la TC de detección para cáncer pulmonar, 70% de los fumadores tendrán nódulos pulmonares, la mayoría de los cuales serán benignos. La biopsia percutánea tiene un riesgo pequeño pero definido en la morbilidad (neumotórax, hemotórax, sedación consciente) al igual que la resección quirúrgica, de forma que no es una opción apropiada para todos los nódulos pulmonares. Las **guías de la Fleischner Society para el tratamiento de nódulos pulmonares** detectados por TC se basan en el aspecto (sólido o subsólido, imagen en vidrio despulido), tamaño, número y categoría de riesgo del paciente (tabla 2-15). El tamaño y morfología de un nódulo pulmonar son los determinantes primarios de riesgo de cáncer. La morfología se refiere a los bordes (lisos, lobulados o en espícula) y su atenuación (sólido, parcialmente sólido o imagen en vidrio despulido) del nódulo (fig. 2-88). Los nódulos únicos, sólidos, no calcificados menores de 6 mm no requieren vigilancia sistemática en pacientes con bajo riesgo. Son de interés las diversas categorías descartadas a partir de los criterios de Fleischner (tabla 2-16).

En general, no está indicada la biopsia de nódulos pulmonares solitarios en la etapa inicial del tratamiento. En ausencia de estudios de imagen previos y dependiendo del tamaño de las

TABLA 2-15 Guías de la Fleischner Society 2017 para el tratamiento de nódulos pulmonares detectados de forma incidental en adultos

A: nódulos sólidos[a]

Tipo de nódulo	Tamaño			Comentarios
	<6 mm (<100 mm³)	6 a 8 mm (100 a 250 mm³)	>8 mm (>250 mm³)	
Único				
Riesgo bajo[b]	Sin vigilancia sistemática	TC a los 6 a 12 meses, después considerar una TC en 18 a 24 meses	Considerar la TC a 3 meses, TEP/TC o muestras de tejidos	Nódulos <6 mm no requieren vigilancia sistemática en pacientes con bajo riesgo (recomendación 1A).
Riesgo alto[b]	TC opcional a los 12 meses	Pese a 6 a 12 meses, después considerar TC en 18 a 24 meses	Considerar TC a 3 meses, TEP/TC o muestras de tejidos	Ciertos pacientes en alto riesgo con morfología de nódulo sospechosa, ubicación en lóbulos superiores o ambos son indicación para vigilancia en 12 meses (recomendación 1A).
Múltiples				
Riesgo bajo[b]	Sin vigilancia sistemática	TC a 3 a 6 meses, después considerar TC a 18 a 24 meses	TC a 3 a 6 meses, después considerar TC a 18 a 24 meses	Utilizar los nódulos más sospechosos como guía para el tratamiento. Los intervalos de vigilancia pueden variar de acuerdo con el tamaño y el riesgo (recomendación 2A).
Riesgo alto[b]	TC opcional a los 12 meses	TC a 3 a 12 meses, después TC a, 18 a 24 meses	TC a 3 a 6 meses, después a 18 a 24 meses	Utilizar el nódulo más sospechoso como guía para el tratamiento. Los intervalos de vigilancia pueden variar de acuerdo con el tamaño y el riesgo (recomendación 2A).

B: nódulos subsólidos[a]

Tipo de nódulo	Tamaño		Comentarios
	<6 mm (<100 mm³)	≥ 6 mm (>100 mm³)	
Único			
Imagen en vidrio despulido	Sin vigilancia sistemática	TC a 6 a 12 meses para confirmar la persistencia, después TC cada 2 años hasta 5 años	En ciertos nódulos sospechosos <6 mm, considerar la vigilancia a 2 y 4 años. Si se desarrolla un componente sólido o si ocurre crecimiento, considérese la resección (recomendación 3A y 4A).
Porción sólida	Sin vigilancia sistemática	TC 3 a 6 meses para confirmar la persistencia. Si permanece sin cambios y persiste un componente sólido <6 mm, debe realizarse TC anual por 5 años	En la práctica, los nódulos sólidos en parte no pueden definirse como tales hasta que tengan un tamaño ≥6 mm; los nódulos <6 mm no suelen requerir vigilancia. Los nódulos persistentes parcialmente sólidos con componentes sólidos ≥6 mm deben ser considerados como muy sospechosos (recomendación 4A-4C).
Múltiples	TC a 3 a 6 meses. Si es estable, considerar TC a 2 y 4 años.	TC a 3 a 6 meses Tratamiento subsiguiente con base en el nódulo más sospechoso	Múltiples nódulos <6 mm con imagen en vidrio despulido suelen ser benignos, pero debe considerarse la vigilancia en pacientes selectos con alto riesgo a 2 y 4 años (recomendación 5A).

Nota: estas recomendaciones no se aplican a la detección de cáncer pulmonar, a pacientes con inmunodepresión o pacientes con cáncer primario conocido.

[a]Las dimesiones son promedios de los ejes largo y corto, redondeados hasta el milímetro más cercano.

[b]Considerar todos los factores de riesgo relevantes (véase la sección Factores de riesgo).

Reproducido de MacMahon H, Naidich DP, Goo JM, et al. Guidelines for management of incidental pulmonary nodules detected on TC Images: De The Fleischner Society 2017. *Radiology*. 2017;284:228-243.

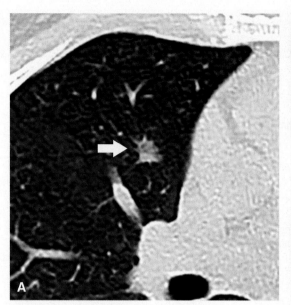 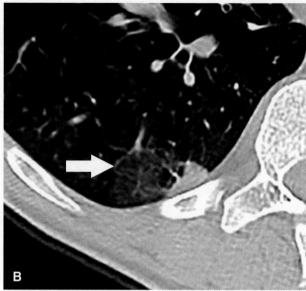

FIGURA 2-88. Nódulos pulmonares subsólidos. La TC axial muestra nódulos pulmonares subsólidos (componentes en vidrio despulido y sólido) (*flechas*) en el lóbulo medio **(A)** y en el lóbulo inferior derecho **(B)**.

TABLA 2-16	Categoría de pacientes excluidos a partir de los criterios de Fleischner
Categoría de paciente	**Razón para la exclusión**
Menor de 35 años	Bajo riesgo
Cáncer conocido	Alto riesgo
Inmunodepresión	La mayoría de los nódulos pulmonares (70%) son de origen infeccioso
Detección de cáncer pulmonar en la población	Se aplican protocolos de detección anual, incluso si son negativos

Bueno J. (2018). Updated Fleischner Society Guidelines for Managing Incidental Pulmonary Nodules: Common Questions and Challenging Scenarios. *Radiographics*, 38. 1337-1350.

TABLA 2-17	Aspecto radiológico del carcinoma pulmonar
Nódulo pulmonar solitario	
Tumoración central/mediastínica/hiliar	
Infiltrado persistente	
Cavidad	
Atelectasias	
Derrame pleural	
Calcificación	
Erosión ósea (costilla/cuerpo vertebral)	

lesiones, puede considerarse la tomografía por emisión de positrones (TEP) para lesiones de más de 1 cm. Los nódulos <1 cm a menudo son vigilados con TC de repetición. Si el nivel de sospecha o la probabilidad antes de la prueba es relativamente alto, la mejor decisión podría ser la resección quirúrgica, más que la biopsia. Debe considerarse la biopsia del nódulo solitario bajo dos de las siguientes excepciones: 1) pacientes que no son elegibles para cirugía (por enfermedades coexistentes) y la necesidad de tejido para diagnóstico antes de iniciar el tratamiento o 2) un nódulo pulmonar de reciente aparición, descubierto en un paciente con cáncer pulmonar primario conocido. En este último caso, la biopsia determina si el nódulo es un segundo carcinoma pulmonar primario o una metástasis, dado que en muchas circunstancias es más común que ocurra un segundo cáncer *de novo* en pacientes con cáncer conocido.

Estadificación: un nódulo pulmonar solitario o una tumoración pulmonar son la presentación radiológica más común del carcinoma pulmonar; sin embargo, también pueden considerarse otros posibles aspectos radiológicos (tabla 2-17). Todos los tumores pulmonares se clasifican inicialmente con tomografía con emisión de positrones con fluorodesoxiglucosa F-18/

TC (FDG TEP/TC), la cual detecta la distribución de todos los carcinomas pulmonares primarios que pueden estadificarse adicionalmente con FDG TEP/TC, que detecta la distribución y extensión de la enfermedad, referida como estadificación TGM, que considera el tamaño tumoral (T), afección ganglionar (G) y diseminación metastásica (M) (fig. 2-89). El carcinoma pulmonar microcítico (CPM) debe considerarse como una enfermedad sistémica y rara vez es operable al momento del diagnóstico.

El **síndrome de vena cava superior** es una urgencia oncológica, por la compresión extrínseca de la VCS por un tumor o por ganglios linfáticos mediastínicos. Casi 80% de los casos de síndrome de VCS son ocasionados por cáncer pulmonar. Por lo general, el paciente se presenta con disnea, plenitud facial que finalmente progresa a disfonía y dolor torácico. La TC revela estrechamiento u oclusión de la VCS con múltiples colaterales en la pared torácica y en el mediastino. Las opciones terapéuticas incluyen radioterapia de urgencia para reducir la tumoración mediastínica o bien, la colocación de una endoprótesis en la VCS a través de un acceso de la vena femoral común con el fin de aliviar la obstrucción (fig. 2-90).

Los pulmones son los órganos afectados más a menudo por la **enfermedad metastásica,** en cuyo caso la TC es un mejor estudio diagnóstico que la radiografía torácica. Además de

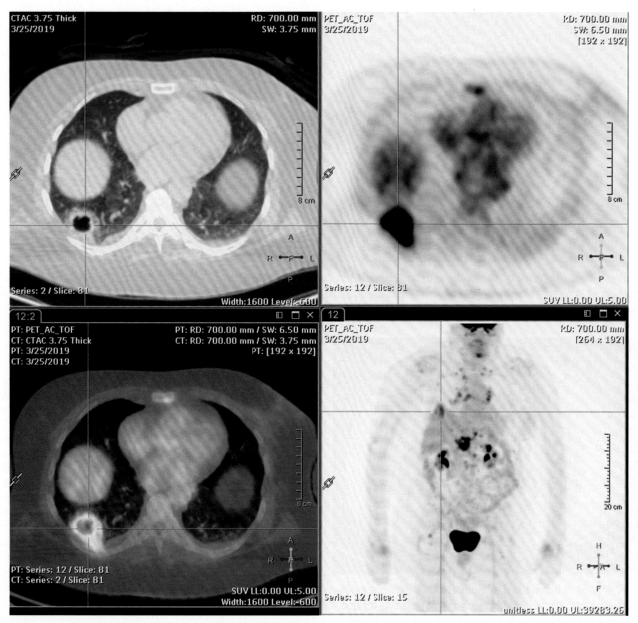

FIGURA 2-89. Estadificación pulmonar con TEP/TC con fluorodesoxiglucosa F-18 que muestra carcinoma cavitario en el lóbulo inferior derecho con incremento en la captación en múltiples ganglios linfáticos, lo que incluye ganglios bilaterales supraclaviculares, peritraqueal de derechos, precarinales, subcarinales, hiliares pulmonares bilaterales, gastrohepáticos, periportales. Obsérvese la captación normal en ambos riñones, vejiga y encéfalo.

nódulos y tumoraciones, la enfermedad pulmonar metastásica también puede aparecer como carcinomatosis linfangítica (más a menudo tumores pulmonares, gástricos, mamarios, pancreáticos, uterinos, rectales y prostáticos). Las radiografías simples en la carcinomatosis linfangítica incluyen imágenes intersticiales reticulares difusos o, en etapas avanzadas, reticulonodulares, por lo general con contorno irregular y engrosamiento de los tabiques interlobulares, que contienen conductos linfáticos (antes conocidas como líneas B de Kerley). La TC es sensible para la detección de patrones linfangíticos, lo que incluye engrosamiento de estructuras en las porciones centrales de los lóbulos pulmonares secundarios. Habitualmente es un proceso bibasal (fig. 2-91). En la tabla 2-18 se enumeran los patrones de enfermedad metastásica hacia los pulmones.

Las metástasis a la pleura por cánceres pulmonares, mamarios, pancreáticos y gástricos ocurren después de la diseminación hematógena con extensión a la pleura con diseminación linfangítica o bien, dando origen a metástasis hepáticas establecidas. Las metástasis también pueden observarse como nódulos o placas en las radiografías simples y TC. Los derrames pleurales malignos más a menudo se originan de tumores primarios, ya sean pulmonares, mamarios y ováricos o por linfomas.

El cáncer pulmonar es la tercera neoplasia más común en pacientes infectados con VIH, después del sarcoma de Kaposi y el linfoma de Hodgkin. Con la supervivencia prolongada por el uso del tratamiento antirretroviral de gran actividad (TARGA), la morbilidad y mortalidad atribuibles al cáncer pulmonar en pacientes infectados con VIH puede incrementarse.

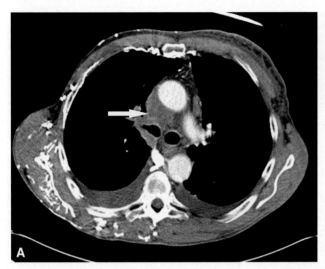

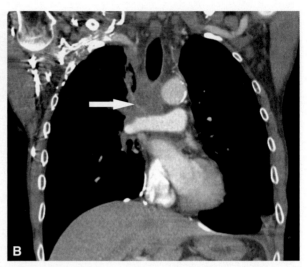

FIGURA 2-90. **Síndrome de vena cava superior causada por carcinoma pulmonar.** TC axial **(A)** y coronal **(B)** que muestra oclusión de la vena cava superior por un tumor adyacente en el mediastino (*flechas*). Obsérvese las colaterales en la región posterior derecha de la pared torácica.

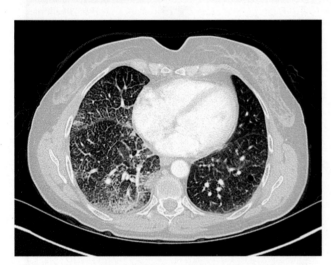

FIGURA 2-91. **Linfangitis carcinomatosa.** TC axial que muestra marcas intersticiales reticulares y engrosamiento del tabique interlobular. En este paciente se observa un proceso unilateral, atípico.

TABLA 2-18	Patrones de diseminación metastásica a los pulmones	
Nodular fino	**Reticular fino**	**Múltiples nódulos y tumoraciones**
Tiroideo	Diseminación linfangítica a partir de un adenocarcinoma	Renal, gastrointestinal, melanoma
Melanoma	(Mamario, colon, gástrico, páncreas)	Útero, ovarios, testículos
Mama		Sarcoma

Aspecto de las radiografías torácicas después de la resección pulmonar

En una resección tradicional, sin el empleo de cirugía toracoscópica asistida con video, la cuarta o quinta costilla se extirpan en su cara posterior y el espacio de la neumonectomía se llena con el desplazamiento mediastínico hacia el mismo lado, lo que ocurre en término de 4 a 8 semanas. Después de la resección del lóbulo, los lóbulos residuales se expanden para ocupar el espacio antes lleno por el lóbulo extirpado. Con la resección segmentaria o subsegmentaria, la superficie cruenta del pulmón se sutura o se cierra con grapas a través de las cuales pueden ocurrir fugas de aire que podrían originar neumotórax o fístulas broncopleurales. Puede manifestarse un empiema como acumulación rápida del líquido en el espacio libre después de la neumonectomía con desplazamiento mediastínico hacia el lado *opuesto*. Si se desarrolla una fístula entre el bronquio y el espacio de la neumonectomía, súbitamente se observará un nivel hidroaéreo.

COMPARTIMIENTOS Y TRASTORNOS PATOLÓGICOS DEL MEDIASTINO

El mediastino es el espacio entre la pleura pulmonar que contiene todas las vísceras del tórax, con excepción de pulmones y pleura. En la radiografía de tórax, las tumoraciones mediastínicas característicamente forman un **ángulo obtuso** más que un ángulo agudo con el tejido pulmonar. El concepto de ángulo obtuso se describe mejor con la analogía de la "pelota por debajo de la alfombra", donde la alfombra se extiende sobre la pelota formando bordes con pendiente hacia la base, sobre la cual se apoya la pleura pulmonar, mientras que la pelota corresponde al tumor. Si se observa un **ángulo agudo** esto podría deberse a que la pelota se colocó sobre la superficie de la alfombra, donde hay aire por debajo de la pelota lo que representa un **trastorno intrapulmonar** que desplaza la pleura, y no por un desplazamiento mediastínico hacia el pulmón aireado. Se aplica el mismo principio a la pleura y pared torácica en comparación con las tumoraciones intrapulmonares.

TABLA 2-19 Tumoraciones mediastínicas por ubicación

Anterior
1. Tumoraciones tiroideas y paratiroideas
2. Tumores tímicos (timomas, quistes, carcinoma/sarcoma tímico)
3. Teratoma
4. Linfadenopatía/linfoma y leucemia
5. Aneurismas, en especial de la aorta torácica ascendente
6. Tumor óseo/de la pared torácica (sarcomas, enfermedad metastásica)

Mediastino medio (90% de las tumoraciones son malignas)
1. Carcinomas por oncogénicos y quistes broncogénicos
2. Linfadenopatía/linfoma/leucemia
3. Tejido adiposo pericárdico y quistes pericárdico
4. Hernia diafragmática (de Morgagni)
5. Aneurismas
6. Neoplasias y tumoraciones esofágicas

Mediastino posterior
1. Tumores neurógenos (30% son malignos)
2. Quistes de duplicación
3. Adenomegalias
4. Lesiones esofágicas
5. Hernias diafragmáticas (de Bochdalek)
6. Hematopoyesis extramedular

El diagnóstico diferencial de una tumoración mediastínica depende de su ubicación. La tabla 2-19 enumera el contenido de los compartimientos mediastínicos que pueden considerarse como tres espacios potenciales: **anterior, medio y posterior**. El mediastino anterior se extiende desde el borde posterior del esternón hasta la superficie anterior del pericardio y contiene grasa mediastínica, la glándula del timo, tejido linfoide y aorta torácica descendente, todos recubiertos en dirección anterior por la pared torácica anterior. La extensión retroesternal de la glándula tiroides debe considerarse en el compartimiento anterior dado su desarrollo embrionario. Es útil una mnemotecnia para las tumoraciones mediastínicas anteriores, que consiste en las "4 T", lo que incluye **timoma, tumores tiroideos, el (terrible) linfoma** y en ocasiones, tumores de células germinativas como los **teratomas** (fig. 2-92).

El **mediastino medio** se extiende de la superficie ventral del pericardio en sentido posterior hasta la superficie ventral de la columna torácica e incluye corazón, pericardio, arco aórtico, hilio pulmonar, esófago, ganglios linfáticos y nervios (fig. 2-93). Los aneurismas de la arteria pulmonar pueden manifestarse como aumento de tamaño del hilio, que es una manifestación común en pacientes con hipertensión pulmonar. En la tabla 2-20 se presentan las causas de aumento de tamaño del hilio pulmonar.

El **mediastino posterior** se extiende desde el borde ventral de la columna torácica en sentido posterior hasta la pared torácica e incluye la columna vertebral y la aorta torácica

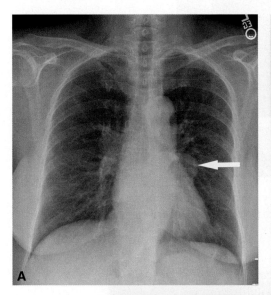
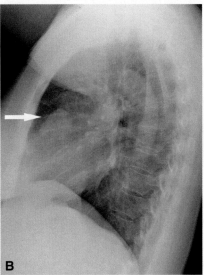
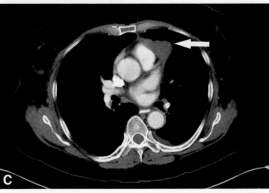

FIGURA 2-92. Tumoración mediastínica anterior. A y B: Radiografía torácica PA y lateral que muestra una tumoración mediastínica anterior (*flechas*). **C:** TC axial que muestra una tumoración de tejidos blandos (*flecha*) en dirección anterior. La biopsia confirmó linfoma.

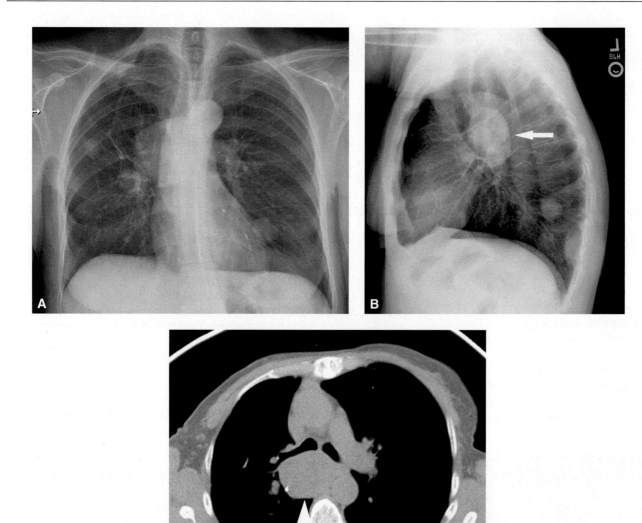

FIGURA 2-93. Tumoración mediastínica media. A y B: Radiografía torácica PA y lateral que muestra una tumoración en el mediastino medio (*flecha*). **C:** La TC axial muestra una tumoración con predominio quístico (*flecha*) compatible con quiste broncogénico. Obsérvese que el hilio derecho no se visualiza con claridad en la radiografía simple.

TABLA 2-20	Causas de aumento de tamaño del hilio
Aumento de tamaño unilateral del hilio	**Aumento de tamaño bilateral del hilio**
Carcinoma pulmonar	Sarcoidosis
Infección (tuberculosis primaria, histoplasmosis)	Linfoma (asimétricos)
Aneurisma de la arteria pulmonar	Infección (viral, micótica)
Tumoración mediastínica superpuesta	Hipertensión arterial pulmonar

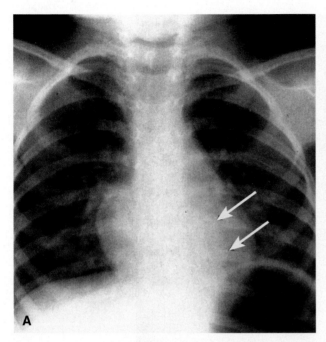
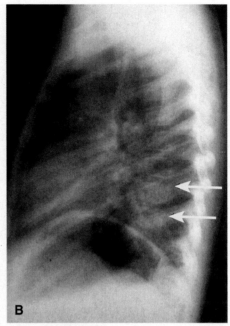

FIGURA 2-94. Tumoración mediastínica posterior: neuroblastoma. A: En una proyección PA puede observarse una tumoración para vertebral que se proyecta a través de la sombra cardiaca (*flechas*). **B:** En la radiografía lateral, la tumoración en ubicación posterior a lo largo de la columna vertebral produce un pequeño "signo de la columna vertebral" (*flechas*).

descendente (fig. 2-94). Aunque la TC es útil para el estudio diagnóstico de las tumoraciones mediastínicas anterior y media, la resonancia magnética es de mayor utilidad para tumoraciones posteriores, dado que la mayoría de éstas se torna en lesiones de naturaleza neurógena.

Si los vasos hiliares pueden separarse de la tumoración mediastínica, es muy poco probable que la tumoración se origine del hilio, que se encuentra en el mediastino medio dada la distorsión anticipada y el signo de la silueta. Esto se conoce como **signo de superposición del hilio**. La mayoría son tumoraciones mediastínicas que en la proyección lateral muestran desplazamiento de las estructuras del mediastino medio en sentido posterior. Como el mediastino anterior termina en el borde superior de la clavícula, cualquier tumoración que se extienda por arriba de la clavícula debe encontrarse en el mediastino posterior. Cuando se observa tejido pulmonar entre la tumoración del cuello, la tumoración probablemente se encuentre en el mediastino posterior. Esto se conoce como **signo cervicotorácico**.

AUMENTO DE TAMAÑO DE LAS CAVIDADES CARDIACAS

Aunque el aspecto radiográfico del corazón se correlaciona mal con la función cardiaca general, el aumento de tamaño de las cavidades cardiacas individuales en las proyecciones PA

y lateral puede ser de utilidad para el diagnóstico de ciertas enfermedades cardiopulmonares. Se recomienda la ecocardiografía en pacientes con sospecha de derrame pericárdico, mal función valvular y endocarditis infecciosa.

El **aumento de tamaño del ventrículo izquierdo** se observa con desplazamiento del vértice cardiaco hacia abajo y hacia afuera (fig. 2-95A) y en las proyecciones laterales ocurre un desplazamiento posterior del borde del ventrículo izquierdo (fig. 2-95B). Cuando el **ventrículo derecho** aumenta de tamaño, el vértice cardiaco se desplaza hacia arriba y el corazón adquiere un aspecto similar a una bota en la proyección PA (fig. 2-96A) y hay un incremento en la opacidad retroesternal en la proyección lateral (fig. 2-96B).

Ocurre **aumento de tamaño de la aurícula izquierda** en la valvulopatía mitral, que produce las manifestaciones clásicas en la radiografía PA de protrusión sobre el borde cardiaco izquierdo superior por debajo de la arteria pulmonar principal (figs. 2-97 y 2-6) y si es lo suficientemente grave, puede ocasionar desplazamiento o elevación del bronquio principal izquierdo hacia una configuración más horizontal y dar origen al signo de doble densidad en el borde derecho del corazón. Ejemplos de valvulopatía mitral y aórtica se ilustran en las figuras 2-98 y 2-99, respectivamente.

El **aumento de tamaño de la aurícula derecha** da origen a una sombra cardiaca derecha más evidente (fig. 2-7) y ocurre en pacientes con valvulopatía tricúspide e insuficiencia cardiaca derecha.

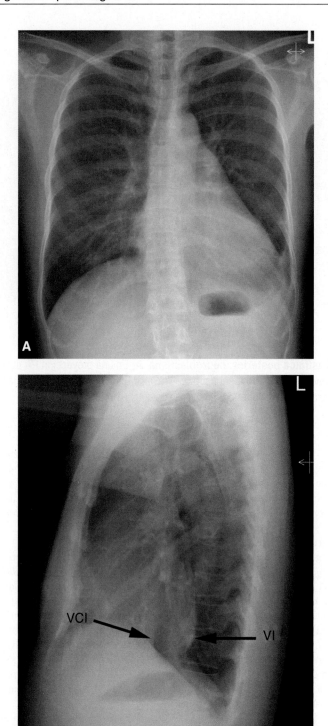

FIGURA 2-95. Dilatación del ventrículo izquierdo. Proyecciones PA **(A)** y lateral **(B)** de radiografías del tórax que muestran los cambios morfológicos característicos en la silueta cardiaca en un paciente con dilatación del ventrículo izquierdo. **A:** Obsérvese en la proyección PA que el vértice del corazón se encuentra desplazado hacia abajo y hacia afuera. **B:** En la radiografía lateral, el borde posterior del ventrículo izquierdo (VI) se proyecta de manera inusualmente posterior hacia la vena cava inferior (VCI). En condiciones normales, el borde posterior del ventrículo izquierdo debe encontrarse en los 2 cm del borde posterior de la vena cava inferior.

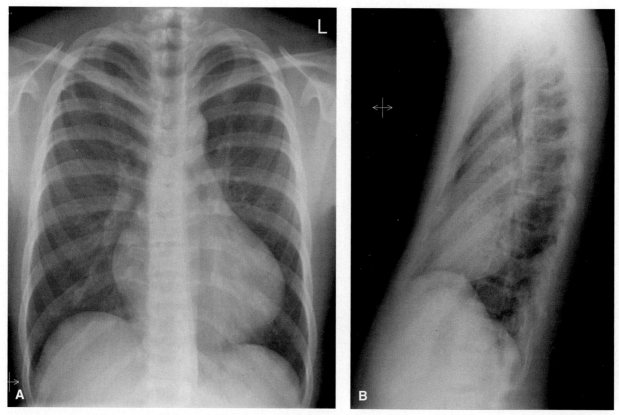

FIGURA 2-96. **Aumento de tamaño del ventrículo derecho. A:** Radiografía PA de tórax que muestra el aspecto característico del vértice cardiaco señalando hacia arriba que suele observarse en la dilatación del ventrículo derecho. **B:** En la radiografía lateral se observa que la región retroesternal está más opacificada de lo habitual, lo que refleja la dilatación correspondiente del ventrículo derecho.

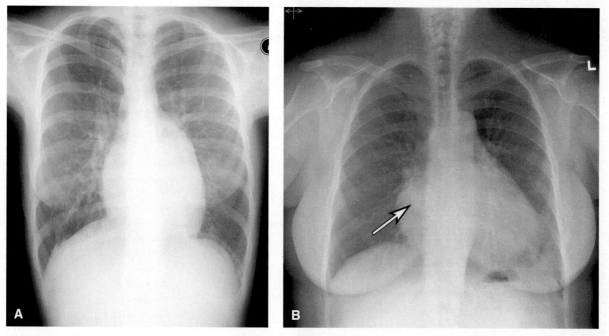

FIGURA 2-97. **Aumento de tamaño de la aurícula izquierda. A:** La radiografía PA muestra convexidad del borde cardiaco izquierdo por aumento de tamaño de la orejuela izquierda. **B:** Puede observarse el signo de doble densidad por aumento de tamaño de la aurícula izquierda, que corresponde a la superposición de la sombra de la aurícula derecha y la pared lateral derecha de la aurícula izquierda (*flecha*).

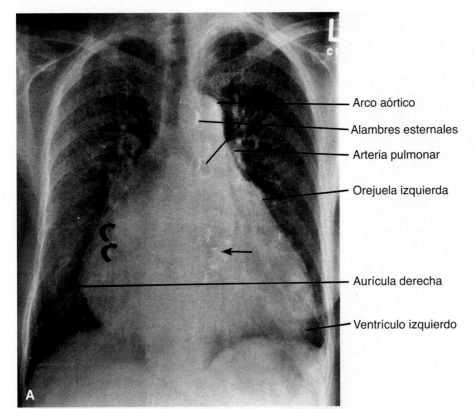

Arco aórtico

Alambres esternales

Arteria pulmonar

Orejuela izquierda

Aurícula derecha

Ventrículo izquierdo

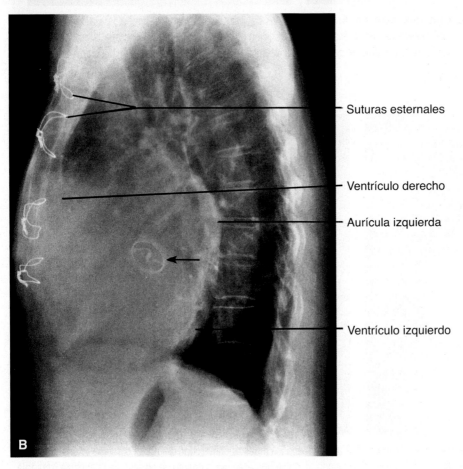

Suturas esternales

Ventrículo derecho

Aurícula izquierda

Ventrículo izquierdo

FIGURA 2-98. Aumento de tamaño de varias cavidades cardiacas. Estenosis mitral. Radiografías torácicas PA **(A)** y lateral **(B)** que muestran cardiomegalia grave y válvula mitral protésica (*flechas rectas*). En la proyección PA, el aumento de tamaño de la aurícula izquierda crea una doble densidad lo que se señala con flechas curvas y la orejuela izquierda es prominente a lo largo del borde cardiaco izquierdo. En la proyección PA hay aumento de tamaño de las aurículas derecha e izquierda. En la proyección lateral, el aumento de tamaño del ventrículo derecho ocasiona plenitud del espacio retroesternal. En la proyección lateral hay aumento de tamaño de la aurícula y ventrículo izquierdos

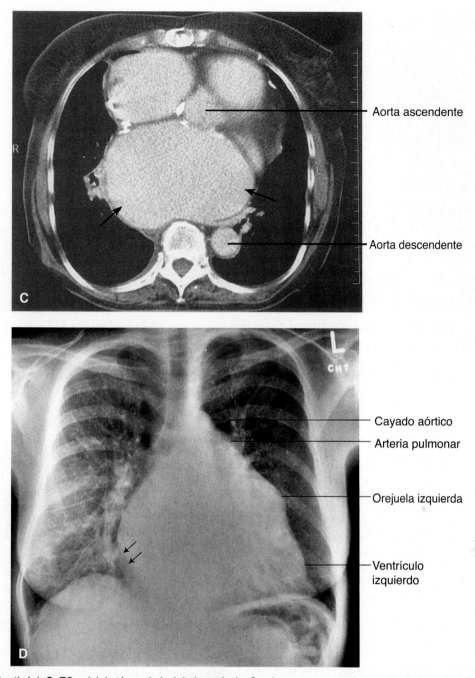

FIGURA 2-98. *(Continúa).* **C:** TC axial de tórax al nivel de la aurícula. Se observa aumento de tamaño de la aurícula izquierda (*flechas rectas*). **D:** Se observan los cambios típicos en la morfología del corazón en el caso de aumento de tamaño de la aurícula izquierda en un paciente con estenosis mitral. Obsérvese la protrusión del borde cardiaco izquierdo y el signo de la doble densidad (*flechas*).

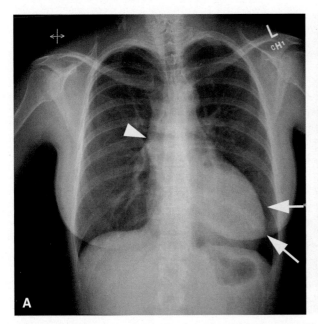

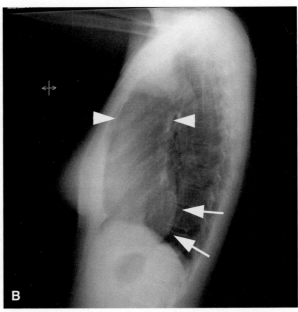

FIGURA 2-99. **Estenosis aórtica.** Radiografías PA **(A)** y lateral **(B)** que muestran aumento de tamaño del ventrículo izquierdo (*flechas rectas*) que se manifiesta con un vértice cardiaco redondeado en la proyección PA y en la proyección lateral, el ventrículo izquierdo aumentado de tamaño se proyecta más de 2 cm en sentido posterior hacia la vena cava inferior. Hay dilatación de la aorta ascendente (*puntas de flechas*) y esto a menudo se encuentra en pacientes con estenosis aórtica grave, lo que refleja dilatación posestenótica.

ENFERMEDAD AÓRTICA Y CALCIFICACIONES VASCULARES

La aorta torácica se divide en tres partes, a saber, aorta ascendente, arco aórtico y aorta descendente. El aneurisma de la aorta torácica se define por un diámetro >4.5 cm y su aspecto en la radiografía de tórax depende de su ubicación. Los aneurismas del arco aórtico ocasionan distorsión del mediastino medio (fig. 2-100). Se cree que un hematoma intramural predispone a la **disección aórtica**, que ocurre cuando hay un desgarro en la capa media de la pared vascular (figura 2-101). Las disecciones aórticas se clasifican con base en si el desgarro afecta la aorta ascendente (Stanford tipo A) o si se confina a la aorta torácica descendente (Stanford tipo B). Las disecciones tipo A suelen tratarse por medios quirúrgicos y a menudo de forma urgente, mientras que la mayoría de las disecciones tipo B se tratan médicamente. Las indicaciones para tratamiento quirúrgico o endovascular en las disecciones tipo B incluyen isquemia de órganos o extremidades e inminencia de rotura (fig. 2-102).

En pacientes con dolor torácico agudo y sospecha de disección aórtica, se recomienda la ATC de tórax y abdomen. Puede utilizarse la angiografía por resonancia magnética como una alternativa en pacientes con estabilidad hemodinámica, pero requiere más tiempo y depende de la disponibilidad del equipo.

La calcificación ateroesclerótica de los vasos sanguíneos torácicos ocurre a menudo en individuos de edad avanzada, por lo general, sin aneurisma vascular asociado. Las calcificaciones

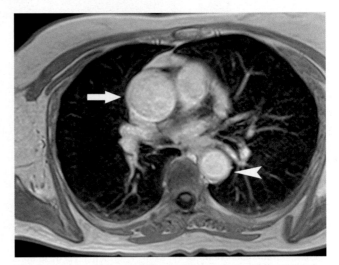

FIGURA 2-100. **Aneurisma de la aorta torácica descendente.** Resonancia magnética axial que muestra aneurisma de la aorta torácica descendente sin rotura de la disección (*flecha*). La aorta torácica descendente se observa de aspecto normal (*punta de flecha*).

vasculares prematuras, en especial cuando se detectan en individuos jóvenes, pueden indicar hiperlipidemia o diabetes mellitus. La calificación de calcio en las arterias coronarias, ya

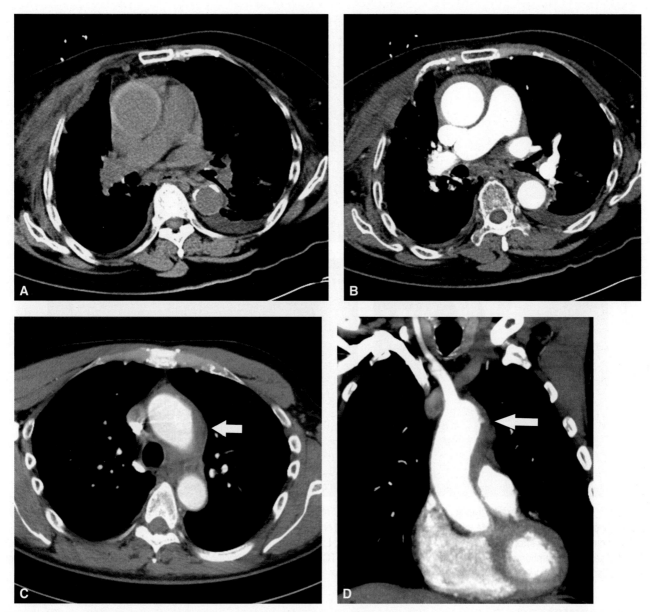

FIGURA 2-101. Hematoma intramural de la aorta torácica ascendente. A y B: La TC axial muestra una banda hiperdensa en la pared aórtica, que se observa mejor en las imágenes sin medio de contraste. **C y D:** Diferente paciente en el que la reconstrucción axial y coronal de la TC muestra disección focal en el arco aórtico, lo que ocasiona hematoma intramural (*flechas*).

sea con TC con haz de electrones o TCMD es un factor pronóstico demostrado de futuros eventos cardiovasculares y su uso es apropiado en pacientes asintomáticos de riesgo intermedio y en pacientes con bajo riesgo con antecedentes heredofamiliares de arteriopatía coronaria prematura.

La angiografía coronaria por TC (ACTC) valora por medios no invasivos las arterias coronarias, la presencia de placas (calcificadas y no calcificadas) y la función ventricular. La técnica es muy sensible para la detección de estenosis de 50% y tiene un valor pronóstico negativo de hasta 99%.

La **resonancia magnética cardiaca** es el estándar actual para obtener imágenes de la anatomía miocárdica, de la función regional y global y de la viabilidad del corazón. Tiene una función central en el estudio diagnóstico de la insuficiencia cardiaca por miocardiopatías sistémicas y no isquémicas. En la miocardiopatía no isquémica, el reforzamiento miocárdico tardío con gadolinio no suele ocurrir en la distribución de las arterias coronarias y se produce más a menudo en la región subepicárdica o en la pared media más que subendocárdico o transmural.

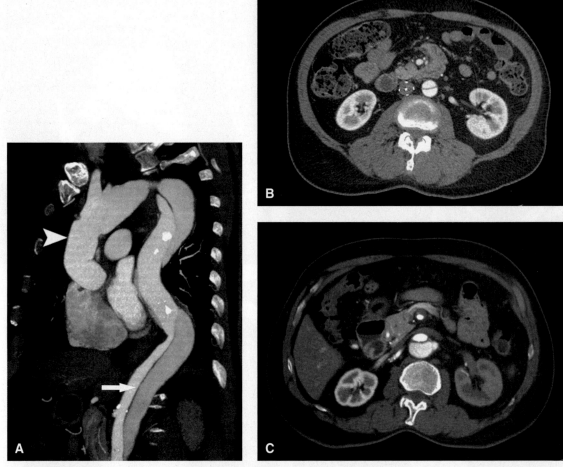

FIGURA 2-102. Disección aórtica tipo A. A: Reconstrucción de TC oblicua sagital de la aorta torácica, que muestra disección tipo A después de la colocación de un injerto de interposición (*punta de flecha*) en la aorta ascendente. El colgajo de disección (*flecha*) se extienden sentido inferior hasta las arterias iliacas comunes (no se observa). **B:** La TC axial muestra disección aórtica que afecta la aorta abdominal con igual perfusión a ambos riñones. **C:** En un paciente diferente, la TC axial muestra disección que afecta la aorta abdominal con isquemia renal izquierda.

TRAUMATISMOS

Los traumatismos torácicos **penetrantes** (herida por proyectil de arma de fuego, herida por instrumento punzocortante) suelen ser menos comunes, pero potencialmente más letales que los traumatismos torácicos **cerrados** y proporcionalmente más pacientes requieren cirugía. El algoritmo de imágenes para ambos tipos de traumatismo torácico es similar e incluye el uso de radiografía torácica y TC y, en menor grado, ecografía o ecocardiografía.

Las radiografías torácicas permiten la valoración rápida para la presencia de neumotórax, líquido pleural, ensanchamiento mediastínico y contusión pulmonar (fig. 2-103, 2-104). Sin embargo, por razones técnicas, hasta 50% de todos los neumotórax, fracturas costales y contusiones pulmonares podrían no ser evidentes en una radiografía anteroposterior portátil realizada de urgencia por traumatismo torácico, de forma que no se recomienda confiarse en esta modalidad de imagen para descartar lesiones significativas por traumatismo torácico. Múltiples proyecciones radiográficas y la ATC pueden utilizarse como pruebas complementarias, con la principal ventaja de obtener una radiografía torácica AP portátil, dependiendo de la facilidad y velocidad con la cual pueda realizarse la valoración inicial del paciente con traumatismo torácico.

En los casos en que existe preocupación de lesión vascular por mecanismo de alto impacto (accidentes en vehículos motorizados, accidentes en motocicleta, caídas de grandes alturas), se recomienda la ATC urgente de tórax y abdomen. La lesión más grave después de traumatismo torácico cerrado es la **sección aórtica** aguda (disección traumática), que más a menudo ocurre adyacente al origen de la arteria subclavia izquierda (fig. 2-105). Se recomienda la ecocardiografía si se sospecha lesión cardiaca.

La **fractura costal** es una de las lesiones torácicas más comunes y puede predecir la gravedad del traumatismo (fig. 2-106). Los estudios han correlacionado el número de costillas fracturadas con cifras elevadas de morbilidad y mortalidad. Además, las fracturas de la primera costilla son especialmente significativas por la fuerza necesaria para que ocurran y por el incremento en la probabilidad de lesiones viscerales y vasculares adicionales. El **tórax flácido** se describe como un segmento flotante de costillas donde hubo fractura de tres o más arcos

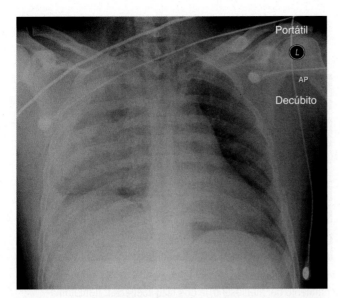

FIGURA 2-103. **Contusión pulmonar.** Radiografía torácica AP de un paciente después de traumatismo torácico cerrado, que muestra enfermedad extensa unilateral del espacio aéreo en el pulmón derecho, lo que refleja contusión pulmonar o hematoma. Obsérvese el derrame pleural asociado en el lado derecho, lo que refleja un hemotórax derecho.

costales en dos sitios diferentes, lo que permite la aparición de movimientos paradójicos de la pared torácica, en sentido opuesto a los movimientos respiratorios de la pared torácica adyacente. Esta dirección en sentido inverso impide el intercambio adecuado de gases al disminuir el volumen circulante.

El **neumotórax** es la lesión grave más común en casos de traumatismo torácico penetrante y debe considerarse la colocación de una sonda pleural para casos sintomáticos, lo que a menudo se observa cuando el neumotórax es cercano a 15% o más de volumen, ya que es poco probable que desaparezca de forma espontánea. La colocación de una sonda torácica suele ser suficiente para el tratamiento de 85% de los casos (fig. 2-106). Los hemotórax con volumen >300 a 500 mL también requiere la colocación de una sonda pleural.

La intubación traqueal urgente de pacientes con taponamiento pericárdico o neumotórax a tensión puede empeorar la hipotensión y ocasionar colapso cardiovascular. Por tanto, el drenaje percutáneo de un derrame pericárdico o la descompresión del neumotórax (ambos pueden realizarse al lado de la cama en el servicio de urgencias) deben realizarse *antes* de que el paciente sea intubado.

La valoración ecográfica dirigida para traumatismos (**FAST**, por sus sigla en inglés) utiliza ecografía para detectar líquido libre en el abdomen y pericardio, y en algunos centros hospitalarios se utiliza, pero su precisión depende de la capacitación y experiencia del operador, lo que puede asociarse con altas tasas de resultados falsos negativos.

Por último, los **pacientes con inestabilidad hemodinámica** no deben permanecer en los servicios de radiodiagnóstico y los pacientes con inestabilidad hemodinámica no deben permanecer mucho tiempo en dichos departamentos. Es importante valorar el tiempo contra la precisión, porque los pacientes inestables pueden tener compromiso de su supervivencia conforme pasa el tiempo para obtener una TC. La radiografía torácica para localizar fragmentos de proyectiles de arma de fuego, para diagnosticar neumotórax y para determinar la trayectoria y la ecografía al lado de la cama para valorar hemotórax, hemopericardio y taponamiento cardiaco pueden ser suficientes en pacientes inestables. Podría resistirse la tentación de realizar uno o más estudios de imagen ya que han fallecido pacientes inestables en los departamentos de radiología, cuando dichos pacientes deberían haber sido llevados al quirófano.

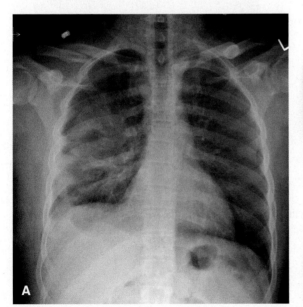
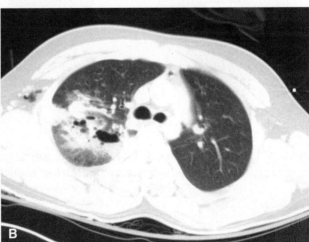

FIGURA 2-104. **Laceración pulmonar.** Víctima de accidente en vehículo motorizado. **A:** La radiografía torácica AP muestra enfermedad extensa del espacio aéreo/hemorragia en el pulmón derecho, compatible con contusión pulmonar. La exploración cuidadosa del pulmón derecho muestra múltiples áreas con aumento de la radiolucidez. **B:** La TC muestra contusión (opacidad del espacio aéreo) con laceraciones asociadas, que se observan como zonas con aumento de la radiolucidez o desgarros en el tejido pulmonar.

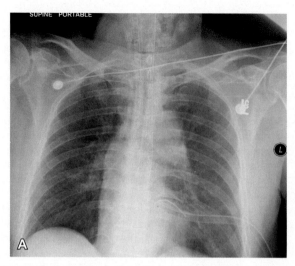

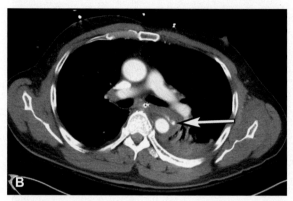

FIGURA 2-105. **Sección aórtica (disección traumática).** Paciente víctima de colisión en vehículo motorizado. **A:** Se obtuvo una radiografía torácica AP en el servicio de urgencias que mostró ensanchamiento del mediastino, lo que hizo sospechar hematoma mediastínico. **B:** TC con medio de contraste al nivel del arco aórtico que muestra sección transversal o disección traumática al nivel del ligamento arterioso con extravasación del medio de contraste (*flecha*) desde la aorta.

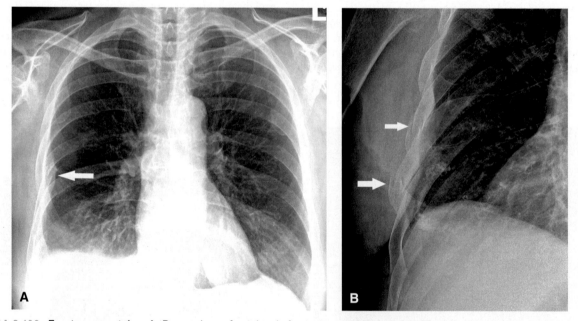

FIGURA 2-106. **Fracturas costales. A:** Proyecciones frontales de fracturas costales derechas (*flecha*) y hematoma asociado. **B:** Proyección oblicua de una fractura costal derecha (*flechas*) en un paciente diferente.

Las radiografías PA y lateral técnicamente adecuadas son un componente esencial en el diagnóstico de muchas enfermedades torácicas.

Es obligada la revisión de los estudios previos de imagen.

Verificar las cuatro esquinas de la radiografía torácica, además de los hilios, vértices pulmonares, por detrás del corazón y adyacente al diafragma.

En las radiografías, sólo se observa el borde de una estructura cuando la estructura adyacente se encuentra en el mismo plano anatómico y tiene densidad tisular diferente, lo que da origen al **signo de la silueta**. Por el contrario, cuando dos estructuras de densidad tisular radiográfica similar se encuentran adyacentes una con otra, el borde entre ellas puede pasar inadvertido.

La TC con múltiples detectores (TCMD) permite analizar un mayor volumen de tejidos, que cuando se combina con la administración de medio de contraste intravenoso permiten la visualización del sistema arterial para obtener una angiografía por TCAR (ATC).

La ATC de tórax puede utilizarse para diagnosticar embolia pulmonar, a fin de valorar la sobrecarga del ventrículo derecho.

Durante el embarazo puede ser más apropiado un estudio limitado de ventilación/perfusión para diagnosticar embolia pulmonar.

La TC torácica en dosis baja para detección es un estudio recomendado en adultos con edades de 55 a 80 años, con antecedente de tabaquismo de 30 paquetes por año y tabaquismo activo al momento de la valoración o con interrupción del tabaquismo en los últimos 15 años.

Todos los carcinomas pulmonares primarios se estadifican cada vez más a menudo con F-18 FDG TEP/TC, que detecta la distribución y extensión de la enfermedad.

El diagnóstico diferencial de tumoraciones mediastínicas varía de acuerdo con la ubicación.

Aunque la TC es útil para el estudio diagnóstico de tumoraciones mediastínicas anterior y media, la resonancia magnética es de mayor utilidad para las tumoraciones posteriores dado que la mayoría de éstas suele ser de naturaleza neurógena.

Las lesiones más graves después de traumatismo torácico cerrado incluyen la sección aórtica aguda (disección traumática), que a menudo se presentan adyacentes al origen de la arteria subclavia izquierda.

La elección de los estudios de imagen en pacientes con inestabilidad hemodinámica debe sopesar el tiempo en comparación con la precisión, porque los pacientes inestables podrían ver comprometida su supervivencia por el tiempo que toma obtener una TC. La radiografía torácica y la ecografía al lado de la cama pueden ser suficientes para el diagnóstico.

Preguntas

1. El signo de la silueta se refiere a:
   a. La presencia de aire en el mediastino.
   b. Pérdida del borde radiográfico normal por pulmón o pleura anormales adyacentes.
   c. Aumento de tamaño de la silueta cardiaca.
   d. Neumotórax a tensión.

2. ¿Cuáles de los siguientes datos radiográficos no se asocian con neumotórax a tensión?
   a. Laceración pulmonar.
   b. Depresión del diafragma ipsolateral.
   c. Desplazamiento del mediastino por el neumotórax.
   d. Radiolucidez.

3. Un hidroneumotórax:
   a. Puede ocurrir después de toracocentesis.
   b. Se asocia con el signo del menisco.
   c. Siempre requiere tratamiento percutáneo.

4. El diagnóstico diferencial de opacidades finas, reticulares, incluye:
   A. Linfangitis carcinomatosa.
   B. Edema pulmonar.
   C. Neumonía intersticial.
   D. Colagenopatías.

   Opciones
   a. A y C
   b. A, B y C
   c. B y D
   d. Todas las anteriores

5. Verdadero o falso: La TC de tórax es obligada en todo paciente con inestabilidad hemodinámica con sospecha de traumatismo torácico.

6. Verdadero o falso: La angiografía por TC es claramente superior a la gammagrafía de ventilación/perfusión en mujeres embarazadas.

7. Verdadero o falso: La resonancia magnética es la modalidad de elección para obtener imágenes de tumoraciones en el mediastino posterior.

8. Verdadero o falso: Típicamente, las disecciones aórticas tipo A se tratan por medios quirúrgicos y las de tipo B con tratamiento médico.

9. Verdadero o falso: Las opciones terapéuticas para el síndrome de la vena cava superior por carcinoma pulmonar incluyen radioterapia y colocación de endoprótesis.

10. Verdadero o falso: El signo de superposición del hilio indica una elevada probabilidad de tumoración que se origine en el mediastino medio.

Imágenes del abdomen

Thomas A. Farrell, MB, BCh

La anamnesis, exploración física y exámenes de laboratorio básico permiten establecer el diagnóstico en la mayoría de las enfermedades. Si el diagnóstico es incierto, los estudios de imagen pueden ser de utilidad, considerando un posible embarazo antes de exponer a radiación ionizante a una mujer en edad fértil.

RADIOGRAFÍAS SIMPLES

Pese al crecimiento exponencial de los estudios de imagen con cortes transversales (ecografía [US], tomografía computarizada [TC] y resonancia magnética [RM]), las radiografías simples, en la forma de proyección AP del abdomen (radiografía simple de abdomen [RSA] o la proyección para revisión de riñón, uréter y vejiga [RUV]) aún son estudios de utilidad. El estudio se realiza con el paciente en posición erecta (fig. 3-1). Una radiografía vertical adicional es útil para buscar aire libre intraperitoneal o niveles hidroaéreos en la luz intestinal. Si el paciente no puede permanecer de pie, se obtiene una radiografía en decúbito con

el paciente recostado sobre su lado derecho o de preferencia, sobre el lado izquierdo. De manera sistemática, todo paciente que sea sometido a TC de abdomen será sometido a revisiones generales que proporcionen la misma información que las radiografías simples. Ejemplos de esto se incluyen en esta sección y también serán revisados.

FIGURA 3-1. Radiografía simple de abdomen. A: Radiografía de abdomen AP en decúbito dorsal. Normal. Se observan los músculos psoas (*flechas rectas*) y el riñón derecho (*flechas curvas*). La silueta renal izquierda está oculta por el gas intestinal. Es normal que el gas intestinal y la materia fecal obstruyan la visión de las sombras renales (H, hígado; B, bazo). **B:** Radiografía de abdomen AP en decúbito dorsal. Normal. Los pedículos vertebrales representativos se muestran con *flechas rectas*. La densidad del agua de la vejiga se muestra con *flechas curvas*.

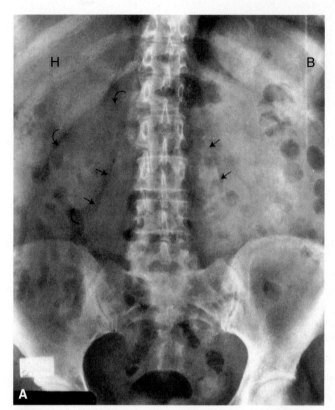

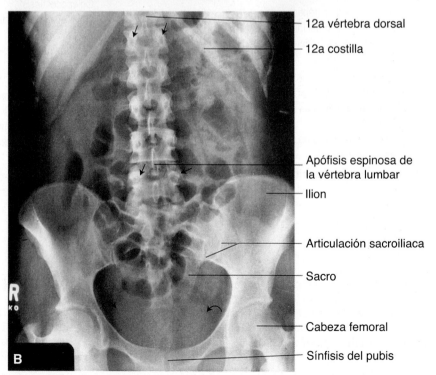

12a vértebra dorsal

12a costilla

Apófisis espinosa de la vértebra lumbar

Ilion

Articulación sacroiliaca

Sacro

Cabeza femoral

Sínfisis del pubis

TABLA 3-1	Lista de verificación para la revisión de las radiografías simples de abdomen

Aspectos demográficos del paciente

Radiografías anteriores

Delimitación del hígado, bazo y músculo psoas

Zonas de opacidad (cálculos, grapas quirúrgicas, compresas abdominales, drenajes y endoprótesis)

Gas intestinal (demasiado, muy poco, distribución, ubicación intraluminal o extraabdominal, retroperitoneal)

Hueso y tejidos blandos

Técnica para la valoración de radiografías simples

La tabla 3-1 le será útil en tanto elabora una propia.

Paso 1: verificar los datos del paciente, ubicar el marcador de lado de la placa y confirmar la técnica correcta (decúbito, posición erguida). Es necesario comparar las radiografías previas.

Paso 2: ubicar las siluetas del hígado y bazo (**densidad de agua**). Se ubican los bordes hepático y esplénico, considerando la ubicación del gas intestinal en los cuadrantes superiores derecho e izquierdo del abdomen, respectivamente. El gas intestinal permite una estimación indirecta de la ubicación de los bordes hepático y esplénico porque el gas se ubica en los bordes inferiores del hígado y bazo. Cuando las sombras hepática o esplénica se extienden hacia la cresta iliaca, el órgano suele estar aumentado de tamaño (figs. 3-2 y 3-3).

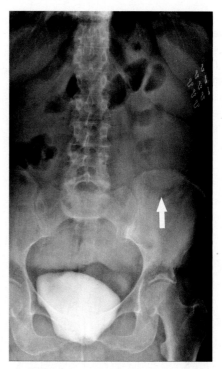

FIGURA 3-3. **Esplenomegalia.** El bazo se observa notablemente aumentado de volumen, extendiéndose hacia el flanco izquierdo (*flecha*). El patrón de gas intestinal es normal.

Los bordes del músculo psoas mayor suelen ser visibles, extendiéndose en dirección inferolateral a partir de la vértebra T12. Un borde no visible del psoas puede indicar enfermedad retroperitoneal como perforación de un aneurisma de aorta abdominal, pero también puede observarse hasta en 30% de la población normal. A continuación, se valora el tamaño, forma y posición de las sombras renales, que son visibles porque tienen la densidad del agua (color gris) rodeada por cantidades variables de grasa retroperitoneal (color negro). Puede ser difícil la identificación de los polos renales superiores por la presencia del hígado y estómago adyacentes.

Paso 3: se buscan **calcificaciones** en las regiones de riñones, uréteres, vejiga y vesícula biliar, ya que pueden representar cálculos. La presencia de un apendicolito en pacientes con apendicitis aguda indica una mayor probabilidad de perforación y formación de absceso. Deben observarse **opacidades** adicionales por la presencia de material plástico (endoprótesis, drenes) o metálicos (filtro en vena cava inferior, grapas quirúrgicas o material quirúrgico olvidado) (figs. 3-4 a 3-8).

Paso 4: se evalúa el **patrón de gas intestinal**, que se revisará detalladamente en la siguiente sección.

Paso 5: por último, se revisan los **huesos y tejidos blandos asociados**, iniciando con las costillas, columna vertebral y cuerpos vertebrales. Se verifica la alineación de los cuerpos vertebrales y la presencia de apófisis espinosas y pedículos a lo largo de la columna. La escoliosis de la columna lumbar en la proyección AP puede indicar una enfermedad abdominal adyacente, mientras que la pérdida de la escoliosis lumbar normal en la proyección lateral puede indicar enfermedad aguda en la columna vertebral lumbar. La ausencia de un pedículo

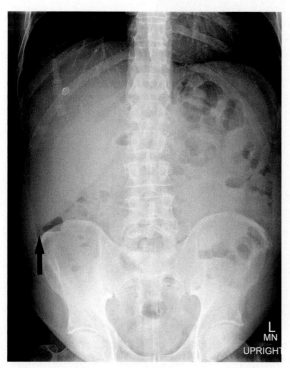

FIGURA 3-2. **Hepatomegalia.** El hígado está notablemente aumentado de volumen, extendiéndose hasta el cuadrante inferior derecho (*flecha negra*). El patrón de gas intestinal es normal.

FIGURA 3-4. Radiografía AP de abdomen en decúbito dorsal. Aspecto clásico de tabletas o píldoras en el tubo digestivo (*flechas*). Todas las tabletas tienen la misma forma y tamaño con densidad homogénea. (No todas las tabletas o píldoras pueden observarse en las radiografías).

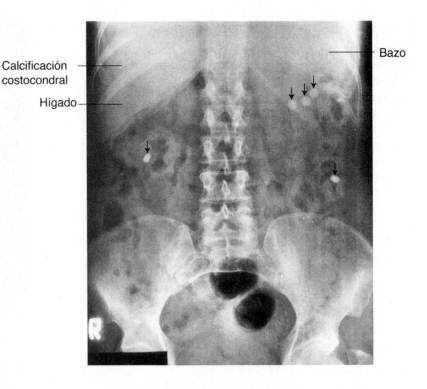

Bazo

Calcificación costocondral

Hígado

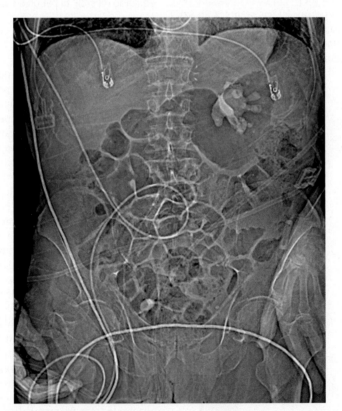

FIGURA 3-5. Cálculo coraliforme en el riñón izquierdo y cálculo en la porción distal del uréter derecho. Las radiografías de abdomen de exploración obtenidas de la TC muestran un cálculo con el informe izquierdo grande. Se observa una opacidad pequeña en el cuadrante inferior derecho del abdomen que corresponde a un cálculo en el uréter.

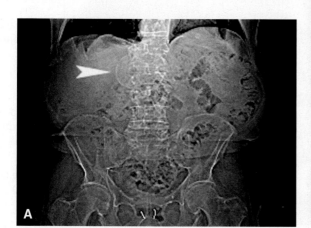 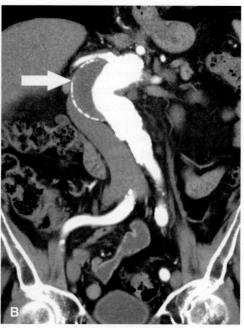

FIGURA 3-6. **Calcificación de la pared de un aneurisma aórtico. A:** La radiografía de abdomen en decúbito dorsal muestra calcificaciones curvadas (*punta de flecha*) de la pared de un aneurisma aórtico. **B:** Reconstrucción coronal de una TC abdominal que muestra un aneurisma de la aorta abdominal suprarrenal (*flecha*).

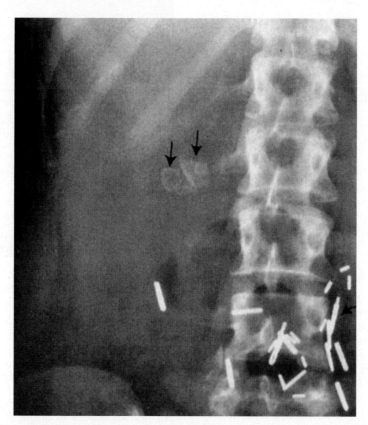

FIGURA 3-7. **Radiografía AP de abdomen en decúbito.** Colelitiasis (cálculos). Cálculos calcificados (*flechas centrales*) están facetados. Se observan grapas quirúrgicas metálicas (*flecha en el lado derecho*) como consecuencia de una cirugía abdominal previa.

FIGURA 3-8. **Radiografía AP de abdomen en posición erguida.** Compresa de laparotomía en el abdomen, en el periodo posoperatorio. Se solicitó la radiografía cuando el paciente experimentó dolor abdominal posoperatorio intenso y distensión abdominal. La *flecha recta* indica la actividad radioopaca en la compresa de laparotomía y la *flecha curva* indica el anillo metálico unido a la compresa de laparotomía. Obsérvese el aspecto moteado negruzco del aire retenido en la compresa de laparotomía. El nivel hidroaéreo en el fondo gástrico indica la posición erguida del paciente.

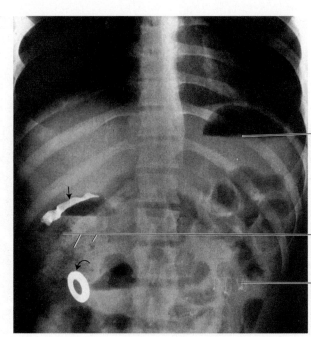

Nivel hidroaéreo en el fondo gástrico

Aire retenido en la compresa de laparotomía

Material de sutura radioopaco

vertebral puede sugerir una metástasis. Se valoran los huesos de la pelvis y ambos fémures para conocer la densidad.

Es de utilidad una revisión sistemática similar para la evaluación de las radiografías abdominales en posición erguida, mientras se busca específicamente aire libre subdiafragmático (neumoperitoneo).

VALORACIÓN DE LOS PATRONES DE DISTRIBUCIÓN DE GAS INTESTINAL

El gas intestinal proporciona un medio de contraste natural que puede ser útil para detectar enfermedad abdominal (fig. 3-9). Cuando se valora el patrón del gas intestinal, recuérdese que es normal que haya cierto gas en el estómago, intestino delgado, colon y recto (fig. 3-10). Si el patrón de gas es anormal, se decide que hay muy poco o demasiado gas intestinal y si la ubicación es correcta (intraluminal) o incorrecta (extraabdominal o intramural).

Demasiado gas intestinal

El diagnóstico diferencial para demasiado gas intestinal incluye **íleo adinámico** y **obstrucción intestinal**. En el íleo adinámico (también conocido como íleo paralítico o íleo), hay demasiado gas intestinal con cantidades comparables de gas en el intestino delgado y colon, así como en el recto, por la disminución de la motilidad. En la tabla 3-2 se muestran las causas comunes de íleo adinámico. Un íleo localizado de asas de intestino delgado con dilatación persistente, conocidas como **asa centinela**, pueden producirse adyacentes a áreas de inflamación focal como pancreatitis aguda, colecistitis, apendicitis y diverticulitis.

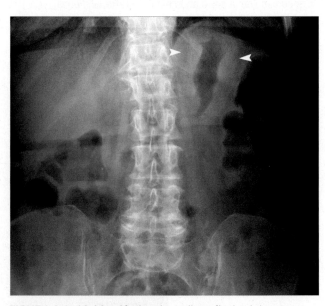

FIGURA 3-9. **Linitis plástica.** La radiografía de abdomen en decúbito dorsal muestra engrosamiento circunferencial de la pared gástrica (*puntas de flecha*) compatible con carcinoma gástrico, también conocida como linitis plástica.

En la obstrucción intestinal, suele haber asas intestinales dilatadas, llenas de gas, proximal al sitio de la obstrucción y poco o ningún gas distal a la obstrucción (figs. 3-11 y 3-12). Tanto en el hilio adinámico como en la obstrucción, se observan niveles hidroaéreos en las radiografías en decúbito y en posición erguida. Si el diagnóstico de obstrucción o de íleo adinámico no son fácilmente identificables en la radiografía simple, puede ser necesaria una TC.

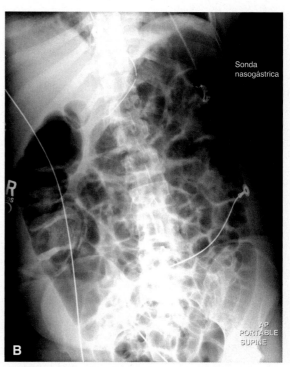

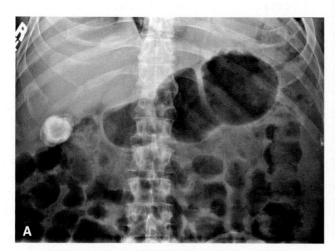

FIGURA 3-10. **Deglución normal de aire. A y B:** Dos radiografías en decúbito que muestran el estómago, intestino delgado y colon llenos de gas, todos de diámetro normal.

TABLA 3-2	Causas de íleo adinámico

Periodo posoperatorio
Después de estados inflamatorios
Administración de narcóticos
Trastornos metabólicos: hiperpotasemia, uremia

Es importante determinar la ubicación de la obstrucción, ya que hay diferentes causas dependiendo de si se afecta el colon o el intestino delgado (tabla 3-3). En la obstrucción de intestino delgado (OID), hay asas de intestino delgado dilatadas en sentido proximal a la obstrucción con poco o ningún gas en colon o recto. En la obstrucción colónica, hay dilatación del colon, proximal al sitio de la obstrucción, pero poco o nada de aire distal al sitio de la obstrucción y poco aire en el recto. Si hay insuficiencia de la válvula ileocecal, puede ocurrir dilatación del ciego. Una válvula ileocecal insuficiente permite la descompresión retrógrada hacia el intestino delgado.

Puede ser difícil diferenciar entre dilatación de intestino delgado y colon. Las asas de intestino delgado dilatadas tienden a ser centrales mientras que la dilatación del colon se observa más periférica en el abdomen. Otro signo útil es diferenciar entre válvulas conniventes y haustras colónicas. Las válvulas conniventes son pliegues mucosos delgados, regularmente espaciadas, que se extienden a lo largo de la totalidad

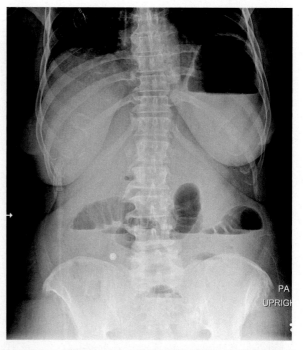

FIGURA 3-11. **Obstrucción de intestino delgado.** Radiografía de abdomen en posición erguida que muestra múltiples niveles hidroaéreos en el intestino delgado y un nivel hidroaéreo en el estómago, compatible con obstrucción de intestino delgado. Obsérvese la ausencia de gas en colon. Véase la figura 3-77 para correlación con la tomografía computarizada.

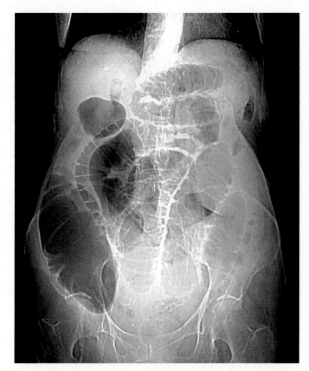

FIGURA 3-12. Obstrucción colónica. Radiografía de una TC de exploración (en decúbito) que muestra múltiples asas de intestino delgado dilatadas y colon ascendente en un paciente con carcinoma que causa obstrucción en el colon transverso. Obsérvese la ausencia de gas en colon descendente.

TABLA 3-3	Causas de obstrucción de intestino delgado	
Obstrucción de intestino delgado	**Obstrucción de colon**
Adherencias	Tumores
Hernia	Vólvulo
Tumor	Estenosis por enfermedad diverticular

de la luz intestinal (fig. 3-11). Por otra parte, el colon puede identificarse por bandas transversales y regularmente espaciadas, denominadas haustras colónicas, que no se extienden por completo a través de la luz del colon (fig. 3-12).

Ocurre **vólvulo de sigmoides** de forma predominante en personas de edad avanzada con antecedentes de estreñimiento crónico en el cual el mesenterio sigmoideo redundante se gira sobre sí mismo como una manguera de jardín. El vólvulo intestinal causa obstrucción parcial o completa, con un colon sigmoide notablemente dilatado (fig. 3-13A). El enema de bario confirma la obstrucción completa al flujo retrógrado de bario en el sitio del vólvulo (fig. 3-13B). El vólvulo colónico también puede ocurrir en el ciego o en el colon transverso.

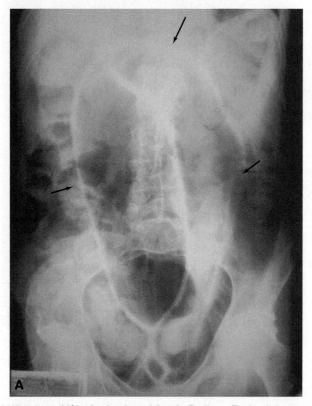

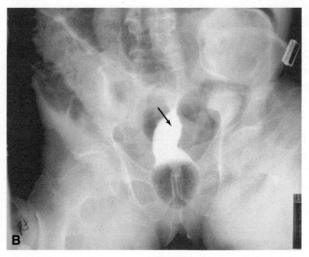

FIGURA 3-13. Vólvulo de sigmoides A: Radiografía de abdomen. Colon sigmoides obstruido, lleno de aire (*flechas*) que se origina de la pelvis. **B:** Enema con bario. El medio de contraste introducido por recto muestra obstrucción y torsión (*flecha*) al nivel del colon sigmoides. (Cortesía de Bruce Brown, M.D).

TABLA 3-4	Causas de ausencia o escasez de gas intestinal

Obstrucción proximal del intestino delgado
Gastroenteritis
Aumento de tamaño de los órganos abdominales
Tumor abdominal

TABLA 3-5	Causas de neumoperitoneo

Perforación de víscera hueca: enfermedad ulcerosa
péptica, isquemia intestinal, diverticulitis
Periodo posoperatorio
Diálisis peritoneal

Muy poco gas intestinal

En la tabla 3-4 se enumeran los diagnósticos diferenciales para la escasez o ausencia de gas en la luz intestinal.

GAS EN EL SITIO INCORRECTO

Existen varias enfermedades en las cuales se encuentra aire fuera de la luz intestinal. El aire libre en la cavidad peritoneal (**neumoperitoneo**) resulta de cualquier trastorno que perfore el tubo digestivo (tabla 3-5). Deben realizarse radiografías abdominales en posición erguida y en decúbito si existe sospecha clínica de perforación intestinal. La posición erguida permite que el aire intraperitoneal libre se desplace, recubriendo la superficie inferior del diafragma (fig. 3-14). Si no es posible una posición con el paciente erguido, una radiografía en decúbito será suficiente, en la cual el aire libre intraperitoneal se elevará a una posición no declive de la cavidad peritoneal (fig. 3-15). Pueden utilizarse ambas técnicas para identificar

cantidades tan pequeñas como 2 mL de aire libre, siempre que el paciente se coloque en posición erguida o en decúbito por al menos 5 min antes de tomar la radiografía. Cantidades más grandes de aire pueden delinear el ligamento falciforme. Otro ejemplo de aire en el sitio incorrecto es la **neumatosis intestinal,** en la cual aparece gas en la pared del intestino delgado (fig. 3-16), cuyas causas se enumeran en la tabla 3-6. La neumatosis indica una rotura de la integridad de la mucosa intestinal y no necesariamente señala necrosis intestinal. Un absceso lleno de gas puede encontrarse en cualquier ubicación, incluido el abdomen (fig. 3-17).

La presencia de **aire retroperitoneal,** cuyas causas comunes incluyen perforación del duodeno (segunda a cuarta porciones) o colon, se define mal y permanece fijo, ya que tiende a acumularse de forma lineal a lo largo de los bordes renales y músculos psoas (fig. 3-18). El gas por perforación duodenal tiende a acumularse en el espacio prerrenal derecho. Los abscesos retroperitoneales pueden ser pancreáticos o de origen renal. Los abscesos del psoas pueden ocurrir como complicación de la discitis vertebral. El aire retroperitoneal puede extenderse en dirección cefálica, ocasionando neumomediastino.

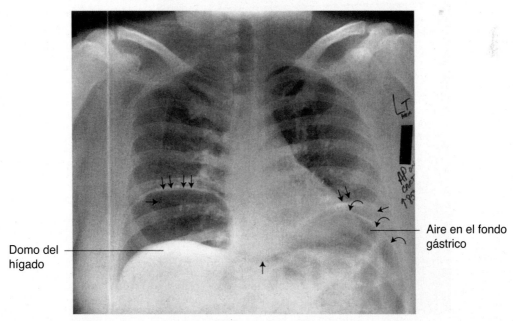

Domo del hígado

Aire en el fondo gástrico

FIGURA 3-14. Radiografía AP de tórax en posición erguida. Aire libre intraperitoneal. Los hemidiafragmas derecho e izquierdo (*dobles flechas rectas*) se encuentran elevadas a causa de aire subdiafragmático bilateral (*flechas rectas únicas*). La zona oscura entre el hemidiafragma derecho y el domo del hígado representa aire libre intraperitoneal. En el lado izquierdo, hay gas en el fondo gástrico además de aire que rodea el fondo gástrico, lo que permite la visualización de ambos lados de la pared gástrica (*flechas curvas*). Cuando se observan ambos lados de la pared intestinal, esto representa aire libre intraperitoneal (signo de Rigler).

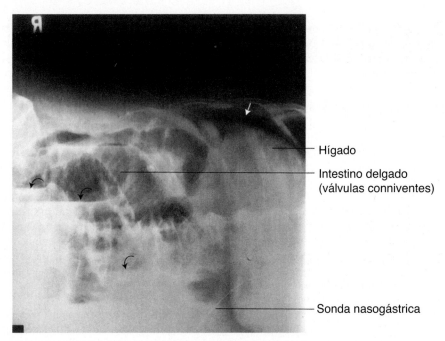

Hígado

Intestino delgado
(válvulas conniventes)

Sonda nasogástrica

FIGURA 3-15. Radiografía de abdomen en decúbito lateral izquierdo (*lado izquierdo hacia abajo*). Aire intraperitoneal libre en un paciente con obstrucción y perforación de intestino delgado. Se encuentra aire libre intraperitoneal (*flecha blanca*) entre la caja torácica derecha y el hígado. El intestino delgado dilatado contiene múltiples niveles hidroaéreos (*flechas negras*).

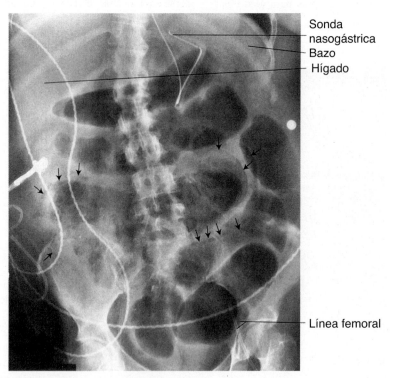

Sonda
nasogástrica
Bazo
Hígado

Línea femoral

FIGURA 3-16. Radiografía de abdomen AP en decúbito. Neumatosis intestinal (aire en la pared intestinal). Se observan burbujas de aire diseminadas en las paredes del intestino delgado (*flechas*).

TABLA 3-6 | Causas de neumatosis intestinal/colónica

Isquemia intestinal
Colitis de causas no isquémicas: infección, enfermedad intestinal inflamatoria
Colagenopatías
Neumatosis primaria: poco común (benigna)

La **neumobilia**, o gas en los conductos biliares, se observa cómo áreas de radiolucidez tubulares ramificadas en la porción central del hígado. El origen del gas suele ser intestinal, ya sea después de una colangiopancreatografía retrógrada endoscópica (CPRE) o una hepaticoyeyunostomía creada por medios quirúrgicos. Un diagnóstico diferencial importante es la presencia de gas en la vena porta, que ocurre de forma más periférica.

ESTUDIOS DEL TUBO DIGESTIVO CON MEDIO DE CONTRASTE

Para la valoración del tubo digestivo superior (esófago, estómago y duodeno) más a menudo se realiza endoscopía, aunque los estudios del tubo digestivo superior con medio de contraste todavía son precisos y seguros.

Serie esofagogastroduodenal (trago de bario e ingestión de medio de contraste)

Para una serie esofagogastroduodenal, el paciente traga sulfato de bario líquido, a menudo combinado con cristales productores de gas, para visualizar el esófago, estómago e intestino delgado bajo fluoroscopia (fig. 3-19). Cuando se utilizan bario y aire, el proceso se conoce como estudio con **doble medio de contraste**. Si se utiliza sólo bario, se denomina **estudio contrastado**. La principal indicación para este estudio es observar la deglución en pacientes con disfagia, para diagnosticar enfermedad ulcerosa péptica y para valorar la anatomía posoperatoria. Cuando se sospecha perforación o dehiscencia anastomótica del tubo digestivo alto, se utiliza medio de contraste hidrosoluble ya que la fuga intraperitoneal de bario suele ser mortal.

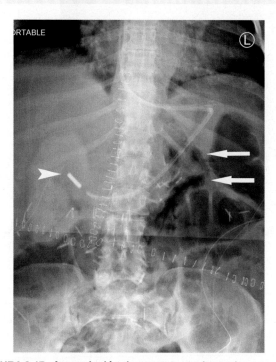

FIGURA 3-17. Acumulación de gas retroperitoneal. Radiografía de abdomen en decúbito que muestra acumulación irregular de gas, fija, en el espacio retroperitoneal izquierdo (*flechas*) por perforación duodenal. Obsérvese la punta radiodensa de la sonda de alimentación de Dobhoff (*punta de flecha*) al nivel del duodeno proximal.

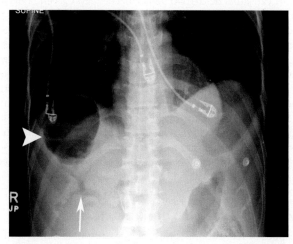

FIGURA 3-18. Gas en un absceso hepático. Radiografía de abdomen en decúbito que muestra imagen radiolúcida bien definida (*punta de flecha*) en el hígado a causa de un absceso que contiene aire. El aire también delimita los conductos biliares intrahepáticos (*flecha*).

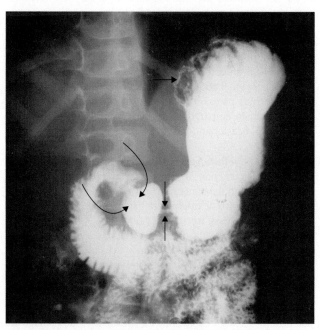

FIGURA 3-19. Serie esofagogastroduodenal normal. Se observa el estómago y el duodeno llenos de bario. El paciente se encuentra en decúbito. Se observa gas en el fondo gástrico (*flecha horizontal*); una onda peristáltica cruza el antro gástrico (*flechas verticales*) y el píloro separa al bulbo duodenal y el estómago (*flechas curvas*).

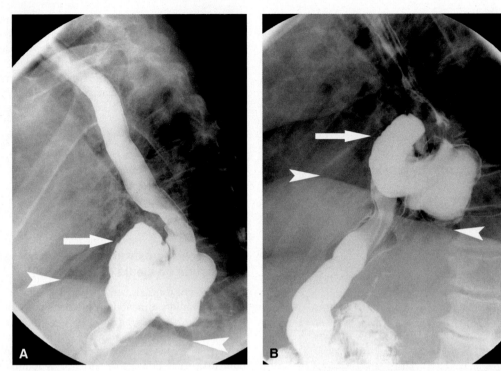

FIGURA 3-20. **Hernia hiatal.** Dos proyecciones con trago de bario muestran una gran hernia hiatal en el estómago (*flechas*) que se encuentran justo por arriba del diafragma (*puntas de flecha*).

La **hernia hiatal axial** se produce cuando la unión gastroesofágica se encuentra por arriba del hiato esofágico del diafragma y se diagnostica con mayor fiabilidad con un estudio de bario con medio de contraste con el paciente en decúbito. La hernia hiatal a menudo puede identificarse por la presencia de pliegues gástricos en el interior de la hernia (fig. 3-20). En pacientes con **hernia paraesofágica** (menos común), el fondo gástrico sufre herniación a través del diafragma a un lado del esófago distal, mientras que la unión gastroesofágica se ubica normalmente en el abdomen. A diferencia de las hernias axiales, las hernias paraesofágicas rara vez se asocian con reflujo y esofagitis. Sin embargo, están más propensas a la torsión y obstrucción, ocasionando infarto y debe realizarse reparación profiláctica.

Se produce **reflujo gastroesofágico** cuando la presión del esfínter esofágico inferior disminuye o está ausente, lo que permite el reflujo del contenido gástrico hacia el esófago, ocasionando esofagitis y finalmente estenosis. La gravedad del reflujo depende de su frecuencia y duración. Aunque el reflujo a menudo se acompaña de hernia hiatal, no es constante la relación entre ambas entidades. La técnica con doble medio de contraste permite la detección de la ulceración esofágica y el esófago de Barrett. El **esófago de Barrett** es una enfermedad premaligna que ocurre cuando hay metaplasia columnar progresiva de la porción distal del esófago, secundario a esofagitis por reflujo de larga evolución. La prevalencia de esófago de Barrett en pacientes con reflujo es cercana a 10% y la prevalencia de adenocarcinoma en pacientes con esófago de Barrett es también de 10%. El **adenocarcinoma** con factores de riesgo de esofagitis por reflujo y esófago de Barrett comprende 50% de todos los cánceres esofágicos. Sin embargo, históricamente el carcinoma **epidermoide**, con factores de riesgo de tabaquismo

y consumo de alcohol, fueron la forma más común de carcinoma esofágico, el cual se presenta en los tercios superior y medio del esófago y rara vez en el tercio distal del esófago, a diferencia del adenocarcinoma.

La disfagia es un síntoma que debe investigarse con rapidez, ya que puede ser ocasionado por carcinoma esofágico. El estudio con trago de bario muestra un aspecto típico de presión en los casos de carcinoma esofágico (fig. 3-21).

Enfermedad ulcerosa péptica

Los fármacos antiinflamatorios no esteroideos y *Helicobacter pylori* causan el desarrollo de las úlceras pépticas en la mayoría de los pacientes. Casi todas las úlceras duodenales son benignas; sin embargo, un pequeño porcentaje de úlceras gástricas son malignas y requieren estudio diagnóstico cuidadoso, incluyendo endoscopía y biopsia. La mayoría de las úlceras duodenales ocurren en el bulbo duodenal y casi 50% de éstas en la pared anterior del bulbo. La cicatrización de las úlceras puede ocasionar una cicatriz que se manifiesta por deformidad y pliegues radiados (fig. 3-22). Las complicaciones de las úlceras pépticas incluyen hemorragia, obstrucción pilórica y perforación. La perforación de las úlceras de la pared anterior del estómago y duodeno pueden ocasionar neumoperitoneo, mientras que la perforación de las úlceras en la pared posterior ocasionan una acumulación localizada de líquido.

Examen anterógrado del intestino delgado

Después de realizar una serie esofagogastroduodenal, se realiza un **tránsito intestinal** solicitando al paciente que beba bario adicional. Se obtienen radiografías seriadas del abdomen a intervalos de 15 a 30 min para valorar el intestino delgado, con atención al patrón de la mucosa, diámetro intestinal y tiempo

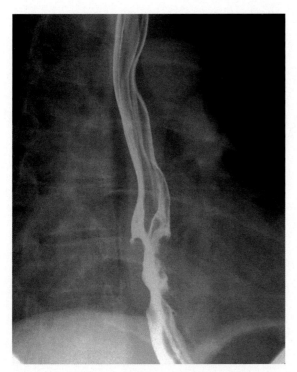

FIGURA 3-21. **Carcinoma esofágico.** El trago de bario muestra un estrechamiento bien definido en el esófago distal, compatible con carcinoma.

de tránsito (fig. 3-23). A menudo se utiliza fluoroscopia como complemento del estudio del íleon terminal cuando el bario empieza a entrar al colon o para investigar anomalías focales que podrían observarse en las radiografías seriadas. La **enteroclisis** es un examen dirigido del intestino delgado, donde se introducen sulfato de bario y aire directamente al intestino delgado a través de una sonda nasointestinal. Bajo fluoroscopia, se coloca la punta de la sonda justo distal al ligamento de

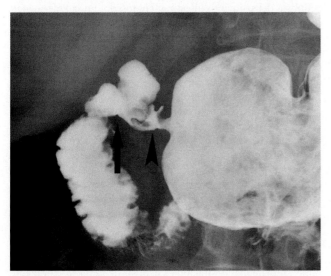

FIGURA 3-22. **Úlcera duodenal.** El estudio de bario de la porción proximal del tubo digestivo muestra pliegues trirradiados (*flecha*) y deformidad del bulbo duodenal (*punta de flecha*), compatible con úlcera péptica.

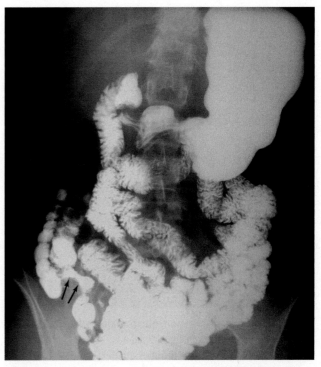

FIGURA 3-23. **Examen anterógrado del intestino delgado, normal.** Se administró bario por vía oral y esta radiografía se realizó 30 min después. Obsérvese el estómago lleno de bario, el arco duodenal, el yeyuno en la porción superior del abdomen y la mucosa relativamente mal definida en el íleon en la porción inferior y del lado derecho del abdomen. Se identifica el punto donde el íleon terminal continúa con el ciego (*flechas*). (Cortesía de Bruce Brown, M.D.).

Treitz (unión duodenoyeyunal) y se inyecta medio de contraste (fig. 3-24). Esta técnica permite una mejor distensión del intestino delgado con mejor visualización de detalles de la mucosa.

La **malabsorción** puede ser ocasionada por diversos trastornos del aparato hepatobiliar, páncreas e intestino delgado. La malabsorción se caracteriza, clínicamente, por diarrea, dolor abdominal y pérdida de peso. La **enfermedad celíaca** es una enfermedad inflamatoria crónica causada por la fracción gliadina del gluten del trigo, cebada o centeno, el cual causa lesión a la mucosa del intestino delgado, originando malabsorción. Pueden ocurrir diversos grados de atrofia vellosa, los cuales se manifiestan radiológicamente como disminución en el número de pliegues en el yeyuno proximal. Hay una hipertrofia compensadora de los pliegues ileales conocido como *yeyunización del íleon*.

Enfermedad intestinal inflamatoria

La **enfermedad de Crohn** (**EC**) y la **colitis ulcerosa** (**CU**) son dos de las principales formas de enfermedad intestinal inflamatoria (EII), cuyo diagnóstico preciso y estadificación se basan en los estudios de imagen.

La **enfermedad de Crohn** es un trastorno inflamatorio crónico transmural que puede afectar cualquier parte del tubo digestivo en forma de lesiones no continuas (fig. 3-25).

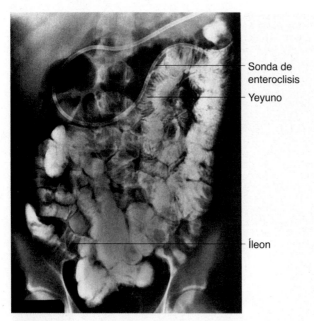

FIGURA 3-24. **Enteroclisis en intestino delgado.** Normal. Se colocó sonda nasointestinal justo distal a la unión yeyunoduodenal. El bario llena la totalidad del intestino delgado.

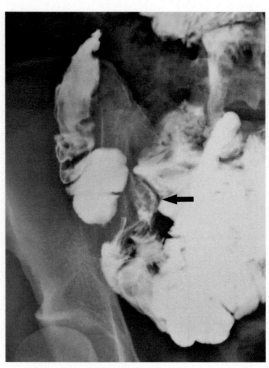

FIGURA 3-25. **Tránsito intestinal del íleon terminal.** Obsérvese el íleon terminal normal (*flecha*).

El tránsito intestinal convencional, en el cual se ingieren bario diluido y se obtienen imágenes conforme pasa través del intestino delgado no descarta confiabilidad la enfermedad de Crohn en etapas tempranas y ha sido sustituido por la **enteropatía por TC (ETC)** como prueba inicial para la enfermedad de Crohn de intestino delgado (fig. 3-26). La TC de abdomen estándar con medio de contraste IV puede ser suficiente en la presentación aguda para la valoración de las complicaciones de la enfermedad de Crohn incluida obstrucción intestinal, formación de fístulas y formación de abscesos. Aunque el medio de contraste oral con la TC abdominal puede disminuir la valoración para la inflamación intestinal, es útil para la identificación de fístulas y abscesos. La TC también es eficaz para valorar posibles diagnósticos alternativos como apendicitis.

La **ETC** permite la visualización de la luz y pared del intestino delgado y los tejidos adyacentes mediante la distensión del intestino delgado con grandes volúmenes de medio de contraste oral diluido. La técnica es útil en pacientes con EC conocida o sospechada, hemorragia gastrointestinal de origen no determinado, malabsorción o dolor abdominal de causa desconocida. Se ingieren hasta 2 000 mL de medio de contraste oral en el lapso de 1 h. El paciente es analizado aproximadamente 50 s después de la inyección de medio de contraste IV, lo que corresponde a la máxima cantidad de medio de contraste en la pared del intestino delgado. Por lo general, el calibre yeyunal es ligeramente mayor en el íleon, y las válvulas conniventes yeyunal son más gruesas y se encuentran más cercanas en comparación con las del íleon. El grosor de la pared intestinal de 3 mm o más es anormal. La evidencia de la TC de EC incluye inflamación mural que se observa como reforzamiento y engrosamiento, enfermedad penetrante (fístulas, trayectos fistulosos y abscesos), los cuales ocurren en casi 25% de los pacientes, así como obstrucción intestinal.

En pacientes con EC, la **enterografía por resonancia magnética (ERM)** permite la evaluación del grosor de la pared intestinal, el grado y patrón de reforzamiento con gadolinio, la longitud del segmento afectado y la presencia de edema en la pared intestinal, en imágenes obtenidas con ponderación en T2, además de la enfermedad mesentérica adyacente. La ERM es más sensible que la ETC para diagnosticar enfermedad submucosa. El grado de reforzamiento intestinal con gadolinio se correlaciona con la actividad de la enfermedad. Por el contrario, en la EC crónica inactiva, se observa poco o ningún reforzamiento del medio de contraste del segmento intestinal engrosado. En la enfermedad de Crohn activa, hay reforzamiento de la mucosa y las capas serosas con capas interpuestas sin reforzamiento, lo que representa edema de la pared intestinal, originando un patrón en capas de reforzamiento mural. Las complicaciones penetrantes de la enfermedad de Crohn, como se mencionó antes, también pueden observarse con la resonancia magnética.

Estas manifestaciones ocurren por la **inflamación mesentérica** en pacientes con enfermedad de Crohn y se observan tanto en la TC como en la RM: linfadenopatía, cambios adiposos y vasos rectos ingurgitados. La linfadenopatía reactiva se caracteriza por el reforzamiento de numerosos ganglios. Los cambios adiposos se observan como tiras adiposas, que son marcadores de enfermedad activa y proliferación fibroadiposa que suele observarse en pacientes con enfermedad de larga evolución. Los vasos rectos ingurgitados, también conocido como signo del "peine" puede ocurrir en asas intestinales afectadas.

Mientras que la ETC se encuentra más ampliamente disponible, su principal limitación es la dosis de radiación ionizante acumulada. Pese a que el acceso y experiencia en ERM es limitado, esta modalidad se prefiere en pacientes jóvenes con EII.

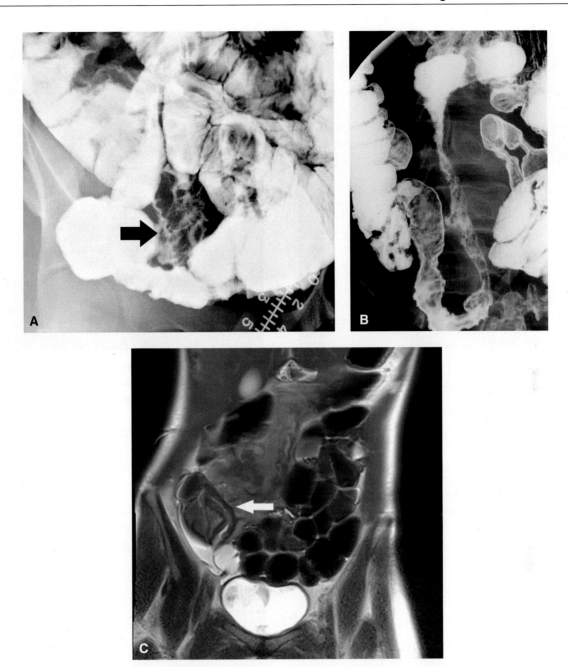

FIGURA 3-26. Enfermedad de Crohn. A: Engrosamiento de la mucosa y ulceración transmural en el íleon terminal por enfermedad de Crohn (*flecha*). **B:** Engrosamiento extenso de la mucosa y cambios inflamatorios en el íleon terminal por enfermedad de Crohn. **C:** La enterografía por RM muestra cambios inflamatorios en el íleon terminal por enfermedad de Crohn (*flecha*).

La **colitis ulcerosa** (**CU**) es una enfermedad inflamatoria difusa que afecta la mucosa colorrectal inicialmente, pero que más tarde se extiende a otras capas de la pared intestinal. Característicamente la enfermedad inicia en el recto y se extiende por contigüidad y en sentido proximal hacia la parte afectada o la totalidad del colon (fig. 3-27). En la tabla 3-7 se enumeran los hallazgos con el enema de bario en la CU aguda y crónica. En la fase aguda, la ulceración grave de la mucosa puede ocasionar seudopólipos inflamatorios. Otras características de la CU aguda incluyen adelgazamiento mural,

perforación, neumatosis, prominencia de los vasos rectos (fig. 3-28) y megacolon. El engrosamiento mural y el estrechamiento luminal son características comunes en la CU crónica.

En la TC puede observarse el aspecto en ojo de buey o halo conforme la luz intestinal se rodea por un anillo de tejidos blandos (mucosa, muscular de la mucosa), rodeado por un anillo de baja densidad (edema de la submucosa) que a su vez está rodeado por un anillo con densidad de tejidos blandos (muscular propia). Este patrón de estratificación también puede observarse en pacientes con enfermedad de Crohn y otras formas

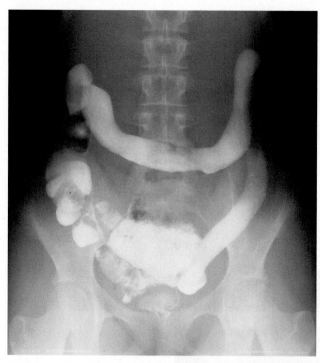

FIGURA 3-27. **Colitis ulcerosa.** Enema de bario. La totalidad del colon, con excepción del ciego, presenta estrechamiento uniforme; la superficie de la mucosa es irregular y la configuración general sugiere un aspecto de tubería de plomo.

TABLA 3-7	Hallazgos en el enema de bario en la colitis ulcerosa
Aguda	**Crónica**
Mucosa granulosa	Ausencia de haustras
Engrosamiento o ausencia de haustras	Estenosis luminal
Pólipos seudoinflamatorios	Ileítis por reflujo

de colitis. Características distintivas de la colitis ulcerosa crónica incluyen la estenosis rectal por engrosamiento mural y ensanchamiento del espacio presacro por proliferación de la grasa perirrectal. En la RM, la colitis ulcerosa se caracteriza por engrosamiento y reforzamiento murales.

El riesgo de desarrollar cáncer colorrectal es más elevado en pacientes con colitis ulcerosa que en la población general y se relaciona con la extensión, duración y actividad de la enfermedad. El carcinoma asociado con CU es múltiple en casi 25% de los casos.

El **colon por enema (enema de bario) es una prueba** en la que se introduce aire, bario o ambos en el colon a través de una sonda rectal. Para este estudio, es importante que el colon esté vacío, lo que se logra mejor con catárticos intestinales de administración oral. Cuando se utilizan aire y bario, se denomina estudio con doble medio de contraste (fig. 3-29), mientras que el uso de bario solo se denomina estudio con un medio de contraste. Se prefiere el estudio con doble medio de contraste para valorar las enfermedades intraluminales y de la mucosa, como úlceras y pólipos pequeños (fig. 3-30). Si se sospecha perforación colónica, se utiliza medio de contraste hidrosoluble.

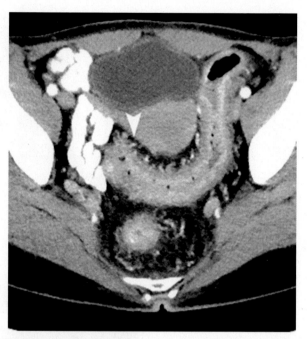

FIGURA 3-28. **Colitis ulcerosa.** La TC axial con medio de contraste muestra engrosamiento difuso del colon sigmoides y vasos rectos prominentes (*punta de flecha*) en un paciente con colitis ulcerosa.

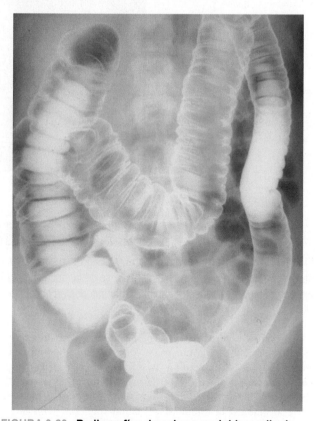

FIGURA 3-29. **Radiografías de colon con doble medio de contraste, bario y aire.** La totalidad del colon está lleno con bario y aire. Se obtienen radiografías en decúbito dorsal, decúbito ventral y decúbito lateral derecho e izquierdo, de forma que diferentes partes del colon pueden observarse con las técnicas de aire de contraste. (Cortesía de Bruce Brown, M.D.).

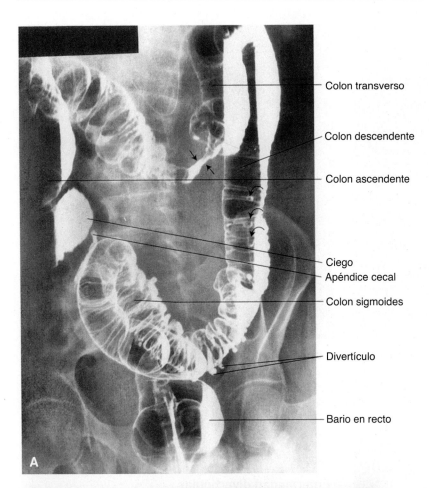

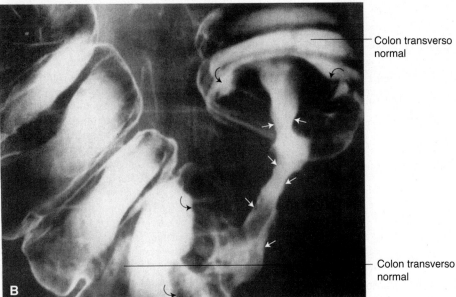

FIGURA 3-30.
A: Adenocarcinoma de colon transverso. Examen de colon con doble medio de contraste. Obsérvese el aspecto clásico en corazón de manzana del cáncer de colon. El centro representa la porción permeable de la luz intestinal (*flechas rectas*). Se observan divertículos de colon descendente (*flechas curvas*). **B:** Acercamiento del tumor mostrado en (A). Obsérvese la irregularidad de la mucosa en el segmento con estenosis en "corazón de manzana" (*flechas blancas*). La tumoración crea zonas de prominencia (*flechas negras*) en las cercanías del colon transverso, tanto en sentido proximal como distal.

La **colonografía por TC** (CTC) examina la totalidad del colon utilizando TC con múltiples detectores (TCMD) y con el empleo de programas de cómputo dedicados para la detección de pólipos y tumoraciones colorrectales. El examen suele realizarse después de la administración de una sustancia que marca la materia fecal, el cual puede eliminarse de las imágenes observadas. Antes de iniciar el estudio, el colon se insufla con CO_2 de forma que las imágenes sean similares a la vista endoscópica del colon. La CTC puede detectar casi todos los cánceres de colon (fig. 3-31), así como pólipos más grandes (fig. 3-32) y, a diferencia de la colonoscopia, es innecesaria la sedación consciente. Conforme se ha incrementado

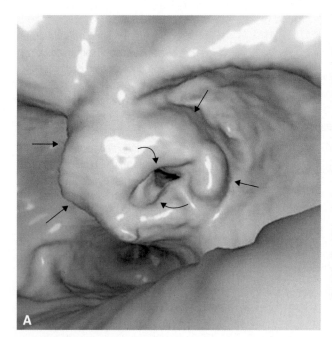

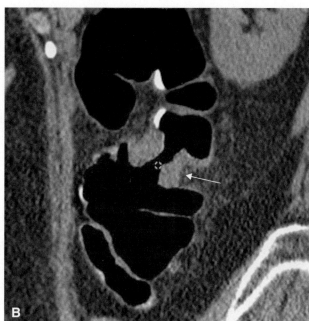

FIGURA 3-31. **Cáncer invasivo de colon en "corazón de manzana" detectado en una colonoscopia virtual. A:** Las imágenes en la colonoscopia virtual muestran una gran tumoración endoluminal (*flechas rectas*) asociadas con estenosis de la luz colónica (*flechas curvas*). **B:** Reconstrucción coronal de una TC de una colonoscopia por tomografía. Se observa el tumor (*flecha*) en ambos lados de la luz colónica que protruye hacia el espacio pericólico. (Cortesía de J.G. Fletcher, M.D.).

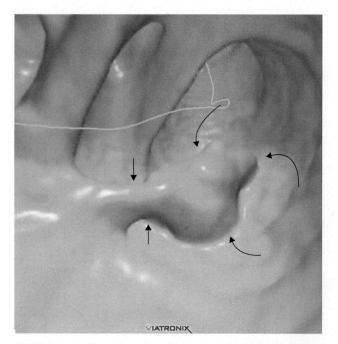

FIGURA 3-32. Colonoscopia virtual. Se detectó un pólipo colónico en la colonoscopia virtual. La base (*flechas cortas*) y el pólipo (*flechas curvas*) son fácilmente detectables. (Cortesía de Wei Chang, M.D.).

la experiencia con la técnica, la CTC se acerca en precisión a la colonoscopia para la detección e identificación de pólipos y tumoraciones. La principal desventaja es el uso de radiación, aunque la dosis típicamente es menor a 50% de la utilizada para la TC abdominal estándar.

Enfermedad diverticular

Los divertículos colónicos son lesiones adquiridas de la mucosa y submucosa a través de la muscular propia, que progresan a diverticulosis y diverticulitis (perforación e infección). En los países occidentales, la enfermedad diverticular es muy prevalente, y ocurre hasta en 33% de la población mayor de 50 años. El sitio más común es el colon sigmoides. En el enema de bario, la diverticulosis se caracteriza por múltiples protrusiones que varían en tamaño desde varios milímetros hasta 1 cm de tamaño (fig. 3-33). La diverticulitis y absceso diverticular se revisarán en la sección Abdomen agudo, en este capítulo. La hemorragia diverticular es una de las causas más comunes de hemorragia del tubo digestivo bajo, cuyo tratamiento se revisará en el capítulo 12.

La **angiografía por TC (ATC)** es una prueba precisa para la identificación del origen de la hemorragia gastrointestinal aguda. La ATC es más sensible que la angiografía con catéter para la detección de hemorragia, pero es menos sensible que la gammagrafía con eritrocitos marcados; tiene la capacidad de detectar hemorragias con una velocidad de 0.3 a 0.5 mL/min. Se obtiene una TC en tres fases: sin medio de contraste, con medio de contraste arterial (+40 s) y fase venosa portal (+80 s), sin la administración de medio de contraste oral. El tiempo es fundamental con estos estudios, ya que muchas hemorragias gastrointestinales son intermitentes. Un resultado negativo en la ATC puede ser de utilidad como información pronóstica, ya que los pacientes con resultados negativos no necesitan la cirugía o angiografía urgentes. La **ETC en múltiples fases**

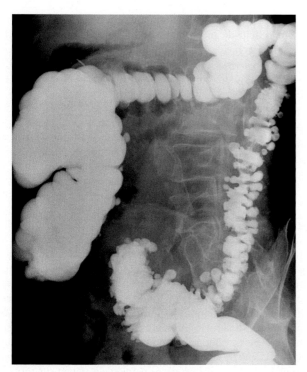

FIGURA 3-33. Diverticulosis. Colon por enema de tubo digestivo que muestra enfermedad diverticular extensa.

también puede utilizarse en pacientes estables con resultados endoscópicos negativos y los que se sospecha hemorragia de intestino delgado o de tubo digestivo de sitio indeterminado. Las imágenes enterográficas por TC se obtienen durante tres fases de la administración de medio de contraste intravenoso: arterial, entérica y tardía, 60 min después de la administración de 1 500 a 2 000 mL de medio de contraste oral diluido, el cual distiende el intestino.

Carcinoma rectal

Los beneficios de utilizar resonancia magnética (RM) en pacientes con carcinoma rectal incluyen la capacidad de identificar a pacientes en riesgo de recurrencia local mediante 1) el delineado de la ubicación y morfología de los tumores, 2) estadificación precisa de las categorías T y N, 3) identificación de la invasión vascular extramural y 4) clarificación de sus relaciones con estructuras circundantes, lo que incluye el complejo del esfínter y la afectación de la aponeurosis mesorrectal. Los factores de mal pronóstico de carcinoma rectal en la RM incluyen invasión vascular extramural, contenido de mucina y afección de la fascia mesorrectal. Se sospecha de invasión vascular extramural si ocurre expansión de la estructura vascular que se encuentra cercana, si hay intensidad de señal irregular o infiltración por tumor. El borde de la resección circunferencial es la superficie de la porción no recubierta por peritoneo que se extirpa durante la cirugía. La RM es la modalidad de imagen más confiable para determinar la posible afección del borde de resección circunferencial, el cual puede obtenerse al medir la distancia entre la porción más externa del tumor rectal y la fascia mesorrectal. El estado del borde de resección

circunferencial es potencialmente positivo si esta medición es <1 mm e implica riesgo si se encuentra entre 1 y 2 mm.

A diferencia de los pacientes con carcinoma rectal en etapas T1 o T2, para los cuales la cirugía es el tratamiento inicial, las características antes mencionadas permiten el diagnóstico de tumores rectales localmente avanzados (categorías T3c-d, T4, N1 y N2), para la cual inicialmente se administra quimiorradioterapia neoadyuvante. En la nueva estadificación después de la quimiorradioterapia neoadyuvante, además de revalorar las características antes mencionadas, la RM permite el diagnóstico temprano de recurrencia tumoral y determinar el plan quirúrgico para saber si el tumor es susceptible de resección (fig. 3-34). Para la RM rectal no es necesario utilizar espirales endorrectales ni la preparación intestinal.

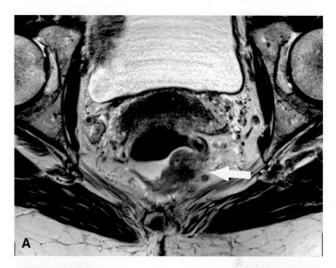

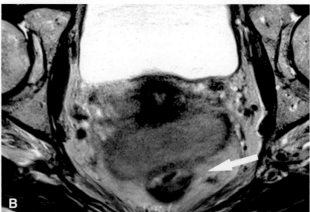

FIGURA 3-34. Carcinoma rectal. RM antes y después del tratamiento neoadyuvante. **A:** Estudio axial oblicuo antes del tratamiento neoadyuvante, que muestra carcinoma rectal izquierdo y el borde de resección circunferencial menor de 1 mm, con un ganglio linfático adyacente (posición a las 4 de las manecillas del reloj) (*flechas*) en la grasa mesorrectal. **B:** Después del tratamiento neoadyuvante, obsérvese la reducción en el tamaño del ganglio linfático y el incremento del borde circunferencial (*flecha*).

TECNOLOGÍAS DE IMAGEN Y PROTOCOLOS PARA LA OBTENCIÓN DE IMÁGENES TRANSVERSALES BÁSICAS (ECOGRAFÍA, TC Y RM)

A menudo se utilizan tres planos anatómicos para la obtención e interpretación de imágenes transversales.

El **plano sagital** es el plano anatómico que divide al cuerpo en porciones derecha e izquierda. El plano puede ubicarse en el centro del cuerpo y dividirlo en dos mitades (mesosagital) o alejarse de la línea media y dividirlo en partes asimétricas (parasagital). Este término se utiliza para describir cualquier plano paralelo al plano sagital. Técnicamente, el término parasagital describe cualquier plano paralelo al plano sagital, pero en la práctica, esto a menudo se conoce como "proyección sagital" porque se realiza a lo largo del eje sagital.

El **plano axial** (o transaxial) divide al cuerpo en las porciones superior e inferior. Es perpendicular al plano coronal y plano sagital. La TC se realiza en el plano axial.

El **plano coronal** divide el cuerpo en secciones ventral y dorsal (anterior y posterior).

Ecografía

En la ecografía diagnóstica, un transductor piezoeléctrico convierte la energía eléctrica en vibraciones mecánicas de alta frecuencia. Estas vibraciones ultrasónicas se dirigen ya sea por la forma del transductor o por vía electrónica para producir una onda sonora de forma arqueada, que atraviesa cuerpo.

La onda sonora se refleja parcialmente o se dispersa desde diferentes tejidos, dependiendo de su composición. El sonido reflejado regresa al transductor y se convierte en energía eléctrica, la cual se procesa y se convierte en imágenes.

En la ecografía se reflejan tres patrones principales.
1. **Sin reflejo de la onda sonora.** Casi todo el sonido atraviesa el objeto. Esto también se conoce como anecoico, que se observa de color negro en las imágenes ecográficas. El líquido, como en la ascitis, derrames o quistes es anecógeno.
2. **Reflexión parcial y transmisión de parte del sonido.** Las ondas ecográficas se reflejan en los límites de órganos con diferente impedancia acústica, como los límites entre el hígado y riñón (fig. 3-30 y 3-36).
3. **Reflexión de todos los sonidos.** El hueso, aire y calcificaciones son ejemplos. La ecografía tiene uso limitado en esta categoría.

La persona que realiza el estudio debe orientar el dispositivo ecográfico. Por costumbre, cuando se realiza el estudio sagital, la cabeza del paciente se encuentra a la izquierda de la imagen. En general, el área de interés se estudia en dos planos ortogonales, típicamente en el axial (transversos) y longitudinal (sagital). La ecografía es de utilidad en el estudio diagnóstico de enfermedades que afectan el hígado, vías biliares, riñones, aorta abdominal y tumoraciones abdominales. Es de particular utilidad para definir entre líquidos y sólidos (p. ej., quistes o masas sólidas), así como para estructuras llenas con líquido, como vesícula biliar, vejiga y pelvis renal. Los órganos abdominales y los procesos patológicos tienen sus propias características ecográficas.

Tomografía computarizada

En un tomógrafo helicoidal o espiral, el tubo de rayos X rota alrededor del paciente mientras es desplazado en la mesa del equipo. La combinación de los movimientos continuos del tubo de rayos X y del paciente ocasionan una configuración helicoidal que produce una imagen con volumen del tejido. Por el contrario, en un equipo no helicoidal, el tubo de rayos X rota alrededor del paciente cuando éste se encuentra estable.

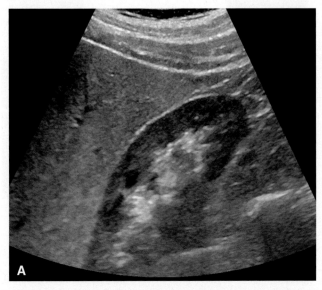 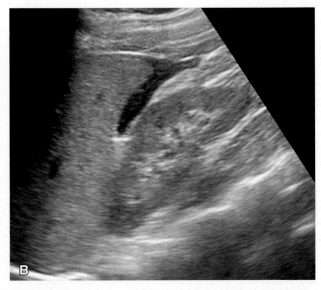

FIGURA 3-35. Ecografía de la fosa hepatorrenal. A: Aspecto normal del hígado y riñón y ausencia de líquido en la fosa hepatorrenal. Obsérvese el aspecto diferente del hígado y el riñón en la ecografía, ya que el seno renal es relativamente hiperecoico. **B:** Anormal: líquido libre en la fosa hepatorrenal, que indica que hay líquido en la cavidad peritoneal.

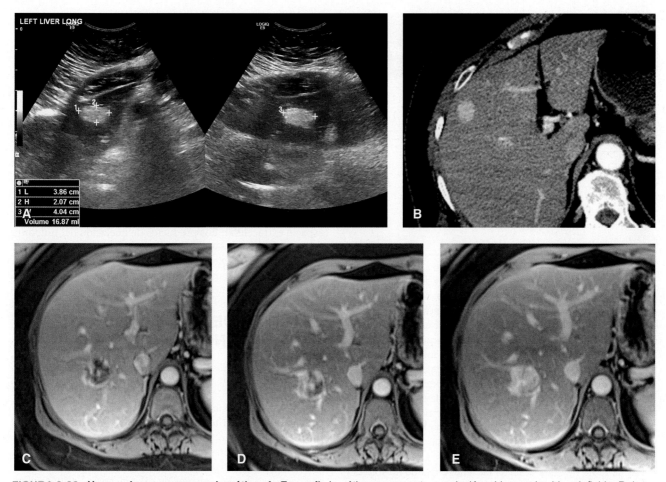

FIGURA 3-36. **Hemangioma cavernoso hepático. A:** Ecografía hepática que muestra una lesión y hiperecoica bien definida. **B:** La TC muestra una lesión bien definida, que se hace más evidente con el medio de contraste. **C-E:** RM secuencial que muestra un nódulo periférico con reforzamiento centrípeto, compatible con hemangioma cavernoso.

Una vez que se ha completado la rotación del tubo de rayos X, el paciente se desplaza y el proceso de obtención de imágenes se repite, originando un corte de tejido que se transforma en imagen. La tecnología estándar actual es la TCMD, que posee múltiples filas contiguas de detectores de rayos X que producen múltiples cortes tomográficos con sólo una rotación del tubo de rayos X alrededor del paciente. Por tanto, puede obtenerse un gran volumen de imágenes en poco tiempo. Esto incrementa la velocidad del volumen incluido por la TCMD que se utiliza cuando se realiza una ATC, si se inyecta el bolo de medio de contraste IV seguido de la obtención de imágenes para producir opacificación arterial. La obtención de imágenes debe cronometrarse contra la inyección de medio de contraste con base en la región anatómica de interés; por ejemplo, la opacificación de la arteria hepática alcanza su máximo casi 40 s después del comienzo de la inyección del medio de contraste IV, mientras que la opacificación venosoportal alcanza su máximo 80 s después de iniciar la inyección del medio de contraste. De la misma forma, pueden obtenerse imágenes arteriales de las extremidades inferiores al cronometrar el estudio para que inicie una vez que se alcanza la opacificación máxima en la aorta abdominal, después de lo cual la mesa del equipo se desplaza para seguir el bolo del medio de contraste en dirección caudal hacia los pies del paciente. Pueden obtenerse

imágenes tardías varios minutos después de la inyección de medio de contraste para una opacificación óptima de los riñones, uréteres y vejiga, y para la identificación de tumores, los cuales pueden limpiarlo o retenerlo. No todo paciente requiere TC sin medio de contraste seguido de un estudio con medio de contraste. De la misma forma, no todo paciente requiere una TC tardía después de una fase venosa. Como parte de la iniciativa "Elegir prudentemente", la ACR publicó recomendaciones para atender estos aspectos (tablas 3-8 y 3-9).

TABLA 3-8	Indicaciones para TC sin medio de contraste seguida de TC con medio de contraste

Identificación de lesiones renales
Estudio diagnóstico de la hematuria
Identificación de nódulos suprarrenales de origen indeterminado
Vigilancia tras la colocación de prótesis aórtica endovascular
Hemorragia de tubo digestivo
Identificación de lesiones hepáticas focales

Reproducido de Johnson PT, et al. Recommendations: judicious use of multiphase abdominal TC protocols. *JACR.* 2018.

TABLA 3-9	Indicaciones para las que se recomienda la TC tardía después de una fase de contraste inicial

Identificación de lesiones renales

Estudio diagnóstico de la hematuria

Urografía por TC

Identificación de nódulos suprarrenales de causa indeterminada

Carcinoma hepatocelular y colangiocarcinoma

Reproducido de Johnson PT, et al. Recommendations: judicious use of multiphase abdominal CT protocols. *JACR*. 2018.

Resonancia magnética

El hidrógeno abunda en el cuerpo humano y se manipula con facilidad por medio de campos magnéticos. Como el protón de hidrógeno tiene carga positiva y se encuentra girando constantemente a una frecuencia fija (rotación), se crea un pequeño campo magnético. El equipo de RM trasmite pequeñas ráfagas de ondas de radiofrecuencia, que tienen la misma frecuencia que los protones de los que se están obteniendo imágenes, ocasionando que adquieran energía o que ocurra resonancia. Una vez que se interrumpe la transmisión de ondas de radiofrecuencia, los protones vuelven a su estado normal o estable en el que se encontraban antes de la resonancia. Durante este periodo, la bobina del receptor puede detectar ondas de radio, las cuales se digitalizan para crear imágenes. La intensidad de ondas de radio recibida desde el paciente depende no sólo del número de átomos de hidrógeno sino también de los **tiempos de relajación en T1 y T2**, los cuales son específicos para tejidos y órganos individuales. Las imágenes con ponderación en T1 son útiles para mostrar la anatomía normal y las imágenes con ponderación en T2 son útiles para mostrar enfermedades en las cuales el edema ocasiona incremento de la señal por exceso de agua. Para los aspectos de varios tejidos en las imágenes con ponderación en T1 y T2, véase la tabla 3-10. Como la grasa es brillante en la ponderación en T1, en ocasiones es necesario suprimir la señal proveniente de este tejido para mejorar la visualización de los tejidos adyacentes. La capacidad de suprimir la grasa también es de utilidad cuando se valoran tumores que contienen grasa, como lipomas y quistes

TABLA 3-10	Comparación del aspecto en las imágenes con ponderación en T1 o T2	
Objeto	**T1**	**T2**
Aire	Oscuro	Oscuro
Grasa	Muy brillante	Menos brillante
Músculo	Intermedio	Oscuro
Corteza ósea	Brillante	Oscura
Médula ósea	Intermedia	Brillante
Líquido cefalorraquídeo	Oscuro	Brillante
Gadolinio	Muy brillante	Brillante

ováricos dermoides, los cuales se tornan más oscuros con imágenes con supresión de la grasa.

El **gadolinio** es un metal pesado raro, que cuando se une por quelación forma gadopentato de dimeglumina, el medio de contraste más utilizado en la RM. El gadolinio reduce los tiempos de relajación T1, ocasionando una señal más brillante en las imágenes con ponderación en T1. La inflamación y las estructuras vasculares típicamente producen una señal más intensa después de la administración de gadolinio. En pacientes con afección renal, los productos de la quelación del gadolinio se han asociado con **fibrosis sistémica nefrógena** (**FSN**), una enfermedad debilitante y en ocasiones mortal que afecta la piel, músculo y órganos abdominales. La FSN presumiblemente resulta de la liberación *in vivo* del ion gadolinio a partir de los productos de la quelación del gadolinio en el espacio extracelular. Los productos de quelación del gadolinio de segunda generación tienen una estructura macrocítica que es más estable y tiene menos riesgo de disociación tóxica del gadolinio libre en comparación con los productos de quelación de gadolinio de primera generación.

ESTUDIOS DE IMAGEN ESPECÍFICOS PARA ÓRGANOS, APARATOS O SISTEMAS

Hígado

La RM, con y sin medio de contraste, en la técnica de elección para la **identificación de lesiones hepáticas focales**. En pacientes que no pueden ser sometidos a RM, la TC con medio de contraste es una técnica alternativa apropiada. La ecografía tiene utilidad limitada para la identificación de lesiones hepáticas focales, además de diferenciar las lesiones quísticas de la sólidas (tablas 3-11 y 3-12). Las lesiones hepáticas <1 cm son difíciles de identificar con cualquier modalidad de imagen y a menudo se valoran con imágenes de vigilancia, ya que la mayoría de ellas son benignas. Para lesiones hepáticas

TABLA 3-11	Causas de hipoecogenicidad en la ecografía	
Focal		**Difusa**
Quistes		Hepatitis aguda
Metástasis		Metástasis
Absceso		
Esteatosis focal		

TABLA 3-12	Causas de hiperecogenicidad en la ecografía	
Focal		**Difusa**
Hemangioma		Esteatosis (alcohólica, no alcohólica)
Grasa focal		Cirrosis
Metástasis		Hepatitis

TABLA 3-13	Algoritmo de estudios de imagen para pacientes con ictericia	
Causa	**Estudios de imagen iniciales**	**Siguiente paso**
Hepatitis/infección	Ecografía >> TC, RM	Serología, biopsia
Hepatopatía alcohólica	Ecografía >> TC, RM	Biopsia
Obstrucción por cálculos/tumor	TC, CPRM >> ecografía	Drenaje por CTP, o CPRE
Fármacos/toxinas	Ecografía	Biopsia

CPRE, colangiopancreatografía retrógrada endoscópica; CPRM, colangiopancreatografía por resonancia magnética; CTP, colangiografía transhepática percutánea.

indeterminadas >1 cm, debe considerarse la biopsia cuando los estudios adicionales de imagen no son concluyentes. La vigilancia de las imágenes a corto plazo puede ser de utilidad para vigilar la estabilidad de una lesión. Finalmente, siempre debe considerarse la realización de biopsia hepática guiada por ecografía o por TC para obtener tejido para el diagnóstico. En la tabla 3-13 se muestra un algoritmo simplificado para la obtención de imágenes en un paciente con ictericia. Hasta 8% de la población general tiene **hemangioma hepático cavernoso**, que es una lesión benigna. Típicamente, en la ecografía es una lesión bien definida, uniforme e hiperecoica. En la TC y RM con medio de contraste, los hemangiomas hepáticos suelen observarse con aspecto nodular y centrípeto (fig. 3-35).

Los patrones comunes de **hepatopatía adiposa** incluyen **acumulación difusa de grasa, acumulación difusa de grasa con zonas sin afección focal** y **acumulación focal de grasa en un hígado sano.** Los patrones inusuales que pueden causar confusión diagnóstica pueden simular enfermedades neoplásicas, inflamatorias, vasculares, lo que incluye la **acumulación multinodular y perivascular.** Todos estos patrones afectan la distribución heterogénea o no uniforme de la grasa. Las dos enfermedades más comunes asociadas con hepatopatía difusa son la hepatopatía alcohólica y la hepatopatía adiposa no alcohólica (HANA) (tabla 3-14). Por la epidemia actual de obesidad, la HANA es la hepatopatía crónica más común en Estados Unidos. En muchas enfermedades asociadas con hígado graso, la esteatosis puede progresar a esteatohepatitis (con inflamación, lesión celular con fibrosis que acompaña a la esteatosis) y más tarde cirrosis. Hasta 7% de los pacientes con cirrosis relacionada con HANA desarrollarán carcinoma hepatocelular (CHC) en 10 años.

En la ecografía, el hígado graso puede diagnosticarse si la ecogenicidad hepática excede la de la corteza renal y bazo, con atenuación de las ondas ecográficas, pérdida de definición del diafragma y mala delineación de la estructura intrahepática.

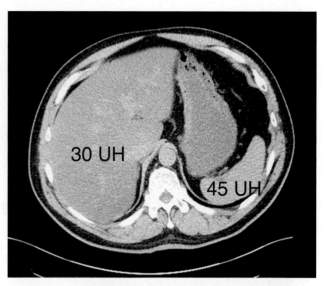

FIGURA 3-37. Hepatopatía adiposa difusa. Obsérvese la atenuación del hígado en unidades Hounsfeld (UH), en comparación con el bazo.

El hígado graso puede diagnosticarse con TC si la atenuación del hígado es de al menos 10 unidades Hounsfield (UH) menos en comparación con el bazo o si la atenuación del hígado es menor de 40 UH (fig. 3-37). Las imágenes por ecogradiente (EGR) de desplazamiento químico con adquisiciones en fase y de fase opuesta representan la técnica más utilizada para la obtención de imágenes por RM para la valoración del hígado graso. La intensidad de la señal del parénquima normal del hígado es similar en las imágenes en fase y de fase opuesta. El hígado graso puede estar presente si existe una intensidad de señal **que se pierde en las imágenes de fase opuesta**, a diferencia de las imágenes en fase y la cantidad de grasa hepática presente puede cuantificarse al valorar el grado de pérdida de intensidad de la señal.

El **depósito focal de grasa** o la **ausencia de grasa focal** ocurre de forma característica en áreas específicas, por ejemplo, adyacente al ligamento falciforme o al ligamento venoso, el hilio hepático, el lóbulo caudado y la fosa de la vesícula biliar (fig. 3-38). La grasa focal no tiene efecto de masa y su aspecto puede ser transitorio. El diagnóstico diferencial de la grasa focal incluye metástasis y tumores primarios, lesiones que ejercen efecto de masa, tienden a incrementarse después de la administración de medio de contraste y pueden contener áreas de necrosis o hemorragia.

La **elastografía ecográfica** (FibroScan) es una prueba realizada en el consultorio que mide la velocidad a la que pasa el sonido a través del hígado y lo convierte en una medición de la rigidez hepática. Las limitaciones de la biopsia hepática, el estudio de referencia para la estadificación de la hepatopatía, incluyen la impasibilidad con riesgo de dolor y hemorragia, errores en la obtención de muestras y errores en interpretación lo que produce una subestadificación o sobreestadificación. La elastografía ecográfica no puede realizarse en pacientes con obesidad o con ascitis. La prueba es complementaria a las pruebas de biomarcadores séricos para la fibrosis hepática y puede evitarse la biopsia hepática en pacientes en quienes se

TABLA 3-14	Causas de hígado graso difuso

Toxinas: alcohol, quimioterapia, esteroides
Infecciosas: hepatitis viral
Metabólicas: obesidad, nutrición parenteral total

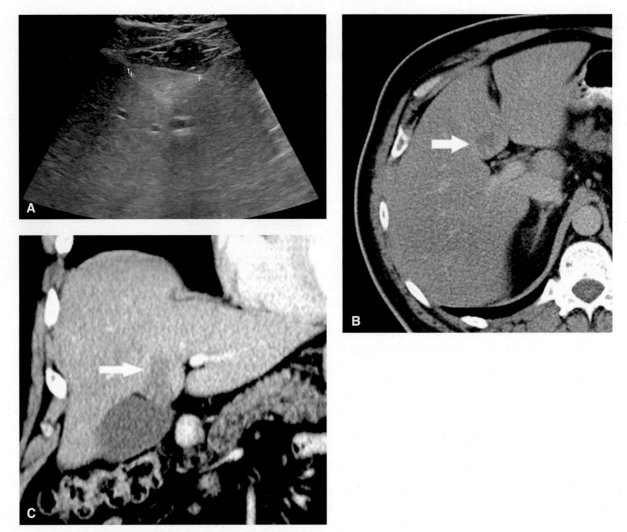

FIGURA 3-38. Infiltración focal de grasa. A: Ecografía que muestra infiltración adiposa focal adyacente al ligamento falciforme del hígado (+-+). Obsérvese el borde bien definido (geográficos) del borde de la grasa focal. **B y C:** TC axial y coronal que muestra atenuación bien definida por grasa focal (*flechas*) adyacente a la fosa vesicular.

demostró que no parecen cirrosis o que son elegibles para tratamiento de hepatitis B y C. La **elastografía por RM** mide la rigidez de los tejidos con precisión similar a la elastografía ecográfica pero no es confiable en pacientes con hemocromatosis por las bajas señales de RM.

La **cirrosis** se caracteriza desde el punto de vista anatomopatológico por necrosis, fibrosis y regeneración. Las causas comunes incluyen hepatitis B y C, consumo de alcohol y la esteatohepatitis no alcohólica (EHNA), cada vez más frecuente. El hallazgo ecográfico más preciso es una superficie nodular (fig. 3-39A). En la TC y RM también se observa aspecto nodular de la superficie hepática con reducción en el volumen del lóbulo derecho, a diferencia de los lóbulos caudado e izquierdo, que se incrementan de tamaño. La presencia de esplenomegalia, ascitis y várices indica el desarrollo de hipertensión portal (fig. 3-39B y C).

El carcinoma hepatocelular (CHC) es el tumor hepático maligno primario más común y suele reforzarse la imagen en etapas tempranas de la tomografía computarizada con medio

de contraste porque la mayoría de su irrigación proviene de la arteria hepática. El CHC tiene propensión a invadir las venas porta y hepática. El trombo tumoral en la vena porta se caracteriza por expansión venosa y reforzamiento del trombo. La vigilancia de pacientes con cirrosis con RM puede identificar nódulos hepáticos, que si son displásicos, premalignos o malignos se clasifican con base en los criterios LIRADS (fig. 3-40A y B). El *Liver Imaging Reporting and Data System* (**LIRADS**) es un sistema de reporte creado para la interpretación estandarizada de imágenes hepáticas en pacientes adultos que se encuentran en riesgo de CHC por cirrosis, hepatitis B crónica, CHC actual o previo con o sin cirrosis, individuos adultos elegibles para trasplante hepático y receptores de trasplante hepático.

Típicamente, los nódulos cirróticos tienen mayor intensidad en la ponderación T1 y son isodensos o hipodensos en la ponderación en T2 a diferencia del CHC, que a menudo es hiperintenso en la ponderación en T2 (fig. 3-40C).

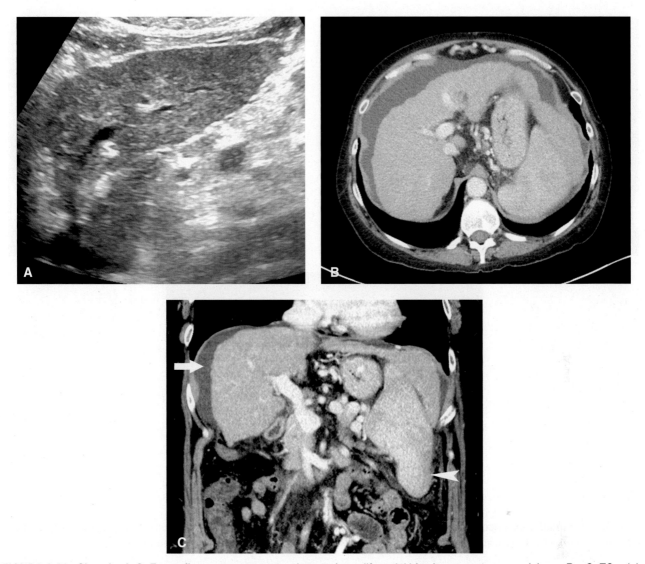

FIGURA 3-39. Cirrosis. A-C: Ecografía que muestra textura heterogénea difusa del hígado con contornos nodulares. **B y C:** TC axial y coronal que muestra superficie hepática nodular y aumento de tamaño del lóbulo izquierdo del hígado, además de características de hipertensión portal, ascitis (*flecha*) y esplenomegalia (*punta de flecha*).

Las **metástasis** son el cáncer hepático más común, que supera los tumores primarios en proporción 20 a 1. Los carcinomas gastrointestinales, de colon, gástrico y páncreas son la fuente primaria más común de neoplasias. La ecografía es muy sensible para la detección de metástasis hepáticas, que pueden observarse como tumoraciones hiperecoicas o hipoecoicas. Las metástasis causan un patrón infiltrativo que puede ser difícil de detectar en la ecografía y que se diagnostica de forma errónea como cirrosis. En la TC, la mayoría de las metástasis son hipodensas y se observan mejor en la fase portal (80 s después de la administración del medio de contraste) cuando hay reforzamiento máximo del hígado sano (fig. 3-41). La biopsia guiada por imagen suele ser necesaria para confirmar el diagnóstico.

Vesícula y vías biliares

La ultrasonografía sustituyó a la colecistografía oral, que es más precisa para el diagnóstico de cálculos biliares,, tomando como evidencia de la colecistitis el grosor de la pared de la vesícula biliar y la acumulación de líquido alrededor de la vesícula (fig. 3-42). Pese a que es un método preciso para el diagnóstico de obstrucción de las vías biliares, no siempre es visible en la ecografía la causa de la obstrucción, por ejemplo, un tumor o cálculo de la vesícula biliar.

Mientras que las secuencias estándar de RM pueden demostrar con precisión tanto el sitio como la causa de la obstrucción biliar, una secuencia con ponderación en T2 sensible al líquido en el plano coronal, la **colangiopancreatografía por RM**

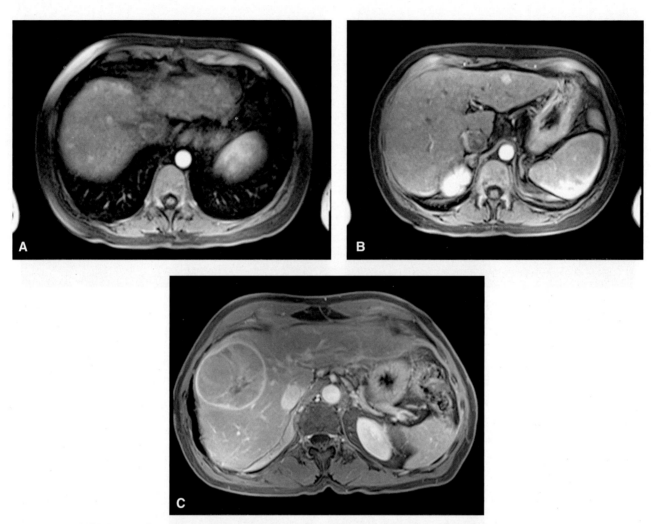

FIGURA 3-40. Nódulos cirróticos y carcinoma hepatocelular. A y B: RM axial que muestra una tumoración hepática displásica en un paciente con cirrosis. **C:** Carcinoma hepatocelular grande con refuerzo en las imágenes con ponderación en T2.

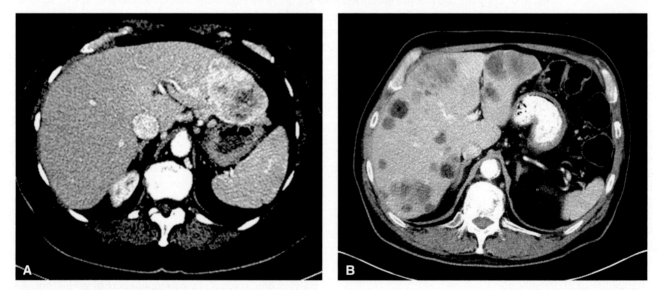

FIGURA 3-41. Metástasis hepática. A: TC axial con medio de contraste que muestra una tumoración grande que se refuerza con el medio de contraste, en el lóbulo izquierdo del hígado. **B:** TC axial con medio de contraste que muestra múltiples lesiones de diversos tamaños y atenuación.

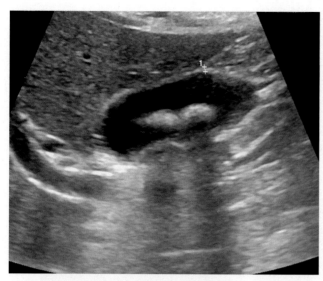

FIGURA 3-42. **Cálculos biliares.** Ecografía que muestra múltiples cálculos biliares con sombra ecógena. No se observan datos de colecistitis.

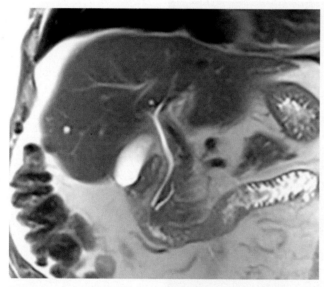

FIGURA 3-43. **Colangiopancreatografía por resonancia magnética (CPRM).** Estudio normal que muestra vía biliar y conductos pancreáticos permeables y sin dilatación.

(CPRM) utiliza el contraste en T2 diferencial intrínseco entre líquido en el árbol biliar y los órganos adyacentes para generar una colangiografía sin requerir la administración de gadolinio (fig. 3-43). Aunque no es necesario administrar medio de contraste para la detección de cálculos en las vías biliares, su uso mejora la visualización de la colangitis y de tumores pancreaticobiliares (fig. 3-44). La administración exógena de secretina mejora la visualización de los conductos pancreáticos en la CPRM por el incremento del conducto pancreático y del contenido de líquido en la luz de los conductos pancreáticos, lo que explica el incremento de la señal de RM. La **colangiopancreatografía retrógrada endoscópica (CPRE)** es un procedimiento relativamente invasivo con riesgo de 4% de

complicaciones mayores como pancreatitis aguda e involucra el cateterismo endoscópico de la ampolla de Vater y la inyección de medio de contraste en el colédoco (fig. 3-45). Además, puede realizarse esfinterotomía con colocación endoscópica de prótesis en la vía biliar. A la fecha, la principal indicación para CPRE es la extirpación de cálculos en la vía biliar común. La utilidad diagnóstica de las CPRE ha disminuido con el advenimiento de la CPRM.

Páncreas

Protocolo de vigilancia de un quiste pancreático. Con el incremento en el uso de TC y RM para el tratamiento de pacientes con quistes pancreáticos detectados de manera incidental, se ha encontrado un reto clínico significativo con los miles de quistes detectados en el páncreas, inocuos, y que podrían ser potencialmente malignos (fig. 3-46). Los quistes pancreáticos pueden ser neoplasias mucinosas intraductales, neoplasias quísticas mucinosas, cistadenomas serosos o uno de varios tipos de quistes no neoplásicos. Las neoplasias mucinosas (mucinosas intraductales o quísticas mucinosas) tienen potencial maligno y deben diferenciarse de las diversas lesiones serosas (cistadenomas serosos) que casi siempre son benignos. Es necesario realizar estudios avanzados de imagen, que incluyen ecografía endoscópica con análisis del líquido del quiste para confirmar el tipo de quiste y determinar el riesgo de malignidad.

En el año 2015, la American Gastroenterology Association, con consenso multidisciplinario, publicó las siguientes guías terapéuticas:

1. La vigilancia debe obtenerse con base en el estado médico general del paciente y las guías que aplican a pacientes asintomáticos sin antecedentes familiares de cáncer pancreático. Si el paciente se encuentra sintomático, debe enviarse con el especialista en páncreas.
2. Si los **quistes pancreáticos miden <2 cm** sin dilatación del conducto pancreático principal o nódulo solitario, se recomienda la vigilancia en un año con RM/CPRM. Si no hay cambio en ese intervalo, se recomienda la vigilancia subsiguiente con RM/CPRM cada 2 años para determinar la estabilidad.
3. Para pacientes con **quistes pancreáticos ≥2 cm** o lesiones de menos de 2 cm con un nódulo sólido, con dilatación del conducto pancreático principal o ambos, o bien, con preocupación por la tasa de incremento de tamaño durante el periodo de vigilancia, se recomienda el envío con un especialista en páncreas (gastroenterólogo con especialización en páncreas o cirujano pancreáticos) para tratamiento adicional. Si el paciente tiene antecedente de citología negativa en la endoscopia, se recomienda la aspiración con aguja fina guiada por ecografía y vigilancia anual con RM/CPRM.

La **pancreatitis crónica** resulta de inflamación prolongada caracterizada por daño morfológico irreversible, lo que incluye atrofia y fibrosis del páncreas. El daño funcional del páncreas es evidente por la presencia de diabetes y malabsorción. En las radiografías simples y TC se observan múltiples calcificaciones pancreáticas, que ocurren en etapas avanzadas del proceso patológico; dichas calcificaciones son una característica diagnóstica de pancreatitis crónica, al igual que la dilatación del

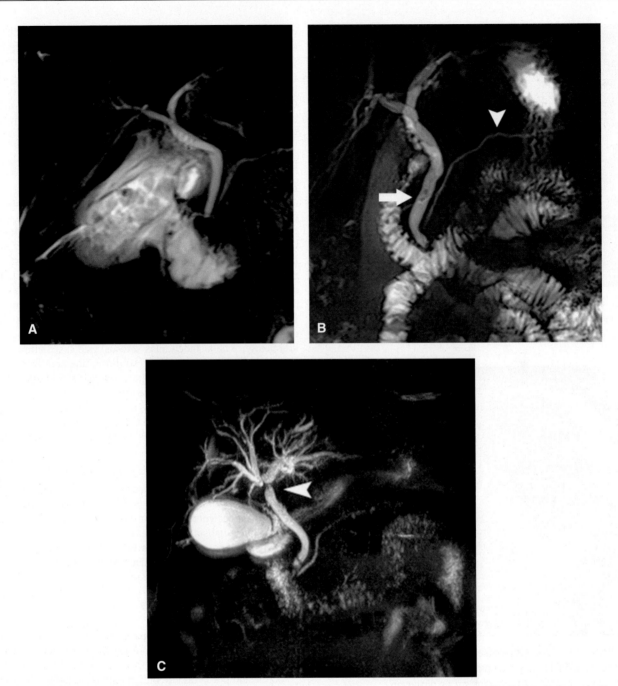

FIGURA 3-44. Colangiopancreatografía por resonancia magnética (CPRM) anormal, que muestra **(A)** cálculos en la vesícula biliar; **(B)** cálculos en el colédoco (*flecha*) y **(C)** colangiocarcinoma en la confluencia de los conductos hepáticos derecho e izquierdo (tumor de Klatskin) (*punta de flecha*).

conducto pancreático, la cual suele observarse en la ecografía, CPRM o TC (fig. 3-47 y 3-48).

Carcinoma pancreático. El adenocarcinoma ductal constituye 90% de todos los tumores pancreáticos; la mayoría se originan en la cabeza del páncreas. Sólo 20% de los pacientes son elegibles para cirugía al momento del diagnóstico. La base del tratamiento es la estadificación precisa, y depende de la calidad del estudio de imagen. La TC con medio de contraste es la principal modalidad de imagen con obtención de la

primera imagen durante la fase pancreática (40 s después de comenzar la inyección del medio de contraste) y el segundo estudio durante la fase venosa portal (80 s). El aspecto del carcinoma de páncreas en la TC es de una tumoración hipodensa, mal definida, observada durante la fase pancreática de la TC. Hallazgos adicionales incluyen dilatación del conducto pancreático principal para tumores en la cabeza del páncreas y de los conductos pancreáticos del cuerpo y cola del páncreas. Los hallazgos que tienen impacto en que un tumor sea susceptible

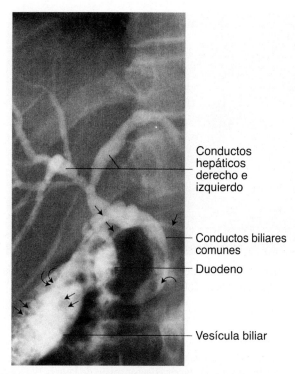

Conductos
hepáticos
derecho e
izquierdo

Conductos biliares
comunes

Duodeno

Vesícula biliar

FIGURA 3-45. La **colangiopancreatografía retrógrada endos-cópica (CPRE)** es un procedimiento relativamente invasivo. Colelitiasis y coledocolitiasis. La vesícula biliar está llena de cálculos (*dobles flechas rectas*) y existen grandes cálculos en la porción distal del colédoco (*flecha curva única*). Se colocó un catéter nasobiliar (*flechas rectas*) con la punta colocada en la vesícula biliar (*dobles flechas curvas*).

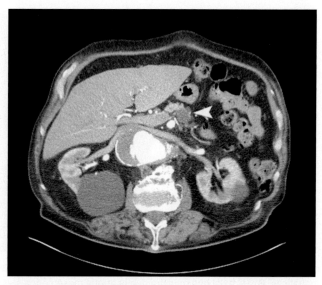

FIGURA 3-46. Quiste pancreático. TC axial que muestra un quiste con diámetro de 1.9 cm (*punta de flecha*) en el cuerpo del páncreas, que se diagnosticó de forma incidental durante una TC por aneurisma de aorta abdominal.

de **resección** incluyen atrapamiento del tumor por los vasos sanguíneos, lo que se define por obliteración del plano adiposo normal entre el páncreas y los vasos sanguíneos y un contacto mayor a 180 grados de contacto entre el tumor y los vasos sanguíneos. La diseminación linfática a los ganglios linfáticos adyacentes también tiene impacto en la posibilidad de resección del tumor y es un dato que debe buscarse en la TC. La ecografía endoscópica permite la biopsia por aspiración con aguja fina de los tumores pancreáticos.

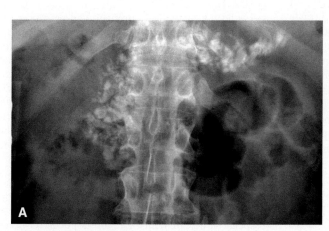
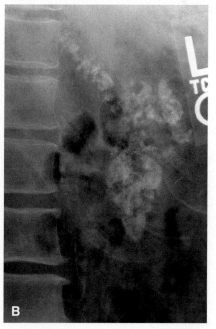

FIGURA 3-47. Pancreatitis crónica. (A) Radiografías simples de abdomen AP y **(B)** lateral que muestra calcificación pancreática extensa.

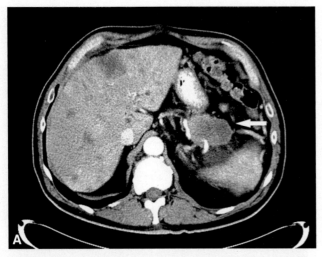 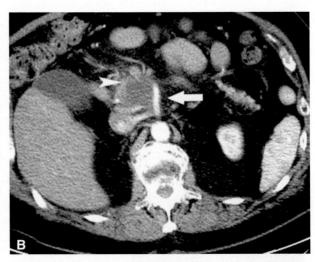

FIGURA 3-48. Carcinoma pancreático. A: TC axial que muestra una tumoración en la cola del páncreas (*flecha*) y varias metástasis hepáticas. **B:** TC axial que muestra que la arteria mesentérica superior está rodeada más de 180° (*flecha*) por el cáncer pancreático (*punta de flecha*), lo que hace que el tumor sea inoperable.

Vías urinarias

La **hematuria** puede deberse a varias causas, como cálculos, neoplasias, infecciones, traumatismos y enfermedad renal parenquimatosa, incluyendo glomerulonefritis. La ecografía renal puede ser de utilidad para descartar enfermedad parenquimatosa renal en pacientes con hematuria microscópica y debe utilizarse en pacientes con sospecha de enfermedad glomerular. Muchos adultos con hematuria macroscópica o persistente requieren estudios de imagen, sobre todo urografía por **tomografía computarizada (UTC)**. Este estudio ha sustituido en gran medida a la urografía intravenosa, por su mayor sensibilidad y especificidad. Típicamente, el protocolo de UTC comprende una TC sin medio de contraste del abdomen y pelvis, seguida de la administración de medio de contraste con imágenes obtenidas durante las fases nefrográfica y excretora. Puede utilizarse un **protocolo de bolo dividido de medio de contraste** en pacientes menores de 45 años, para disminuir la dosis de radiación al eliminar la obtención de una serie de imágenes. Este protocolo requiere la inyección de la mitad del medio de contraste IV después de la TC inicial sin medio de contraste. La segunda mitad del medio de contraste IV se inyecta después de un retraso de 7 min y se obtienen imágenes después de un retraso de 100 s. La segunda serie de imágenes proporciona una fase nefrográfica y excretora de las vías urinarias y se ha demostrado que tiene sensibilidad y especificidad equivalentes al protocolo estándar de tres fases, al tiempo que se reduce la dosis de radiación. El protocolo UTC permite que se explore un mayor volumen del abdomen y permite la reconstrucción adicional de imágenes con proyección de máxima intensidad, reconstrucciones multiplanares y reconstrucciones volumétricas (fig. 3-49).

La RM y la TC tienen precisión similar para la detección e identificación de la mayoría de las lesiones renales. Sin embargo, la RM carece de la sensibilidad de la TC para la detección de cálculos. Los carcinomas de células transicionales del sistema colector pueden pasarse por alto por su tamaño y ubicación. Puede ser necesario realizar pielografía retrógrada, que involucra la inyección de medio de contraste en el sistema colector a través de un catéter colocado durante la cistoscopia, para diagnosticar cánceres pequeños de células transicionales (fig. 3-50). La fase sin medio de contraste de la UTC ha sustituido a las radiografías simples como modalidad inicial para el estudio de la hematuria, ya que es más sensible y específica para el diagnóstico de cálculos y calcificaciones renales, ya que hasta 20% de los cálculos son radiolúcidos en la radiografía simple.

Tumoraciones renales

La mayoría de las tumoraciones renales son quistes benignos, cuya prevalencia se incrementa con la edad. Las tumoraciones renales incidentales son un problema común en la obtención de imágenes de quistes, que pueden observarse hasta en 40% de los pacientes sometidos a TC. El sistema de **clasificación de Bosniak** utiliza TC para clasificar las lesiones quísticas renales de I a IV con base en las características de imagen con mayor probabilidad de cáncer en las clases más elevadas (tabla 3-15). El sistema de Bosniak enfatiza el patrón de reforzamiento con medio de contraste y la morfología más que en el tamaño de las lesiones. La heterogeneidad en una lesión es una característica importante porque mientras más heterogénea sea la lesión, mayor es la probabilidad de cáncer (fig. 3-51B). Un metaanálisis demostró que el sistema de Bosniak tiene una sensibilidad de 90% y especificidad de 65% para la detección de cáncer. Como los cánceres renales quísticos suelen evolucionar lentamente, puede ser apropiado un tratamiento menos intensivo; las guías recientes de la American Urological Association recomiendan la vigilancia activa más que la intervención cuando el riesgo de ésta o el riesgo de muerte superen los beneficios del tratamiento, en especial para la clasificación 3 y 4 de Bosniak, si tienen un tamaño menor a 2 cm.

Cualquier tumoración homogénea mayor de 20 unidades Hounsfield (UH), pero con menos de 70 UH en la TC sin medio de contraste, requiere la administración de medio de contraste IV para la valoración adicional; cualquier reforzamiento de la imagen con la administración de medio de contraste ≥20 UH es sospechosa de carcinoma. La biopsia puede ser necesaria para confirmar el diagnóstico. Muchas de las tumoraciones renales que son demasiado pequeñas para identificarlas (<1.5 cm) en la TC sin medio de contraste son benignas o no son significativas.

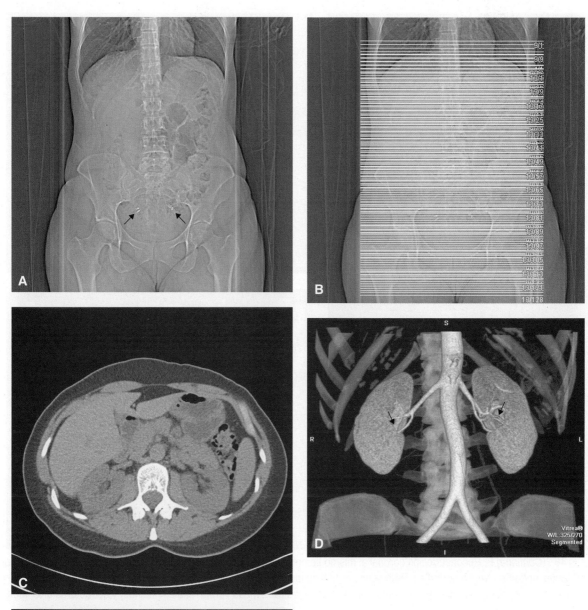

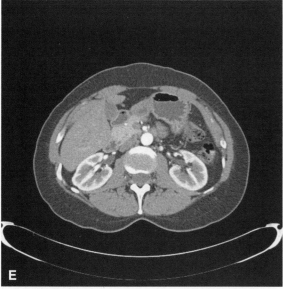

FIGURA 3-49. Urografía por TC normal en un posible donador renal. A: Imagen de exploración inicial del abdomen, que es normal, con excepción de pequeñas calcificaciones benignas (*flechas*) en la pelvis. **B:** Imagen de exploración con líneas superpuestas que indican los múltiples cortes axiales realizados para obtener los datos de imágenes. **C:** Un corte de una imagen sin medio de contraste del abdomen, antes de la administración del medio de contraste. No se observan anomalías en los riñones o en otras áreas. **D:** TC coronal después de la administración de medio de contraste, que muestra la aorta, las arterias renales bilaterales (*flechas*) y riñones de tamaño normal. **E:** Imágenes axiales después de la administración de medio de contraste, se aprecia la delimitación de la corteza y médula renales.

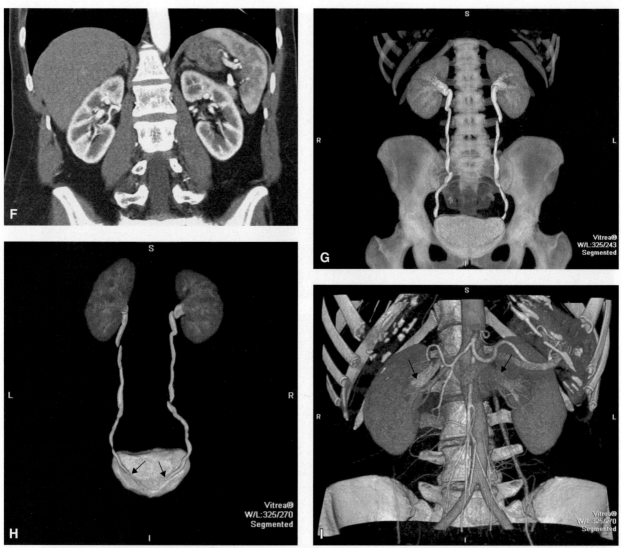

FIGURA 3-49. (*Continúa*) **F:** Reconstrucción coronal al mismo tiempo que (E). **G:** Reconstrucción tardía de una imagen coronal que muestra riñones, uréteres y vejiga normales. **H:** Imagen coronal de las vías urinarias, vistas desde atrás, que muestran la entrada de los uréteres en la vejiga (*flechas*). **I:** Imágenes coronales tardías que muestran ambas venas renales (*flechas*) y estructuras arteriales.

El **carcinoma de células renales** por lo general presenta reforzamiento con la administración de medio de contraste y puede invadir estructuras venosas en hasta 10% de los casos, con trombos tumorales que se extienden desde las venas renales hasta la vena renal principal, vena cava inferior y aurícula derecha (fig. 3-52). La invasión venosa indica un mal pronóstico, incluso en ausencia de enfermedad metastásica, con tasas de supervivencia a largo plazo de 60% o menos. La estadificación precisa es importante no sólo desde el punto de vista del pronóstico, sino también para la planificación quirúrgica, ya que la extensión de un trombo tumoral en la aurícula derecha requiere derivación cardiaca, lo que incrementa la morbilidad y mortalidad del procedimiento de resección.

Si la tumoración renal contiene **grasa** (la región de interés mide menos de 10 UH) sin calcificaciones, el diagnóstico es **angiomiolipoma (AML)** (fig. 3-53). Si estas lesiones son únicas y miden <4 cm, no se requiere estudio diagnóstico adicional,

pero los pacientes pueden beneficiarse de la vigilancia con métodos de imagen a fin de documentar la falta de crecimiento. Para angiomiolipoma >4 cm o en pacientes con hematuria, dolor en el flanco o hemorragia perilesional, se recomienda el tratamiento con embolización arterial. En pacientes con múltiples angiomiolipomas, se recomienda estudio diagnóstico para esclerosis tuberosa. Si una tumoración renal contiene grasa y calcificaciones, se sospecha carcinoma de células renales y se recomienda la realización de estudios adicionales de imagen con TC con medio de contraste y resonancia magnética.

El término **reflujo vesicoureteral** describe el retorno de orina en forma retrógrada hacia los uréteres y suele limitarse a la niñez, periodo en que puede haber predisposición a infección de vías urinarias. Se diagnostica reflujo mediante el cistouretrograma miccional (CUM), en el cual se introduce medio de contraste a través de un catéter ureteral hacia la vejiga. Puede utilizarse fluoroscopia para detectar y cuantificar el reflujo

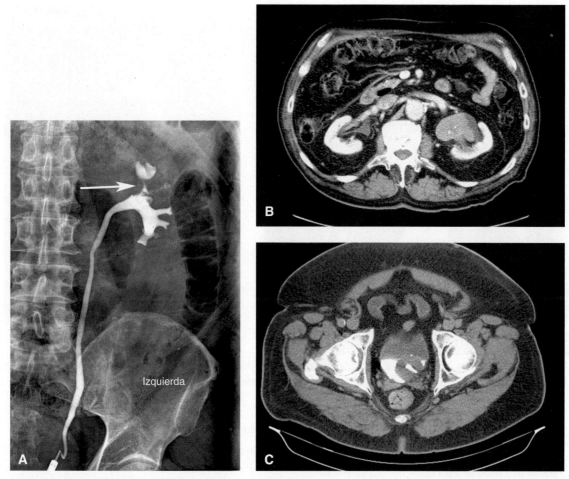

FIGURA 3-50. Carcinoma de células transicionales en diferentes pacientes. **A:** Mielograma retrógrado izquierdo que muestra un defecto de llenado en el sistema colector, en el polo superior (*flecha*). **B:** TC axial que muestra una tumoración grande dependiente de tejidos blandos que ocupa gran parte del sistema colector renal izquierdo. **C:** Imagen tardía de una urografía por TC que muestra un defecto de llenado en la vejiga.

TABLA 3-15	Clasificación de Bosniak de las tumoraciones quísticas renales	
Clasificación	**Características de las imágenes**	**Vigilancia/tratamiento**
I	Atenuación de 10 a 20 UH. Pared imperceptiblemente delgada. Sin tabiques. Sin calcificaciones	Ninguno
II	Atenuación de 10 a 20 UH. Quizá pocos tabiques delgados con reforzamiento mínimo	Ninguno
II F	Múltiples tabiques con engrosamiento liso con o sin calcificaciones murales. También quistes con hiperatenuación, que no se refuerza con el medio de contraste >3 cm	Vigilancia
III	Paredes engrosadas o irregulares o tabiques con reforzamiento mensurable	Resección
IV	Discreto reforzamiento de los componentes del nódulo	Resección

Ward RD, Remer EM. Cystic renal masses: an imaging update. *Eur J Radiol.* 2018;99:103-110.

vesicoureteral (fig. 3-54). Al completar el estudio, el paciente orina nuevamente bajo el fluoroscopio para permitir el diagnóstico de anomalías de la uretra, estructura anatómica que puede causar obstrucción vesical y reflujo vesicoureteral secundario.

La cistografía y la uretra retrógrada se realizan para detectar extravasación vesical o ureteral en pacientes con traumatismo pélvico. La inyección directa de material de contraste en la vejiga o el uréter (pielografía retrógrada) es de utilidad cuando es necesaria la visualización detallada de una porción del uréter o del sistema pelvocaliceal. Esto se realiza en combinación con cistoscopia y ureteroscopia.

Glándulas suprarrenales

El uso amplio de imágenes ha incrementado una mayor detección de lesiones suprarrenales incidentales, las cuales se detectan en 5% de todos los exámenes tomográficos del abdomen

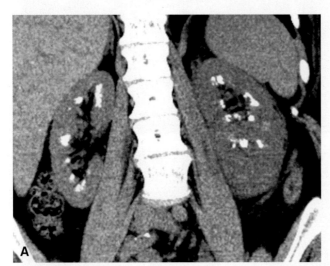

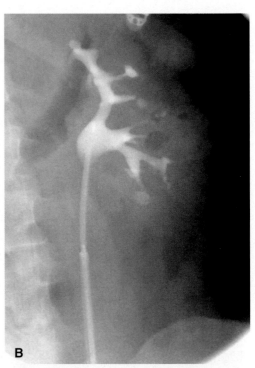

FIGURA 3-51. **Nefrocalcinosis. A:** TC coronal sin medio de contraste que muestra múltiples opacidades calcificadas en la médula renal. **B:** Pielograma retrógrado que confirma la ubicación de estas opacidades.

realizados. En pacientes estudiados por cáncer conocido, la incidencia de nódulos suprarrenales es superior a 10%, pero sólo una tercera parte de los casos corresponde a metástasis. En la TC sin medio de contraste, hallazgos que hacen sospechar cáncer incluyen tamaño (>4 cm), bordes irregulares, aspecto heterogéneo y aumento de tamaño. Los adenomas suprarrenales presentan reforzamiento con rapidez en la TC después de la inyección de medio de contraste y muestran eliminación rápida del medio de contraste. Las lesiones suprarrenales malignas suelen mostrar una eliminación más lenta del medio de contraste en comparación con los adenomas. Si el paciente es sometido a obtención de imágenes 15 min después de la administración de medio de contraste, un porcentaje absoluto de eliminación de medio de contraste de 60% o mayor tiene una precisión de casi 90% para el diagnóstico de adenoma. La mayoría de los adenomas suprarrenales no son funcionales. La presentación clínica de los tumores funcionales de la glándula suprarrenal depende de la hormona secretada (tablas 3-16 y 3-17).

La **obtención de muestras de la vena suprarrenal** se recomienda en pacientes con hiperaldosteronismo primario (hipertensión e hipopotasemia) para determinar cuál glándula suprarrenal es la que produce cantidades excesivas de aldosterona, ya que los estudios de imagen (TC o RM) tienen una sensibilidad de sólo 50% para la detección de adenomas suprarrenales. El hiperaldosteronismo primario puede ser ocasionado por hiperplasia suprarrenal bilateral, en cuyo caso las concentraciones de aldosterona de ambas glándulas suprarrenales son equivalentes. Los **feocromocitomas** suelen ser grandes (>4 cm). No deben someterse a biopsia por el riesgo de crisis hipertensiva. Los tumores malignos de la glándula suprarrenal incluyen metástasis (fig. 3-55), carcinoma suprarrenocortical y linfoma.

Aorta abdominal

La angiografía por tomografía computarizada (ATC) es la modalidad de elección para estudios de imagen de la aorta abdominal, por su disponibilidad y velocidad. Aunque es posible diagnosticar rotura de un **aneurisma de la aorta abdominal (AAA)** con una TC sin medio de contraste, es necesario administrar medio de contraste para la valoración y medición de la luz del aneurisma antes de la reparación endovascular programada (REVP). La información relevante antes de REVP incluye el diámetro máximo de la aorta, longitud y morfología del cuello del aneurisma, diámetro vascular en los sitios de fijación proximal (aórtica) y distal (aórtica o iliacas) y la permeabilidad de los vasos iliacos y femorales para el acceso. En pacientes posoperados de REVP, es necesario realizar una TC tardía para la detección de endofugas (véase cap. 12).

El diámetro normal de la aorta abdominal varía dependiendo de la edad, género y constitución física. En la mayoría de los pacientes, el diámetro de la aorta abdominal es >3 cm con respecto al aneurisma (fig. 3-56). Por ubicación, 90% de los AAA son infrarrenales (inician por debajo de las arterias renales) y 5% son yuxtarrenales (inician al nivel de las arterias renales) y 5% son suprarrenales. La tasa de mortalidad para los aneurismas rotos de aorta abdominal es superior a 80%, lo que hace de ésta una de las enfermedades quirúrgicas más mortales. El riesgo de rotura depende del tamaño del aneurisma. El riesgo promedio de rotura en hombres con AAA de 5 a 5.9 cm es de 1% por año, mientras que en mujeres con AAA de 5 a 5.9 cm es de 3.9% por año; en hombres con 6 cm o más de diámetro del AAA es de 14.1% por año y en mujeres con AAA >6 cm fue de 22.3% por año.

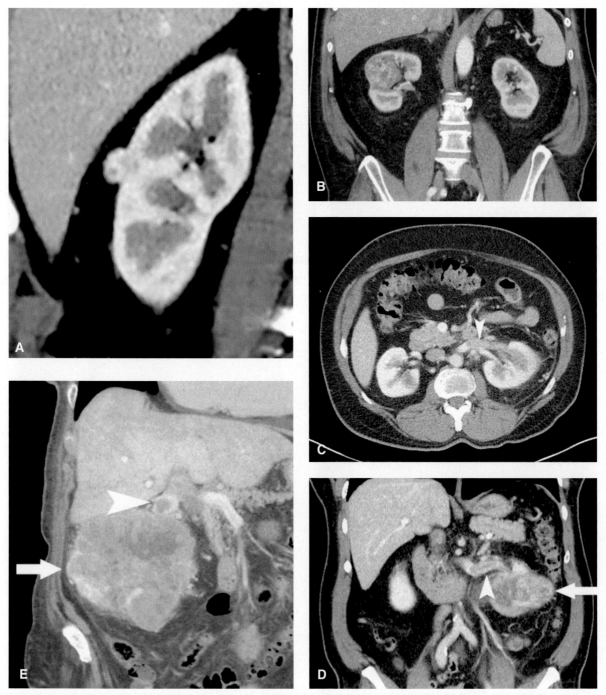

FIGURA 3-52. **Adenocarcinoma renal. A:** Tumoración renal exofítica pequeña (piel mostró carcinoma). **B:** Tumoración renal exofítica grande. **C-E:** Trombosis de la vena renal por extensión tumoral (*puntas de flecha*) por carcinoma (*flechas*).

A la fecha, se recomienda la reparación programada en hombres con AAA asintomáticos >5.5 cm de diámetro o en los casos en que el aneurisma se expanda más de 0.5 cm en un periodo de seis meses. En mujeres, se recomienda la reparación de AAA >5 cm, ya que el riesgo de rotura es mayor en mujeres que en hombres. También puede considerarse la reparación para personas con AAA que tengan más del doble del tamaño de una porción normal de la aorta.

La US Preventative Task Force recomienda la **detección ecográfica de AAA** en hombres entre 65 y 75 años que han fumado y en individuos de 60 años o mayores con antecedente familiar de AAA. Aunque el riesgo de AAA es mucho mayor en mujeres que en hombres, el riesgo de rotura en mujeres es mayor que en hombres y algunos recomiendan la detección en una ocasión para mujeres con factores de riesgo.

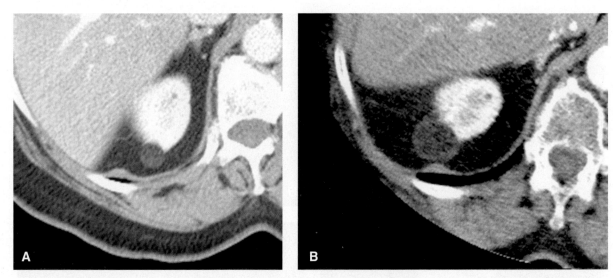

FIGURA 3-53. **Angiomiolipoma renal. A y B:** TC axial con cinco años de diferencia que muestra incremento en el tamaño del tumor que contiene grasa.

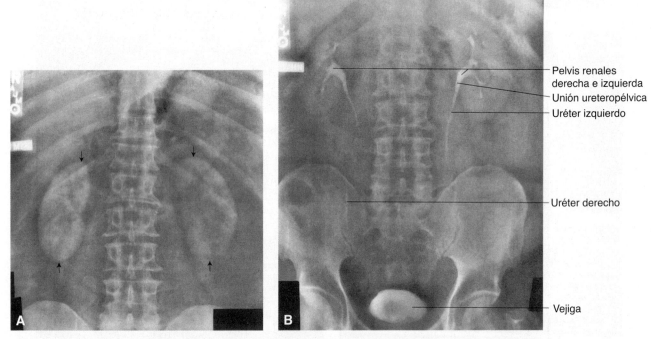

FIGURA 3-54. **Radiografía AP de abdomen, urografía excretora.** Normal. **A:** Estos son nefrogramas simétricos que se tomaron un minuto después de la inyección de medio de contraste. Se definen con claridad los contornos renales (*flechas*) por la presencia de medio de contraste en los riñones. **B:** Obsérvese que es posible visualizar los cálices renales, infundíbulos, pelvis renales, porciones del uréter y vejiga en esta radiografía tomada 15 min después de la administración de medio de contraste.

Una **úlcera aterosclerótica penetrante** (UAP) se extiende hacia la capa media de la pared aórtica. La UAP puede resolverse o progresar a un hematoma intramural, disección, seudoaneurisma o rotura aórtica. La **disección aislada de la aorta abdominal** es rara comparada con la disección de la aorta torácica. La mayoría de las disecciones aisladas de la aorta abdominal ocurre a nivel infrarrenal y podrían no afectar las arterias mesentérica o renal. En la TC, un colgajo de la íntima divide la aorta en luz verdadera y falsa, de las cuales la luz verdadera típicamente es más pequeña y presenta reforzamiento más rápido comparado con la luz falsa. El **hematoma intramural** es ocasionado por rotura de los *vasa vasorum* en la capa aórtica media y simula la disección aórtica en etapas tempranas. El hematoma intramural se observa como un hematoma

TABLA 3-16	Síndromes clínicos por adenomas suprarrenales funcionales	
Síndrome clínico	**Producción hormonal**	
Conns	Hiperaldosteronismo primario	
Cushing	Hipercortisolismo primario	
Feocromocitoma	Catecolaminas	
Carcinoma suprarrenal	Síndrome de Cushing relacionado con la virilización o feminización	

TABLA 3-17	Causas de abdomen agudo por cuadrante abdominal	
Cuadrante superior derecho	**Cuadrante superior izquierdo**	
Colecistitis	Úlcera péptica	
Colangitis	Perforación intestinal	
Hepatitis	Infarto esplénico	
Cuadrante inferior derecho	**Cuadrante inferior izquierdo**	
Apendicitis	Diverticulitis	
Diverticulitis	Cálculo ureteral	
Enfermedad intestinal inflamatoria	Colitis	
Cálculo ureteral		

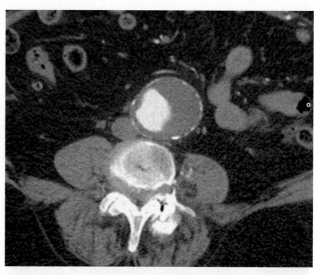

FIGURA 3-56. Aneurisma de aorta abdominal. TC axial que muestra un aneurisma de aorta abdominal infrarrenal de 6 cm no roto con trombo intraluminal.

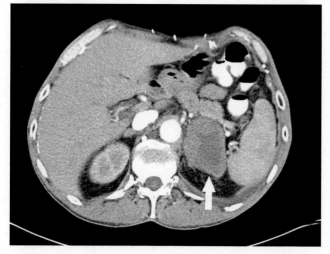

FIGURA 3-55. Metástasis suprarrenal. La TC axial muestra aumento notable de la glándula suprarrenal izquierda (*flecha*) por metástasis de un cáncer pulmonar.

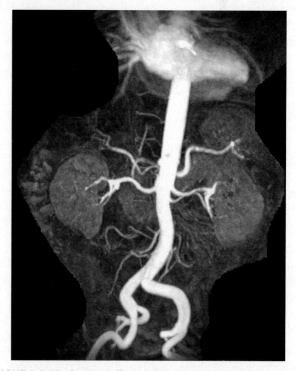

FIGURA 3-57. Angiografía por RM. Sistema aortoiliaco normal.

excéntrico, semilunar en la pared aórtica, que se observa mejor como una hiperatenuación anormal de contorno liso en las imágenes sin medio de contraste. El hematoma intramural puede desaparecer, estabilizarse o progresar a disección aórtica.

También puede utilizarse angiografía por RM para obtener imágenes de la aorta, desde la válvula hasta la bifurcación, además de obtener imágenes del sistema iliaco y de la irrigación a las extremidades inferiores (fig. 3-57).

Vena cava inferior

Las **variantes congénitas de la vena cava inferior (VCI)** incluyen su ausencia, duplicación, ubicación del lado izquierdo, continuación de las venas ácigos o hemiácigos y formación de membranas. La **duplicación** de la VCI ocurre en menos de 1% de la población, pero es un importante diagnóstico en pacientes que serán sometidos a colocación de filtro en la vena cava inferior para prevenir una embolia pulmonar. Es necesario

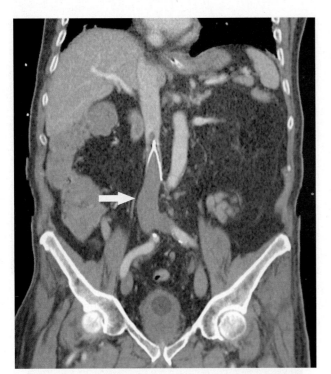

FIGURA 3-58. **Trombosis de la vena cava inferior (VCI).** La reconstrucción de una TC muestra trombosis de la VCI infrarrenal (*flecha*). Obsérvese la diferencia en la densidad del medio de contraste por arriba del filtro en la VCI por el flujo de la vena renal en comparación con el trombo por debajo del filtro en la VCI.

colocar un segundo filtro en la VCI en pacientes con duplicación de dicho vaso.

La RM con medio de contraste es más confiable que la TC para evaluar los trombos tumorales en la VCI. Cuando se utiliza TC, un retraso en la obtención de imágenes de 90 s después de la inyección del medio de contraste permite una mejor visualización de la VCI. Puede utilizarse ecografía, incluidos los estudios Doppler, para la obtención de imágenes de la VCI, aunque puede haber visualización limitada de la VCI intrahepática por la presencia de gas intestinal. La ecografía Doppler puede utilizarse para valorar el flujo de la vena cava inferior.

La **trombosis de la VCI** es una complicación bien reconocida de la colocación de filtros en la VCI, que ocurre a una tasa de aproximadamente 1% de pacientes por año (fig. 3-58). Los pacientes se presentan con edema bilateral de las extremidades inferiores y colaterales venosas bien desarrolladas que pueden ser aparentes en los estudios de imagen. El flujo de la vena renal típicamente se conserva, ya que la mayoría de los filtros se colocan en la VCI infrarrenal. La complicación de trombosis de VCI ha contribuido al aumento en la utilización de filtros transitorios de VCI, que pueden recuperarse cuando se reduce el riesgo de embolia pulmonar (véase cap. 12).

Cavidad peritoneal y espacio retroperitoneal

La **cavidad peritoneal** es un espacio potencial entre el peritoneo parietal y el peritoneo visceral y en condiciones normales contiene sólo una pequeña cantidad de líquido peritoneal. El

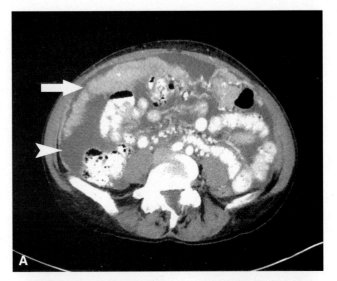

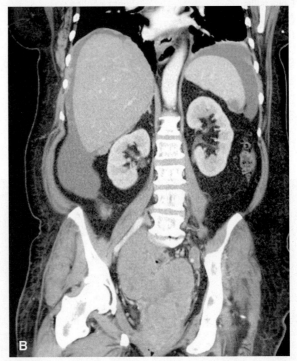

FIGURA 3-59. **Metástasis peritoneales. A:** TC axial de la porción baja del abdomen que muestra empastamiento del epiplón (*flecha*) y ascitis (*punta de flecha*) por enfermedad metastásica. **B:** TC con reconstrucción coronal que muestra ascitis y tumoración pélvica de tejidos blandos.

espacio actúa como vía para la diseminación de enfermedad metastásica (fig. 3-59). El **espacio retroperitoneal (retroperitoneo)** es un espacio potencial ubicado por detrás del peritoneo. Las estructuras en este "espacio" incluyen la aorta, VCI, riñón, uréter, glándula suprarrenal, páncreas, segunda, tercera y cuarta porciones del duodeno y colon ascendente y descendente, ya que estas estructuras tienen peritoneo sobre su superficie anterior. Otros contenidos incluyen ganglios linfáticos, que cuando aumentan de tamaño, pueden ocasionar obstrucción de otras estructuras en el espacio retroperitoneal (fig. 3-60).

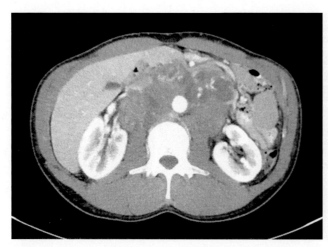

FIGURA 3-60. Linfadenopatía retroperitoneal. TC axial que muestra linfadenopatía retroperitoneal extensa que rodea la aorta.

ABDOMEN AGUDO

El trastorno clínico de abdomen agudo puede definirse como inicio súbito (<24 h) de dolor abdominal localizado o generalizado, que por lo general obliga al paciente a buscar valoración médica. Los estudios de imágenes transversales (US, TC, RM) desempeñan una función crucial en el tratamiento de pacientes con dolor abdominal agudo. La TC con medio de contraste de abdomen y pelvis es el examen preferido por su capacidad para proporcionar una visión global, un menor tiempo de adquisición, uso potencial de múltiples fases de reforzamiento con medio de contraste y reconstrucción de imágenes.

El diagnóstico obtenido por TC para las causas de dolor abdominal se acerca a 50% y puede encontrarse un diagnóstico no sospechado en casi 25% de los pacientes. Las reconstrucciones de cortes coronales y sagitales por TC deben realizarse de manera sistemática para facilitar un diagnóstico radiológico preciso. La ecografía es a menudo la primera modalidad de imagen utilizada en mujeres embarazadas con abdomen agudo. En mujeres embarazadas, después de la ecografía puede realizarse RM sin medio de contraste, pero es inferior a la TC para el diagnóstico de cálculos renales. Pese a tiempos más prolongados de adquisición, la RM también es de utilidad en el diagnóstico de trastornos intestinales agudos y urgencias ginecológicas como hemorragia ovárica, embarazo ectópico, rotura de tumores, torsión, hemorragia, infarto y enfermedad inflamatoria pélvica. En la práctica, la factibilidad de realizar ecografía o RM para dolor abdominal agudo depende de la experiencia institucional, su disponibilidad y la adopción de protocolos dirigidos a la adquisición rápida y a la valoración de múltiples órganos.

Casi 33% de los pacientes con abdomen agudo nunca tiene un diagnóstico, un 33% tiene apendicitis y otro 33% tiene algún otro trastorno como colecistitis aguda, oclusión intestinal, pancreatitis, cólico renal, úlcera péptica perforada, cáncer y diverticulitis. En personas de edad avanzada, el diagnóstico más común es la oclusión intestinal, diverticulitis, rotura y disección de aneurisma de aorta abdominal, isquemia intestinal, apendicitis y obstrucción cólica. Los signos típicos de septicemia abdominal pueden estar ausentes en pacientes neutropénicos, en quienes el retraso en el diagnóstico puede ocasionar tasas elevadas de mortalidad. Hasta 75% de los pacientes después de cirugía colorrectal con sospecha clínica de infección tienen acumulación de líquido, pero sólo aquellas muestras que se encuentran en estrecha proximidad con el sitio quirúrgico tienen probabilidad de corresponder a acumulaciones infectadas de líquido.

Excepto en aquellos casos en quienes se sospecha perforación intestinal o dehiscencia posoperatoria de anastomosis, no debe administrarse medio de contraste oral para pacientes con abdomen agudo antes de realizar la TC por el retraso asociado con la obtención de imágenes y por los beneficios diagnósticos cuestionables.

Dolor en el cuadrante inferior derecho del abdomen

En pacientes con dolor en el cuadrante inferior derecho del abdomen, con fiebre y leucocitosis, el diagnóstico diferencial incluye **apendicitis aguda**, adenitis mesentérica, diverticulitis del lado derecho del colon y enfermedad intestinal inflamatoria. La TC de abdomen y pelvis con medio de contraste suelen ser apropiadas para valorar una posible apendicitis en adultos. En mujeres embarazadas, se recomienda el uso de ecografía o RM sin medio de contraste, prefiriéndose la primera modalidad para niños con sospecha de apendicitis. La apendicitis aguda es la urgencia quirúrgica no obstétrica más común en mujeres embarazadas; complicaciones de esta enfermedad incluyen trabajo de parto prematuro y muerte materna y fetal después de la perforación apendicular. La tasa de muerte fetal excede 30% en pacientes con apendicitis perforada.

La utilidad de la ecografía como la modalidad primaria para el diagnóstico de apendicitis aguda es desalentadora, porque la técnica depende del operador y la tasa de incapacidad para visualizar el apéndice puede ser hasta 27%, incluso con expertos (fig. 3-61). Las limitaciones de la ecografía incluyen incapacidad para obtener imágenes ubicadas por detrás de gas intestinal y disminución de la sensibilidad en pacientes obesos. En la apendicitis gangrenosa se observan anomalías apendiculares, con un apéndice como una estructura tubular no susceptible de compresión, de más de 6 mm, con disminución o ausencia de flujo en la ecografía Doppler (fig. 3-62 A-C). El aspecto en la resonancia magnética de la apendicitis aguda incluye dilatación apendicular con un grosor de la pared >2 mm y líquido hiperintenso en la ponderación en T2 y en la grasa periapendicular adyacente (fig. 3-62D).

El aspecto tomográfico de la apendicitis aguda depende del grado de inflamación; los casos leves muestran distensión apendicular de hasta 6 mm de diámetro y mínimas estrías grasas. En casos más graves, hay engrosamiento circunferencial de la pared apendicular con el reforzamiento con medio de contraste y diámetro de la luz apendicular de hasta 15 mm, con inflamación de las estrías adiposas. La presencia de un absceso o aire intraluminal puede indicar la presencia de perforación apendicular (fig. 3-63).

La exacerbación aguda de la **enfermedad de Crohn** puede presentarse como dolor en el cuadrante inferior derecho del abdomen por su predilección para afectar el íleon terminal. La TC o RM (preferida en pacientes jóvenes) típicamente muestra reforzamiento de la mucosa y engrosamiento mural, con posibles complicaciones de fístula y formación de absceso.

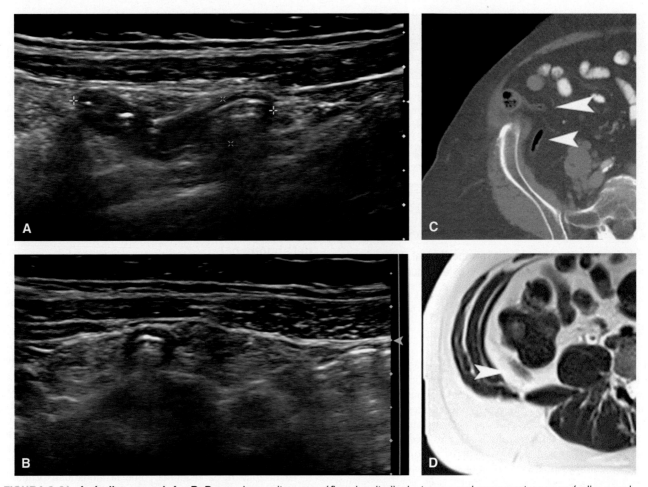

FIGURA 3-61. Apéndice normal. A y B: Proyecciones ultrasonográficas longitudinal y transversal que muestran un apéndice cecal normal, sin engrosamiento parietal ni acumulación local de líquidos. **C:** TC axial que muestra un apéndice sano (*puntas de flechas*). **D:** RM axial que muestra un apéndice sano (*punta de flecha*).

Dolor en el cuadrante superior derecho del abdomen

La ecografía es el estudio inicial de primera elección para pacientes con síntomas biliares o dolor en el cuadrante superior derecho del abdomen, porque es muy preciso para diagnosticar o descartar cálculos biliares (fig. 3-64A y B). La mayoría de los casos de **colecistitis aguda** se debe a la retención de cálculos en el conducto cístico que ocasionan distensión de la vesícula biliar. Un signo de Murphy positivo en la gammagrafía en presencia de cálculos biliares tiene un valor predictivo muy positivo para el diagnóstico de colecistitis aguda. El engrosamiento difuso de la pared vesicular (>3 mm) se observa en la mayoría de pacientes con colecistitis aguda, pero también se encuentra en otras enfermedades que incluyen ascitis, hepatopatía crónica e insuficiencia cardiaca. Si la ecografía es negativa, es apropiado realizar TC con medio de contraste para el diagnóstico de complicaciones como gangrena de la vesícula biliar, formación de gas, hemorragia intraluminal y perforación (fig. 3-64C). Sin embargo, la sensibilidad de la TC para la detección de cálculos biliares *es inferior* a las de la ecografía porque depende de una densidad diferente de los cálculos biliares con

respecto a la bilis. La **colecistitis crónica** invariablemente se asocia con la presencia de cálculos biliares, lo que causa que la pared de la vesícula biliar se torne gruesa y fibrosa. En la TC, puede haber ausencia de hiperemia del parénquima hepático adyacente y cambios inflamatorios alrededor de la vesícula biliar, sin visualización de los cálculos biliares. Las radiografías simples son de utilidad limitada porque sólo 20% de los cálculos biliares son radiopacos. En el capítulo 10 se revisa la utilidad de la gammagrafía hepatobiliar. La **colecistitis aguda acalculosa (CAA)** representa 10% de todos los casos de colecistitis aguda y ocurre más a menudo en pacientes con enfermedad crítica (fig. 3-65). Los factores de riesgo para desarrollar CAA incluyen estasis biliar, obstrucción del conducto cístico e infección. La gammagrafía hepática es de utilidad limitada con tasa de resultados falsos positivos de hasta 40% en pacientes con CAA. La gangrena y perforación de la vesícula biliar son dos complicaciones graves de la colecistitis aguda. La falta de reforzamiento de la pared vesicular con medio de contraste en la TC se observa en casos de gangrena, que puede progresar a perforación y acumulación local de líquido en el lecho vesicular o el desarrollo de líquido libre intraperitoneal. La **colecistitis enfisematosa** aparece como gas intramural en la TC (fig. 3-66).

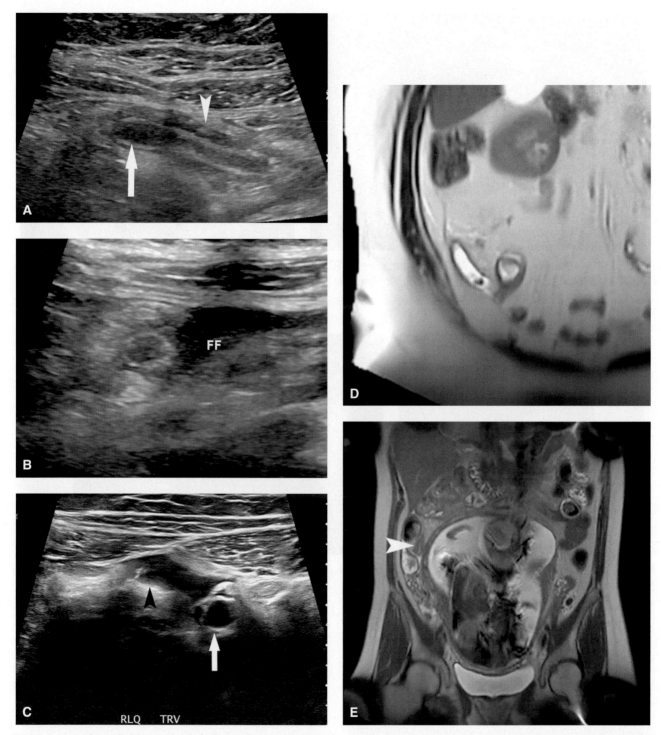

FIGURA 3-62. **Apendicitis aguda. A-C:** Ecografía que muestra aumento de tamaño del apéndice, engrosamiento de la pared (*flecha*) y líquido focal adyacente (FF y *puntas de flecha*). **D:** La RM muestra aumento de tamaño del apéndice con líquido adyacente. **E:** RM que muestra inflamación del apéndice (*punta de flecha*) en pacientes embarazadas. Obsérvese la posición relativamente alta del apéndice durante el embarazo.

La **colecistostomía percutánea** es el tratamiento de elección para la mayoría de los pacientes con colecistitis aguda, lo que permite la descompresión de la vesícula biliar y resolución de la inflamación, provocando un intervalo más seguro y menos complicado para la colecistectomía, seis semanas más tarde.

Coledocolitiasis

La mayoría de los cálculos en el colédoco migra de la vesícula biliar a través de un conducto cístico permeable y puede manifestarse como cólico biliar, pancreatitis aguda o colangitis. La colangiografía por RM, con ponderación en T2 intensa,

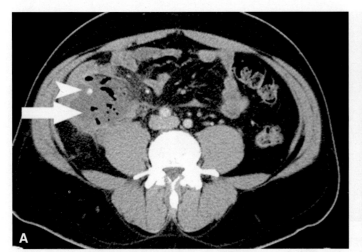
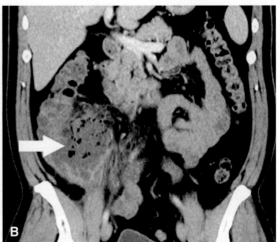

FIGURA 3-63. **Absceso apendicular. A y B:** Reconstrucción de TC axial y coronal que muestra un absceso bien definido (*flechas*) en el cuadrante inferior derecho secundario a apendicitis. Obsérvese el apendicolito (*punta de flecha*).

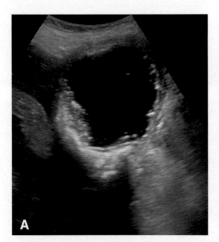
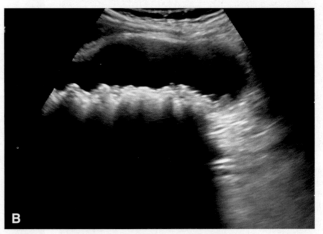

FIGURA 3-64. **Colecistitis aguda. A y B:** La ecografía muestra múltiples cálculos biliares con sombra ecógena y engrosamiento de la pared de la vesícula biliar compatibles con colecistitis.

utilizando cortes finos, permite el diagnóstico preciso de coledocolitiasis, en la cual los cálculos aparecen como defectos de llenado con señal de baja intensidad (fig. 3.44B). En la colangitis, se observa inflamación portal en el sistema ductal intrahepático y extrahepático en la colangiografía por RM. Es necesario realizar colangiopancreatografía endoscópica retrógrada o colangiografía transhepática percutánea y drenaje para la descompresión de la vía biliar obstruida.

Las **hepatopatías** como hepatitis aguda, absceso hepático, tumores hepáticos que pueden sangrar, trombosis de la vena porta y síndrome de Budd-Chiari pueden presentarse con dolor en el cuadrante superior derecho del abdomen. Antes de la amplia disponibilidad de antibióticos, la diseminación hepática a través de la vena porta por apendicitis o diverticulitis era la causa más común de absceso hepático. A la fecha, la vía biliar (colecistitis) es la causa más común de absceso hepático. La ecografía y TC son pruebas sensibles para la detección de absceso hepático (fig. 3-67).

La **apendicitis aguda** puede manifestarse con dolor en el cuadrante *superior* derecho del abdomen durante el embarazo o en pacientes con apendicitis retrocecal.

Dolor en el cuadrante inferior izquierdo del abdomen

La causa más común de dolor en el cuadrante inferior izquierdo del abdomen en adultos es la **diverticulitis**, que ocurre hasta en 25% de los pacientes con diverticulosis. La utilidad de los estudios de imagen, de preferencia TC con medio de contraste del abdomen y pelvis, es confirmar el diagnóstico de diverticulitis, valorar la extensión de la enfermedad y detectar posibles complicaciones como abscesos, fístulas, obstrucción o perforación, antes de decidir el tratamiento conservador, intervencionista o quirúrgico apropiado. En general, no se administra medio de contraste oral, ya que ofrece beneficios diagnósticos limitados en pacientes con dolor abdominal. En pacientes

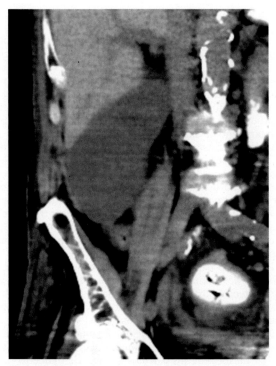

FIGURA 3-65. **Colecistitis litiásica aguda.** Reconstrucción coronal de una TC que muestra distensión de la vesícula biliar sin cálculos.

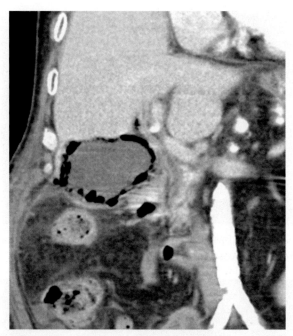

FIGURA 3-66. **Colecistitis enfisematosa aguda.** Reconstrucción coronal. La TC muestra gas intramural en la pared de la vesícula biliar.

con diverticulitis, el medio de contraste rectal tiene utilidad limitada para el diagnóstico de perforación. Los hallazgos tomográficos de la diverticulitis incluyen engrosamiento de la pared intestinal (>3 mm en la inflamación colónica) y diverticulosis (fig. 3-68). La presencia de un absceso, aire o líquido libre deben buscarse, ya que podría estar indicado el drenaje percutáneo o la cirugía (figs. 3-69 y 3-70). Otras complicaciones de la diverticulitis incluyen obstrucción intestinal y formación de fístula. El diagnóstico diferencial de diverticulitis perfo-

rada incluye cáncer de colon perforado, que debe descartarse una vez que desaparece la inflamación.

Cálculos renales

Los **cálculos renales** afectan aproximadamente a 1 de 11 personas en Estados Unidos y el cólico ureteral representa casi 1% de todas las hospitalizaciones. Las recomendaciones actuales del American College of Radiology (ACR) y de la American Urological Association son la TC en dosis baja sin medio de contraste como protocolo para los cálculos, incluido abdomen y pelvis, en pacientes que acuden con posibles cálculos

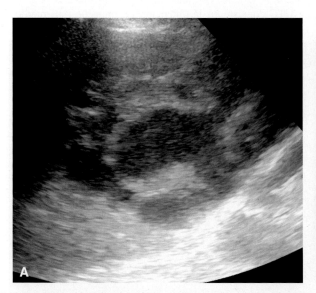

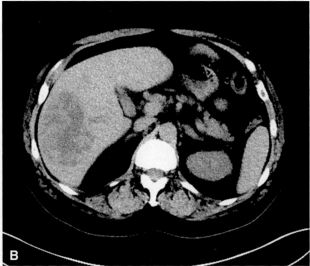

FIGURA 3-67. **Absceso hepático. A:** Ecografía del hígado que muestra tumor hipoecoico mal definido compatible con absceso. **B:** TC axial que muestra tumoración hipodensa, heterogénea, grande.

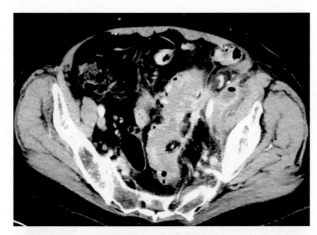

FIGURA 3-68. **Diverticulitis.** La TC axial muestra inflamación difusa del colon sigmoides y un pequeño absceso diverticular asociado.

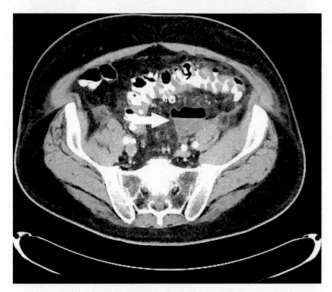

FIGURA 3-69. **Absceso diverticular.** La TC axial muestra una gran acumulación de líquido en el cuadrante inferior izquierdo del abdomen (*flecha*) con un nivel hidroaéreo.

renales. El uso de medio de contraste IV no se recomienda, excepto en pacientes con aumento unilateral del tamaño del riñón con factores de riesgo para infarto renal o trombosis venosa, tumoración renal o quistes complicados o bien, hematuria inexplicada. El uso de radiografías simples tiene utilidad limitada en pacientes con sospecha de cálculos renales por su relativa baja sensibilidad y especificidad, y se reservan para la intervención quirúrgica programada, para la confirmación de la ubicación de una endoprótesis y para la vigilancia después del tratamiento de enfermedad por cálculos urinarios.

Puede utilizarse ecografía para la detección de hidronefrosis y debe ser la modalidad diagnóstica inicial en mujeres embarazadas con dolor en el flanco. Puede ocurrir hidronefrosis derecha fisiológica en el segundo trimestre del embarazo por obstrucción de la porción distal del uréter por un útero gestante. Debe utilizarse la RM en el primer trimestre del embarazo durante la organogénesis y la TC durante el segundo trimestre, por su mayor sensibilidad en comparación con la RM para la detección de cálculos.

El protocolo para cálculos de la TC y la urografía intravenosa tiene dosis similares de radiación, pero la TC tiene una tasa de detección más elevada para cálculos en la porción distal del uréter. Un beneficio adicional de la TC fue la detección de hallazgos adicionales significativos.

La probabilidad de eliminación espontánea de un cálculo ureteral tiene relación con el tamaño del cálculo y su ubicación. La mayoría de los cálculos ≤4 mm de diámetro pasan de forma espontánea. La tasa de paso espontáneo de cálculos con diámetro ≥5 mm disminuye progresivamente conforme se incrementa el tamaño del cálculo. Los cálculos a menudo se alojan en una de las tres ubicaciones de los estrechamientos fisiológicos en el uréter: 1) unión ureteropélvica, 2) al nivel de la arteria y vena iliacas comunes y 3) unión ureterovesical. Los cálculos ureterales proximales tienen menor probabilidad de pasar de forma espontánea.

Los estudios de imagen no son necesarios para el diagnóstico de **pielonefritis aguda** y deben reservarse para pacientes que no muestran mejoría clínica después de 72 h de tratamiento con antibióticos. Se recomienda realizar estudios de imagen en grupos específicos de pacientes con mayor riesgo de progresión de la enfermedad, incluidos diabéticos, embarazadas, personas de edad avanzada, individuos con inmunodepresión o aquellos con anomalías genitourinarias congénitas. La UTC consiste en la obtención de imágenes sin medio de

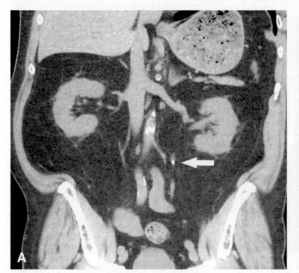

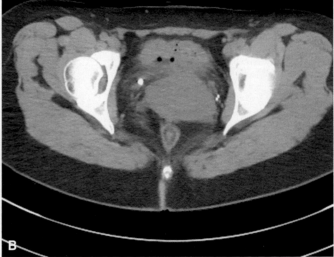

FIGURA 3-70. **Cálculo ureteral** en diferentes pacientes. **A:** TC coronal que muestra un cálculo en la porción media del uréter izquierdo (*flecha*). **B:** TC axial que muestra cálculo distal en el uréter derecho y flebolito venoso pélvico izquierdo.

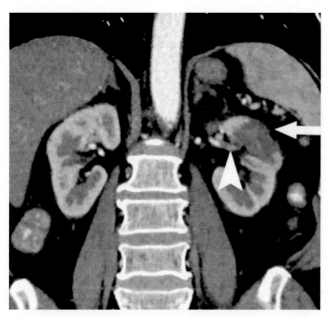

FIGURA 3-71. Infarto renal. TC coronal que muestra un defecto de perfusión cuneiforme en el polo superior del riñón izquierdo (*flecha*) como consecuencia de un trombo en una rama de la arteria renal (*punta de flecha*).

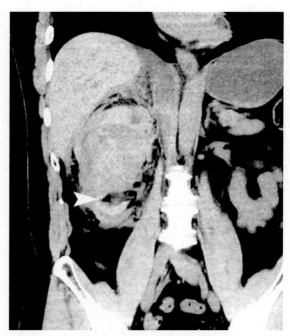

FIGURA 3-72. Angiomiolipoma renal. Reconstrucción coronal de una TC que muestra hematoma renal derecho grande por angiomiolipoma en el polo renal inferior (*punta de flecha*).

contraste, seguido de una nueva secuencia de obtención de imágenes 90 s después de la inyección del medio de contraste IV, cuando hay reforzamiento uniforme del parénquima renal (fase nefrográfica). Se realiza una tercera obtención de imágenes durante la fase excretora para la visualización del sistema colector, uréteres y vejiga. En pacientes jóvenes se prefiere un protocolo de dosis dividida para reducir la dosis de radiación (véase la sección de estudio diagnóstico de la hematuria). Los hallazgos de TC en la pielonefritis aguda incluyen el nefrograma tardío o estriado, aumento de tamaño de los riñones, reforzamiento del urotelio y cambios inflamatorios en la fascia perirrenal. La ecografía suele ser normal en la pielonefritis aguda, pero puede utilizarse para descartar obstrucción. Si están presentes infección y obstrucción (**pionefrosis**), se recomienda la descompresión temprana con nefrostomía percutánea o con colocación de endoprótesis ureteral.

El **infarto renal agudo** se manifiesta con dolor en el flanco de inicio súbito, cuya causa más común es una embolia de origen cardiaco. La UTC puede mostrar oclusión de la arteria renal o de sus ramas y un infarto cuneiforme (fig. 3-71). El diagnóstico diferencial incluye pielonefritis aguda, en la cual la TC muestra inflamación perirrenal y reforzamiento del urotelio. La trombólisis con catéter realizada en etapas tempranas de la arteria ocluida puede restablecer el flujo y conservar la función renal. Puede ocurrir **trombosis de la vena renal** como resultado de una extensión tumoral o de estados de hipercoagulabilidad, como el síndrome nefrótico. El inicio de los síntomas puede ser subagudo. Los hallazgos en la TC incluyen aumento del tamaño de los riñones con edema del seno renal y de la grasa perirrenal. Los trombos tumorales típicamente ocasionan reforzamiento y distensión de la vena renal (fig. 3-52C-E).

En pacientes con **hemorragia renal espontánea**, la UTC es el estudio de elección cuando se presenta hemorragia aguda en la obtención de imágenes sin medio de contraste y se observa

extravasación en la fase arterial. Con frecuencia, la hemorragia espontánea es ocasionada por tumoraciones renales como carcinoma de células renales o angiomiolipoma, un tumor renal benigno en el cual puede desarrollarse y aumentar de tamaño un aneurisma con bajo contenido de elastina (fig. 3-72). Cuando un angiomiolipoma tiene un tamaño >4 cm, el riesgo de hemorragia espontánea es superior a 50% y con diámetros de aneurisma >5 mm es un factor pronóstico positivo de hemorragia subsiguiente. La mayoría de los pacientes con angiomiolipoma pequeños deben ser sometidos a vigilancia tomográfica, con embolización selectiva indicada en pacientes con grandes angiomiolipomas.

Enfermedad intestinal inflamatoria enterocolítides infecciosa aguda

La modalidad preferida es la TC con medio de contraste, por su capacidad para detectar anomalías insospechadas, lo que incluye complicaciones en el contraste de las radiografías simples, las cuales tienen sensibilidad y especificidad limitadas. Las causas de abdomen agudo en pacientes con **enfermedad intestinal inflamatoria** (colitis ulcerosa, enfermedad de Crohn) incluyen colitis grave y trombosis mesentérica venosa. Las manifestaciones en la TC de colitis grave incluyen engrosamiento asimétrico o nodular de pliegues, edema de la submucosa y edema de los tejidos blandos pericolónicos. Si la luz del colon es >6 cm de diámetro, se considera **megacolon** en presencia de colitis (fig. 3-73; tabla 3-18). El uso del adjetivo "tóxico" para describir un megacolon debe reservarse a las manifestaciones clínicas y no es apropiado como un diagnóstico radiológico. Los pacientes con enfermedad intestinal inflamatoria se encuentran en estado de hipercoagulabilidad, con la aparición de trombosis venosa mesentérica aguda en menos de 1% de los casos. Las manifestaciones tomográficas incluyen engrosamiento de la pared del intestino delgado,

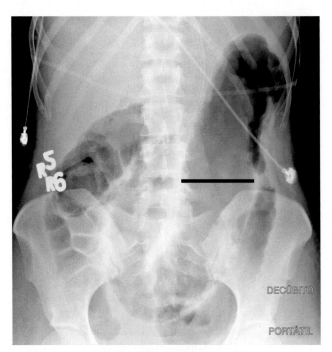

FIGURA 3-73. Megacolon. Radiografía en decúbito dorsal que muestra dilatación del colon transverso (8 cm) (*línea negra*).

TABLA 3-18   Causas de megacolon
Colitis ulcerosa
Enfermedad de Crohn
Infección: colitis seudomembranosa
Isquemia

El término "megacolon tóxico" debe utilizarse sólo en el contexto clínico apropiado.

reforzamiento de la mucosa y edema de la submucosa. Dos complicaciones específicas de la enfermedad de Crohn incluyen oclusión intestinal y enfermedad penetrante. La oclusión intestinal puede deberse a enfermedad estenótica o por adherencias que se originan de cirugías previas. El desarrollo de trayectos fistulosos, fístulas, formación de abscesos y rara vez perforación libre son trastornos que en conjunto se conocen como enfermedad penetrante, una característica de la enfermedad de Crohn. La perforación de intestino delgado ocurre más a menudo que la perforación colónica en la enfermedad de Crohn y a menudo ocurre en un solo sitio.

Enterocolítides infecciosa. Los pacientes con colitis infecciosa rara vez presentan abdomen agudo y no requieren estudios de imagen. Las manifestaciones inespecíficas en la TC incluyen engrosamiento de la pared y reforzamiento homogéneo con bandas en los tejidos blandos y zonas de edema (fig. 3-74). Los pacientes con colitis por *Clostridium difficile* pueden encontrarse clínicamente con afección al estado general y pueden desarrollar megacolon, además de las manifestaciones antes descritas con engrosamiento de la pared intestinal. Puede ocurrir neumatosis con la pérdida de la integridad de la mucosa, pero no implican isquemia.

La **colitis neutropénica** (tiflitis) afecta el ciego e íleon terminal en pacientes con neutropenia después de quimioterapia.

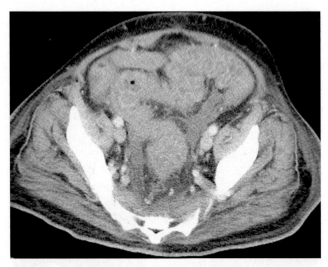

FIGURA 3-74. Colitis seudomembranosa. TC axial que muestra inflamación difusa del colon, cuyo diagnóstico diferencial incluye infección, isquemia y enfermedad diverticular. Se aisló *Clostridium difficile*.

Los hallazgos tomográficos de engrosamiento de la pared intestinal y la formación de bandas en los tejidos blandos adyacentes son similares a los encontrados en la colitis por *C. difficile*.

Pancreatitis aguda

La pancreatitis aguda consiste en inflamación local de la glándula y respuesta inflamatoria sistémica exagerada para la lesión pancreática, que puede evolucionar a falla de múltiples órganos. El alcoholismo y los cálculos biliares son las dos causas más comunes de pancreatitis aguda. La mayoría de los casos de pancreatitis aguda es leve con complicaciones graves, lo que incluye insuficiencia de aparatos y sistemas en hasta en 20% de los casos. La **clasificación revisada de Atlanta para pancreatitis aguda (2012)** diferencia entre las fases temprana (en la primera semana de evolución) y tardía (después de la primera semana) de la enfermedad. Durante la fase temprana, la gravedad depende de la presencia de falla de órganos secundaria a síndrome de respuesta inflamatoria sistémica, más que al desarrollo de complicaciones locales. La fase tardía ocurre sólo en pacientes con pancreatitis moderadamente grave o grave, ya que los pacientes con pancreatitis leve no desarrollan falla de aparatos y sistemas o complicaciones locales.

No suele estar indicada la obtención de imágenes en los primeros días después del inicio de la pancreatitis aguda, ya que las complicaciones como la necrosis grave se observan antes de los cinco a siete días a partir del inicio de los síntomas y el tratamiento inicial depende de los sistemas de calificación que valorar la gravedad clínica. La pancreatitis aguda puede clasificarse con base en la presencia o ausencia de necrosis en la TC con medio de contraste. La TC de fase dual, en la cual el paciente es sometido a obtención de imágenes a los 40 s (fase arterial) y 80 s (fase de la vena porta) después de la inyección de medio de contraste IV, es útil para diagnosticar complicaciones. Bajo la clasificación revisada de Atlanta, ya no se utilizan los términos genéricos de absceso, flemón y "acumulación de líquidos". En la pancreatitis edematosa intersticial

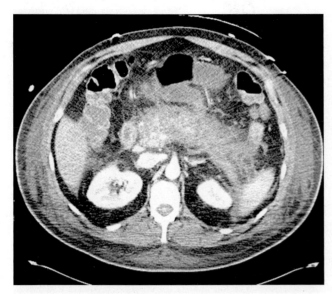

FIGURA 3-75. Pancreatitis aguda. TC axial con medio de contraste que muestra páncreas con inflamación difusa sin necrosis.

(PEI), que representa 90% de los casos, ocurre reforzamiento de la glándula sin necrosis y se observa inflamación peripancreática (fig. 3-75). Complicaciones de la PEI incluyen acumulación aguda de líquido peripancreático (AALP) y formación de seudoquistes. Un seudoquiste contiene jugos pancreáticos, una pared bien definida y por lo general se desarrolla hacia la cuarta semana de evolución (fig. 3-76). Los seudoquistes no contienen restos necróticos y son homogéneos con señales de alta intensidad en la ponderación T2 en la RM. En la pancreatitis necrosante, la TC muestra áreas variables de acumulaciones agudas de tejido necrótico, necrosis limitada o por seudoquistes que aparecen después de la necrosectomía. La falta de gas

en una acumulación de líquidos no descarta infección. La RM es más sensible que la TC para la detección de hemorragia y para el diagnóstico de fístula en el conducto pancreático en una acumulación de líquido. La RM permite la diferenciación entre un seudoquiste, que tiene una señal hiperintensa uniforme en las imágenes con ponderación en T2, de las acumulaciones necróticas, que son heterogéneas y contienen regiones de hipointensidad en T2 relativa y ocasionalmente hiperintensidad en T1 por la presencia de sangre y glóbulos de grasa.

Oclusión intestinal

La obstrucción del intestino delgado y la obstrucción colónica representan casi 20% de los casos de abdomen agudo en adultos. Las causas de obstrucción intestinal varían dependiendo de la ubicación (véase la tabla 3-3). El carcinoma de colon representa casi 50% de los casos de obstrucción colónica en adultos. Las adherencias y hernias causaron oclusión colónica con menos frecuencia que la oclusión de intestino delgado, por la fijación natural del colon y su mayor calibre. La TC detecta con precisión el sitio y la causa de obstrucción en la mayoría de los pacientes. Las complicaciones de obstrucción como isquemia, perforación y neumatosis también se detectan con facilidad en la TC. En las radiografías simples, el intestino suele encontrarse dilatado en sentido proximal al sitio de obstrucción, lo que depende de la suficiencia de la válvula ileocecal. Sin embargo, las radiografías simples tienen sensibilidad moderada para el diagnóstico de oclusión de intestino delgado, además de tener peor desempeño para el diagnóstico de obstrucción de asa cerrada, obstrucción acompañada de isquemia o estrangulamiento.

Las adherencias son la causa más común de oclusión de intestino delgado, cuya incidencia se ha incrementado recientemente por el mayor número de laparotomías realizadas. Mientras que las adherencias no se observan directamente en

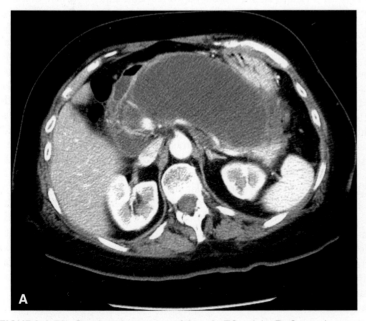
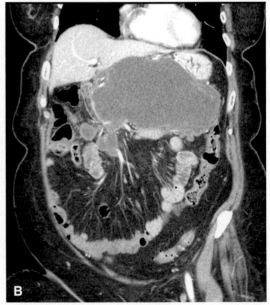

FIGURA 3-76. Seudoquiste pancreático. A: TC axial y **B:** Coronal con medio de contraste que muestra quiste grande, bien definido, seis semanas después de un episodio de pancreatitis aguda.

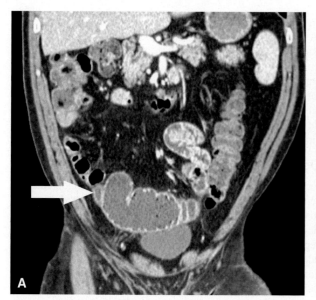
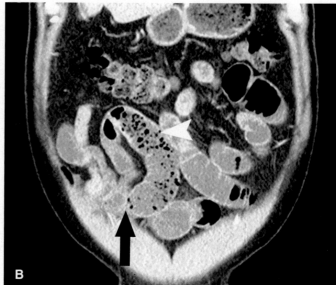

FIGURA 3-77. Obstrucción de intestino delgado. A: Reconstrucción coronal de una TC que muestra asas intestinales dilatadas proximal al punto de transición (*flecha*), distal al cual el calibre del intestino es normal. **B:** En un paciente diferente, el punto de transición (*flecha*) señala el sitio de obstrucción por adherencias. Se observa gas intraluminal ("signo de las heces") (*punta de flecha*) en el asa intestinal dilatada, proximal al sitio de la obstrucción en el cuadrante inferior derecho.

la TC, la transición súbita de un segmento intestinal dilatado a otro no dilatado se observa en el sitio de la obstrucción. Puede observarse la presencia de heces en el intestino delgado en un sitio proximal a la obstrucción (fig. 3-77).

En pacientes con oclusión de intestino delgado parcial o intermitente, la administración de medio de contraste oral puede añadir información funcional a la TC con medio de contraste. Sin embargo, no debe utilizarse medio de contraste oral si se sospecha oclusión de intestino delgado grave, ya que el medio de contraste no alcanza el sitio de la obstrucción ni añadirá información diagnóstica, además de que puede causar complicaciones, en particular vómito. La RM es más apropiada en pacientes jóvenes que tienen antecedente de múltiples revisiones con TC.

Isquemia mesentérica

La **isquemia mesentérica** puede ser aguda o crónica, dependiendo de la duración de inicio y el estado de las arterias subyacentes. La embolia arterial de origen cardiaco es la causa más común de isquemia mesentérica aguda en pacientes que acuden con dolor abdominal de inicio súbito. Los pacientes de edad avanzada pueden tener estenosis ateroesclerótica preexistente en la circulación mesentérica (arterias celiaca, mesentéricas superior e inferior) y de forma más típica se manifiesta con síntomas crónicos como dolor posprandial y pérdida de peso. El tratamiento de la isquemia por estenosis proximal es posible con la colocación de prótesis endovasculares (fig. 3-78). El infarto intestinal causa gas intramural (neumatosis) y gas en la vena porta, que es un signo de mal pronóstico (fig. 3-79). Rara vez, las vasculitis sistémicas como la poliarteritis nudosa y lupus eritematoso sistémico pueden causar isquemia mesentérica distal. Formas menos comunes de isquemia mesentérica incluyen **isquemia venosa**, que es más común en pacientes con antecedente de estado de hipercoagulabilidad y enfermedad intestinal inflamatoria (fig. 3-80). La **isquemia**

mesentérica no oclusiva puede ocurrir más a menudo en personas de edad avanzada como resultado de un bajo gasto cardiaco y deshidratación. Otra población en riesgo de isquemia mesentérica no oclusiva son los pacientes con nefropatía en etapa terminal y hemodiálisis. Estos pacientes tienen enfermedad ateroesclerótica, cuyo efecto se ve exagerado por la hipotensión, que puede ocurrir de manera transitoria durante la hemodiálisis.

Rotura de aneurisma de aorta abdominal

La tasa de mortalidad para aneurisma roto de aorta abdominal es mayor a 80%, lo que la hace una de las enfermedades quirúrgicas más mortales. El riesgo de rotura depende del tamaño del aneurisma. En hombres con AAA ≥6 cm o mayor, la tasa de rotura es de 14.1% por año y en mujeres con AAA ≥6 cm es de 22.3% por año. Los pacientes típicamente acuden con manifestaciones inespecíficas como dolor abdominal o dorsal e hipotensión, de forma que se requiere un elevado índice de sospecha. Mientras que la TC sin medio de contraste es adecuada para diagnosticar una rotura de un aneurisma aórtico, el TC con medio de contraste permite delinear mejor el aneurisma y visualizar los vasos viscerales (fig. 3-81; tabla 3-19). Es necesaria la ATC de abdomen y pelvis si se programa la reparación endovascular de los sitios de fijación proximal y distal, con el fin de determinar la permeabilidad de ambas arterias femorales comunes para el acceso. Sin embargo, la disponibilidad de reparación endovascular de urgencia para AAA roto varía entre las instituciones e incluye la colocación de una endoprótesis aortoilíaca unilateral e injertos de derivación arterial femoro-femoral.

Retroperitoneo y pared abdominal

Los pacientes que reciben anticoagulantes se encuentran en alto riesgo de hemorragia. Dos sitios comunes de hemorragia,

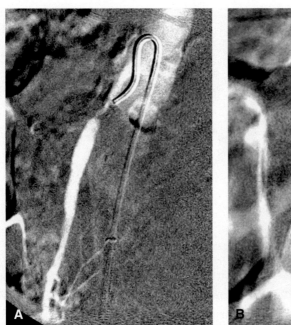
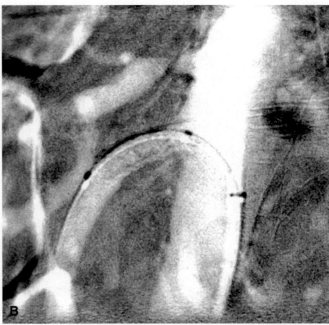

FIGURA 3-78. **Isquemia mesentérica. A:** Angiografía selectiva en la arteria mesentérica superior que muestra estenosis proximal >80% en un paciente con pérdida de peso y angina posprandial. **B:** Colocación de una endoprótesis proximal a la estenosis de la arteria mesentérica superior, con mejoría notable del flujo.

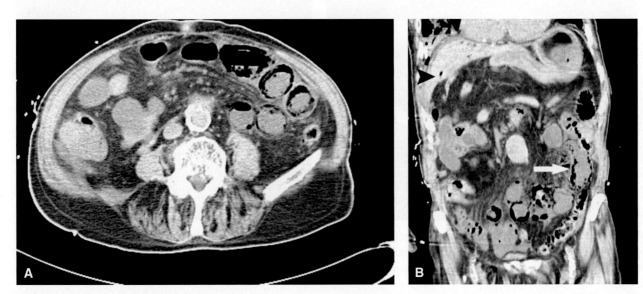

FIGURA 3-79. **Infarto mesentérico. A:** TC axial y **B:** Coronal que muestra neumatosis intestinal extensa (gas intramural) (*flecha*) con gas en el sistema venoso portal (*punta de flecha*).

que se manifiestan como abdomen agudo, son el retroperitoneo y el músculo recto en la pared abdominal anterior (fig. 3-82). La embolización con espirales de las arterias lumbares y de la arteria epigástrica inferior, respectivamente, son el tratamiento apropiado si existe un hematoma significativo.

La **fascitis necrosante** es una infección grave que se desarrolla súbitamente y que se disemina con rapidez, la cual ocurre más a menudo en las extremidades y perineo (fig. 3-83). La mayoría de los casos son ocasionados por más de una bacteria y el tratamiento incluye el desbridamiento quirúrgico urgente y la administración de antibióticos.

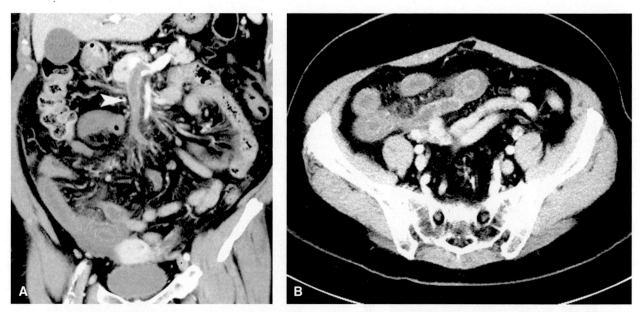

FIGURA 3-80. **Trombosis mesentérica venosa. A:** TC coronal que muestra trombosis extensa de la vena mesentérica superior (*punta de flecha*) en un paciente con hipercoagulabilidad. **B:** TC axial que muestra engrosamiento focal de la pared intestinal en el lado derecho del abdomen con asas de aspecto normal en el lado izquierdo del abdomen.

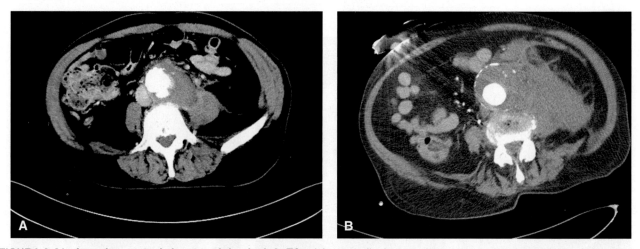

FIGURA 3-81. **Aneurisma roto de la aorta abdominal. A:** TC axial con medio de contraste que muestra un aneurisma aórtico con fuga retroperitoneal que se extiende hacia el lado izquierdo. **B:** TC axial en un paciente diferente, con medio de contraste, que muestra un gran hematoma retroperitoneal izquierdo por fuga a partir de un aneurisma de la aorta abdominal.

TABLA 3-19	Hallazgos tomográficos de rotura o inminencia de rotura de un aneurisma de la aorta abdominal
Primaria	**Secundaria**
Hematoma retroperitoneal	Signo de hiperatenuación presente
Extravasación del medio de contraste	Pérdida de continuidad focal de la calcificación de la íntima
Aspecto deshilachado alrededor del aneurisma	

Modificado de Rakita D, Newatia A, Hines JJ, Siegel DN, Friedman B. Spectrum of TC fndings in rupture and impending rupture of abdominal aortic aneurysms. *Radiographics.* 2007;27(2):497-507.

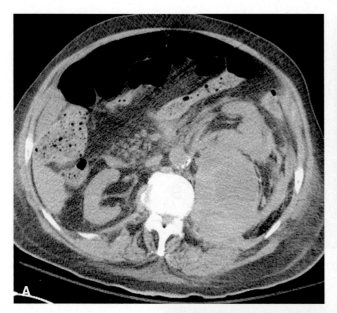
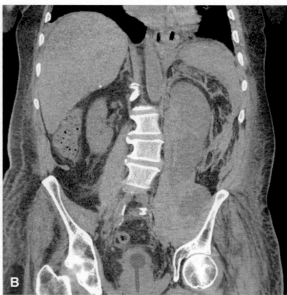
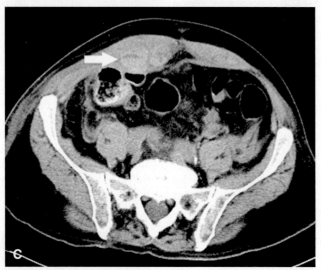

FIGURA 3-82. Hematoma retroperitoneal y de la vaina del músculo recto anterior. A y B: TC axial y coronal que muestra un gran hematoma retroperitoneal izquierdo en un paciente con anticoagulantes. **C:** TC axial que muestra un hematoma en la vaina del músculo recto del abdomen (*flecha*) en la pared abdominal anterior en un paciente anticoagulado.

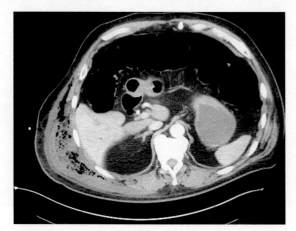

FIGURA 3-83. Fascitis necrosante. TC axial, note gas subcutá-neo e inflamación en la región inferior derecha de la pared torácica.

TRAUMATISMOS

Traumatismos cerrados

Los traumatismos abdominales pueden dividirse en **cerrados** y **penetrantes**; las lesiones penetrantes se dividen en heridas por instrumento punzocortante y heridas por proyectil de arma de fuego. El estado hemodinámico del paciente es el centro inicial de la valoración primaria, ya que la mayoría de pacientes con **inestabilidad hemodinámica** con traumatismos abdominales requerirán tratamiento quirúrgico urgente, mientras que muchos pacientes con **estabilidad hemodinámica** pueden tratarse por medios no quirúrgicos.

Los **pacientes con inestabilidad hemodinámica** (aquellos con hipotensión grave, que no responde al tratamiento, pese a la reanimación intensiva) deben ser sometidos de forma inmediata a ecografía abdominal dirigida (FAST, por sus siglas en inglés), que valora los sitios intraperitoneales declive, donde puede acumularse sangre, lo que incluye el espacio

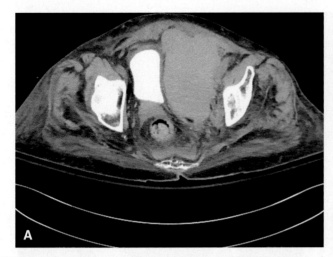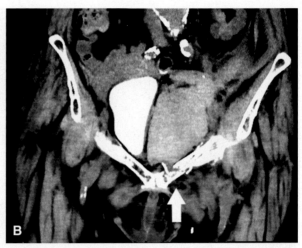

FIGURA 3-84. **Fractura pélvica y hematoma. A:** TC axial y **B:** Coronal que muestra fractura pélvica izquierda (*flecha*) y hematoma asociado.

hepatorrenal (bolsa de Morison), espacio esplenorrenal, región suprapúbica (vejiga y fondo de saco de Douglas) y pericardio. Un estudio FAST positivo sugiere que la hemorragia intraabdominal es la causa de la hipotensión. Los pacientes inestables con hemoperitoneo en la ecografía y sin signos de hemopericardio u otra causa de hipotensión, tratable de manera inmediata, como el neumotórax, deben tratarse de inmediato con laparotomía. Un estudio FAST negativo en un paciente con hipotensión puede indicar hemorragia en otro sitio, como el retroperitoneo o asociado con fractura pélvica (fig. 3-84). Además, la ecografía no es sensible para laceraciones hepáticas o esplénicas o para lesiones intestinales.

Los **pacientes inestables** no deben permanecer en los departamentos de radiología y no deben permanecer por mucho tiempo en dichos servicios. Con la aparición de la TC con múltiples detectores puede realizarse TC de cabeza, cuello, tórax, abdomen y pelvis en menos de 60 s; dicho estudio es factible y justificable en pacientes inestables si se realiza e interpreta con rapidez por un equipo traumatológico bien organizado y si no ocurren retrasos en intervenciones críticas como cirugía de urgencia o angiografía con embolización. Por otra parte, debe resistirse la tentación de obtener "una prueba más de imagen" ya que estos pacientes suelen requerir cirugía inmediata. Si los pacientes inestables no responden a la reanimación y si existe evidencia o sospecha clínica de lesión abdominal, deben ser llevados de inmediato al quirófano.

En pacientes con **estabilidad hemodinámica**, se recomienda realizar TC con medio de contraste del abdomen y pelvis con imágenes de fase venosa portal para la visualización óptima de hemorragia visceral (figs. 3-85 y 3-86). Dependiendo de la naturaleza y mecanismo de la lesión, la TC de tórax con medio de contraste puede incluirse en la exploración física. El hígado es el órgano lesionado más a menudo en el traumatismo abdominal cerrado y frecuentemente es el segundo órgano afectado (después del intestino) en los traumatismos abdominales penetrantes. Los pacientes estables con lesiones de hígado o bazo y con sangre intraperitoneal pueden ser tratados de forma conservadora, sólo con observación. Los sistemas de clasificación basados en TC para contusiones, laceraciones y avulsiones hepática o esplénica son útiles para describir la

naturaleza y extensión de la lesión orgánica, la decisión de qué pacientes requieren cirugía u otras intervenciones como embolización arterial dependen de su estado clínico. La ecografía abdominal tiene una menor sensibilidad que la TC para la detección de lesiones abdominales y una ecografía negativa es insuficiente para decidir qué pacientes deben darse de alta a su domicilio después de un traumatismo abdominal.

El tratamiento conservador del **traumatismo renal** suele ser apropiado para la contusión o laceraciones menores. La angiografía renal con posible embolización está indicada si existe hemorragia en la TC, si existe un hematoma que aumente de tamaño o si existe laceración mayor o avulsión (fig. 3-87). Los pacientes con hematuria macroscópica y fractura pélvica requieren cistografía por TC utilizando medio de

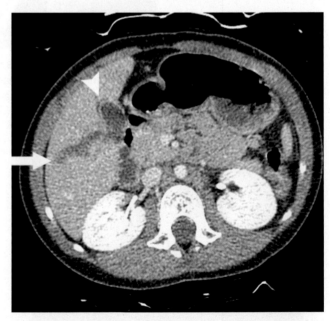

FIGURA 3-85. **Laceración hepática.** Traumatismo cerrado. La TC axial muestra laceración hepática (*flecha*) y líquido libre en la fosa vesicular (*punta de flecha*).

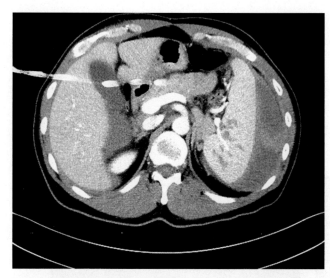

FIGURA 3-86. **Laceración esplénica.** Traumatismo cerrado. TC axial que muestra hematoma periesplénico por laceración esplénica.

contraste yodado diluido, introducido a través de un catéter de Foley para descartar perforación vesical. El traumatismo cerrado grave y las lesiones renales penetrantes tratadas por medios no quirúrgicos se asocian con tasas de complicación de 11.1% y 20%, respectivamente, identificadas en la TC de vigilancia, por lo general en 8 a 10 días, de forma que podría no estar justificado realizar una TC de vigilancia en todos los pacientes (fig. 3-20).

Los **signos de lesión pancreática** en la TC incluyen líquido pancreático (inespecífico), líquido entre el parénquima pancreático y la vena esplénica (específico) y visualización directa de contusión o laceración pancreáticas. Las concentraciones séricas de amilasa y lipasa a menudo son normales en las primeras 3 a 6 h después del traumatismo.

Traumatismos penetrantes

Las heridas abdominales por proyectil de arma de fuego, a causa de su elevada energía cinética, se asocian con tasas de mortalidad más elevadas en comparación con las heridas por instrumento punzocortante. Las lesiones de la aorta abdominal

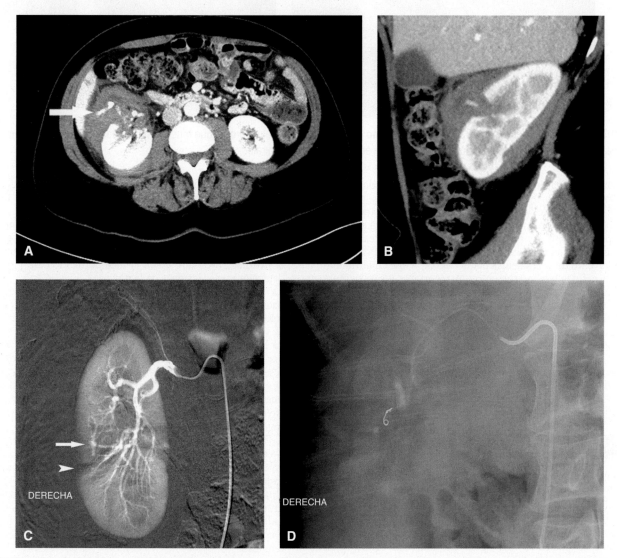

FIGURA 3-87. **Laceración renal.** Traumatismo cerrado. **A y B:** TC axial y sagital que muestra laceración renal derecha con seudo-aneurisma asociado (*flecha*). **C:** La angiografía renal derecha selectiva muestra un seudoaneurisma arterial distal (*flecha*) por laceración parenquimatosa (cabeza de flecha). **D:** Embolización de la arteria renal derecha, distal al seudoaneurisma con espirales.

TABLA 3-20	Complicaciones del traumatismo renal
Tempranas	**Tardías**
Urinoma	Hidronefrosis
Seudoaneurismas	Fístula arteriovenosa
Fístulas	Hipertensión
Hipertensión	Estenosis del uréter

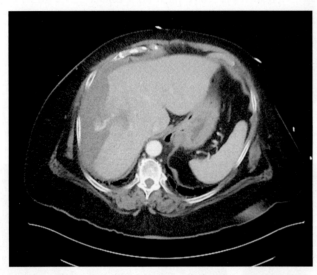 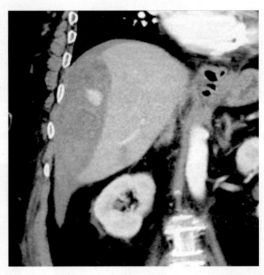

FIGURA 3-88. Laceración hepática por traumatismo penetrante. TC axial y coronal que muestra un seudoaneurisma y un gran hematoma perihepático, que se trató exitosamente con embolización con espirales.

causadas por **traumatismo penetrante**, más a menudo heridas por proyectil de arma de fuego, se asocian con tasas de mortalidad por arriba de 50%. Pueden utilizarse TC de exploración para ubicar cuerpos extraños en individuos que sufrieron heridas por proyectil de arma de fuego. Se recomienda realizar TC con medio de contraste de tórax y abdomen, en especial si el sitio de entrada se encuentra por debajo de la línea intermamaria en heridas por instrumento punzocortante y casi siempre en las heridas por proyectil de arma de fuego. Considérese la TC con administración de medio de contraste de triple fase (sin medio de contraste, una obtención de imágenes a los 40 s después de la administración del medio de contraste en busca de extravasación arterial de una nueva obtención de imágenes 80 s después de la administración del medio de contraste en busca de extravasación en la porción superior del abdomen) y podría considerarse la adición de una cuarta fase (con retraso de 5 a 10 min) si el riñón y el uréter se encuentran en el trayecto del proyectil (fig. 3-88).

PUNTOS CLAVE

- Las radiografías simples se utilizan principalmente para detectar opacidades calcificadas o de otro tipo y para identificar el patrón de gas intestinal.
- El principal diagnóstico diferencial para demasiado gas en el intestino es el hilio adinámico y la obstrucción intestinal.
- Muchos pacientes con signos de abdomen agudo serán sometidos a TC de detección que proporciona la misma información que radiografías simples.

- Las radiografías simples en posición erguida y en decúbito son óptimas para demostrar la presencia de aire libre intraperitoneal.
- Las series de bario esofagogastroduodenales por enema pueden realizarse con medio de contraste o con doble contraste. Los exámenes con doble contraste involucran la insuflación de aire y son el método de elección para la detección de las lesiones de la mucosa.
- La enterografía por TC o RM son las pruebas de elección en pacientes con sospecha de enfermedad de Crohn, ya que el tránsito intestinal no descarta de forma plena enfermedad de Crohn en etapas tempranas.
- La RM estadifica con precisión el carcinoma rectal al obtener imágenes de la fascia mesorrectal y medir el borde de resección circunferencial. La RM puede repetirse después de la quimiorradioterapia neoadyuvante para valorar la respuesta al tratamiento y para la planificación quirúrgica.
- No todo paciente que será sometido a TC con medio de contraste requiere un escaneo sin contraste previo.
- No todo paciente que será sometido a TC con medio de contraste requiere la obtención de imágenes tardías.
- La ecografía y la TC renal son las principales pruebas utilizadas en el estudio diagnóstico de la hematuria.
- Una UTC con bolos dividido de medio de contraste puede utilizarse en pacientes <45 años, para reducir la dosis de radiación.
- La TC es mejor que la RM para la detección de cálculos renales.
- La extensión de un trombo tumoral hacia la vena renal es una característica de mal pronóstico.

- La mayoría de los adenomas suprarrenales no son funcionales y pueden caracterizarse por la medición del tiempo de eliminación del medio de contraste en las TC tardías.
- Para aneurismas de la aorta abdominal de tamaño similar, las mujeres tienen un riesgo relativamente mayor de rotura que los hombres.
- En el tratamiento de pacientes inestables después de traumatismo, deben realizarse estudios de imagen dirigidos tan pronto como sea posible, ya que estos pacientes podrían requerir cirugía urgente.

Lecturas adicionales

Referencia general

1. Gore R, Levine M, eds. *Textbook of Gastrointestinal Radiology.* Elsevier; 2015.

Imágenes durante el embarazo

1. Bahouth SM, Wong VK, Kampalath RV, *et al.* US findings of first-trimester pregnancy radiographics fundamentals | online presentation. *Radiographics.* 2018;38:2193-2194. doi:10.1148/rg.2018180065.
2. Shur J, Bottomley C, Walton K, *et al.* Imaging of acute abdominal pain in the third trimester of pregnancy. *BMJ.* 2018;361:10. doi:1136/bmj.k2511.

Pancreatitis aguda

1. Banks PA, Bollen TL, Dervenis C, *et al.* Classification of acute pancreatitis—2012: revision of the Atlanta classification and definitions by international consensus. *Gut.* 2013;62:102-111. doi:10.1136/gutjnl-2012-302779.
2. Vege SS, Ziring B, Jain R, *et al.* American gastroenterological association institute guideline on the diagnosis and management of asymptomatic neoplastic pancreatic cysts. *Gastroenterology.* 2015;148: 819-822; quize 812-813. doi:10.1053/j.gastro.2015.01.015.

Tumoraciones suprarrenales

1. Boland GWL, Blake MA, Hahn PF, *et al.* Incidental adrenal lesions: principles, techniques, and algorithms for imaging characterization. *Radiology.* 2008;249:756-775. doi:10.1148/radiol.2493070976.

Hepatopatía grasa no alcohólica

1. Byrne CD, Patel J, Scorletti E, *et al.* Tests for diagnosing and monitoring non-alcoholic fatty liver disease in adults. *BMJ.* 2018;362:10. doi:1136/bmj.k2734.
2. Kennedy P, Wagner M, Castéra L, *et al.* Quantitative elastography methods in liver disease: current evidence and future directions. *Radiology.* 2018;286:738-763. doi:10.1148/radiol.2018170601.

Tumoraciones renales

1. Herts BR, Silverman SG, Hindman NM, *et al.* Management of the incidental renal mass on CT: a white paper of the ACR Incidental Findings Committee. *J Am Coll Radiol.* 2018;15:264-273. doi:10.1016/j.jacr.2017.04.028.
2. Ward RD, Remer EM. Cystic renal masses: an imaging update. *Eur J Radiol.* 2018;99:103-110. doi:10.1016/j.ejrad.2017.12.015.

Estadificación de carcinoma rectal

1. Horvat N, Rocha CCT, Oliveira BC, *et al.* Mri of rectal cancer: tumor staging, imaging techniques, and management. *Radiographics.* 2019; 39:367-387. doi:10.1148/rg.2019180114.

Protocolos de TC

1. Johnson PT, Bello JA, Chatfield MB, *et al.* New ACR choosing wisely recommendations: judicious use of multiphase abdominal CT protocols. *J Am Coll Radiol.* 2019;16:56-60. doi:10.1016/j.jacr.2018.07.026.

Preguntas

1. Verdadero o falso: El carcinoma epidermoide representa más de 90% de los casos de cáncer esofágico.

2. Verdadero o falso: El esófago de Barrett es un factor de riesgo para el desarrollo de carcinoma epidermoide de esófago.

3. Verdadero o falso: Se utiliza la obtención de muestras de sangre de la vena suprarrenal para la investigación del feocromocitoma.

4. Verdadero o falso: La gravedad de la pancreatitis aguda en la fase inicial depende del desarrollo de complicaciones locales, más que de la presencia de insuficiencia de órganos como consecuencia del síndrome de respuesta inflamatoria sistémica.

5. Verdadero o falso: El megacolon tóxico puede diagnosticarse con fiabilidad en las radiografías simples.

6. Verdadero o falso: La mayoría de los cálculos biliares son radiopacos en las radiografías simples.

7. Verdadero o falso: 20% de los cálculos renales no son radiopacos en las radiografías simples.

8. Verdadero o falso: La presencia de neumatosis implica infarto intestinal y siempre es un signo de mal pronóstico.

9. Verdadero o falso: La ecografía y la RM son las modalidades de elección para el estudio de apendicitis aguda durante el embarazo.

10. Verdadero o falso: La TC y RM tienen precisión equivalente en la detección de cálculos renales.

CAPÍTULO 4

Imágenes pélvicas, incluida la ecografía obstétrica

Carolyn Donaldson, MD • Thomas A. Farrell, MB, BCh

Los estudios de imagen de la pelvis utilizan tres modalidades, a saber, ecografía, tomografía computarizada (TC) y resonancia magnética (RM), en ese orden de frecuencia. La ecografía se utiliza más a menudo cuando se sospechan enfermedades ginecológicas. La TC se realiza más a menudo cuando se sospechan enfermedades gastrointestinales o genitourinarias y la RM por lo general se realiza cuando se requiere valoración de un hallazgo más complejo en la ecografía o TC. La RM también desempeña una función importante en la mujer embarazada, cuando la ecografía se ve limitada por el útero aumentado de tamaño, por ejemplo, cuando se sospecha apendicitis aguda.

IMÁGENES ESCROTALES

La ecografía es la modalidad preferida para la valoración del escroto. Las indicaciones comunes para ecografía escrotal incluyen tumoración palpable o dolor. En pacientes con **tumoración escrotal** palpable, la ecografía permite la diferenciación entre tumoraciones intratesticulares y extratesticulares. Las tumoraciones extratesticulares son más a menudo benignas. Cuando una tumoración es intratesticular, el aspecto fundamental es si la tumoración es quística o sólida. Las tumoraciones testiculares quísticas son en la mayor parte de los casos

benignas mientras que la mayor parte de tumoraciones testiculares sólidas son malignas hasta que se demuestre lo contrario (fig. 4-1).

La causa más común de tumoración escrotal palpable es el **quiste de epidídimo** o espermatocele, que se desarrolla a partir de una obstrucción del conducto eyaculatorio. Suelen ser pequeños (<1 cm), pero pueden volverse bastante grandes (fig. 4-2). Las tumoraciones intratesticulares quísticas suelen ser quistes de la túnica albugínea (fig. 4-3). Los hidroceles son la causa extratesticular más común de aumento de tamaño del escroto. Pueden ocurrir después de inflamación escrotal o como extensión de una ascitis a través de una túnica vaginal permeable.

En el caso de **dolor** escrotal agudo, la ecografía Doppler es útil para valorar hiperemia, que puede observarse en casos de infecciones (como epididimitis) o por falta de flujo o isquemia (en el caso de torsión testicular). La **epididimitis** es la causa más común de dolor e hinchazón escrotales. Los estudios de imagen incluyen un epidídimo hiperémico y aumentado de tamaño. La **orquiepididimitis** es consecuencia de una infección más prolongada y se observa como un epidídimo hiperémico, aumentado de tamaño y con orquitis asociada (figs. 4-4 y 4-5).

Los **varicoceles** son una causa común de dolor escrotal, aumento de tamaño o tumoración palpable. Los varicoceles

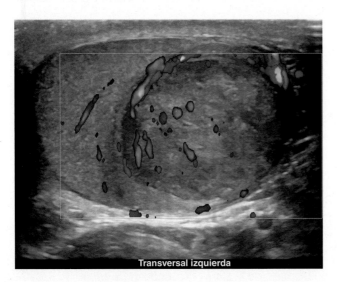

FIGURA 4-1. **Neoplasia testicular.** La ecografía muestra una tumoración testicular sólida vascularizada.

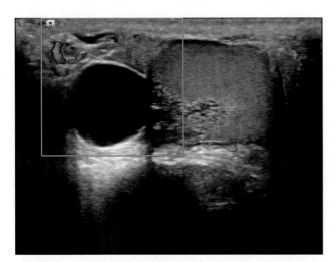

FIGURA 4-2. **Quiste de epidídimo.** La ecografía muestra un quiste extratesticular.

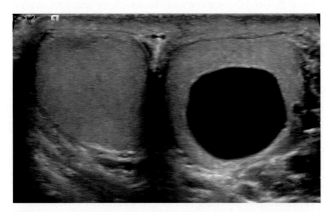

FIGURA 4-3. **Quistes de la túnica albugínea.** La ecografía muestra un quiste intratesticular.

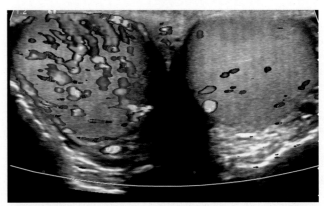

FIGURA 4-4. **Orquitis.** La ecografía Doppler a color muestra incremento del flujo en el testículo derecho y vascularidad normal en el testículo izquierdo.

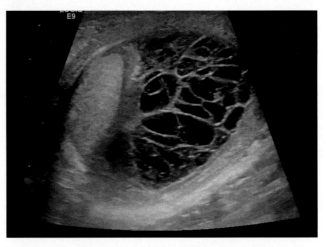

FIGURA 4-5. **Absceso escrotal.** La ecografía muestra una acumulación de líquido tabicada que rodea el testículo.

primarios son consecuencia de válvulas insuficientes en la vena espermática interna y suelen ser bilaterales en 70% de los casos, pero cuando son unilaterales, son más frecuentes en el lado izquierdo. Un varicocele unilateral del lado derecho es indicación para la búsqueda de una enfermedad retroperitoneal como tumoración u oclusión de la vena cava inferior que ocasiona obstrucción de la vena espermática interna derecha (fig. 4-6).

La **torsión testicular** es una urgencia quirúrgica porque si se realiza la reducción de la torsión en menos de 4 h, es posible rescatar el testículo. Si no se diagnostica la torsión, el testículo sufre infarto y se torna necrótico. La valoración Doppler desempeña una función crítica, ya que la falta de flujo en el testículo permite el diagnóstico confiable de torsión testicular. La disminución del flujo puede observarse en casos de torsión temprana. Con la torsión tardía o no diagnosticada, el testículo aumenta de tamaño, se torna heterogéneo y con hiperemia reactiva circundante (figs. 4-7 y 4-8).

Ocurre **microlitiasis** en un pequeño porcentaje de varones sanos y puede manifestarse hasta en 20% de los varones con subfertilidad. La microlitiasis puede ser sutil con sólo unos cuantos focos puntiformes ecógenos, sin sombra sónica posterior o con calcificaciones innumerables, como las que se muestran en la imagen. Suele ser asintomática y no progresiva. Existe una asociación cuestionable entre el cáncer testicular y la microlitiasis (fig. 4-9).

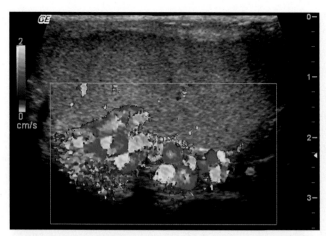

FIGURA 4-6. **Varicocele.** La ecografía Doppler a color muestra incremento del flujo en el plexo venoso.

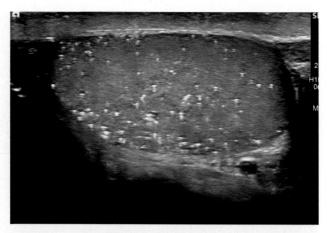

FIGURA 4-9. **Microlitiasis testicular.** La ecografía muestra múltiples focos pequeños hiperecoicos.

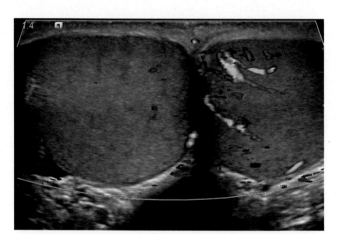

FIGURA 4-7. **Torsión testicular.** La ecografía Doppler a color muestra ausencia de flujo en el testículo derecho y flujo comparativamente normal en el testículo izquierdo.

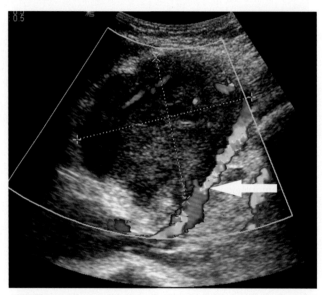

FIGURA 4-10. **Linfadenopatía.** La ecografía Doppler a color muestra adenopatía extensa con compresión de la arteria iliaca externa derecha adyacente (*flecha*).

Las **tumoraciones inguinales** como la **linfadenopatía** pueden diagnosticarse de manera confiable por ecografía (fig. 4-10). Las **hernias inguinales** pueden manifestarse como una tumoración inguinal y típicamente contienen asas intestinales y grasa. Las hernias que contienen asas intestinales a menudo muestran peristaltismo. La herniación puede limitarse a la región inguinal o extenderse hacia el escroto (fig. 4-11 A y B). La ecografía puede identificar un testículo no descendido en el conducto inguinal izquierdo (fig. 4-12).

IMÁGENES GINECOLÓGICAS

El dolor de causas ginecológicas, urológicas o gastrointestinales es la indicación más común para estudios de imagen pélvica tanto en pacientes ambulatorios como en los servicios de urgencias. La ecografía es la modalidad de imagen inicial de elección cuando se sospechan complicaciones ginecológicas u obstétricas. La TC es más **útil** cuando es probable que existan

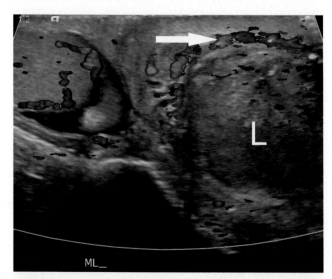

FIGURA 4-8. **Torsión testicular no diagnosticada.** La ecografía Doppler a color muestra hiperemia circunferencial, sin flujo en el testículo izquierdo (*flecha*).

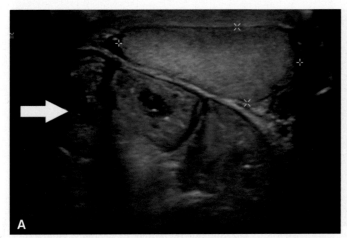

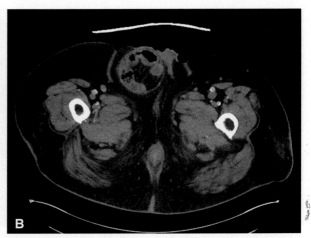

FIGURA 4-11. Hernia inguinal que contiene asas intestinales. A: la ecografía muestra asas intestinales (*flecha*) en una hernia inguinal. **B:** la TC muestra asas intestinales en el interior de una hernia inguinal.

enfermedades gastrointestinales o de las vías urinarias. Rara vez se utiliza RM en situaciones de urgencia, con excepción de los casos para descartar apendicitis aguda durante el embarazo. La RM desempeña una función muy importante en la valoración no urgente de tumoraciones pélvicas complejas.

El **dolor pélvico** en mujeres premenopáusicas es más común por quistes ováricos fisiológicos. La rotura de un quiste de ovario suele ser de forma espontánea, pero puede causar dolor significativo y hemoperitoneo, lo cual es indicación para cirugía. La causa más común de dolor pélvico agudo es el **quiste hemorrágico del cuerpo lúteo.** Se desarrolla un cuerpo lúteo después de la rotura del folículo dominante. En la ecografía, el quiste hemorrágico del cuerpo lúteo se observa con una textura compleja, a menudo simulando una tumoración sólida (fig. 4-13). La ecografía Doppler a color puede utilizarse para diferenciar un quiste de una tumoración sólida, ya que esta última muestra vascularidad, mientras que un quiste hemorrágico no tiene vascularidad. Una característica singular del quiste hemorrágico del cuerpo lúteo es la vascularidad periférica abundante, ya que tiene actividad metabólica y puede mostrar captación en la tomografía por emisión de positrones, lo que a menudo puede ocasionar un resultado falsos positivos.

La **torsión de ovario** ocurre más a menudo en adolescentes y adultos jóvenes. La presentación clínica típica es de dolor

pélvico agudo y en ocasiones náusea y vómito. En este contexto, será difícil determinar si los síntomas son de origen gastrointestinal o ginecológico. Los pacientes con síntomas de lado derecho pueden ser sometidos inicialmente a valoración por apendicitis aguda. La torsión de ovario suele ocurrir en presencia de tumoración (más a menudo un quiste simple o quiste dermoide), que actúa como punto de apoyo. El ovario se encontrará aumentado de tamaño y edematoso (fig. 4-14A). El ovario contiene pequeños folículos periféricos con aspecto característico, con el "signo del anillo folicular" en la ecografía (fig. 4-14 B). El flujo sanguíneo ovárico puede persistir con la torsión y por tanto, la valoración por ecografía Doppler puede ser confuso. La torsión es poco común en pacientes con endometriosis por cicatrización pélvica. La torsión de ovario puede dificultar el diagnóstico incluso en manos de un experto en ecografía.

Ocurre **embarazo ectópico** (EE) cuando el embrión se implanta fuera del útero. Es la causa más común de muerte en mujeres durante el primer trimestre. Los pacientes se presentan con dolor abdominal, hemorragia vaginal o ambas, aunque menos de 50% de los pacientes tendrán ambos síntomas. El embarazo ectópico típicamente se manifiesta entre la quinta y sexta semanas de gestación y en la mayoría de los casos (95%) ocurren en la trompa de Falopio.

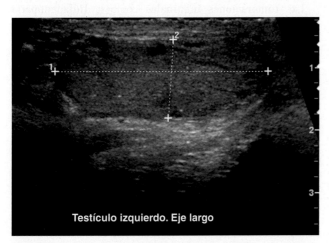

FIGURA 4-12. Testículo no descendido. La ecografía muestra un testículo no descendido en el conducto inguinal.

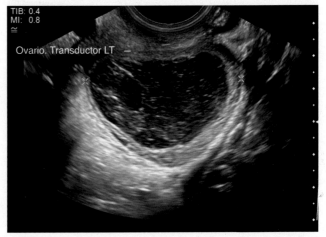

FIGURA 4-13. Quiste hemorrágico del cuerpo lúteo. La ecografía tras vaginal muestra un quiste hemorrágico bien definido.

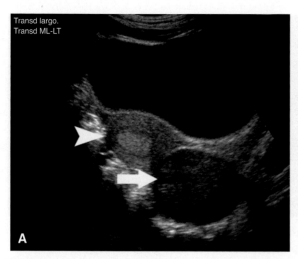

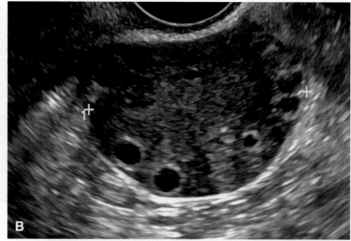

FIGURA 4-14. Torsión de ovario. La ecografía muestra un ovario edematoso (*flecha*), que es más grande que el útero adyacente (*punta de flecha*).

Es cuestionable si 1 500 UI/m de β-hCG es el umbral para que un embarazo intrauterino sea visible en la ecografía vaginal, pero la presencia de una tumoración en los anexos en ausencia de un embarazo intrauterino en la ecografía tras vaginal incrementa la probabilidad de embarazo ectópico en 100 veces. La probabilidad de embarazo ectópico disminuye cuando no existen anomalías en los anexos en la ecografía transvaginal.

Los hallazgos de imagen en el embarazo ectópico son variables. La presencia de un embarazo intrauterino parece descartar embarazo ectópico en mujeres que no reciben tratamiento para la fertilidad. Más a menudo, los hallazgos ecográficos son secuelas de la rotura de la trompa de Falopio, lo que incluye líquido libre en el hueco pélvico (hemoperitoneo) y una "tumoración" anexial compleja por la formación del coágulo (figs. 4-15 y 4-16). El tamaño de la tumoración de los anexos determina el tratamiento subsiguiente. Rara vez, un embarazo extrauterino será visible en el ultrasonido, pero si se observa, es imperativo verificar la actividad cardiaca, ya que un embarazo ectópico con producto vivo requiere una laparoscopia o laparotomía de urgencia, porque puede ocasionar choque hipovolémico. Un embarazo ectópico no viable

puede tratarse con técnicas no quirúrgicas, incluida la administración de metotrexato.

Las **tumoraciones ováricas** pueden presentarse con síntomas agudos por aumento de tamaño, rotura o incluso torsión. Los quistes dermoides, endometriomas, hidrosalpinx y quistes ováricos no funcionales aumentados de tamaño producen los hallazgos imagenológicos clásicos con base en su composición. El diagnóstico de **quiste dermoide** puede establecerse con fiabilidad cuando una tumoración pélvica contenga grasa, calcificaciones o ambas. En la ecografía la grasa es muy ecógena y causa sombras (fig. 4-17). Las calcificaciones causan sombras densas en la ecografía. La calcificación en la TC es muy brillante por su elevada densidad en comparación con la grasa, que se mide con unidades Hounsfield negativas y con densidad similar a la grasa subcutánea (figs. 4-18 y 4-19). Los **endometriomas** en el ovario son consecuencia de implante endometrial acompañados de hemorragia cíclica que ocasiona una lesión homogénea con ecos de baja intensidad y sin vascularidad interna. Los endometriomas pueden ser complejos o atípicos. Dichas tumoraciones son indicación para obtención adicional de imágenes con RM para descartar cáncer.

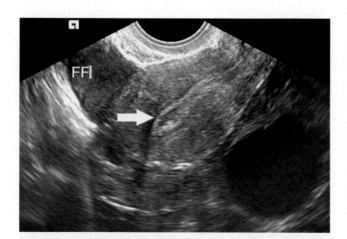

FIGURA 4-15. Embarazo ectópico. La ecografía muestra líquido libre en la parte superior de la imagen (FF). No se observa saco gestacional intrauterino. La *flecha* señala endometrio normal.

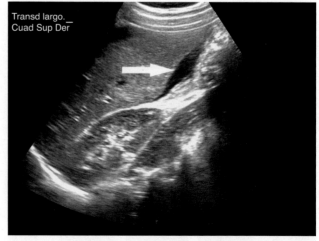

FIGURA 4-16. Embarazo ectópico. La ecografía en el cuadrante superior derecho muestra líquido libre (intraperitoneal) en la fosa hepatorrenal (bolsa de Morison) (*flecha*).

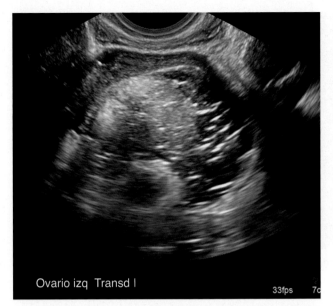

FIGURA 4-17. **Quiste dermoide ovárico.** La ecografía muestra una tumoración ovárica con calcificación y grasa. Las líneas ecógenas cortas representan cabello.

El **hidrosalpinx** aparece como una trompa de Falopio tortuosa, llena de líquido, plegada sobre sí misma (fig. 4-20). La identificación de un ovario adyacente permite el diagnóstico confiable de hidrosalpinx. En los **abscesos tuboováricos** no se observa el ovario ipsolateral y existe una tumoración quística compleja de pared gruesa en los anexos con estructura tubaria y engrosamiento peritoneal circundante y formación de bandas (figs. 4-20 y 4-21).

Ocurre **endometriosis** cuando la presencia de tejido endometrial ectópico que presenta sangrado cíclico (menstruación) origina retención de sangre en el ovario (endometriomas), trompa de Falopio (hematosalpinx) y en las superficies serosas de la vejiga e intestino. Existe una amplia variedad de hallazgos de **imágenes** en la endometriosis que varían desde un aspecto normal hasta tumoraciones anexiales bilaterales, hematosalpinge y adherencias de intestino y vejiga. En la ecografía, los endometriomas contienen ecos homogéneos de baja

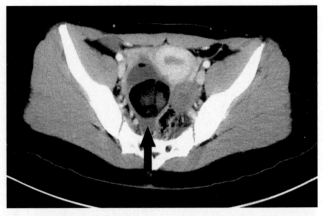

FIGURA 4-19. **Quiste dermoide ovárico.** TC axial que muestra un quiste dermoide que contiene grasa (*flecha*).

intensidad y sin vascularidad interna (fig. 4-22). La RM es de utilidad para valorar endometriomas atípicos y es mejor que la ecografía para la detección de endometriosis de tejidos profundos. La RM es muy específica para detección de hemoderivados con incremento de la señal con ponderación en T1. Los endometriomas muestran sombras características en la ponderación en T2 (figs. 4-23 y 4-24).

Miomatosis uterina

Los **miomas uterinos** son tumores uterinos benignos que pueden manifestarse como tumoraciones, hemorragia anormal y complicaciones durante el embarazo, incluido parto prematuro y obstrucción del conducto del parto, lo que favorece el nacimiento a través de una operación cesárea. Se presentan en casi 33% de las mujeres en edad fértil y pueden aumentar de tamaño con el tiempo, además de sufrir regresión en mujeres posmenopáusicas.

Los miomas uterinos se clasifican con base en su ubicación. Los miomas intramurales son los más comunes y se ubican en la pared muscular uterina. Los miomas submucosos protruyen o se extienden hacia el endometrio y típicamente causan hemorragia anormal. Los miomas endometriales intracavitarios pueden causar infertilidad (fig. 4-25). Los miomas subserosos o pediculados pueden causar síntomas intestinales o vesicales.

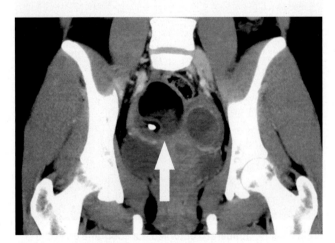

FIGURA 4-18. **Quiste dermoide ovárico.** TC coronal que muestra un quiste dermoide que contiene grasa y depósitos de calcio (*flecha*).

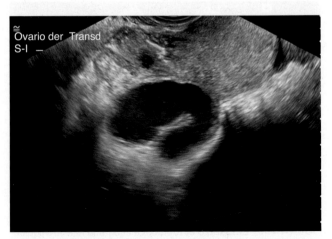

FIGURA 4-20. **Hidrosalpinx.** La ecografía muestra una trompa de Falopio dilatada y tortuosa, llena de líquido.

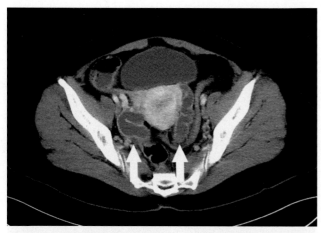

FIGURA 4-21. **Enfermedad pélvica inflamatoria.** La TC muestra hidrosalpinx bilateral (*flechas*).

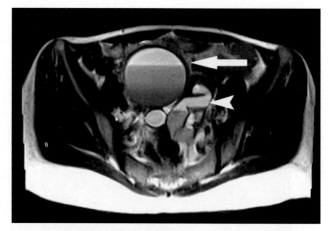

FIGURA 4-24. **Endometrioma** en la RM con sombra en T2 característica (*flecha*) y endometriosis de la trompa de Falopio (*punta de flecha*).

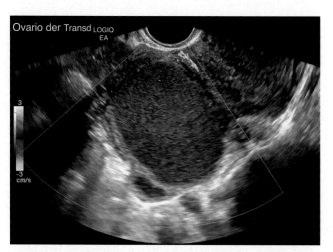

FIGURA 4-22. Ecografía pélvica que muestra un endometrioma.

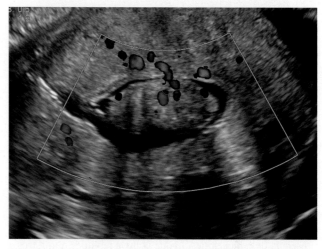

FIGURA 4-25. **Miomatosis uterina intracavitaria** en la ecografía.

Las características de las imágenes de los miomas uterinos son variables, dependiendo de su composición. La mayoría de los miomas uterinos contiene tejido muscular y fibroso desorganizado, que se observa en la ecografía en forma heterogénea e hipoecoica (fig. 4-25). Las calcificaciones en los miomas uterinos son comunes, en particular en mujeres de edad avanzada. Los miomas uterinos a menudo causan líneas o sombras en banda, lo que permite un diagnóstico más específico. En la RM, los miomas suelen producir señales de baja intensidad en la ponderación en T1 y T2. El diagnóstico diferencial incluye adenomiosis (fig. 4-26). Los miomas pueden sufrir degeneración, hemorragia o necrosis, originando un aspecto quístico. La embolización de los miomas uterinos es un tratamiento mínimamente invasivo en el cual la embolización arterial de los miomas ocasiona infarto y atrofia. Casi 5% de los pacientes desarrolla insuficiencia ovárica prematura después de la embolización de miomas, por la embolización accidental de los ovarios (fig. 4-27A y B; RM de miomas uterinos antes y después de la embolización).

El **cáncer ginecológico** puede presentarse con hemorragia menstrual anormal o hemorragia posmenopáusica, dolor, distensión abdominal o tumoración palpable en la exploración física. La característica de imagen más común del cáncer es

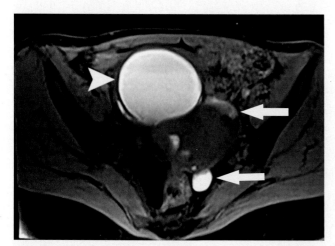

FIGURA 4-23. **Implantes endometriósicos** en la superficie serosa del útero (*flechas*) y endometrioma (*punta de flecha*) en la RM pélvica.

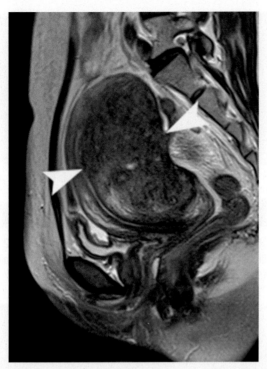

FIGURA 4-26. **Adenomiosis.** RM sagital que muestra incremento del tamaño en la zona de la unión en sentido posterior, entre las *puntas de flecha*.

una tumoración quística con un componente sólido que muestra vascularidad interna (fig. 4-28). En pacientes con cáncer ginecológico, a menudo se utilizan múltiples modalidades de imagen, incluida la TC y RM para la estadificación precisa y para la planificación terapéutica (fig. 4-29). La ascitis en presencia de tumoración pélvica sugiere fuertemente cáncer (fig. 4-30). Características menos sospechosas para cáncer son la presencia de tabicaciones, lo que incluye tabiques nodulares o engrosados. Las imágenes preoperatorias de una tumoración

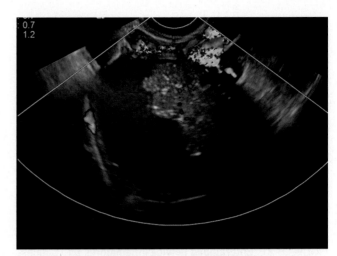

FIGURA 4-28. **Carcinoma ovárico.** Ecografía pélvica que muestra una tumoración ovárica parcialmente sólida.

anexial desempeñan una función importante para determinar cuáles deben operarse. Si una tumoración demuestra una tumoración clásicamente benigna, a menudo es extirpada por un ginecólogo, mientras que para una tumoración que muestra características sospechosas o típicas de cáncer, suele llevarse a cabo la cirugía realizada por un ginecólogo oncólogo.

La RM es de gran utilidad para la valoración de tumoraciones complejas detectadas por ecografía. Mientras que el endometrioma clásico es homogéneo con ecos de baja intensidad, los endometriomas grandes a menudo son complejos. El material fibrinoso dentro de un endometrioma puede coalescer y tener un aspecto sólido. La RM permite una mejor visualización de los tejidos blandos para diferenciar entre enfermedad benigna y maligna.

El **grosor endometrial** varía a lo largo del ciclo menstrual; es más delgado durante la fase menstrual y puede alcanzar el grosor normal de hasta 16 mm durante la fase secretora. La ecografía pélvica es útil en el estudio diagnóstico de

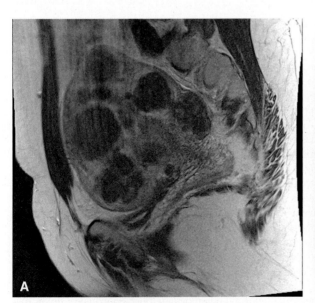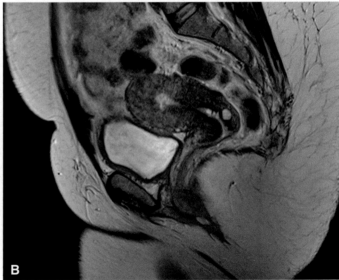

FIGURA 4-27. **Miomatosis uterina. A:** RM sagital que muestra múltiples miomas uterinos. **B:** Nótese la reducción del tamaño de los miomas uterinos después de la embolización de los miomas.

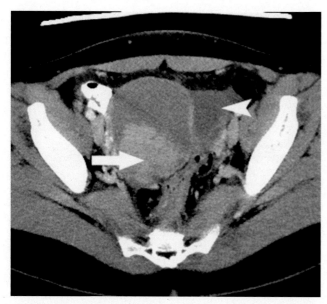

FIGURA 4-29. **Carcinoma ovárico.** TC que muestra una tumoración ovárica parcialmente sólida (*flecha*) que desplaza la vejiga hacia la izquierda (*puntas de flecha*).

hemorragia posmenopáusica, incluida la identificación de la tira endometrial normal (fig. 4-31). Características sospechosas de malignidad incluyen engrosamiento endometrial, cambios quísticos, tumoración polipoide en la cavidad endometrial y líquido endometrial complejo (fig. 4-32).

Embarazo molar

La mola hidatiforme o embarazo molar es una complicación poco común del embarazo, que se caracteriza por crecimiento anormal del trofoblasto gestacional, células que en condiciones normales se desarrollan en la placenta. Se considera una

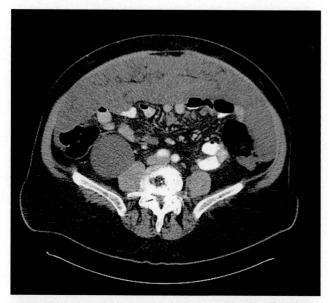

FIGURA 4-30. **Ascitis y empastamiento del epiplón.** La TC pélvica muestra empastamiento extenso del epiplón y ascitis, secundarios a carcinoma ovárico (quiste pélvico derecho).

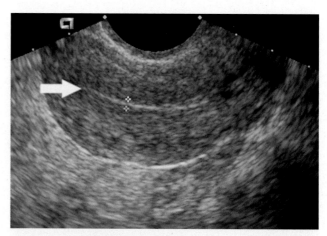

FIGURA 4-31. **Banda endometrial normal.** La ecografía tras vaginal muestra una banda endometrial de 2 mm (*flecha*).

enfermedad premaligna y requiere la evacuación del embarazo para evitar el desarrollo de cáncer. Existen dos tipos de embarazo molar, el **completo y el parcial.** Una mola parcial tiene un feto coexistente o partes fetales y se asocia con aborto temprano. El tejido placentario se torna edematoso con cambios quísticos. Un embarazo molar puede ocurrir en el caso de mellizos con un mellizo sano coexistente. En el embarazo molar hay elevación notable de la β-hCG en suero, la cual puede medirse después de la evacuación de un embarazo molar para descartar enfermedad trofoblástica gestacional persistente o invasora (fig. 4-33).

Infertilidad

Ocurren **anomalías uterinas congénitas** hasta en 3% de mujeres, las cuales pueden cursar asintomáticas. A menudo son consecuencia de desarrollo embrionario anormal de los conductos de müllerianos. Hasta 25% de las mujeres con un aborto del segundo trimestre pueden tener anomalías uterinas. La anomalía uterina más común y la única tratable es el **útero tabicado** (fig. 4-34). La resección quirúrgica de un tabique

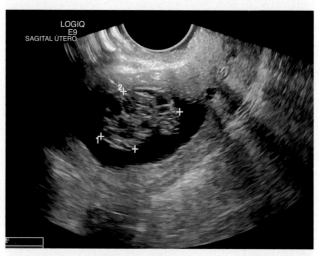

FIGURA 4-32. **Carcinoma endometrial.** La ecografía muestra una tumoración endometrial quística.

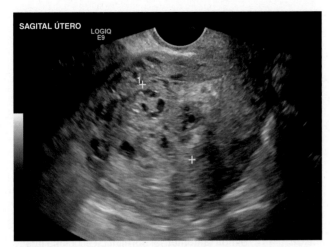

FIGURA 4-33. Enfermedad trofoblástica gestacional. La ecografía transvaginal muestra engrosamiento del endometrio con cambios quísticos.

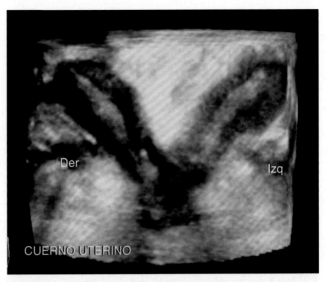

FIGURA 4-35. Útero bicorne. Ecografía tridimensional que muestra la rama izquierda de un útero bicorne.

uterino suele realizarse por acceso histeroscópico y reduce significativamente abortos futuros. La **ecografía tridimensional** permite la visualización coronal del útero y es una alternativa a la RM para la obtención de imágenes de anomalías. El fondo uterino tiene forma de corazón en el útero bicorne, pero es liso en el útero tabicado (fig. 4-35). La ecografía tridimensional permite la medición del tabique para la planificación quirúrgica. A menudo se encuentran anomalías renales asociadas en casos de anomalías uterinas. La asociación clásica es la agenesia renal en el caso de un útero unicorne. La ausencia de riñón y la atrofia o ausencia de un cuerno uterino ocurrirán en el mismo lado.

Si está presente **morfología de ovario poliquístico** (MOPQ) con trastornos bioquímicos específicos, puede manifestarse como **síndrome de ovarios poliquísticos (SOPQ)**, el cual representa casi 80% de los casos de subfertilidad anovulatoria. La morfología de ovarios poliquísticos se define tradicionalmente como 12 o más folículos de 2 a 9 mm y un volumen

ovárico de 10 mL o mayor, de acuerdo con los criterios diagnósticos de Rotterdam (2003) (fig. 4-36). Los ovarios en el SOPQ tienen incremento del estroma por aumento de andrógenos. Sin embargo, estudios recientes han propuesto que el umbral de 12 folículos por ovario podría ya no ser válido y se recomienda en su lugar la medición de las concentraciones de hormona antimülleriana, en cuyo caso una concentración >35 pmol/L apoyan el diagnóstico de SOPQ.

La **histerosalpingografía** es un procedimiento realizado a menudo para la evaluación de la permeabilidad de las trompas de Falopio en mujeres con infertilidad, en el cual se inyecta medio de contraste a través de un catéter delgado que se hace avanzar a través del cuello uterino y hacia el útero. Si las trompas de Falopio se encuentran permeables, el medio de contraste alcanzará la cavidad peritoneal (fig. 4-37). La oclusión de las trompas de Falopio puede deberse a enfermedad pélvica

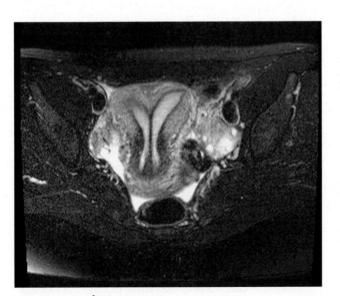

FIGURA 4-34. Útero tabicado.

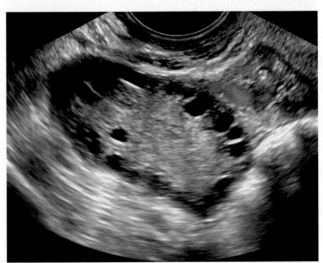

FIGURA 4-36. Morfología de ovario poliquístico. La ecografía muestra más de 12 folículos periféricos pequeños.

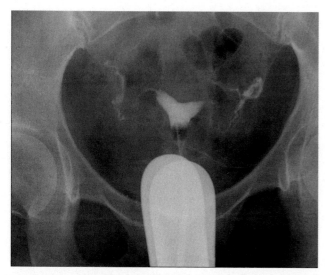

FIGURA 4-37. Histerosalpingografía normal. Obsérvese el flujo normal del medio de contraste hacia la cavidad peritoneal.

inflamatoria o a un cuerpo extraño (fig. 4-38). La histerosalpingografía también permite la valoración de anomalías uterinas y de tumoraciones endometriales. La RM y ultrasonido tridimensional proporcionan la misma información sin radiación y con menos molestias.

Dispositivos intrauterinos (DIU). Ha ocurrido un resurgimiento en el uso de DIU en Estados Unidos, con un incremento de 75% en su uso entre 2008 y 2012. La vigilancia de DIU o la ausencia de los hilos del DIU es una indicación común para la ecografía, que puede confirmar con facilidad la presencia del dispositivo (fig. 4-39). La incapacidad para visualizar el DIU es indicación para estudio diagnóstico adicional. La ausencia de visualización suele ser ocasionada por expulsión del DIU, en cuyo caso se recomienda una radiografía simple de abdomen para descartar perforación uterina con DIU ubicado en la cavidad peritoneal. La ecografía tridimensional también es de utilidad para la localización del dispositivo. Las complicaciones

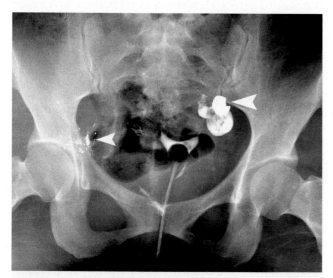

FIGURA 4-38. Histerosalpingografía anormal. Obsérvese la oclusión de las trompas de Falopio como consecuencia de fragmentos de un proyectil de arma de fuego (*puntas de flecha*).

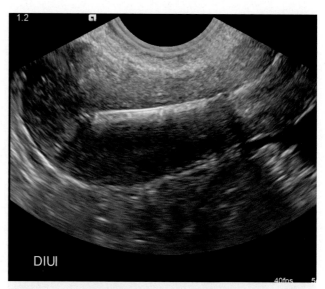

FIGURA 4-39. Posición normal del dispositivo intrauterino (DIU). La ecografía muestra ecogenicidad lineal del DIU en la cavidad endometrial.

con el uso de DIU suelen ocurrir al momento de la colocación e incluyen perforación uterina y posición inapropiada.

IMÁGENES OBSTÉTRICAS

La ecografía es la modalidad primaria para la obtención de imágenes durante el embarazo. A menudo se realiza ecografía en el primer trimestre del embarazo para establecer con precisión la edad gestacional. En situaciones de urgencia, se realiza la ecografía en el primer trimestre del embarazo en pacientes con dolor abdominal para descartar embarazo ectópico y para verificar la viabilidad fetal. Con pocas excepciones, la ecografía no debe utilizarse para el diagnóstico de embarazo no complicado.

Los hallazgos diagnósticos de muerte fetal en la ecografía transvaginal incluyen longitud de coronilla a rabadilla >7 mm, sin latido cardiaco y una media de diámetro del saco >25 mm en ausencia de un embrión. En la referencia 1 se enumeran las guías para viabilidad fetal. Es visible el saco amniótico hacia la quinta semana de gestación y se observa la actividad cardiaca y el embrión hacia la sexta semana. La actividad cardiaca fetal se documenta con ecografía de modo M (fig. 4-40). En la figura 4-41 se observa la anatomía normal del primer trimestre.

La **"amenaza de aborto"** se define como la hemorragia vaginal al inicio del embarazo y es la indicación más común para ecografía en el primer trimestre. Esto ocurre en casi 25% de los embarazos, la mitad de los cuales terminan en aborto. La viabilidad fetal depende de la obtención de imágenes de latido cardiaco o de movimientos fetales en la ecografía (fig. 4-42). Otros posibles hallazgos ecográficos incluyen embarazo anembriónico (en la mayoría de los casos con anomalías cromosómicas), huevo muerto retenido o aborto incompleto.

Suelen realizarse **revisiones fetales** con ecografía, por lo general en la semana 20 que incluyen parámetros biométricos para la valoración de la edad y crecimiento fetales al medir el diámetro biparietal (DBP), circunferencia cefálica (CC), circunferencia abdominal y longitud del fémur (LF). La valoración del volumen del líquido amniótico es un componente

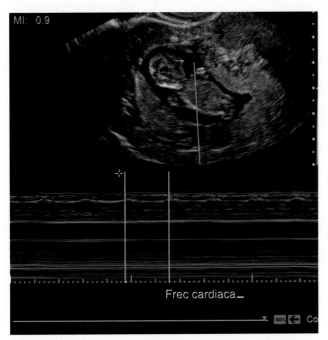

FIGURA 4-40. **Ecografía obstétrica normal** con actividad cardiaca fetal.

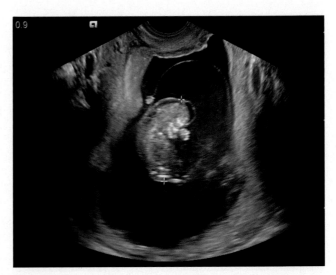

FIGURA 4-42. **Embarazo no viable del primer trimestre con hidropesía embrionaria.** Obsérvese el borde pequeño de líquido circundante al embrión.

importante de la exploración ecográfica (tabla 4-1. Cada vez más a menudo se utiliza la RM para valorar anomalías fetales cuando la visualización por ecografía es limitada, por ejemplo, en el contexto de oligohidramnios.

Los **defectos del tubo neural** ocurren en menos de 1:1 000 embarazos e incluyen espina bífida, anencefalia, disrafismo espinal oculto y encefalocele. La ecografía del cráneo y columna vertebral fetales permiten la detección de defectos del tubo neural con una precisión considerable (figs. 4-43 a 4-45).

Estudios de imagen en la mujer embarazada con abdomen agudo

La ecografía es la primera modalidad de imagen para la valoración de la mujer embarazada con dolor abdominal. Rara vez

TABLA 4-1	Causas de volumen anormal de líquido amniótico	
Oligohidramnios (bolsa <2 cm)	**Polihidramnios (>8 cm)**
Agenesia renal	Diabetes materna
Rotura prematura de membranas	Anomalías fetales (buscar hidropesía fetal)
Restricción del crecimiento intrauterino	

se realiza TC durante el embarazo, por el riesgo de la radiación al feto. La American College of Radiology (ACR) recomienda la RM como una herramienta para la posible solución de problemas en la valoración de dolor abdominal y pélvico durante el embarazo, en particular si se sospecha apendicitis aguda, en cuyo caso ocurrirá dilatación apendicular, se encontrará llena de líquido y rodeada por cambios inflamatorios (fig. 4-46). Los cálculos renales, en particular los cálculos pequeños, no se

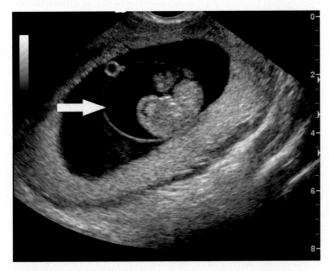

FIGURA 4-41. **Ecografía fetal normal** que muestra el saco amniótico (*flecha*).

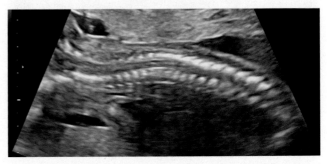

FIGURA 4-43. **Columna vertebral neonatal normal.** La ecografía muestra orientación paralela de la columna vertebral fetal.

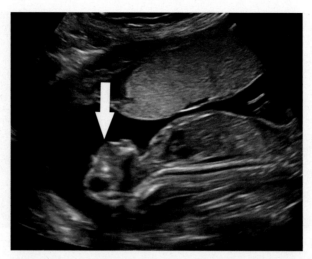

FIGURA 4-44. **Anencefalia.** No hay cráneo fetal. Obsérvese la ausencia de tejido fetal por arriba de los ojos (*flecha*).

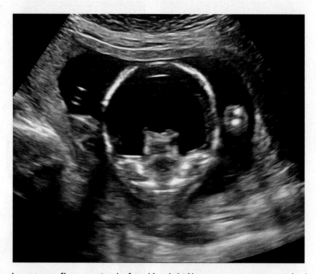

FIGURA 4-45. **Holoprosencefalia.** La ecografía muestra la función del tálamo y un monoventrículo.

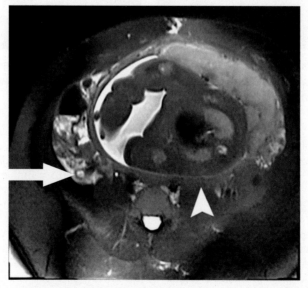

FIGURA 4-46. **Apendicitis aguda en el embarazo.** La RM muestra inflamación aguda en el cuadrante inferior derecho, compatible con apendicitis aguda (*flecha*). Obsérvese el útero gestante (*punta de flecha*).

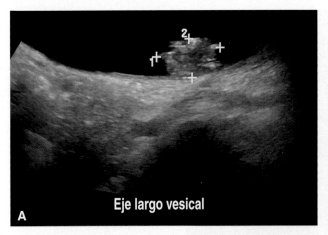
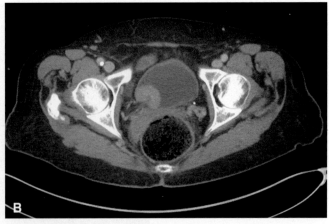

FIGURA 4-47. Carcinoma vesical. A: Ecografía y **B:** TC que muestra tumoración vesical de tejidos blandos.

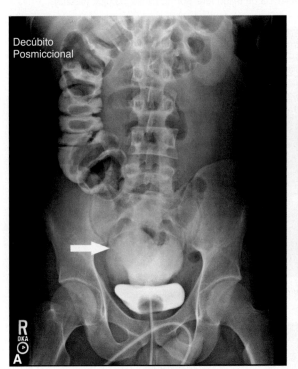
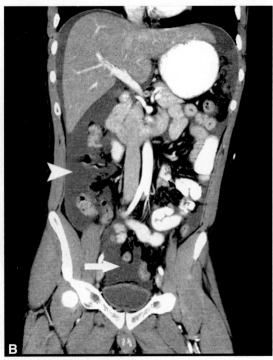

FIGURA 4-48. Rotura vesical intraperitoneal. A: La radiografía muestra fuga intraperitoneal de medio de contraste (*flecha*) desde la vejiga. **B:** TC coronal en un paciente diferente que muestra líquido libre intraperitoneal (*flecha*) que se extiende hacia la corredera parietocólica derecha (*punta de flecha*).

observan bien en la RM y la nefrolitiasis es la indicación más común para TC durante el embarazo.

IMÁGENES VESICALES

La vejiga es un órgano muy apropiado para la obtención de imágenes con ecografía y TC. A menudo se realiza ecografía posmiccional para valorar el incremento del volumen residual, en particular en pacientes con hiperplasia prostática benigna. En caso de hipertrofia prostática benigna, la pared vesical puede encontrarse engrosada y con obstrucción del cuello

vesical y menos a menudo en la vejiga neurógena. Las tumoraciones de tejidos blandos pueden representar carcinoma vesical (fig. 4-47A y B). La **rotura vesical** traumática puede ser intraperitoneal o extraperitoneal. La rotura extraperitoneal más a menudo se asocia con fractura pélvica y suele tratarse de manera conservadora con catéter de Foley. La rotura intraperitoneal ocurre después de traumatismo cerrado en una vejiga muy distendida y se trata por medios quirúrgicos (fig. 4-48). La **cistitis enfisematosa** es consecuencia de una infección por microorganismos formadores de gas, el cual se observa en pacientes con inmunodepresión, incluida la diabetes (fig. 4-49). Puede ocurrir con o sin pielonefritis.

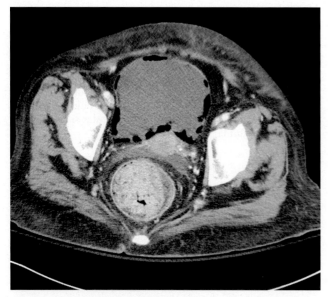

FIGURA 4-49. **Cistitis enfisematosa.** La TC muestra gas intramural difuso en la vejiga.

IMÁGENES PROSTÁTICAS

El **cáncer prostático** es un trastorno con amplio espectro de la enfermedad, que varía desde tumores de baja malignidad, pequeños, de evolución lenta que pueden tratarse de forma expectante hasta tumores grandes y agresivos que requieren la combinación de cirugía, quimioterapia o radioterapia.

Las modalidades utilizadas a menudo para la valoración del cáncer prostático incluyen ecografía transrectal, RM, TC y gammagrafía ósea. La TC y gammagrafía ósea se utilizan principalmente para valorar enfermedad metastásica. Los urólogos más a menudo utilizan ecografía transrectal para localizar la próstata (no para la localización del tumor) antes de la biopsia sectorial por sacabocado (seis muestras), pero está sujeto a errores sustanciales de muestreo que originan biopsias con resultados falsos negativos y la clasificación inapropiada de tumores. La **RM** de múltiples planos con imágenes con ponderación de difusión es un método más confiable que la ecografía transrectal, que incrementa la tasa de detección de cáncer con importancia clínica (fig. 4-50 y 4-51). La introducción reciente de la biopsia dirigida por RM para la biopsia de lesiones prostáticas tendrá mayor utilidad diagnóstica que la ecografía transrectal.

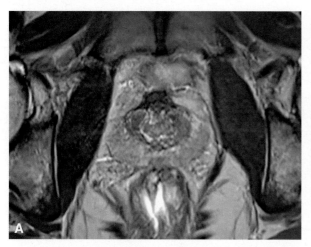
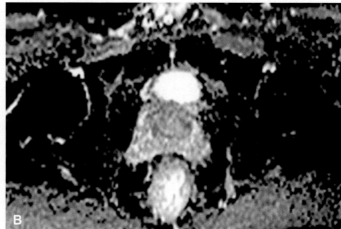

FIGURA 4-50. **RM prostática normal. A:** RM axial con ponderación en T2 y **B:** Imágenes con ponderación de la difusión.

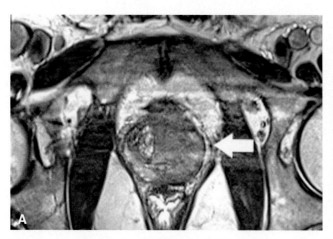
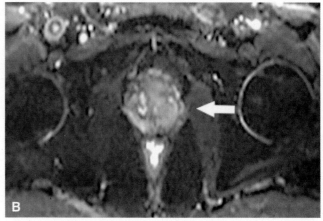

FIGURA 4-51. **Carcinoma prostático. A:** RM axial con ponderación en T2 y **B:** Imágenes con ponderación de la difusión. Sustitución extensa de la periferia del lóbulo izquierdo con carcinoma.

PUNTOS CLAVE

- La ecografía y RM son las modalidades diagnósticas para la obtención de imágenes de la pelvis.
- La torsión testicular es una urgencia quirúrgica en la cual el estudio Doppler desempeña una función crucial, ya que la falta de flujo hacia el testículo confirma el diagnóstico de torsión.
- La causa más común de dolor pélvico agudo en mujeres premenopáusicas es un quiste hemorrágico del cuerpo lúteo.
- El embarazo ectópico es la causa más común de mortalidad materna en el primer trimestre del embarazo, y típicamente se manifiesta entre la quinta y sexta semana de gestación.
- Los quistes dermoides pueden diagnosticarse con fiabilidad cuando una tumoración pélvica contiene grasa, calcificaciones o ambos.
- Las concentraciones en suero de β-hCG se elevan en gran medida en el embarazo molar; pueden utilizarse para la vigilancia después de la evacuación de un embarazo molar, a fin de descartar enfermedad trofoblástica gestacional persistente o invasora.
- El síndrome de ovarios poliquísticos representa 80% de los casos de subfertilidad anovulatoria.
- La ecografía es la modalidad de imagen de primera línea para la valoración de la mujer embarazada con dolor abdominal. La RM es útil en la valoración del dolor abdominal y pélvico durante el embarazo, en particular si se sospecha apendicitis aguda.

Referencias

1. Doubilet P, Benson C, Bourne T, Blaivas M. for the Society of Radiologists in Ultrasound Multispecialty Panel on Early First Trimester Diagnosis of Miscarriage and Exclusion of a Viable Intrauterine Pregnancy. Diagnostic criteria for nonviable pregnancy early in the first trimester. *N Engl J Med.* 2013;369: 1443-1451.

Preguntas

1. Verdadero o falso: La mayoría de las tumoraciones extratesticulares del escroto es maligna.

2. Verdadero o falso: La mayoría de los embarazos ectópicos ocurre en el fondo uterino.

3. Verdadero o falso: Con respecto a los varicoceles, la vena gonadal izquierda se origina de la vena cava inferior (VCI) y la vena gonadal derecha se origina de la vena renal derecha.

4. Verdadero o falso: La apendicitis aguda durante el embarazo puede manifestarse como dolor en el cuadrante superior derecho del abdomen.

5. Todos los siguientes son factores de riesgo para embarazo ectópico, excepto:
   a. Enfermedad pélvica inflamatoria
   b. Antecedente de cirugía tubaria
   c. Fertilización *in vitro*
   d. Terminación del embarazo previo

6. Verdadero o falso: La ecografía transrectal realizado en el consultorio se utiliza para dirigir la biopsia de tumores prostáticos.

7. Verdadero o falso: Las características de imagen más específicas de cáncer en una lesión de los anexos incluyen elementos sólidos sin vascularidad interna.

8. Verdadero o falso: Los quistes de cuerpo lúteo se caracterizan por vascularidad periférica intensa en la ecografía Doppler.

9. Verdadero o falso: Las mujeres embarazadas con DIU tienen aumento en el riesgo de resultados adversos relacionados con el embarazo.

10. Verdadero o falso: La TC es más sensible que la ecografía para la detección de apéndice retrocecal.

CAPÍTULO 5

Estudios de imagen en pediatría

Ethan A. Smith, MD • Wilbur L. Smith, MD

Cualquier pediatra, al ser interrogado, señalará que los niños no son adultos pequeños. Ciertamente, comparten características corporales como el corazón, los ojos, las vías nasales, pero los niños están en crecimiento constante y los cambios los exponen a enfermedades, así como imágenes radiológicas diferentes. Al pasar de recién nacidos a adolescentes con talla del adulto, las proporciones e imágenes cambiantes de diversas estructuras pueden generar hallazgos normales y anormales que sean interpretados de manera errónea.

El ejemplo clásico que ilustra dicho concepto es el **timo**, que en niños de corta edad puede ser interpretado erróneamente como una "masa" en el mediastino anterior en las radiografías del tórax (fig. 5-1). Dicho órgano, que es decisivo en la respuesta inmunitaria, alrededor de los 5 años, en promedio, termina por no mostrarse en las radiografías; sin embargo, su imagen y tamaño son muy variables. No es raro detectar tejido tímico en las tomografías computarizadas (TC) del tórax en personas incluso hasta los 20 años (fig. 5-2). El timo es tejido vivo cuya configuración cambia en diversas formas. En

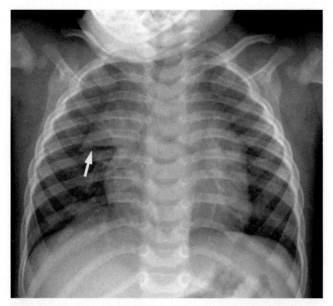

FIGURA 5-1. **Timo normal.** La opacidad triangular (*flecha*) nace del mediastino en este neonato sano de tres meses y tiene la imagen típica del timo normal. A veces se califica de "signo de la vela" a su forma triangular.

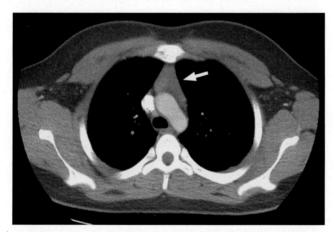

FIGURA 5-2. **Timo normal.** Adolescente de 17 años a quien se practicó TC del tórax como vigilancia sistemática por el antecedente de cáncer. Los tejidos blandos triangulares y el mediastino anterior (*flecha*) representan residuos normales del timo.

respuesta al estrés, se puede contraer y una vez que ha cedido puede crecer (el fenómeno llamado "rebote"). Al tener por delante las costillas, puede mostrar un borde ondulatorio; en situaciones patológicas, como el neumomediastino, puede ser desplazado incluso hacia arriba y afuera. Al tener en cuenta tal variabilidad, la primera norma en el estudio de las radiografías de niños es considerar que las variaciones son normales antes de suponer alteraciones irreales (fig. 5-3).

Por regla general, existe mucha mayor posibilidad de que las anormalidades congénitas se manifiesten como problemas clínicos en recién nacidos y niños de corta edad, que en adultos. Planteado de otro modo, si una persona llega a la vida adulta sin que le aqueje una anomalía congénita, es muy poco probable que cause problemas clínicos (puede ser simplemente

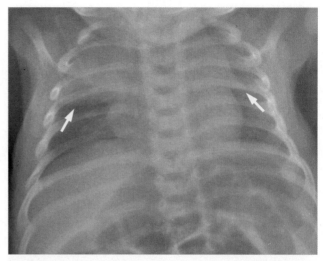

FIGURA 5-3. **Timo normal.** La gran estructura de tejidos blandos (*flechas*) en los segmentos superior y anterior del mediastino de este neonato de un mes de vida, representa tejido normal de la glándula. Si se califica de normal el timo de un neonato a todo lo que está en la porción anterosuperior del mediastino, habrá cerca de 99% de certeza.

una variante normal distinta de un cuadro patológico real). Cuando un recién nacido muestra anormalidades en la radiografía de abdomen, es muy probable que haya una anomalía congénita; en un niño de 4 años las posibilidades disminuyen y todavía son menores en un adolescente de 15 años. Si se analizan las posibilidades, en una persona de 80 años prácticamente nadie pensaría en que una anormalidad congénita fuese la causa de un cuadro abdominal agudo, una vez dicholo lo anterior, cualquier médico podría toparse con el caso raro de un defecto congénito que causa desazón en un anciano de 80 años, pero evidentemente esto es la excepción y no la regla.

En este capítulo, se exponen algunos de los diagnósticos más comunes en niños, en primer lugar, los recién nacidos y lactantes, y después los de mayor edad. No se pretende incluir todos los temas sino más bien señalar algunos enfoques prácticos en estudios de imagen para entidades diagnósticas comunes.

TÓRAX DEL RECIÉN NACIDO Y DEL LACTANTE

La radiografía de tórax de un recién nacido es un estudio complejo que muestra diversas diferencias con la de un adulto (fig. 5-4). Junto con la posible confusión causada por las variaciones normales del timo, surgen otros factores que dificultan la interpretación de las radiografías de pequeños de esa edad. La frecuencia respiratoria de un recién nacido es bastante rápida en comparación con la de un adulto, por lo que no se espera que él interrumpa las respiraciones durante la práctica de los estudios, y por ello, las radiografías se practican involuntariamente con la persona en espiración, con lo cual parecen ser menores los volúmenes pulmonares, hay apiñamiento de estructuras normales e incluso atelectasia en algunas zonas. La pequeñez del tórax del recién nacido también dificulta más la situación porque incluso estructuras normales están muy cercanas y suele ser difícil diferenciar una de otra si están próximas.

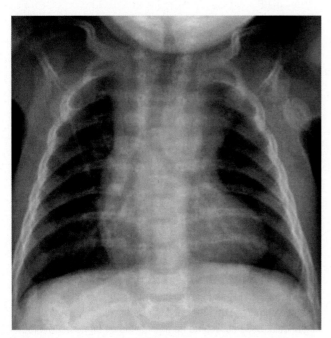

FIGURA 5-4. **Radiografía normal de tórax de un recién nacido.** Dado el tamaño pequeño del tórax se advierte que el corazón parece sobresalir.

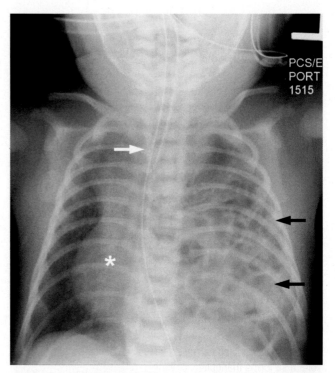

FIGURA 5-5. **Hernia diafragmática congénita.** En el neonato de este caso todo el hemitórax está lleno de asas de intestino que contienen gas (*flechas negras*). Se advierte la forma en que el efecto masivo de las asas intestinales desplaza al corazón (*asterisco*) y las estructuras mediastínicas (*flecha blanca*) a la derecha y lo aleja del lado de la hernia.

En general, cabe dividir las enfermedades del tórax en recién nacidos y lactantes en dos categorías: clínicas y quirúrgicas. Las primeras son cuadros difusos que obligan a emprender medidas médicas de tratamiento. Las segundas son situaciones que necesitan intervención oportuna y rápida. Con base en dicha definición, por ejemplo, un neumotórax a tensión que necesitara la colocación de una sonda torácica es una enfermedad quirúrgica. Al valorar la radiografía de tórax de un recién nacido, si se sospecha una enfermedad quirúrgica, es necesario hacerlo en dos fases. En primer lugar, identificar el lado en que está la anormalidad (casi todos los trastornos quirúrgicos son unilaterales); en segundo lugar, detectar al lado al que se desvía el mediastino. Tal signo se observa mejor si se revisa la tráquea, aunque pueden aportar pistas secundarias la posición del corazón y del timo. Por norma, los cuadros quirúrgicos desplazarán el mediastino y lo *alejarán* del lado anormal. Por ejemplo, en una hernia diafragmática (trastorno causado por un defecto del feto que permite que el contenido abdominal se introduzca al tórax), el corazón y el mediastino se desplazan y alejan del lado de la hernia, por acción de la masa de las asas intestinales (fig. 5-5).

Enfermedades clínicas

Taquipnea transitoria

En todos los recién nacidos hay un cambio al pasar del entorno intrauterino con los pulmones llenos de líquido, a otro en que se respira aire ambiental. Dicha transformación debe producirse inmediatamente después del nacimiento, y entraña una interacción compleja de linfáticos pulmonares, capilares y compresión del tórax (consecuencia del paso normal por el conducto del parto). Dicho fenómeno normal no siempre es ordenado e ininterrumpido. Muchos pequeños (tal vez todos)

pueden mostrar una breve taquipnea en los primeros 2 min de haber nacido, debida a la variación de los pulmones para expulsar el líquido uterino.

Sin embargo, en algunos pequeños sanos, la eliminación del líquido fetal origina una alteración respiratoria de importancia clínica e incluso hipoxia leve. En general, estos recién nacidos no están lo suficientemente enfermos por lo que no requerirían de sonda endotraqueal, aunque si pueden necesitar oxígeno complementario u otras medidas de apoyo. La situación, denominada "taquipnea transitoria neonatal" (TTN) cede y muestra resolución en término de 24 h del nacimiento. Las radiografías de un recién nacido con TTN presentarán opacidades intersticiales lineales, otras en estrías e incluso pequeños derrames pleurales (bilaterales), todo lo cual refleja el desplazamiento normal del líquido fetal desde los alveolos al plano intersticial y los linfáticos. Los volúmenes pulmonares por lo común son normales (fig. 5-6). En las radiografías de vigilancia se advierte normalidad típica a las 24 h después del nacimiento. Otro problema desorientador es el de la **neumonía neonatal**, un trastorno mucho más grave que puede surgir con la taquipnea transitoria y con hallazgos radiográficos similares a ella (opacidades intersticiales en estrías). En esta situación, a veces el neonatólogo puede afrontar presiones para tratar una neumonía, incluso si sospecha que el problema es TTN ante las posibles consecuencias graves de no tratar la inflamación pulmonar. Otros trastornos menos frecuentes pueden tener como manifestación inicial una imagen radiográfica similar, que

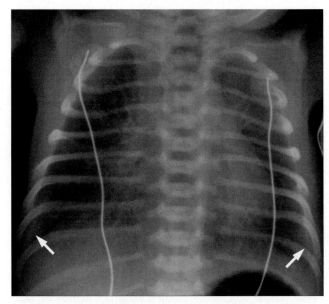

FIGURA 5-6. **Síndrome de dificultad respiratoria.** Se trata de un neonato de término que nació por cesárea con deficiencia respiratoria inmediatamente después de nacer. Las opacidades perihiliares en estrías y los pequeños derrames pleurales en ambos lados *(flechas)* son típicos de la taquipnea transitoria del neonato. El paciente no está gravemente enfermo como para que necesite una sonda endotraqueal.

incluyen anormalidades linfáticas y cardiopatías congénitas. Un signo radiográfico que plantea la posibilidad de neumonía y no TTN sería la presencia de **derrame pleural unilateral** (fig. 5-7).

Síndrome de insuficiencia respiratoria (deficiencia de sustancia tensioactiva)

La entidad mencionada era conocida como "enfermedad de membranas hialinas" y se observa casi exclusivamente en **productos prematuros** (excepto en casos raros de origen congénito). El síndrome de insuficiencia respiratoria (SIR) es consecuencia de la deficiencia de sustancia tensioactiva, una molécula con componente lípido que permite a los alveolos estar abiertos al disminuir la tensión superficial en su interior. Dicha sustancia es producida por células alveolares de tipo II y hasta el tercer trimestre del embarazo comienza a ser sintetizada en cantidades suficientes. Si su producción es insuficiente, la consecuencia es un colapso alveolar difuso y con ello deficiencia en el intercambio de oxígeno, menor distensibilidad pulmonar y deterioro de la función respiratoria. La información clínica es muy útil en el diagnóstico porque los pequeños son pretérmino y tienen deficiencia respiratoria notable muy poco después de nacer, lo cual obliga en casi todos los casos a emprender ventilación mecánica. La imagen radiográfica de SIR es consecuencia de la microatelectasia difusa y tiene **cuatro signos característicos: 1) volúmenes pulmonares pequeños, 2) opacidades granulosas, 3) broncogramas aéreos y 4) distribución uniforme en todos los campos pulmonares** (fig. 5-8). Un quinto signo posible, aunque inespecífico, es la presencia de una sonda endotraqueal que denota que el paciente presenta deficiencia respiratoria grave. Los derrames pleurales son poco comunes en el SDR. Con la introducción de la sustancia tensioactiva sintética ha habido una mejoría extraordinaria en el pronóstico de dichos pequeños.

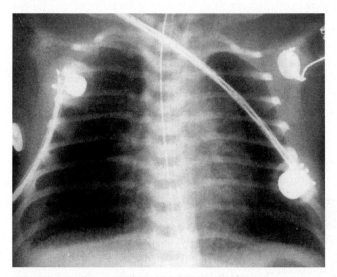

FIGURA 5-7. **Neumonía del recién nacido.** Recién nacido en muy grave estado con una disposición estriada en ambos pulmones y un gran derrame unilateral pleural derecho. El derrame unilateral *(flecha)* es un dato sospechoso de neumonía. Esta disposición es típica de la infección por estreptococos del grupo B en un recién nacido.

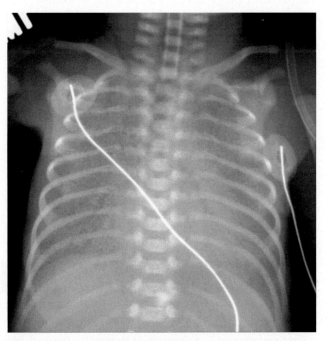

FIGURA 5-8. **Síndrome de dificultad respiratoria.** Pequeño extraordinariamente prematuro que nació con 24 semanas de gestación. Destacan los volúmenes pulmonares pequeños, opacidades granulosas, broncogramas aéreos y distribución uniforme. La presencia de una sonda endotraqueal señala el estado crítico del bebé.

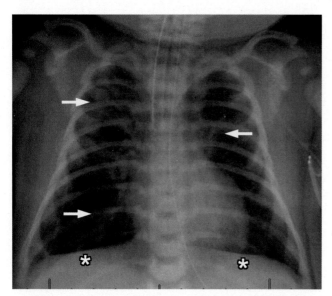

FIGURA 5-9. **Broncoaspiración de meconio.** Recién nacido con edad gestacional de 41 semanas que obligó a la intubación. Los pulmones están hiperinsuflados y se manifiestan con aplanamiento del diafragma (*asteriscos*). Las opacidades irregulares del espacio aéreo (*flechas*) posiblemente representan áreas de atelectasia.

Esta sustancia se administra por aerosol a través de una sonda endotraqueal o durante la broncoscopia. El operador gira circularmente el cuerpo del paciente para que se distribuya de manera uniforme la sustancia tensioactiva en los pulmones. En ocasiones, en pequeños tratados recientemente, se observa que la eliminación fue parcial y quedan opacidades residuales y broncogramas aéreos en las bases pulmonares, que son zonas donde no se distribuyó de modo uniforme la sustancia.

Broncoaspiración de meconio

Este cuadro clínico se observa en recién nacidos a término o postérmino y aparece cuando están expuestos al meconio en el líquido uterino. Dicha sustancia espesa y adherente puede ser aspirada y con ello obtura y obstruye las vías respiratorias finas. Después del nacimiento se origina una combinación de atrapamiento de aire (zonas del pulmón en que llega el aire, pero no puede ser expulsado), y atelectasia (zonas colapsadas en que no puede penetrar el aire). Estos lactantes muestran deficiencia respiratoria intensa poco después de nacer, que

obliga a intubación y ventilación mecánica. En las radiografías de tórax se detectan **hiperinsuflación** de los pulmones con opacidades gruesas e irregulares en los espacios ventilatorios de ambos lados, manifestados por zonas de radiolucidez relativa, consecuencia del atrapamiento de aire (fig. 5-9). La hiperinsuflación puede romper los alveolos y ocasionar neumotórax.

En la tabla 5-1 se hace una revisión de los signos radiográficos de neumopatías neonatales clínicas.

Enfermedades quirúrgicas

Neumotórax

El neumotórax es raro en bebés sanos, pero los recién nacidos y lactantes conllevan un riesgo relativamente alto de presentarlo y necesitan ventilación mecánica (consecuencias de cuadros médicos como SIR o broncoaspiración de meconio), o no tienen desarrollo adecuado de los pulmones (hipoplasia) (fig. 5-10). Muchas de las radiografías de tórax en recién nacidos se realizan con el paciente en decúbito dorsal, de modo que quizá no se identifiquen claramente el neumotórax apical y el borde pleural observados en un adulto. Los **signos de neumotórax** en un bebé en decúbito dorsal incluyen **radiolucidez asimétrica de todo un hemitórax, profundización del receso costodiafragmático (el signo de "surco profundo") y una definición neta de los bordes cardiacos o diafragmáticos (secundario a la presencia de aire que delinea dichas estructuras).** El operador debe buscar siempre signos de tensión y si advierte desplazamiento de las estructuras mediastínicas o aplanamiento asimétrico del diafragma debe buscar un neumotórax a tensión que necesita intervención inmediata.

Hernia diafragmática congénita

Recibe este nombre (HDC) un defecto congénito del diafragma. Si no hay desarrollo adecuado de dicha capa y persiste el defecto puede atravesar por el orificio el contenido abdominal y los intestinos, y pasar al tórax. El sitio donde surge con mayor frecuencia el defecto es posterior y medial (la llamada hernia de "Bochdalek"). La anomalía aparece con mayor frecuencia en el lado izquierdo (porque el hígado está debajo del hemidiafragma derecho). La HDC tiene diversos grados de intensidad y depende del tamaño del defecto diafragmático y el volumen del contenido abdominal que lo atraviesa en forma de hernia, porque conforme se desplace mayor contenido abdominal al interior del tórax habrá menor espacio para que se desarrollen los pulmones normales. La causa de muerte en estos pacientes es tanto la **hipoplasia pulmonar** como los problemas respiratorios y circulatorios resultantes que lo acompañan. La imagen radiográfica varía con la edad del paciente.

TABLA 5-1	Neumopatías clínicas neonatales			
	Taquipnea transitoria	Síndrome de dificultad respiratoria	Broncoaspiración de meconio	Neumonía neonatal
Edad gestacional	Producto de término	Producto pretérmino	Producto de término o postérmino	Cualquiera
Volúmenes pulmonares	Normales	Pequeños	Grandes	Cualquiera
Opacidades	Estrías	Difuso, granuloso	Irregular	Cualquiera
Derrames pleurales	Sí (bilaterales)	No	No	+/−
Sonda endotraqueal	No	Sí	Sí	+/−

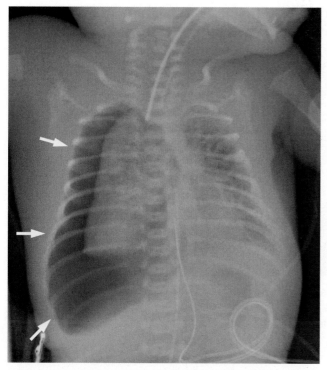

FIGURA 5-10. **Neumotórax a tensión.** Recién nacido prematuro unido a un ventilador por un síndrome grave de insuficiencia respiratoria que terminó por mostrar un gran neumotórax en el lado derecho (*flechas*) lo que obligó a colocarle una sonda endotraqueal como medida de urgencia. El pulmón derecho posee una forma relativamente normal a pesar del neumotórax y ello se debe a la rigidez anómala del tejido pulmonar por la neumopatía básica.

En el periodo neonatal inmediato, las asas intestinales dentro del tórax estarán llenas de líquido y así se producirá una imagen de masa de tejidos blandos. Horas o días después, conforme surge el gas a través de las asas, se identificarán múltiples asas de intestino llenas de gas y lúcidas. A causa del efecto expansivo del contenido abdominal desplazado, las estructuras mediastínicas casi siempre se sitúan en el lado contrario del tórax (véase fig. 5-5 y 5-11).

Lesiones pulmonares congénitas

Otras masas congénitas en los pulmones surgen rara vez, pero se justifica mencionarlas. La primera es la **hiperinsuflación lobular congénita** (HLC), conocida anteriormente como "enfisema lobular congénito" y causada por anormalidades de las vías respiratorias que originaban un efecto de válvula unidireccional. Como aspecto fundamental, el aire penetra en el segmento afectado, pero no puede salir, lo cual ocasiona hiperinsuflación progresiva de parte del pulmón, más a menudo el lóbulo superior izquierdo. En las radiografías, se advierte una zona radiolúcida con un efecto expansivo acompañante que desplaza las estructuras desde el segmento hiperinsuflado anormal. En el periodo neonatal inmediato, el pulmón afectado está lleno de líquido y tiene aspecto opaco, pero conforme se absorbe y queda mayor cantidad de aire atrapado pronto tendrá una imagen radiolúcida (fig. 5-12).

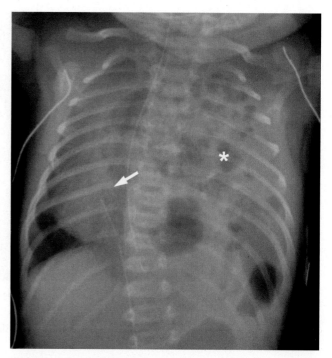

FIGURA 5-11. **Hernia diafragmática congénita.** Otro neonato con asas intestinales que llenan el hemitórax izquierdo (*asterisco*) y desplazan el corazón y las estructuras mediastínicas a la derecha (*flecha*). Se advierte intensa hipoplasia del pulmón izquierdo.

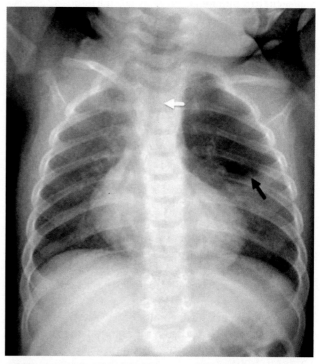

FIGURA 5-12. **Hiperinsuflación lobular congénita.** Hay agrandamiento del lóbulo superior izquierdo y muestra mayor lucidez que el tejido vecino a causa del atrapamiento de aire (*flecha negra*). Hay desplazamiento leve de la tráquea (*flecha blanca*) y otras estructuras mediastínicas que alejan del lóbulo superior izquierdo anormal.

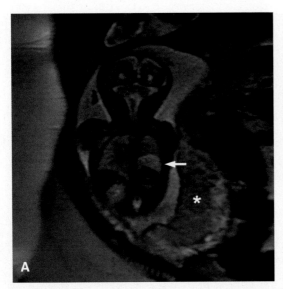
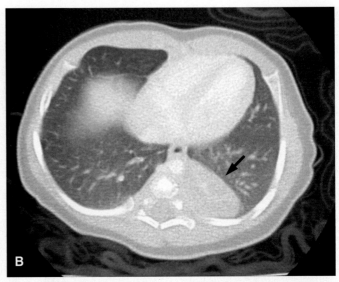

FIGURA 5-13. Secuestro pulmonar. A: RM fetal practicado antes del nacimiento en que se advierten una zona de señal alta anormal (*gris pálido*) en la cara inferior del hemitórax izquierdo (*flecha*). La placenta es normal (*asterisco*). **B:** Un TC del mismo paciente realizada después del nacimiento y señala una masa redondeada de tejidos blandos en el lóbulo inferior izquierdo (*flecha*) que tiene un secuestro pulmonar.

La lesión congénita que ocupa el segundo lugar en frecuencia es el espectro de alteraciones que incluyen la **malformación pulmonar congénita de vías respiratorias (MPCVR)** y el **secuestro pulmonar**. En estos dos trastornos se observa desarrollo anormal de parte del pulmón, que puede conectar o no con los bronquios y bronquiolos que a menudo tienen vasos anormales. En general, los trastornos en cuestión se manifiestan como masas sólidas en las radiografías de tórax, aunque en ocasiones MPCVR puede estar compuesta más bien de quistes con aire. Muchas de las lesiones se identifican desde antes del nacimiento por ecografía o RM (fig. 5-13). Ambas son extirpadas quirúrgicamente ante el riesgo de infecciones recurrentes y un pequeño peligro de malignidad futura.

Atresia esofágica

Los temas que se han expuesto se centran más bien en neumopatías, pero existen otros órganos en el tórax del niño como son el corazón y el esófago. Las anormalidades de este último son importantes en niños y por lo regular comprenden la **atresia esofágica**. La forma más común de esta anomalía es un segmento proximal con un extremo ciego y una fístula que va de la tráquea al bronquio izquierdo, hasta la porción distal del esófago. El aire inhalado cursa por la fístula y de ahí al resto del tubo digestivo; por esa razón superficialmente las primeras radiografías pueden tener aspecto normal, con asas de intestino llenas de gas y de aspecto normal en el abdomen. Los médicos deben sospechar este trastorno cuando el recién nacido muestra ahogamiento al recibir alimento y el pediatra no puede introducir una sonda nasogástrica (NG) al estómago. Lo anterior aporta algún dato sobre lo que pueden detectar las radiografías de tórax, porque se identificará la sonda mencionada en el interior de la bolsa (fig. 5-14).

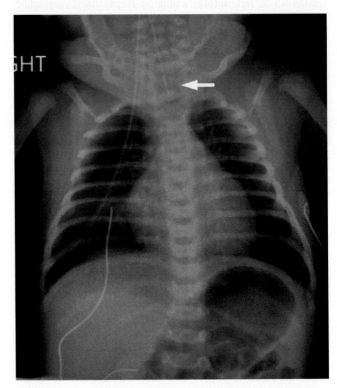

FIGURA 5-14. Atresia esofágica con fístula traqueoesofágica. En este caso, el bebé se ahogaba al recibir sus primeros alimentos y el pediatra no pudo introducir una sonda nasogástrica. El extremo de dicha sonda está en el cuello (*flecha*). Su hallazgo fue congruente con atresia esofágica. Se advirtió la presencia de gases en el intestino, lo cual denotó que existía una fístula entre la tráquea y el segmento distal del esófago.

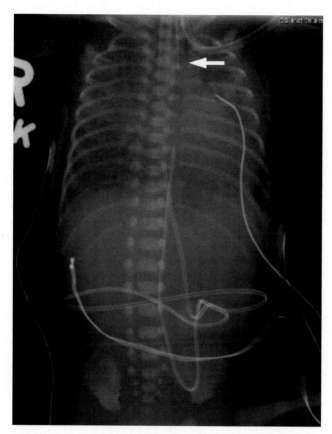

FIGURA 5-15. Atresia esofágica sin fístula. Un prematuro no podía tolerar su alimentación. La sonda NG quedó detenida en la porción cervical del esófago (*flecha*). No se detectó gas en intestino, signo compatible con atresia esofágica sin una fístula distal. En este caso hubo opacidades granulosas y uniformes en ambos pulmones, signo del síndrome de disfunción respiratoria consecuencia de la premadurez.

Se conocen dos variantes de anormalidades esofágicas, aunque son menos prevalentes. La primera es la **atresia esofágica sin fístula traqueoesofágica**, en la cual faltan totalmente los gases en el abdomen (fig. 5-15). La segunda es la **fístula traqueoesofágica sin atresia esofágica**. Recibe el nombre de fístula en H y es más difícil de diagnosticar.

A diferencia de lo que ocurre con la atresia esofágica, es posible introducir una sonda NG al estómago de modo que el médico no advierte fácilmente la identidad del trastorno. El niño puede ser llevado al médico semanas o años después por neumonías frecuentes, porque cada vez que ingiere algún alimento parte de él llega al pulmón. Es necesario que el médico tenga en mente la posibilidad de que exista dicha anomalía siempre que el médico atienda a un lactante o a un niño de corta edad con neumonía frecuente y recidivante. La práctica de un esofagograma con cambios de posición cuidadosos hacia los lados permite confirmar el diagnóstico (fig. 5-16).

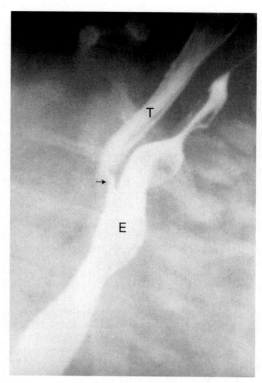

FIGURA 5-16. Fístula traqueoesofágica de tipo H. El esofagograma con medio de contraste hidrosoluble en un bebé con neumonía recurrente señaló una conexión entre el esófago (*E*) y la tráquea (*T*), la denominada fístula traqueoesofágica de tipo H (*flecha*), anormalidad que a veces es muy difícil de detectar.

ABDOMEN DEL RECIÉN NACIDO Y DEL LACTANTE

Las imágenes radiográficas del abdomen de los recién nacidos son muy diferentes de las de los adultos, en tanto que las de niños de mayor edad y adolescentes comienzan a compartir semejanzas con las de las personas de mayor edad. Las radiografías abdominales de recién nacidos son diferentes porque en ellas existen diversos factores fisiológicos. En primer lugar y como dato principal los **recién nacidos degluten grandes volúmenes de aire** durante su respiración e ingestión relativamente ineficientes. En consecuencia es bastante frecuente detectar muchas asas de intestino delgado llenas de gas en la radiografías simples de un recién nacido normal (fig. 5-17), en tanto que en un adulto, un niño de mayor edad o un adolescente, muy pocas veces se identifica tanto gas en el intestino delgado (fig. 5-18). Es un dato anormal y de mal pronóstico observar que el abdomen de un neonato no tiene absolutamente gas (fig. 5-19). Todo el aire en el intestino delgado dificulta la interpretación de las radiografías al grado de condicionar la distensión intestinal. La mejor norma es que las asas intestinales de un neonato normal tienen pared delgada y están muy cerca unas de otras. La imagen de intestino de paredes gruesas con separación notable de las asas sugiere que dentro del abdomen hay un cuadro anormal (fig. 5-20).

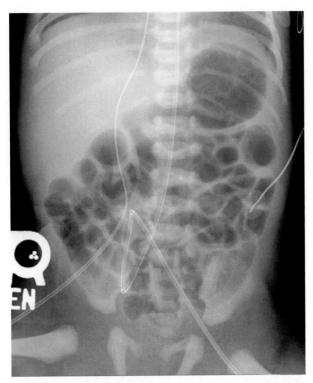

FIGURA 5-17. **Imagen normal de gas intestinal en un recién nacido.** A pesar de que múltiples asas del intestino delgado tenían gas, todas ellas tienen pared delgada y están en íntima cercanía, no separadas.

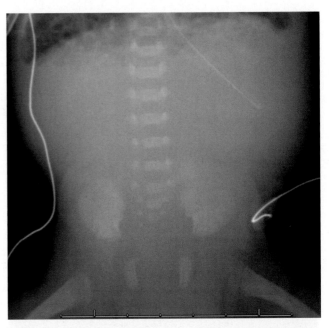

FIGURA 5-19. **Enterocolitis necrosante.** Imagen de abdomen absolutamente sin gas en un pequeño en estado crítico con enterocolitis necrosante. Los lactantes típicamente tienen un poco de gas en intestinos, de modo que la ausencia absoluta casi siempre es un signo de mal pronóstico.

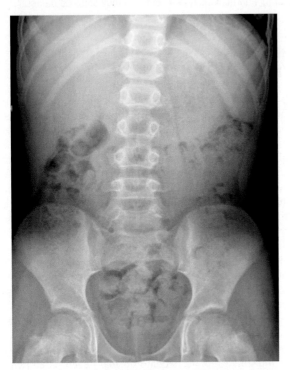

FIGURA 5-18. **Imagen normal de gas en intestinos en un niño de ocho años.** En comparación con el neonato de la figura 5-17, la cantidad de gas es mucho menor. Parte del mismo está dentro del colon con calibre normal y se advierte con lucidez el perfil de haustras del colon.

Las haustras del colon tienen desarrollo variable y comienzan a destacarse a los seis meses de edad, en promedio. Por esta razón, por lo común no se tienen datos confiables si se intenta diferenciar en las radiografías simples del abdomen de un recién nacido el intestino grueso, del delgado; ello concede todavía mayor importancia a identificar que exista o no gas en el recto. La mayoría de los recién nacidos mostrará gas en todo su tubo digestivo 24 h después de nacer. Si existe alguna duda en cuanto a la presencia del gas a través del recto es de gran utilidad la radiografía lateral transversal en decúbito *ventral* para esclarecer este problema (fig. 5-21). En el recién nacido en decúbito dorsal (posición en la cual se realizan casi todas las radiografías de abdomen en los recién nacidos), el recto queda en plano posterior (en posición declive) en tanto que el aire se acumula en estructuras más bien superiores. Al cambiar al paciente al decúbito ventral, el recto asume una posición que no es inferior, y por ello puede llegar el gas a tal sitio (es decir, no hay obstrucción).

Conviene mencionar brevemente lo referente al **ombligo.** Esta estructura necesaria y los accesorios a él unidos generan a veces sombras confusas en las radiografías del abdomen del recién nacido. Muchas veces algún médico inexperto ha confundido dicho órgano con una pinza, un hueso o un cuerpo extraño (fig. 5-22). El propio ombligo sobresale bastante más en un recién nacido que en un adulto. Una lesión de tejidos blandos en forma numular o forma de moneda (redondeada) en la zona mesoabdominal baja de un neonato probablemente deba ser considerada como un resto de ombligo, hasta que se corrobore lo contrario. Una pista adecuada es que por el aire que rodea al muñón umbilical sobresaliente, hay definición neta de los bordes del ombligo, particularmente el inferior.

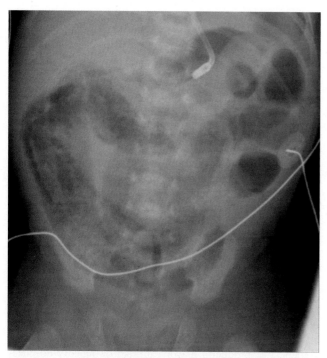

FIGURA 5-20. **Enterocolitis necrosante.** Imagen totalmente anormal de gases en intestino en otro lactante con enterocolitis necrosante. Las asas intestinales están separadas entre sí y tal aspecto se debe al engrosamiento de las paredes intestinales, y tal vez un poco de líquido libre en el abdomen. Las líneas lúcidas en el intestino en la mitad derecha del abdomen representan gas en el interior de la pared, o neumatosis, otro signo que denota la extrema gravedad del paciente.

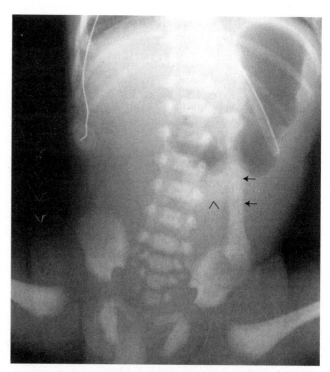

FIGURA 5-22. **Imagen normal de gases en el intestino.** Recién nacido que comenzó a deglutir aire. Se identifica la sonda nasogástrica en el estómago. La estructura elongada a la izquierda de la columna (*flechas*) tiene el aspecto de un hueso de algún tipo; sin embargo, está unida netamente al muñón umbilical (*punta de flecha*) y representa una pinza en el cordón mencionado.

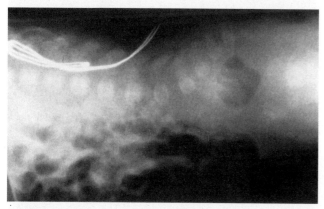

FIGURA 5-21. **Técnica para detectar gas en el recto.** La proyección lateral transversal con el paciente en decúbito ventral puede ser útil para identificar la existencia o ausencia de gas en el recto.

Recién nacido

La indicación más frecuente para realizar estudios de imagen en el abdomen en el periodo neonatal inmediato es la posibilidad de **obstrucción intestinal.** En el aspecto clínico, uno de los primeros signos del lactante es la intolerancia a los

alimentos, se advierte distensión progresiva del vientre y a veces no hay expulsión de meconio. En dicha situación, por lo regular se practican radiografías de abdomen y en ellas se observarán grados variables de distensión de intestino por gases. El médico diligente utilizará la imagen de la radiografía para hacer el diagnóstico definitivo, pero a menudo la distribución del gas constituye una guía para seleccionar el siguiente estudio imagenológico. Si se identifican pocas asas dilatadas circunscritas a la mitad superior del vientre, habrá que sospechar una obstrucción en un punto más proximal y se recurrirá a una **serie gastroduodenal con medio de contraste y alimento.** Sin embargo, si se detectan asas múltiples dilatadas en todo el abdomen, la técnica diagnóstica más provechosa es el **enema con medio de contraste fluoroscópico.** A veces no se obtiene claridad y habrá que realizar los dos estudios.

Atresias

En el recién nacido, la causa más frecuente de oclusión es la **atresia intestinal.** Dicha anomalía es consecuencia de diversos fenómenos intrauterinos complejos por lo común con una vía final de deterioro de los vasos que van a la pared intestinal. A menudo desaparece totalmente el segmento afectado y todo lo que queda es un defecto cuneiforme en el mesenterio. La excepción sería la **atresia duodenal,** causada porque no se produjo la recanalización del interior del duodeno. Durante el desarrollo normal, hay obliteración temporal del interior de dicho órgano por una invaginación de células, pero si estas últimas no presentan regresión queda cerrado el diámetro interno y con ello surge la obstrucción.

Las radiografías de la atresia intestinal varían con el nivel en que se asienta; sin embargo, poseen signos comunes. En primer lugar, por lo regular no hay gas en sentido distal a nivel de la atresia. En segundo lugar, hay una dilatación excesiva del segmento intestinal en sentido proximal a ella. Más allá de ese punto, es cuestión de revisar con cuidado la radiografía para suponer hasta donde ha llegado el intestino antes de que se identifique la atresia. Por lo general, hay que recordar que el bulbo duodenal está en el cuadrante superior derecho del abdomen y en caso de que haya dilatación estomacal de un asa aislada en ese cuadrante, es posible la atresia duodenal (el llamado "signo de doble burbuja") (fig. 5-23). El yeyuno es un segmento que está predominantemente en la mitad superior del vientre y en el lado izquierdo, en tanto que el íleon está en el cuadrante inferior derecho. El operador puede identificar muchas asas dilatadas y en particular grandes a la derecha de la columna y es probable que exista una atresia ileal, en tanto que si ellas están circunscritas a la mitad superior del vientre y más bien a la izquierda existe una probabilidad mayor de atresia del yeyuno (fig. 5-24). Son proporciones de 70:30, por lo que no debe haber gran preocupación. Para confirmar el diagnóstico son útiles una serie gastroduodenal o un enema con material de contraste (fig. 5-25). El aspecto más importante

es identificar la obstrucción y tener presente el diagnóstico de atresia; a partir de ese punto es tarea del cirujano abordar el intestino y detectar su sitio exacto.

Microcolon

Se debe pensar en un microcolon en un recién nacido con obstrucción de la porción distal del intestino. El diagnóstico de esta anomalía se hace por medio de un enema con medio de contraste. La imagen de lo que cabe esperar en estos casos es el colon muy angosto y pequeño (fig. 5-26). El microcolon típico muestra pequeñez difusa, aunque hay variantes en que sólo los segmentos más distales son muy pequeños. El microcolon debe su pequeñez a que es un segmento del colon que no se usó y surge porque las secreciones normales, el moco y las células son excretadas a las vías gastrointestinales del feto (la composición del meconio) no llegan al colon a causa de la obstrucción, por lo común en la zona distal y terminal del íleon. El colon sigue siendo pequeño porque no crece para acomodar el volumen del meconio que aumenta poco a poco, y ésta es la razón por la cual el microcolon aparece típicamente con las obstrucciones en puntos más distales es decir cuanto más proximal sea la obstrucción, habrá un tramo mayor de vías gastrointestinales normales entre ella y el colon, y en consecuencia se producirá mayor cantidad de moco y de material que llega al colon y estimula su desarrollo normal. La causa clásica del microcolon es el **íleo meconial**, observada

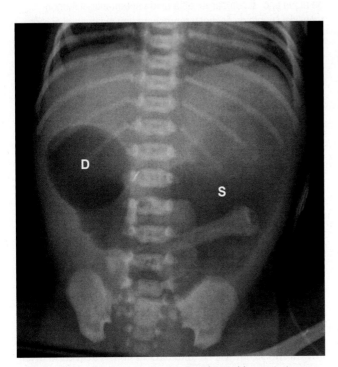

FIGURA 5-23. Atresia duodenal. Recién nacido con extraordinaria distensión abdominal poco después del nacimiento. La radiografía del abdomen muestra dilatación del estómago (*S*) y del bulbo duodenal (*D*) con ausencia de gas y la zona distal del intestino. Se trata del clásico "signo de la doble burbuja" y confirma la presencia de atresia duodenal.

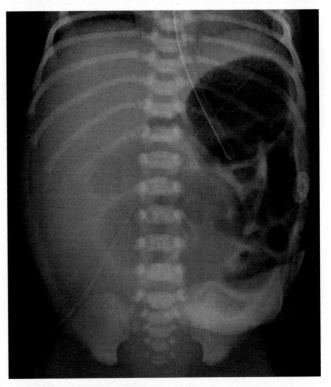

FIGURA 5-24. Atresia del yeyuno. Recién nacido que poco después de su nacimiento presentó distensión abdominal. En comparación con el paciente de la figura 5-23 se advierten más asas dilatadas de intestino lo que sugiere que la obstrucción está en un punto más distal. En la operación se observó que había atresia del yeyuno.

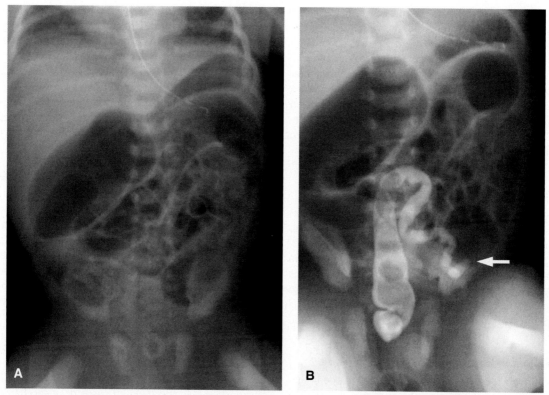

FIGURA 5-25. Atresia del colon. Otro neonato con distensión abdominal. **A:** Las primeras radiografías del abdomen señalan múltiples asas del intestino dilatadas. Ante la posibilidad y duda de obstrucción distal se hizo un enema con medio de contraste. **B:** El enema en cuestión indica un colon de pequeño calibre que se interrumpe de forma repentina (*flecha*), signo compatible con atresia del colon.

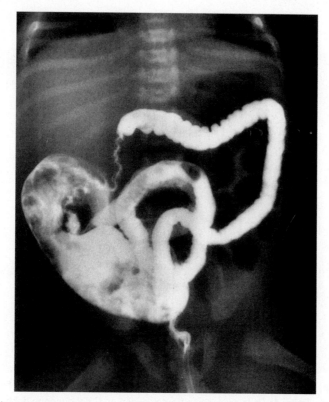

FIGURA 5-26. Microcolon. En el enema por contraste se advierte un colon muy pequeño (microcolon) que origina una dilatación extraordinaria del íleon con múltiples defectos de llenado. Los defectos tienen meconio impactado de la cual deriva su nombre de *íleo meconial.* El microcolon en un signo de obstrucción distal o una anormalidad difusa del colon.

en personas con fibrosis quística. A causa de las secreciones anormales de las vías gastrointestinales, los recién nacidos tienen meconio demasiado espeso que se adhiere en la porción terminal del íleon, lo obstruye y origina microcolon. La atresia ileal es otra causa de obstrucción distal que origina la anomalía en cuestión. Por último, otros cuadros como la enfermedad de Hirschsprung (falta de las células ganglionares del colon) en contadas ocasiones causa microcolon, pero por razones diferentes. En resumen, el microcolon es un hallazgo radiográfico que denota que el colon no ha sido usado como esta anormalidad difusa.

Lactante

Se han identificado unas cuantas entidades diagnósticas importantes que se manifiestan al inicio de la vida, pero no necesariamente en el periodo neonatal inmediato. Dos ejemplos serían la rotación anómala con vólvulo del intestino medio y la estenosis pilórica. Ambas son consecuencia de una anormalidad congénita, pero los signos iniciales (en el caso del vólvulo del intestino medio) se manifiestan (en caso de la estenosis pilórica) en una fecha que rebasa el periodo neonatal inmediato.

Rotación anómala con vólvulo del intestino medio

La rotación anómala es una anormalidad congénita de la fijación del intestino y su mesenterio. En sí misma, la rotación anormal no constituye una amenaza para el paciente. Sin embargo, la consecuencia anatómica coloca a la persona en

el peligro de mostrar un vólvulo del intestino medio, hecho catastrófico y que puede causar la muerte. No hay que olvidar que el intestino del feto se forma alrededor del eje de la arteria mesentérica superior y que en el primer trimestre el intestino se hernia y queda fuera del cuerpo por un lapso breve, para volver a la cavidad abdominal. Si en su retorno dicho órgano no muestra una rotación apropiada, asume posiciones anormales. Dicho error de la fijación prepara el terreno para que gire alrededor de estructuras mesentéricas anormales, lo que causa el vólvulo de la porción media; dicho giro además de causar obstrucción intestinal ante el hecho de que las asas giren alrededor de la arteria y la vena mesentérica superiores ocasiona deterioro vascular e isquemia. Si no se revierte el giro, el segmento intestinal mostrará desvitalización y el niño será un deficiente nutricional, todo lo cual constituye una urgencia quirúrgica y hay que pensar en ella siempre que se detecte alguna anormalidad en la radiografía que sugiera obstrucción y también la expulsión de vómito bilioso en un niño de corta edad. Los casos de rotación anómala se exponen junto con las enfermedades abdominales de recién nacidos y lactantes, pero el operador debe saber que puede surgir en cualquier momento de la vida. La mayoría de los pacientes con estas anomalías terminarán por presentar el vólvulo en término de los primeros 12 meses de vida, pero en ocasiones, niños de mayor edad y adultos presentan problemas de esta índole. El método diagnóstico más adecuado en casos de sospecha de rotación anómala es una serie gastroduodenal hecha con carácter de urgencia (fig. 5-27). En la rotación anómala con vólvulo del

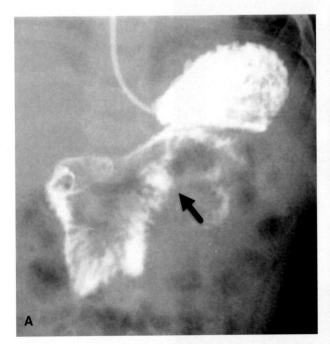
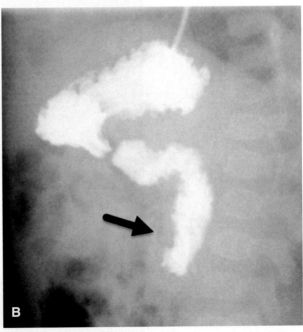

FIGURA 5-27. Imagen normal del estudio gastroduodenal con medio de contraste en que se observa la imagen del duodeno con una posición normal de ligamento de Treitz. **A:** En la proyección frontal, el asa en C del duodeno debe descender, cruzar la línea media y ascender de regreso al mismo nivel que el bulbo duodenal y ello representa el ligamento de Treitz (*flecha*). **B:** En la proyección lateral, el duodeno está situado en plano posterior por delante de la columna vertebral (*flecha*).

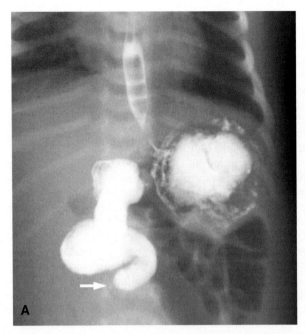

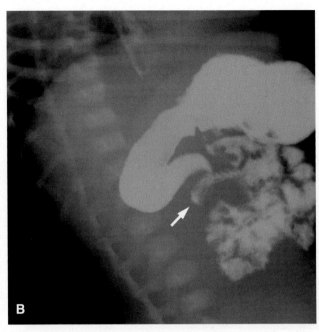

FIGURA 5-28. Rotación anómala con vólvulo del intestino medio. A: Lactante de 10 días que fue llevado a atención por vómito. La serie gastroduodenal se practicó y se observó obstrucción del duodeno (*flecha*). Dicho órgano al parecer tiene un aspecto un poco espiroideo o girado. **B:** Lactante de 9 días cuyo cuadro inicial fue de emesis biliosa. En la serie gastroduodenal se advirtió una imagen en espiral del duodeno, congruente con vólvulo (*flecha*). Parte del material del contraste se introdujo en el giro, pero no hay obstrucción completa del intestino. A pesar de ello, constituye una urgencia quirúrgica por la torsión de los vasos mesentéricos y el riesgo de isquemia intestinal.

intestino medio, en el estudio mencionado se advertirá una obstrucción que abarca la segunda y la tercera porción del duodeno (fig. 5-28). Si es incompleta, en la serie gastroduodenal se observará un trayecto anormal del duodeno y a veces una imagen "a manera de sacacorchos".

Estenosis pilórica

La estenosis pilórica es un trastorno intraabdominal relativamente frecuente en lactantes (en promedio de 4 a 6 semanas de vida). No constituye una anomalía congénita si no proviene de la hipertrofia del músculo pilórico inducida por un error hereditario del metabolismo. La estenosis mencionada no se manifiesta poco después del nacimiento porque se necesita tiempo para que la hipertrofia de dicho músculo alcance un grado suficiente para obstruir el tránsito gástrico. Es más común en varones y su cuadro inicial es de vómitos de material no bilioso y pérdida de peso. En la radiografía simple del abdomen se puede observar dilatación gástrica (fig. 5-29). La serie gastroduodenal indicará elongación fija y engrosamiento del conducto pilórico, con angostamiento del mismo. La ecografía ha sustituido a la serie gastroduodenal para el diagnóstico de la estenosis pilórica, por varias razones, que incluyen el hecho de no aplicar radiación ionizante y brindar el detalle anatómico que auxilia en la planificación quirúrgica. Con la ecografía, la imagen del conducto pilórico es alargada (mayor de 14 mm) y muestra engrosamiento circunferencial (mayor de 3 mm) (fig. 5-30). A veces, en el estómago están restos tisulares. En estudios de imagen de tiempo real se observará obstrucción del tránsito por el píloro; sin embargo, incluso si un poco del material llega a dicho órgano, no descarta la existencia de estenosis.

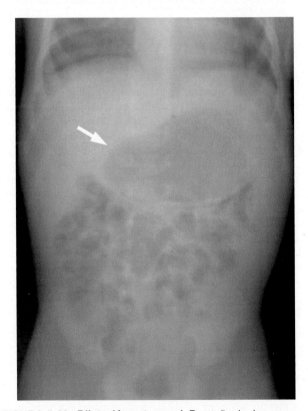

FIGURA 5-29. Dilatación estomacal. Pequeño de dos meses de vida cuyo cuadro inicial fue de emesis de material no bilioso. En la radiografía de abdomen se observa dilatación del estómago (*flecha*). El resto de la imagen del gas es normal.

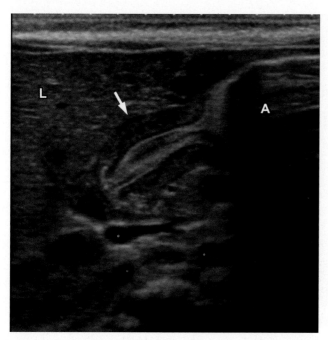

FIGURA 5-30. **Estenosis pilórica.** Ecograma realizado en el mismo paciente de la figura 5-29. En la imagen longitudinal del píloro se observa engrosamiento y elongación del mismo, congruente con estenosis (*flecha*). En el ángulo superior izquierdo de la imagen (*L*) se identifica el lóbulo izquierdo del hígado. El antro estomacal está inmediatamente a la derecha del píloro anormal (*A*).

TÓRAX DE NIÑOS Y ADOLESCENTES

Conforme el niño crece, las imágenes radiográficas del tórax poco a poco se asemejan más a las de los adultos. Los niños de mayor edad y los adolescentes tienen más capacidad de colaborar si se les señala que detengan la respiración (apnea), de modo que las imágenes serán más nítidas con la persona en inspiración. También pueden estar de pie o sentarse y es factible realizar las radiografías corrientes PA con la persona erguida y laterales de tórax. Sin embargo, subsisten algunas diferencias importantes entre los niños y los adultos, en términos de anatomía del tórax y cuadros patológicos que aparecen. En la sección siguiente se abordarán algunos trastornos frecuentes en niños de mayor edad (para el radiólogo pediatra, ello equivale a todo niño mayor de 6 meses de vida) y se tratarán entidades que son más específicas de ese grupo de edad en comparación con los adultos.

Cardiopatías congénitas

Las cardiopatías congénitas graves muestran una prevalencia de 1 caso por 1 000 recién nacidos vivos y, en consecuencia, es una enfermedad que el operador frecuentemente atiende en la población infantil.

Las radiografías constituyen un medio útil para el tamizado y la identificación inicial de las cardiopatías congénitas, pero suele ser difícil hacer un diagnóstico específico con base en sus imágenes. Algunos principios son muy importantes. La **primera norma** es que el tamaño del corazón en lactantes y niños es más difícil de cuantificar que en los adultos. En niños no es

válida la razón cardiotorácica de 50% como fórmula empírica. En la búsqueda de cardiomegalia en un menor, el operador debe estar seguro de que no se detendrá en el timo, que la radiografía se practicó en el momento preciso de la respiración y que se hicieron varias proyecciones laterales. Si en la proyección lateral el corazón sobresale mucho más allá del bronquio visible, por lo regular mostrará cardiomegalia. Si en la proyección anteroposterior dicha víscera es grande en tanto que en la proyección lateral es normal, el problema en ese caso será el timo que lo oculta (fig. 5-31).

La **segunda norma** es que el niño puede tener una cardiopatía muy grave pero su corazón tenga tamaño normal. Lo anterior es particularmente frecuente en situaciones en que no es suficiente el torrente sanguíneo a los pulmones porque hay un cortocircuito de derecha a izquierda. Por regla general, el corazón de los menores, por ser resistente, tiende a dilatarse por una sobrecarga volumétrica y no tensional. Las entidades que originan cortocircuito de derecha a izquierda, como la tetralogía de Fallot no causan cardiomegalia, porque en realidad disminuye el volumen de sangre que llega a dicha víscera. La verdadera cianosis en un recién nacido con rasgos normales en su radiografía de tórax (incluido el tamaño del corazón) por lo regular constituye una variante de la tetralogía mencionada (fig. 5-32 y 5-33).

La norma **número tres** es cuando el operador piensa que hay una mayor vascularización pulmonar en caso de sospechar cardiopatía congénita, probablemente esté en lo cierto; sin embargo, si piensa que disminuyó la trama probablemente se equivoque. La cardiomegalia y la mayor vascularización en un niño de mayor edad que no muestra cianosis suele indicar alguna forma de cortocircuito de izquierda a derecha, como el defecto del tabique interventricular (fig. 5-34).

La **cuarta norma** es aplicable a los recién nacidos. En el feto, muy poca sangre pasa por el circuito arterial pulmonar. Para entender la situación habrá que concebirla en términos fisiológicos. En el útero, el producto no respira aire y en consecuencia no necesita de sangre para el aporte de oxígeno desde los pulmones. Inmediatamente después del nacimiento, el recién nacido respira aire y cambia radicalmente la situación. Se necesita el transcurso de algún tiempo para que el flujo de la arteria pulmonar llegue a niveles más equilibrados del torrente sanguíneo por los pulmones. En consecuencia, todos los recién nacidos tienen un estado relativo de hipertensión pulmonar. En el inicio, lesiones que se manifiestan por intensificación de los vasos pulmonares como la transposición de grandes vasos y cortocircuitos de izquierda a derecha, quizá no se manifiesten en las radiografías (fig. 5-35).

Después de considerar las normas anteriores, es posible seguir un enfoque sistemático en el análisis de la radiografía de tórax de un recién nacido con una cardiopatía congénita. En primer lugar, hay que dilucidar si hay cardiomegalia y determinar cuál cámara está agrandada. El siguiente paso es saber si la trama vascular es normal o se intensificó, considerando que cuanto menor edad tenga el bebé, menos confianza debe abrigarse en hallar un incremento en la vascularidad. Por último, hay que conversar con a los colegas clínicos para dilucidar si el bebé muestra cianosis verdadera, definida por la saturación de oxígeno arterial menor de 80% con una saturación normal de CO_2. Con todos esos datos, cabe utilizar las figuras 5-36 y 5-37 y hacer una estimación aproximada del tipo de cardiopatía congénita que el bebé puede presentar.

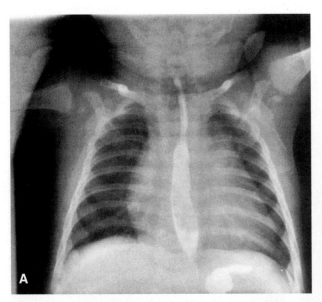
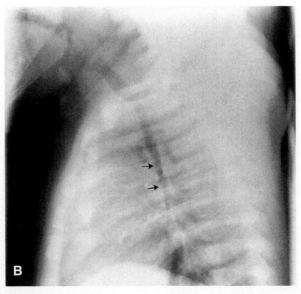

FIGURA 5-31. **Corazón de tamaño normal. A:** El corazón del niño abarca más de 60% del diámetro transverso del tórax en la radiografía. En un adulto constituiría cardiomegalia. Sin embargo, éste es un niño normal que tendría un gran timo que remeda agrandamiento cardiaco. **B:** En la proyección lateral no hay protrusión del corazón por detrás de los bronquios (*flechas*).

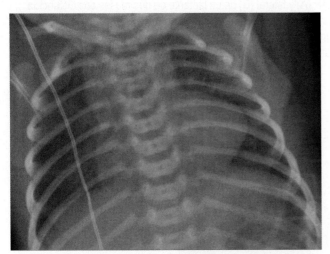

FIGURA 5-32. **Tetralogía de Fallot.** Pequeño cianótico con tetralogía de Fallot (TDF). El corazón tiene tamaño normal, pero su vértice está en sentido ascendente, signo que puede surgir en casos de TDF. La trama vascular pulmonar va de normal a disminuida.

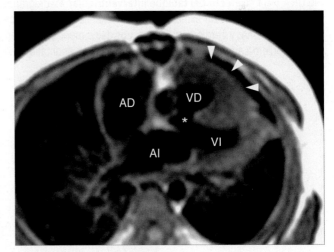

FIGURA 5-33. **Tetralogía de Fallot.** Otro bebé con la tetralogía (TDF). Imagen axial de RM del corazón realizada con una técnica denominada "imágenes sanguíneas negras" en la cual la sangre tiene un aspecto negro y los tejidos blandos, grises. En esta imagen es posible detectar la mayor parte de los hallazgos TDF incluidos un defecto de tabique interventricular (*asterisco*), hipertrofia de los músculos del ventrículo derecho (*puntas de flecha*) y superposición del infundíbulo de salida del ventrículo izquierdo con el ventrículo derecho. También se observó estenosis del infundíbulo de la pulmonar y las arterias pulmonares fueron diminutas (no se señala). Clave: AI, aurícula izquierda; VI, ventrículo izquierdo; AD, aurícula derecha; VD, ventrículo derecho.

Infecciones

La indicación más común para practicar estudios de imagen en el tórax de niños de mayor edad y de adolescentes es la búsqueda de una posible infección. Los niños se enferman de neumonía igual que los adultos y sus manifestaciones en las radiografías de tórax son similares en casi todos los casos. No obstante, a causa de la arquitectura menos desarrollada del pulmón en los niños, ellos por lo común presentan lo que se llama "**neumonía redonda**" que es la inflamación de origen bacteriano de aspecto redondeado y que se asemeja a una masa en la radiografía de tórax (fig. 5-38). Es importante considerar

la posibilidad de neumonía redonda porque el niño puede necesitar únicamente antibióticos y tal vez una radiografía de vigilancia después del tratamiento, a diferencia de las investigaciones más extensas (e invasivas) para el estudio de la masa

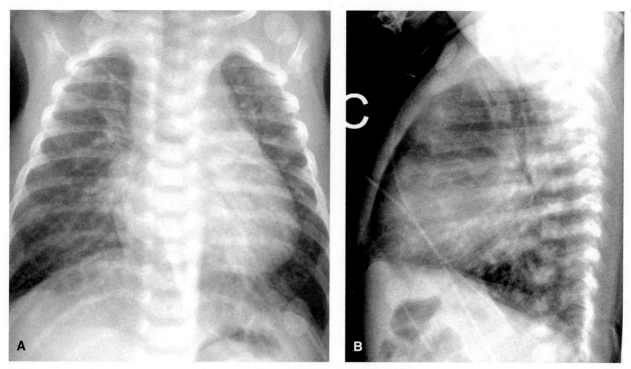

FIGURA 5-34. **Defecto del tabique interventricular.** Radiografías AP **(A)** y lateral **(B)** de un lactante de dos meses con disfunción respiratoria al administrar alimentos, pero sin manifestaciones de cianosis, en que se advierte incremento extraordinario de la trama vascular pulmonar y cardiomegalia leve. Los datos mencionados en un niño no cianótico son característicos de un cortocircuito congénito de izquierda a derecha y la más frecuente de las anomalías de este tipo es un defecto del tabique interventricular.

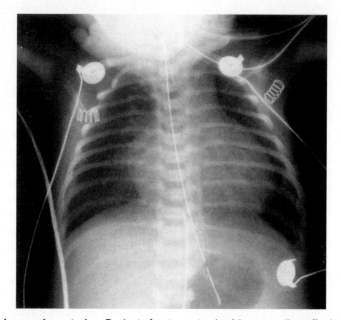

FIGURA 5-35. **Transposición de grandes arterias.** Paciente fuertemente cianótico; su radiografía de tórax indicó cardiomegalia leve, estrechez del mediastino superior y vascularización pulmonar que mostró incremento pequeño, pero no extraordinario. El paciente tenía tres días de nacido y transposición de grandes arterias. Se advirtió la transición de los vasos entre una enorme resistencia vascular en útero a otra menor en el bebé que respiró aire. En los días siguientes disminuyó todavía más la resistencia vascular y se observó penetración de líquido en los pulmones.

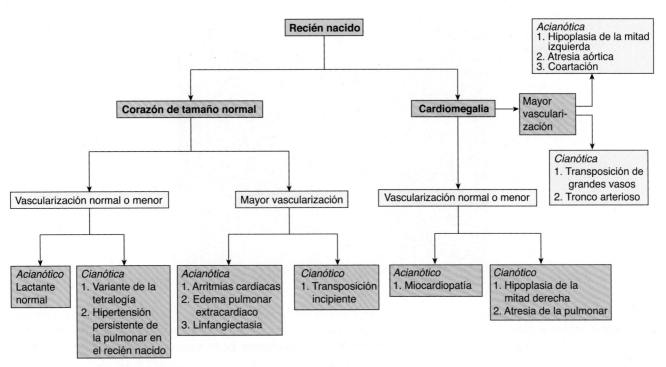

FIGURA 5-36. Algoritmo de recién nacido en el que se sospecha una cardiopatía.

sospechada. El tamaño y el calibre pequeños de las vías respiratorias de los niños los hacen más susceptibles al ataque por virus como el sincicial respiratorio (VSR). Este virus y otros, típicamente inflaman las vías respiratorias, y se manifiesta clínicamente con sibilancias y otros síntomas de infección como fiebre. En las radiografías se observará engrosamiento peribronquial (engrosamiento circunferencial de la pared de los conductos finos), opacidades en estrías (por atelectasia subsegmentaria) e hiperinsuflación por el atrapamiento leve de aire (fig. 5-39). A veces las imágenes son normales y es una situación satisfactoria. El dilema de practicar una radiografía de tórax en estos niños se basa en descartar una neumonía bacteriana que obliga a la antibioticoterapia. Las medidas de apoyo suelen ser adecuadas, aunque muy pocas veces el ataque de VSR origina un cuadro de gran gravedad.

Fibrosis quística

Esta clase de fibrosis , que es el trastorno genético mortal más prevalente en población de raza blanca, comienza con neumonías repetitivas, pero incluye diversas manifestaciones que permiten hacer el diagnóstico específico con base en las radiografías de tórax. Por lo regular, se observa hiperexpansión de

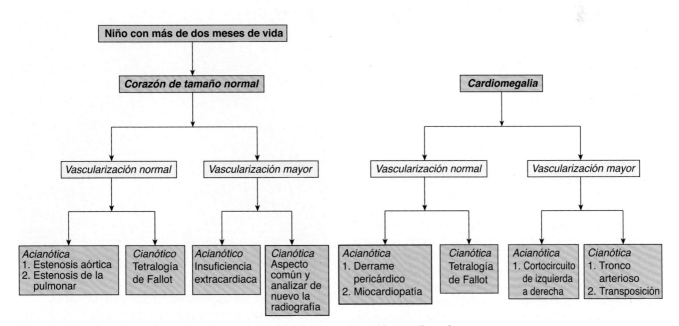

FIGURA 5-37. Algoritmo de un niño de mayor edad en quien se sospecha cardiopatía.

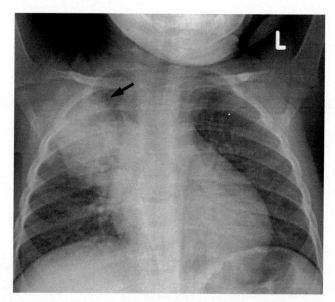

FIGURA 5-38. Neumonía. Lactante de 20 meses llevado al servicio de urgencias por tos y fiebre. En la radiografía de tórax se observa una opacidad focal en el lóbulo superior derecho con un borde casi definido y redondeado (*flecha*). Las imágenes radiográficas y clínicas fueron compatibles con una neumonía redonda y se emprendió la antibioticoterapia. En los estudios de vigilancia hubo resolución completa de la opacidad.

los pulmones por el bloqueo de muchas de las vías de menor calibre por tapones mucosos. Los bronquios con el moco se manifiestan en las radiografías como opacidades ramificadas, a menudo en la periferia pulmonar. Pueden sobresalir las estructuras hiliares por la combinación de inflamación de ganglios linfáticos y el agrandamiento de la arteria pulmonar que es consecuencia de hipertensión (causado por el daño pulmonar y la hipoxia crónica). El hallazgo menos frecuente de la fibrosis quística es el del engrosamiento de las paredes del bronquio, es decir, el fenómeno de "manguitos" peribronquiales, por los intensos cambios inflamatorios que induce la enfermedad. El daño incesante origina dilatación irreversible de las vías respiratorias, signo conocido como bronquiectasia (fig. 5-40). De los signos anteriores, ninguno es patognomónico de la fibrosis quística, aunque en combinación, plantean la gran posibilidad de que exista la enfermedad.

Cuerpos extraños

Los niños de corta edad exploran su entorno con la boca. Conforme ellos se arrastran por el suelo constantemente se llevan objetos a la boca, averiguando si son comestibles, su consistencia y su sabor. Incluso los niños mayores tienden a manifestar esta conducta y se llevan a la boca objetos como parte de un hábito nervioso o sin razón alguna. Los niños de mayor edad con problemas del espectro autista y algunos otros trastornos del desarrollo muestran susceptibilidad particular para tener dicha conducta. El lactante puede **tragar o aspirar** cuerpos extraños y con ello ocasionar manifestaciones clínicas muy diversas e imágenes radiográficas heterogéneas (fig. 5-41 y 5-42). Algunos cuerpos extraños (como las monedas) son radiopacos y el diagnóstico es relativamente fácil. Otros, como materiales orgánicos y plásticos, no se identifican en las radiografías y el diagnóstico en tales casos es más difícil. En

dichas situaciones, el operador tiene que investigar los signos secundarios de la presencia de un cuerpo extraño, (como el atrapamiento de aire por la presencia de dicho cuerpo en alguna estructura tubular) o la hinchazón de tejidos blandos (como un cuerpo extraño en el esófago) (fig. 5-43). Cabe recurrir a algunas estratagemas para investigar la presencia de un cuerpo extraño sospechado; por ejemplo, se pueden hacer proyecciones de inspiración-aspiración o con el sujeto en decúbito para intensificar el atrapamiento de aire. Conviene mencionar

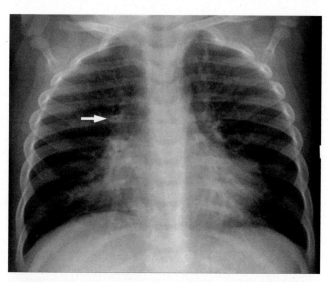

FIGURA 5-39. Bronquiolitis. Lactante de 22 meses que fue llevado al servicio de urgencias con fiebre y tos. Mostró los signos típicos de un cuadro viral incluidas opacidades perihiliares y engrosamiento peribronquial o un manguito (*flecha*).

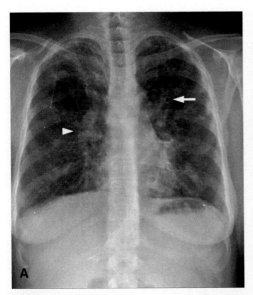
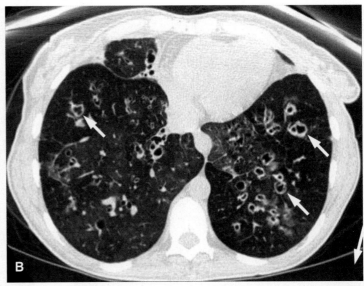

FIGURA 5-40. Fibrosis quística. Mujer adolescente de 17 años con fibrosis quística. **A:** En la radiografía frontal de tórax se observa en ambos lados opacidades perihiliares. Se advierte mediana dilatación de los bronquios (*flecha*). También se destacan los hilios (*punta de flecha*) por linfadenomegalia o aumento del diámetro de las arterias pulmonares por hipertensión de las mismas. **B:** Imagen por TC de la misma paciente en que hay engrosamiento y dilatación de los bronquios (*flecha*).

específicamente dos tipos de cuerpos extraños. Las baterías en forma de botón, si son ingeridas, originarán una reacción cáustica en el esófago o en el estómago y es importante detectarlas para facilitar su extracción inmediata. El aspecto de tales baterías es el de un cuerpo extraño metálico circular con un borde biselado. También es importante identificar los múltiples imanes ingeridos, pues se pueden atraer entre sí mientras están en el estómago y el intestino, y pueden obstruir y causar necrosis de la pared intestinal. La ingestión de múltiples imanes requiere una intervención quirúrgica.

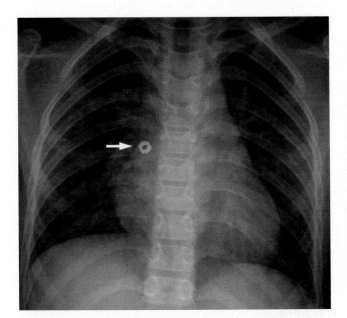

FIGURA 5-41. Inhalación de cuerpo extraño. Un niño de 12 años accidentalmente inhaló una tuerca que quedó atrapada en el bronquio derecho (*flecha*). Fue necesaria la broncoscopia para extraer el cuerpo extraño.

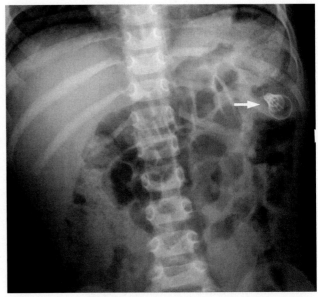

FIGURA 5-42. Deglución de cuerpo extraño. Radiografía del abdomen de una niña de tres años que tragó una pequeña bombilla del árbol de navidad (*flecha).*

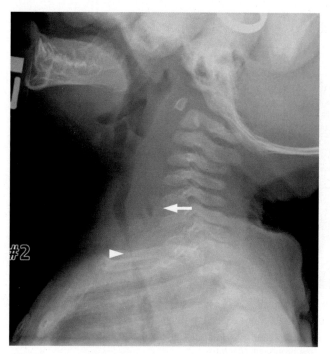

FIGURA 5-43. Deglución de cuerpo extraño. Niño de 11 meses que fue llevado por estridor. En la radiografía lateral del cuello se observó hinchazón de partes blandas y gas en ellas (*flecha*). Se advierte el estrechamiento focal de la tráquea al mismo nivel (*punta de flecha*). Después de investigación minuciosa se descubrió que el hermano de cuatro años del paciente le había dado pistaches y uno quedó alojado en el esófago y originó una reacción inflamatoria. No hay que olvidar que puede haber un cuerpo extraño entre las entidades de diagnóstico diferencial en los niños.

ABDOMEN DE NIÑOS Y DE ADOLESCENTES

Los trastornos en el abdomen de niños de mayor edad y adolescentes muestran una menor posibilidad de ser congénitos, y otra mayor de que constituyan cuadros adquiridos. Una de las causas más frecuentes de dolor abdominal en los niños es la **gastroenteritis viral** en las que no se necesitan estudios de imagen para el diagnóstico. Otra causa relativamente frecuente del dolor en esa zona en los menores es el **estreñimiento**, pero tampoco necesita de los estudios de imagen. Sin embargo, a veces tienen causas más graves del dolor mencionado y los estudios de imagen pueden ser decisivos en el diagnóstico y el tratamiento. Por ejemplo, en los niños hay una prevalencia cada vez mayor de enteropatía inflamatoria y en ella los estudios de imágenes forman un componente importante para el diagnóstico. En esta sección, se expondrá lo relacionado a diversas entidades comunes en que los estudios de imagen intervienen decididamente en el diagnóstico y en los que se necesita una intervención relativamente rápida.

Obstrucción

La obstrucción intestinal en niños es muy poco frecuente. Según el nivel en que ocurra, en las radiografías de abdomen por lo común se observarán múltiples asas dilatadas de

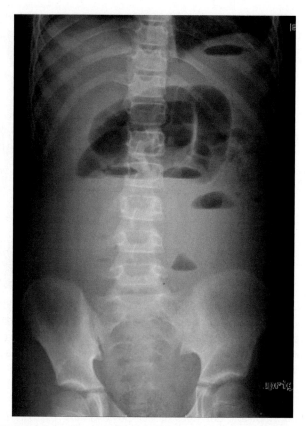

FIGURA 5-44. Obstrucción intestinal. Niña de 7 años con dolor en abdomen. En la radiografía abdominal con la paciente erguida se observan múltiples asas dilatadas de intestino delgado con niveles hidroaéreos, congruentes con obstrucción. En este caso terminó por identificarse una hernia congénita interna que originó la obstrucción.

intestino con niveles hidroaéreos en proyecciones con el sujeto erguido o en decúbito (fig. 5-44). Es importante identificar la causa de la obstrucción. Son relativamente pocas las causas comunes de obstrucción intestinal en niños y se puede formar un recurso nemotécnico "AMI" (en realidad AAIIMM): A, **adherencias, apendicitis; I, invaginación, hernia inguinal: M, rotación anómala y divertículo de Meckel.** El diagnóstico diferencial se puede refinar con base en la edad y la historia clínica del paciente. Por ejemplo, es relativamente rara la apendicitis en niños que tienen menos de 2 años y, por ello, si el operador atiende a un niño prelocomotor con una obstrucción hay poca probabilidad de que se asigne a la letra "A". La invaginación es más bien rara en adolescentes de 17 años, de modo que se puede descartar el inciso "I". Si no existe el antecedente de cirugía, es poco probable que hayan surgido adherencias de modo que se puede asignar a otra entidad la "A". Con esta técnica, se puede reducir el diagnóstico diferencial a una lista razonable de dos o tres entidades.

Invaginación

La invaginación es un trastorno en que un segmento intestinal se invagina o introduce en otro más distal; alcanza su prevalencia máxima entre los seis meses y los dos años. El intestino está en movimiento constante por el peristaltismo normal. Si

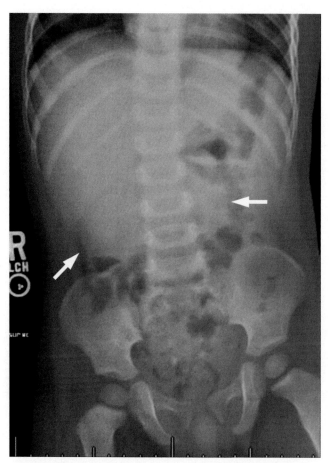

FIGURA 5-45. **Invaginación.** Niño de 2 años que fue llevado a su pediatra por dolor abdominal intermitente y un episodio de hematoquecia. En la radiografía de abdomen se identifica una masa de tejidos blandos en el cuadrante superior derecho (*flechas*) que muestra sospechosamente una invaginación.

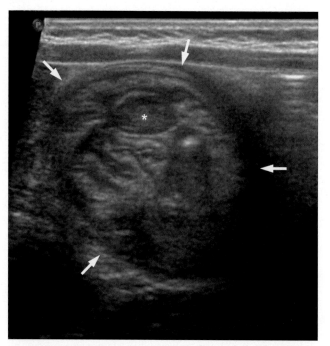

FIGURA 5-46. **Invaginación.** Ecografía abdominal del mismo paciente de la figura 5-45. Es evidente una estructura redondeada en el cuadrante superior derecho con capas concéntricas, congruente con una invaginación (*flechas*). Se advierten las estructuras grises ovales (*asterisco*) que son ganglios linfáticos mesentéricos, arrastrados con la intususcepción. El material menos gris ("hiperecoico") en el centro es grasa mesentérica que ha sido arrastrada en la invaginación.

dicha actividad es alterada por un ganglio linfático inflamado o alguna otra estructura al grado de que un segmento intestinal comience a ser impulsado con un ritmo diferente, ello puede ocasionar invaginación de un segmento intestinal (*intussusceptum*) en una porción contigua del intestino (*intussuscipiens*). El segmento invaginado muestra edema e hinchazón porque disminuye su riego sanguíneo, lo cual complica el problema y ocasiona una mayor extensión de la invaginación. La zona anatómica en que surgen con mayor frecuencia la invaginación es el **íleon terminal** y casi todos son ileocecales.

Los métodos radiológicos intervienen decisivamente en el diagnóstico porque el cuadro clínico inicial puede variar desde los signos clásicos (dolor abdominal, hematoquecia) hasta otros inespecíficos (somnolencia, letargia, deficiencia alimentaria). En las radiografías simples a veces se observan signos de obstrucción intestinal parcial y puede identificarse el segmento invaginado como una densidad redondeada de tejidos blandos cerca del punto de la obstrucción (fig. 5-45). El diagnóstico por lo común se confirma por ecografía (fig. 5-46). Con frecuencia cada vez mayor, la ecografía se utiliza como método de primera línea si se sospecha invaginación. Rara vez se realiza un enema con fin diagnóstico. En estos casos,

los estudios radiológicos permiten confirmar el diagnóstico y orientar el tratamiento. Incluso 80% de las invaginaciones puede ser reducidas de forma no quirúrgica por medio de un enema por aire o con material de contraste. Con la primera técnica, el radiólogo llena el colon con aire y utiliza la presión resultante para "reducir" la cabeza de la intususcepción a su sitio normal, todo ello con vigilancia minuciosa con medición de la presión en el colon para evitar su perforación.

Apendicitis

La apendicitis es la entidad quirúrgica más frecuente en niños. Su imagen en los menores difiere en cierto grado de la de los adultos y también se ha concedido mayor importancia a la ecografía. La TC muestra sensibilidad y especificidad excelentes en el diagnóstico de esta patología, pero el principal inconveniente de la radiación ionizante y el signo relativamente común (aunque inespecífico) del dolor en el cuadrante inferior derecho del vientre en los niños hacen que la TC no sea la técnica óptima para usar como estudio de primera línea. Por esa razón, se han hecho grandes intentos para optimizar las imágenes ecográficas en el cuadrante inferior derecho y así identificar el apéndice en los niños. En casos de apendicitis aguda en el ecograma se puede observar dilatación del apéndice (que rebasa los 6 mm), engrosamiento de la pared apendicular, un apendicolito, inflamación periapendiciaria (engrosamiento ecógeno de la grasa) y en caso de perforación, absceso. La ecografía es una técnica muy útil si se identifica el apéndice normal o

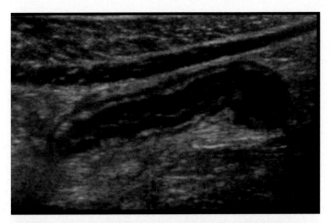

FIGURA 5-47. **Apendicitis aguda.** Ecografía enfocada en el cuadrante inferior derecho de un niño de 6 años que fue llevado al servicio de urgencias con fiebre y dolor abdominal. La estructura tubular de la zona media de la imagen es el apéndice dilatado, compatible con apendicitis aguda.

anormal (fig. 5-47). Sin embargo, hay alguna variabilidad en el sitio de dicho órgano y a veces es imposible detectarlo y en otras ocasiones es disimulado por el gas intestinal (por el cual no penetran las ondas de ecografía). En tales casos, habrá que recurrir al médico de urgencias o al cirujano si el operador siente la suficiente preocupación con base en los signos clínicos para transportar al niño al quirófano sin dilación. Si persiste la confusión a veces se necesita un método adicional, por lo común TC (cada vez más se practica RM como segunda opción) (fig. 5-48).

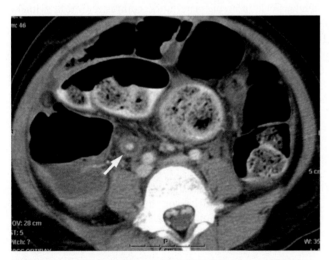

FIGURA 5-48. **Apendicitis aguda.** Otro niño de seis años que fue llevado a atención por dolor abdominal y fiebre. La imagen de TC axial señala dilatación del apéndice en el cuadrante inferior derecho (*flecha*). La estructura de mayor atenuación intraapendicular es un apendicolito. Los signos son compatibles con apendicitis aguda.

ONCOLOGÍA

Por fortuna, los cánceres son relativamente raros en los niños. El más común en ellos es la leucemia que no se diagnostica por estudio de imagen (aunque en contadas ocasiones el radiólogo confirma el diagnóstico con base en cambios en los huesos o en los riñones). También son raros los tumores sólidos en los menores, aunque si el operador atiende niños puede toparse con uno o dos casos en toda su práctica. Es de suma importancia localizar el sitio de origen de la neoplasia y al combinar ese dato con algunas características de imagen a veces se confirma el diagnóstico relativamente definitivo con base en el solo estudio de imágenes.

Mediastino

Las entidades por incorporar en el diagnóstico diferencial de masas en el mediastino se basan en el sitio. Tal zona se divide en cuatro partes: anterior, medio, posterior y superior. El sitio de una masa se puede conocer por sus efectos en estructuras vecinas. Se define al mediastino anterior como la parte de esta zona que se identifica por delante de las vías respiratorias y el corazón en la proyección lateral, y el posterior como la sección del mediastino por detrás del borde anterior de los cuerpos vertebrales en la misma proyección. Todo lo demás está en el compartimiento medio (fig. 5-49). La estratagema es diferenciar los compartimientos y detectar unas cuantas pistas.

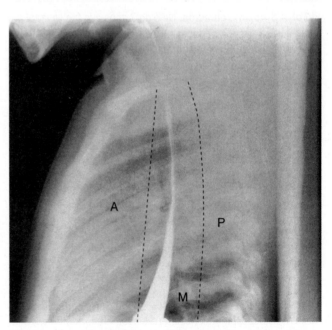

FIGURA 5-49. **Anatomía del mediastino.** Proyección lateral normal del tórax con medio de contraste hidrosoluble en el esófago que delinea los límites de las zonas anterior (*A*), media (*M*) y posterior (*P*) del mediastino. Si el operador piensa en que existen masas en esta zona es importante dividir el mediastino en los tres componentes y de ese modo será más preciso el diagnóstico diferencial de alguna masa.

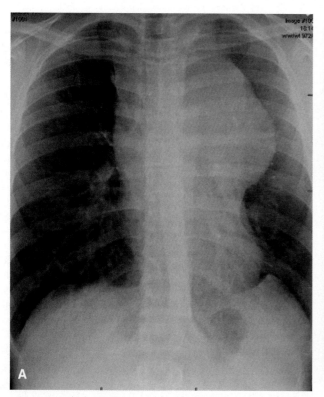

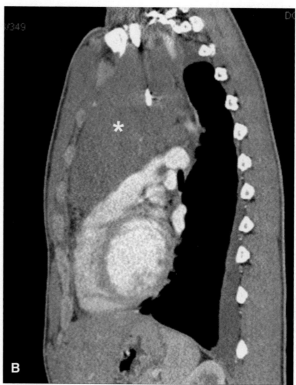

FIGURA 5-50. **Masa mediastínica anterior. A:** La radiografía frontal señala opacidad mediastínica que se interrumpe a nivel de la clavícula izquierda (signo del corte de "clavícula"). Aún se puede identificar por arriba de la masa el vértice del pulmón izquierdo.
B: Imagen de TC sagital en el mismo paciente en que se advierte en que la masa está situada en plano anterior (*asterisco*).

- **Signo de interrupción de la clavícula:** la porción anterior del tórax en su anatomía está en plano más bajo que en la porción posterior, de modo que si una masa se detiene en el borde inferior de la clavícula en la radiografía PA de tórax, debe estar en el mediastino anterior (fig. 5-50).
- **Signo de superposición del hilio:** las estructuras en la parte lejana del mediastino anterior cubren los vasos en el hilio pulmonar. En consecuencia, probablemente se identifiquen los vasos a través de tales estructuras (fig. 5-51).
- **Borramiento de la costilla posterior:** las masas en el mediastino posterior a menudo se propagan a la mitad posterior de las costillas y, por ello, la distorsión o asimetría de ellas constituye un signo adecuado del sitio en que está la masa (fig. 5-52).
- **Signo de distorsión de vías respiratorias:** las masas que deforman el esófago o comprimen bronquios y bronquiolos casi seguramente están situadas en el mediastino medio (fig. 5-53).

Una vez que el operador aplicó las normas anteriores y seleccionó el compartimiento por investigar, las entidades patológicas tienden a identificarse con alguna facilidad. Las masas en la porción anterior casi siempre son linfomas o el timo, en el cual ocasionalmente hay una más en la glándula tiroides o un teratoma. En estos casos es válida la regla: si la masa del mediastino anterior contiene calcio o grasa, hay que investigar la presencia de teratoma. Las masas en el mediastino medio por lo común son ganglios linfáticos o vasos anormales provenientes del cayado aórtico. Las duplicaciones de esófago y bronquios son menos frecuentes, pero también aparecen en

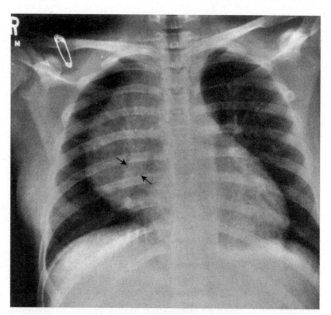

FIGURA 5-51. **Masa en el mediastino anterior.** Se advierte claramente a través de la masa la rama descendente de la arteria pulmonar derecha (*flechas*) y ello corrobora que el tumor no está en el mismo plano que el vaso; por lo demás, el signo de la silueta impide que se detecte dicho vaso, situación que se ha denominado "signo de superposición del hilio" en que las masas fuera del plano del hilio permiten la visualización de las estructuras de este último.

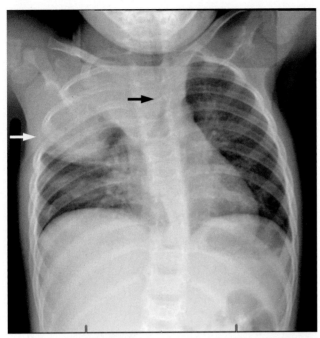

FIGURA 5-52. Masa en el mediastino posterior. Niño de 2 años que fue llevado por síndrome de Horner. En la radiografía de tórax se advierte una masa en el vértice derecho. Se observa la forma en que están separadas la costilla superior derecha (*flecha blanca*) e indica al operador que la masa está en el mediastino posterior, en este caso un neuroblastoma en esa zona. La masa era tan grande que también abarcaba el mediastino medio y origi-naba desplazamiento moderado de la tráquea (*flecha negra*).

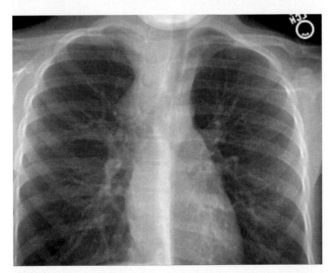

FIGURA 5-53. Masa en el intestino medio. Adolescente de 14 años con linfoma recién diagnosticado. Se advierte la forma en que la tráquea queda desplazada hacia la izquierda, lo cual denota que la masa está dentro del mediastino medio. Entre las entidades por incluir en el diagnóstico diferencial de una masa en el intestino medio están linfadenomegalia, vascularización anormal o una lesión congénita como un quiste por duplicación esofágica.

el mediastino medio. Las masas en el mediastino posterior son neurógenas (incluido el neuroblastoma). El operador, ante la sospecha de una masa mediastínica en niños, tiene como norma primera situarla en el compartimiento apropiado; después ten-drá que abordar las entidades del diagnóstico diferencial.

Neuroblastoma

El neuroblastoma es uno de los cánceres sólidos más comu-nes en niños de corta edad. Nace de células inmaduras de la cresta neural, en el trayecto del sistema nervioso simpático. El sitio típico en que surge son las **glándulas suprarrenales**, pero puede aparecer en cualquier parte de la cadena simpática. En el estudio de imagen asume la forma de una masa sólida y en más de la mitad de los casos incluye calcificaciones. Otro signo característico es que tiende a rodear vasos sin ocluirlos, en tanto que otras masas los desplazan, los alejan de su trayecto y los comprimen (fig. 5-54). El linfoma también puede rodear vasos, pero tal signo no es totalmente específico. El neuroblas-toma envía metástasis a los huesos y al hígado, pero rara vez lo hace a los pulmones (dato que a veces permite diferenciarlo del tumor de Wilms).

Tumor de Wilms

La masa más común en los riñones de un niño de corta edad es el tumor de Wilms. Por su posición retroperitoneal, este tumor suele agrandarse y llegar a tener grandes dimensiones antes de que se le detecte. En los estudios de imagen se identi-ficará una gran masa heterogénea desde el riñón. Un dato útil para confirmar su origen renal es el "signo de la tenaza", es decir un reborde en tenaza en tejido renal que rodea parte de la masa como si un segmento estuviera dentro de la tenaza de una langosta (fig. 5-55). El tumor de Wilms por lo común envía metástasis a los pulmones y el hígado e invade la vena renal y a veces se propaga hasta la vena cava inferior y la aurícula derecha. Las metástasis a huesos constituyen un signo relati-vamente infrecuente, pero pueden ser un dato importante para diferenciarlo del neuroblastoma y otros tumores más raros en riñones. Se conocen algunas entidades para el diagnóstico diferencial, pero en un niño de corta edad las demás masas renales son mucho menos frecuentes y por ello quizá sea más justo calificar a una masa sólida como tumor de Wilms hasta que se demuestre lo contrario.

Hepatoblastoma

La neoplasia mencionada, a pesar de que es mucho menos fre-cuente que el neuroblastoma o el tumor de Wilms, es una neo-formación rara que surge en el hígado en niños de corta edad. Se advierte una mayor incidencia en pequeños que fueron pre-maturos. El cuadro clínico inicial es de una masa palpable en el cuadrante superior derecho del vientre en un menor de corta edad. En el estudio de imagen se advierte que el tumor tiene una imagen heterogénea e invade la vena porta y otros vasos (fig. 5-56). En la etapa inicial, son poco comunes las metásta-sis, pero cuando aparecen se localizan en los pulmones. Un dato útil en el diagnóstico es el aumento de la alfa-fetopro-teína (AFP) sérica. La entidad por incluir en el diagnóstico diferencial es el carcinoma hepatocelular que, por lo regular, se observa en niños mucho mayores con alguna hepatopatía subyacente.

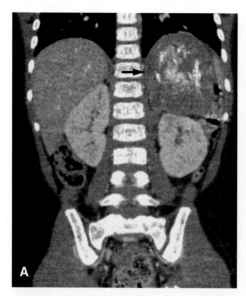
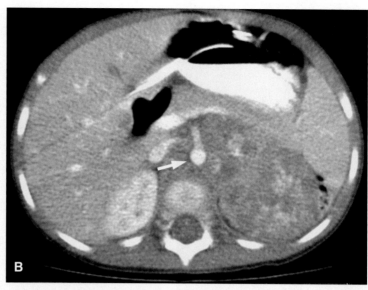

FIGURA 5-54. Neuroblastoma. Niña de 18 meses que fue llevada a atención por dolor abdominal. La imagen ecográfica (no se incluye) presentó una masa sospechosa por arriba del riñón izquierdo y por ello se realizó TC. **A:** Imagen de TC coronal en que se identifica una masa en la suprarrenal izquierda con múltiples calcificaciones (*flecha*) congruente con neuroblastoma. **B:** Se advierte la forma en que los tejidos blandos anormales rodean la aorta (*flecha*) pero no la estrechan ni la ocluyen, situación típica de un neuroblastoma (que tenía la niña) o un linfoma.

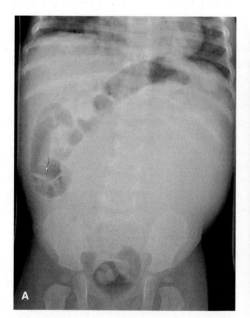
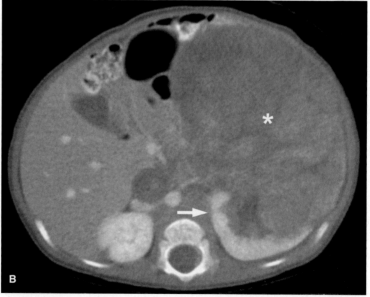

FIGURA 5-55. Tumor de Wilms. A: Todo el gas intestinal se desplaza hacia arriba y a la derecha en la radiografía abdominal que denota la existencia de una gran masa en la mitad izquierda del abdomen. En el análisis minucioso se advertirán nódulos pulmonares en la base izquierda compatible con metástasis. **B:** Imagen TC axial del mismo paciente en que se advierte una gran masa (*asterisco*) en la mitad izquierda del abdomen rodeado por una "tenaza" de los restos del riñón izquierdo con mayor contraste (*flecha*).

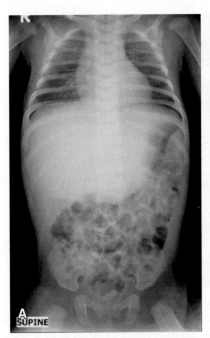
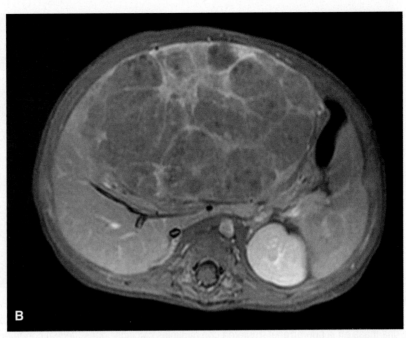

FIGURA 5-56. Hepatoblastoma. Lactante que fue prematuro, es llevado a los 18 meses de vida con una masa en el abdomen. **A:** En la radiografía el gas intestinal se desplazó hacia abajo y a la izquierda y ello denota la presencia de una masa en el cuadrante superior derecho. **B:** La imagen de RM axial con contraste del mismo paciente identifica una gran masa heterogénea que proviene del hígado.

ESQUELETO

A semejanza del resto del cuerpo del niño, su esqueleto es una estructura en crecimiento y cambio. Debe poseer la rigidez suficiente para apoyo del cuerpo y para facilitar los movimientos y, al mismo tiempo, poseer la flexibilidad suficiente que permita el crecimiento. Los huesos largos (de las extremidades) crecen más bien por un proceso denominado "**osificación endocondral**" y en él el crecimiento longitudinal se produce en las fisis (o láminas de crecimiento) (fig. 5-57). Casi todos los huesos largos poseen dos láminas de crecimiento, una proximal y una distal. Algunos como los metacarpianos tienen una sola lámina. Durante la osificación endocondral, las células de cartílago dentro de la lámina de crecimiento siguen una serie programada de proliferación, hipertrofia, apoptosis (muerte celular) y mineralización cuya finalidad es la formación de hueso nuevo y aumento de la longitud. Otro proceso denominado "**osificación membranosa**" contribuye a la circunferencia ósea y también al crecimiento de alguno de los huesos planos como los de la bóveda craneal. El crecimiento óseo puede ser anormal por problemas congénitos (como la acondroplasia), traumatismos (si se lesiona la lámina de crecimiento) o anomalías metabólicas que impide la mineralización normal del hueso nuevo (como el raquitismo).

Fracturas

Los huesos de los niños son más plegables que los del adulto y pueden flexionarse un poco antes de romperse o quizá se rompan, de forma solo parcial. Es análogo a la diferencia entre romper un cilindro de yeso o un apio entero. Si se trata de flexionar el yeso (hueso del adulto) no se flexionará, sino que se romperá en todo su diámetro, pero si se repite el intento

en una pieza de apio (hueso del niño) se flexionará un poco, se romperá en parte y solo con la continuación de la fuerza se romperá todo su diámetro. Las fracturas de los huesos de niños son muy diversas y van desde deformidades por flexión (en que no se advierte una fractura real) hasta fracturas completas. En la zona intermedia hay fracturas con incurvación plástica (fracturas de torus aka, o rodete o en botón) y en rama verde (fracturas incompletas) (fig. 5-58).

Otro aspecto peculiar de las fracturas en niños es la posibilidad de que afecten la lámina de crecimiento o fisis. Las que ocurren en las epífisis de los huesos tienen la posibilidad de llegar a las láminas de crecimiento y con ello influir en el crecimiento posterior (fig. 5-59). La clasificación de Salter-Harris se usa para describir el sitio de la fractura en relación con la lámina de crecimiento (fig. 6-26).

Lesiones por maltrato

El maltrato en niños con una lesión no accidental es un grave problema de salud pública. Muchos de los niños lesionados tienen menos de un año para la fecha en que son llevados al médico y la incidencia máxima se sitúa alrededor de los cuatro meses de vida. Algunas lesiones de esqueleto muestran una gran especificidad de que surjan por abuso e incluyen fracturas de la porción posterior de costillas y las de equinas metafisarias (figs. 5-60, 5-61). Otras fracturas son menos específicas, pero aparecen e incluyen las de huesos largos y de cráneo. En realidad, cualquier fractura en un niño de corta edad en particular en su fase preambulatoria, sin una explicación adecuada debe levantar la sospecha de maltrato y debe investigarse. Si se sospecha el abuso, habrá que hacer una revisión corriente del esqueleto y notificar a las autoridades apropiadas (como las organizaciones locales de servicio de protección a niños).

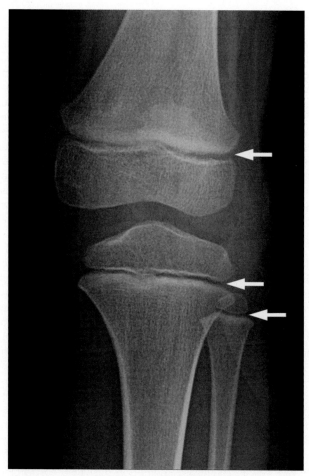

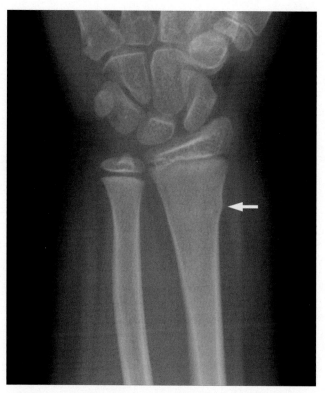

FIGURA 5-58. **Fractura de torus (rodete o en botón).** El paciente en este caso cayó sobre su mano extendida, en un juego. Se advierte la prominencia en la corteza de la zona distal del radio (*flecha*) y este caso es la típica lesión observada en niños por la plasticidad relativa de sus huesos en crecimiento, en comparación con los huesos más rígidos en adultos.

FIGURA 5-57. **Radiografía normal de la rodilla en una niña de 4 años.** Las zonas lúcidas (*flechas*) representan el cartílago no osificado de la fisis (o lámina de crecimiento).

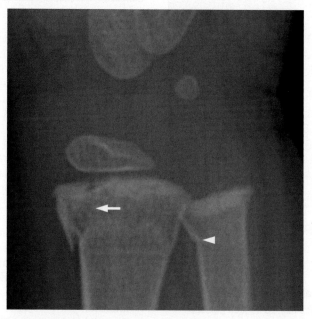

FIGURA 5-59. **Fractura de Salter-Harris de tipo II.** Otro niño fue llevado al servicio de urgencias después de una caída. Se observa una lucidez lineal que va desde la metáfisis a la lámina de crecimiento, compatible con una fractura de Salter-Harris tipo II (*flecha*). También se detecta una fractura de la prominencia en la zona distal del cúbito (*punta de flecha*).

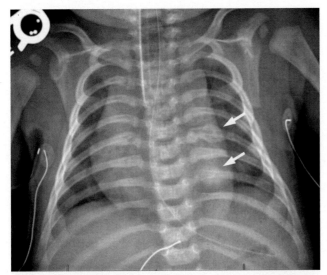

FIGURA 5-60. Lesión por maltrato. Varón de tres meses que fue llevado al servicio de urgencias por letargo y disfunción respiratoria. Se practicó una radiografía de tórax en que se observaron múltiples fracturas en fase de curación en la zona posterior de la costilla (*flechas*). Con investigación más detenida se advirtió maltrato del niño por el novio de su madre.

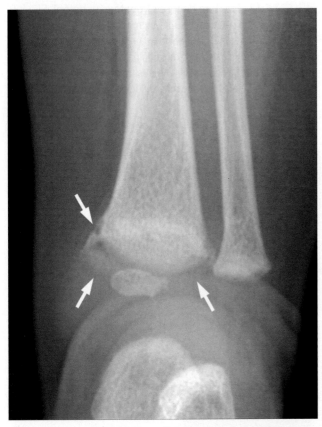

FIGURA 5-61. Lesión no accidental. Fractura de la esquina metafisaria (o en mango de cubeta) (*flechas*). La fractura muestra gran especificidad por casos de maltrato infantil (abuso). No hay que olvidar que cualquier fractura o lesión en un niño que no es explicada de forma clara, debe ser investigada para detectar posible maltrato.

RESUMEN

En este capítulo, se revisó lo relacionado con las radiografías de niños con énfasis en particular en entidades que son frecuentes y peculiares de ellos. Como en cualquier estudio de imagen habrá siempre excepciones, pero la clave son unas cuantas normas. Nunca se olvidará que el timo es un órgano que oculta al valorar las radiografías de tórax en los niños, particularmente en los de menor edad. Cualquier masa mediastínica anterior es el timo, por donde se le considere. Los trastornos médicos quirúrgicos del tórax en recién nacidos pueden ser diferenciados si se consideran las normas de desplazamiento mediastínico y anormalidades unilaterales. Si el operador aplica las reglas de identificar una cardiopatía congénita y masas mediastínicas podrá penetrar en el centro del dilema 80% de las veces para hacer un diagnóstico preciso de la lesión correcta.

En el abdomen no hay que olvidar que en los recién nacidos es normal la presencia considerable de gas en su intestino delgado. Las paredes de dicho órgano son delgadas y las asas están muy cerca entre sí, lo cual no debe generar preocupación. También hay que recordar que hasta los seis meses de vida es muy difícil diferenciar el intestino grueso, del delgado y suponer si una asa representa cualquiera de los dos intestinos en la radiografía simple y exactamente es lo que se supone en estimaciones con fundamento teórico.

El esqueleto de los niños está en fase de crecimiento y cambios y puede reaccionar de manera diferente a traumatismos que incluyen las fracturas por incurvación plástica e incompletas. Los traumatismos por la lámina de crecimiento afectan el desarrollo futuro, aunque no siempre. Por último, no hay que olvidar que el maltrato infantil es un problema frecuente y en todo estudio de imagen en niños debe emplearse como un elemento para la detección del abuso.

PUNTOS CLAVE

Tórax

- En algunos bebés, se necesita el transcurso de algunos minutos para eliminar el líquido pulmonar del feto que culmina en TTN. Su aspecto radiográfico es de derrames pleurales y densidades en estrías. La TTN mostrará resolución en las primeras 24 h después del nacimiento.
- La TTN es idéntica en las radiografías a la neumonía neonatal incipiente.
- El mejor dato para el diagnóstico de insuficiencia congestiva cardiaca en lactantes es una radiografía en que se advierten anormalidades de los vasos pulmonares y cardiomegalia. Si el corazón sobresale más allá de los bronquios visibles en la radiografía lateral, por lo común existe cardiomegalia.
- SIR muestra cuatro signos radiográficos característicos: granularidad difusa, afectación uniforme, broncogramas aéreos y un volumen pulmonar relativamente pequeño.
- En general, las entidades quirúrgicas son unilaterales y desplazarán al mediastino y lo alejarán del lado más anormal.
- Entre los signos radiográficos de la fibrosis quística están hiperexpansión de pulmones, impactación mucoide, hilios muy notables y manguito peribronquial.

Abdomen

- Como cuadro común, los lactantes tienen mucho gas en el intestino y por ello es difícil diferenciar por medio de la radiografía simple el colon, del intestino delgado.
- Los recién nacidos y los lactantes por lo regular muestran anomalías o atresias congénitas. Los niños con mayor edad muestran signos de anomalías congénitas o trastornos hereditarios como la estenosis pilórica y la rotación anómala.
- En niños con más de 6 meses las principales entidades clínicas son la invaginación y la apendicitis.
- El tumor de Wilms y el neuroblastoma son cánceres sólidos más comunes en niños.
- En el análisis de las radiografías del abdomen en niños hay que recordar que existen mayores posibilidades para diagnosticar una manifestación poco usual de una enfermedad común (como la apendicitis) y para identificar una manifestación común de un trastorno raro.

Esqueleto

- Los huesos de los niños están en fase de crecimiento y cambio, y por ello son muy frecuentes las variantes normales.
- Los niños de menor edad tienen huesos relativamente flexibles de modo que ocurren frecuentemente fracturas por flexión que incluyen las de incurvación plástica y las incompletas (rama verde).
- Se utilizará la clasificación de Salter-Harris al describir las fracturas que abarcan la lámina de crecimiento.
- Algunas fracturas muestran una gran especificidad que se debe a maltrato infantil (fracturas posteriores de costillas o de esquinas metafisarias), pero cualquier fractura sin explicación satisfactoria debe despertar la sospecha del médico.

Preguntas

1. Lactante que nace con 26 semanas de edad gestacional y que presenta rápidamente insuficiencia respiratoria que obliga a intubación. Se practica una radiografía de tórax en la que se observan opacidades granulosas uniformes en todos los pulmones y volúmenes pulmonares pequeños. ¿Cuál es el diagnóstico probable?
   a. Taquipnea transitoria del recién nacido
   b. Broncoaspiración meconial
   c. Cardiopatía congénita con edema pulmonar
   d. Síndrome de insuficiencia respiratoria

2. Verdadero o falso: La presencia de gas en intestino delgado en radiografías abdominales en un bebé de tres días es anormal y denota obstrucción intestinal.

3. Un niño de tres meses es llevado con estado de deficiencia respiratoria y dificultades para su alimentación. En la radiografía de tórax se observa intensificación difusa de los vasos pulmonares y cardiomegalia leve. De los siguientes: ¿cuál es el diagnóstico más probable?
   a. Comunicación interventricular
   b. Comunicación interauricular
   c. Fibrosis quística
   d. Neumonía viral

4. Un lactante es llevado al servicio de urgencias con el antecedente de que 2 h antes tuvo una emesis biliosa. ¿Cuál sería el estudio radiográfico más apropiado?
   a. Radiografía de tórax
   b. Ecografía abdominal en busca de estenosis pilórica
   c. Serie gastroduodenal
   d. TC abdominal

5. Se practica ecografía en un niño de 2 meses con vómito en proyectil. En su realización se advierte engrosamiento del conducto pilórico (4 mm) y su elongación (20 mm). Los datos anteriores son compatibles con estenosis pilórica.

6. Un niño de 14 meses es llevado al servicio de urgencias con sibilancias, fiebre y tos. Sobre bases clínicas se sospecha un ataque viral. ¿Qué hallazgos cabría esperar en las radiografías de tórax?
   a. Volúmenes pulmonares pequeños, dilatación bronquial, opacidades focales en espacios aéreos

   b. Opacidad redondeada con bordes definidos
   c. Pulmones hiperinsuflado, engrosamiento peribronquial y opacidades en estrías
   d. Cardiomegalia e intensificación de los vasos pulmonares

7. Un niño de 10 meses es llevado con estridor e insuficiencia respiratoria y los padres sospechan que aspiró uno de los juguetes pequeños de plástico de un hermano. Por desgracia, el juguete está hecho de plástico y no se espera que sea radiopaco. ¿Qué prueba diagnóstica por imagen podría realizarse?
   a. Ecografía aérea
   b. Radiografías de tórax en decúbito en busca de atrapamiento de aire
   c. TC
   d. RM

8. El operador detecta una opacidad focal en la radiografía frontal de tórax en un niño de dos años, misma que provoca extensión en las costillas adyacentes. ¿Cuál es el sitio más probable de la masa?
   a. Dentro del parénquima pulmonar
   b. Mediastino anterior
   c. Mediastino medio
   d. Mediastino posterior

9. Verdadero o falso: La calcificación dentro de una masa descarta el diagnóstico de neuroblastoma.

10. Un varón de dos meses es llevado al consultorio del pediatra a causa de hinchazón de una pierna. Se practica una radiografía en la que se demuestra una fractura de fémur desplazada. La madre indica que no recuerda que produjo dicha lesión específica. ¿Cuál es la fase siguiente apropiada?
    a. Realizar una revisión completa del esqueleto y establecer contacto con organizaciones de protección infantil para investigar posible maltrato
    b. Practicar una radiografía de vigilancia a las dos semanas para confirmar la fractura
    c. Revisar los niveles de vitamina D del paciente
    d. Recalcar a la madre las medidas de prevención de accidentes

CAPÍTULO 6

Estudios de imágenes musculoesqueléticas

Nicholas Florence, MD • Stephen Thomas, MD • Thomas A. Farrell, MB, BCh

CONTENIDO DEL CAPÍTULO

Prevalece el concepto clave de reconocimiento de patrones cuando se obtienen imágenes del aparato musculoesquelético (huesos, articulaciones y tejidos blandos relacionados). Pese a los avances en la tomografía computarizada (TC), las imágenes por resonancia magnética (RM) y medicina nuclear, las radiografías simples son la base para la obtención de imágenes del aparato musculoesquelético y gran parte de este capítulo se dirige a su interpretación. Se reintegrarán los tres aspectos fundamentales de la obtención de imágenes del aparato musculoesquelético: 1) es obligado obtener dos proyecciones octogonales cuando se diagnostican o se desea descartar fracturas. 2) En pacientes con artritis, la distribución de las articulaciones afectadas, la presencia de erosiones yuxtaarticulares y la osteoporosis son útiles para establecer el diagnóstico. 3) El diagnóstico diferencial de lesión ósea puede estrecharse dependiendo de la edad del paciente (madurez esquelética), número de lesiones, su ubicación y la naturaleza de sus bordes.

DESARROLLO NORMAL

La **formación ósea** ocurre por osificación **intramembranosa** (transformación de tejido mesenquimatoso) o **endocondral** (conversión de una forma de cartílago intermedio) o por ambos métodos. Muchos huesos planos, como el cráneo, pelvis, clavículas y mandíbula se desarrollan por osificación intramembranosa. Ambos métodos de osificación ocurren en las extremidades, columna vertebral y pelvis. Con la osificación endocondral, el cartílago es sustituido por hueso que inicia en sitios específicos, denominados **centros de osificación**. Estos centros de osificación aparecen de forma predecible y se utilizan para estimar la edad ósea y la madurez esqueléticas (tabla 6-1). El cartílago entre los centros de osificación se denomina placa de crecimiento o **fisis**. Finalmente, estos centros de osificación sufren fusión a través de la fisis. La compresión de este concepto es importante en la valoración de fracturas en niños, ya que pequeños huesos adyacentes a una articulación pueden asumirse de forma incorrecta como un centro de osificación, cuando en realidad corresponden a una fractura.

Los **componentes óseos** como el disco de crecimiento, epífisis, metáfisis y diáfisis se muestran en la figura 6-1A. El disco de crecimiento o placa epifisaria es el sitio donde ocurre la formación ósea. La epífisis es el extremo de un hueso largo y contiene un centro de osificación secundario. En niños, el disco de crecimiento está constituido principalmente por cartílago con aspecto radiolúcido y es la parte más débil de un hueso en crecimiento y la más susceptible a la lesión. La diáfisis (parte larga del hueso, centro de osificación primario) es la porción larga y delgada de un hueso largo y la metáfisis se ubica entre la diáfisis y el disco de crecimiento. El término apófisis es confuso y simplemente hace referencia a un centro de

osificación secundario que no se articula con otro hueso. Las apófisis contribuyen al contorno óseo, pero no a su longitud general (como lo hace una epífisis) (fig. 6-55).

Las **articulaciones** se desarrollan entre dos extremos óseos y son necesarias para la articulación. Existen tres tipos de articulaciones: sincondrosis, sínfisis y articulaciones sinoviales. Una **sincondrosis** posee cartílago hialino entre los extremos óseos y no es móvil. Hay pocas sincondrosis permanentes en el esqueleto del adulto, una de ellas es la primera articulación esternocostal. Las **sínfisis** contienen fibrocartílago y permiten mínimo movimiento, algunos ejemplos incluyen la sínfisis del pubis y las sínfisis intervertebrales. Las **articulaciones sinoviales**, por ejemplo, el hombro y la rodilla, comprenden la mayoría de las articulaciones del cuerpo y poseen cartílago hialino en su superficie y un recubrimiento sinovial, que produce un líquido que lubrica estas articulaciones móviles.

Terminología radiográfica

Las radiografías anteroposterior (AP) se denominan así por la dirección con la que el haz de rayos X atraviesa un segmento del cuerpo, suponiendo que la persona esté en la posición anatómica estándar (los brazos a los costados y las palmas hacia adelante). En una radiografía típica de la mano, ésta se coloca con la palma hacia abajo, en contacto con el chasis y el haz radiográfico penetra a través de la cara posterior (dorsal) de la mano para llegar a la placa, por lo que se considera una radiografía posteroanterior (PA) (fig. 6-1A-C). Cuando se toma una radiografía del pie con la superficie plantar en contacto con el chasis, se considera una proyección AP. Esto es un tanto confuso porque la superficie dorsal del pie es en realidad la superficie cefálica del pie en posición anatómica. Las **proyecciones AP y lateral** constituyen las proyecciones estándar para la mayoría de las radiografías simples de estructuras óseas, con la realización de proyecciones oblicuas adicionales, si es necesario.

Se recomienda elaborar una lista de verificación para valorar las imágenes de extremidades superiores e inferiores (tabla 6-2).

Nomenclatura: extremidad superior

La ter   minología apropiada para cada dedo y el sistema de numeración para los metacarpianos se ilustra en la figura 6-1B. Los autores prefieren el nombre individual de cada uno de los dedos de la mano. Iniciando en el borde radial de la mano, el pulgar siempre será el pulgar y no debe denominársele primer dedo. A continuación, se encuentra el dedo índice (no segundo dedo y no primer dedo, ya que algunos mencionan que existen cuatro dedos y el pulgar). Continúa el dedo medio (no el tercer dedo), el dedo anular (no el cuarto dedo) y el meñique o dedo pequeño (no el quinto dedo).

Los **metacarpianos** (fig. 6-1B) se enumeran a partir de la articulación del pulgar con el primer metacarpiano, el dedo índice con el segundo metacarpiano y así en lo sucesivo. Como regla general, cada dedo de la mano tiene tres falanges, con excepción del pulgar, que tiene sólo dos. Las falanges se denominan proximal, media y distal. La articulación entre la falange proximal y el metacarpiano es la articulación metacarpofalángica (MCF) (fig. 6-1B). La articulación entre las

TABLA 6-1	Edad a la que aparecen los principales centros de osificación
Centro de osificación	**Edad promedio (niñas antes que los niños)**
Cabeza del húmero	2 semanas
Cabeza del fémur	4 meses
Radio distal	1 año
Rótula	4 años
Codo	
Cóndilo humeral	3 años
Cabeza radial	5 años
Epicóndilo interno	6 años
Troclear	8 años
Epicóndilo externo	10 años
Olécranon	11 años
Acromion	13 años
Apófisis coracoides del omóplato	14 años
Tuberosidad isquiática	15 años
Borde interno de la clavícula	19 años

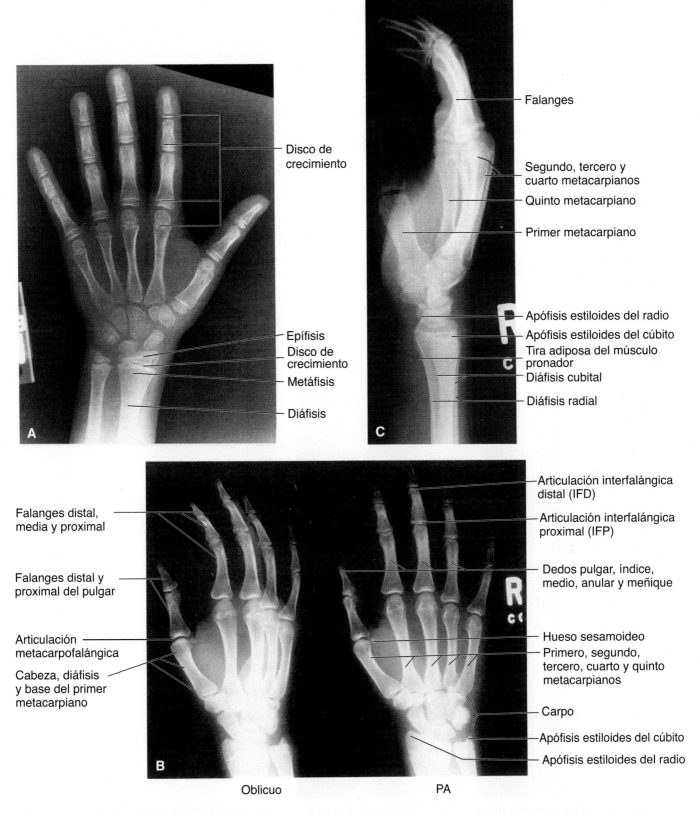

FIGURA 6-1. Mano normal: A: Disco de crecimiento, epífisis, metáfisis y diáfisis normales. El disco de crecimiento cartilaginoso es radiolúcido en la radiografía. **B:** Radiografías oblicua y posteroanterior (PA) de la mano derecha. **C:** Radiografía lateral de la mano derecha.

TABLA 6-2 Lista de verificación para radiografías

Cada hueso debe ser valorado por:
Densidad
Anomalías
Fracturas
Destrucción
Formación de hueso nuevo
Tumoraciones
Cuerpo extraño

Cada articulación debe ser valorada en busca de:
Regularidad de la superficie articular
Simetría
Fractura
Luxación
Artritis
Calcificación

Los tejidos blandos deben ser valorados en busca de:
Hinchazón
Úlceras
Calcificaciones
Tumoraciones
Cuerpos extraños

falanges proximal y media se denomina articulación interfalángica proximal (IFP). La articulación entre las falanges distal y media se denomina articulación interfalángica distal (IFD).

El pulgar, con sólo dos falanges, tiene sólo una articulación interfalángica (IF). La porción más distal de los metacarpianos y las falanges es la cabeza, mientras que las partes proximales son las bases. El aspecto central de estos huesos es la diáfisis. Estas relaciones se observan mejor en proyecciones estándar PA, lateral y oblicua de la mano y muñeca (fig. 6-2). Además de las proyecciones estándar, es útil una proyección de la mano y muñeca en posición de "receptor de béisbol" en pacientes con artritis.

Las radiografías estándar de codo y antebrazo consisten en proyecciones AP y lateral (figs. 6-3 y 6-4), pero las proyecciones oblicuas con rotación externa del codo pueden ser necesarias para la mejor visualización de la cabeza radial (fig. 6-40C). Las radiografías del húmero suelen consistir en proyecciones AP (fig. 6-5A) y lateral. En general, se obtiene una radiografía AP para valorar el hombro (fig. 6-5B) y puede complementarse con proyecciones axilar, lateral o escapular en Y. Otras proyecciones del hombro incluyen la proyección axial (de arriba a abajo) y la proyección de Grashey (proyección glenoidea AP) en la cual el paciente rota 30 a 45° hacia el hombro afectado y la cabeza humeral se coloca en rotación interna para eliminar la superposición de la cavidad glenoidea y del húmero. La anatomía musculoesquelética y los trastornos patológicos se demuestran bien con TC y RM. Las imágenes obtenidas por

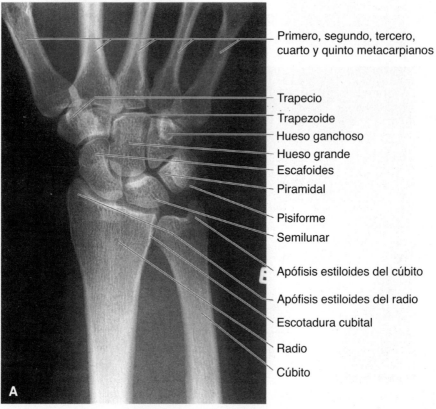

Primero, segundo, tercero, cuarto y quinto metacarpianos
Trapecio
Trapezoide
Hueso ganchoso
Hueso grande
Escafoides
Piramidal
Pisiforme
Semilunar
Apófisis estiloides del cúbito
Apófisis estiloides del radio
Escotadura cubital
Radio
Cúbito

FIGURA 6-2. Muñeca normal: A: Radiografía PA, **B:** Oblicua y **C:** Lateral. Obsérvese que la punta de la apófisis esteroides del radio se encuentra distal a la punta de la apófisis esteroides cubital y que el radio se articula en sentido distal con los huesos escafoides y semilunar del carpo y lateral con respecto al cúbito (escotadura sigmoidea o cubital). La superficie articular radial distal se inclina hacia el cúbito y en sentido anterior (palmar). El extremo distal del cúbito se articula con el radio en sentido lateral y con el fibrocartílago de la muñeca en sentido distal. El cúbito no se articula directamente con el carpo.

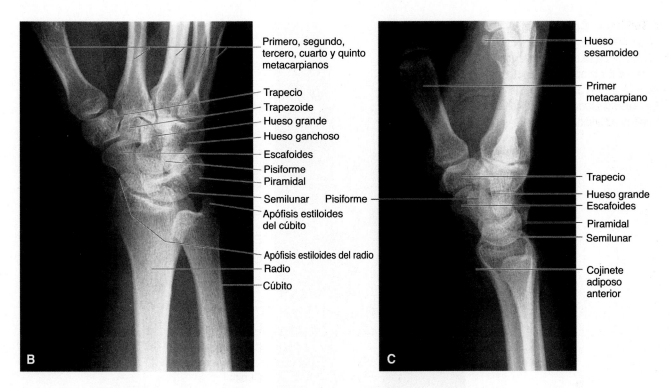

Primero, segundo, tercero, cuarto y quinto metacarpianos

Trapecio

Trapezoide

Hueso grande

Hueso ganchoso

Escafoides

Pisiforme

Piramidal

Semilunar   Pisiforme

Apófisis estiloides del cúbito

Apófisis estiloides del radio

Radio

Cúbito

Hueso sesamoideo

Primer metacarpiano

Trapecio

Hueso grande

Escafoides

Piramidal

Semilunar

Cojinete adiposo anterior

FIGURA 6-2. *(Continuación)*

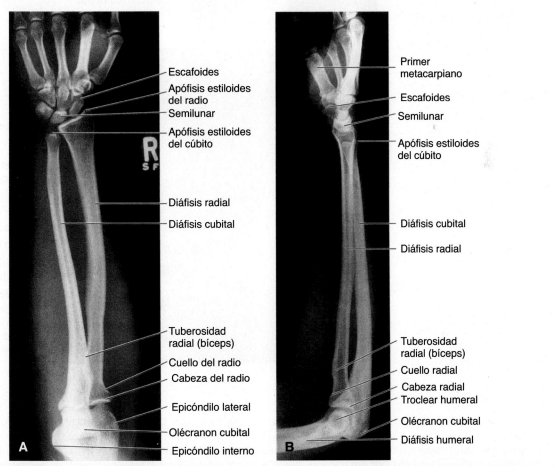

Escafoides

Apófisis estiloides del radio

Semilunar

Apófisis estiloides del cúbito

Diáfisis radial

Diáfisis cubital

Tuberosidad radial (bíceps)

Cuello del radio

Cabeza del radio

Epicóndilo lateral

Olécranon cubital

Epicóndilo interno

Primer metacarpiano

Escafoides

Semilunar

Apófisis estiloides del cúbito

Diáfisis cubital

Diáfisis radial

Tuberosidad radial (bíceps)

Cuello radial

Cabeza radial

Troclear humeral

Olécranon cubital

Diáfisis humeral

FIGURA 6-3. Antebrazo normal. A: Radiografías AP y **B:** Lateral. Obsérvese que en la radiografía lateral correcta del antebrazo, tanto el codo como la muñeca se encuentran en posición lateral. La porción distal del radio es grande y la porción proximal del radio es pequeña, mientras que la porción distal del cúbito es pequeña y el extremo proximal es grande. El radio es mucho más importante que el cúbito en la articulación de la muñeca, mientras que el cúbito es más importante que el radio en la articulación del codo.

FIGURA 6-4. Codo normal. A:
Radiografías AP y **B:** Lateral. El codo
suele colocarse en 90° de flexión
para reducir la aparición de los cojinetes adiposos anterior y posterior.
La *línea punteada* en (B) indica la
apófisis coronoides del cúbito.

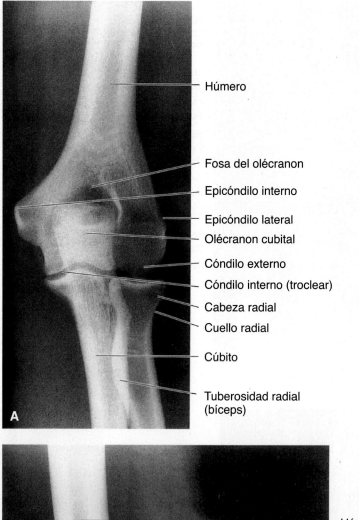

Húmero

Fosa del olécranon

Epicóndilo interno

Epicóndilo lateral

Olécranon cubital

Cóndilo externo

Cóndilo interno (troclear)

Cabeza radial

Cuello radial

Cúbito

Tuberosidad radial
(bíceps)

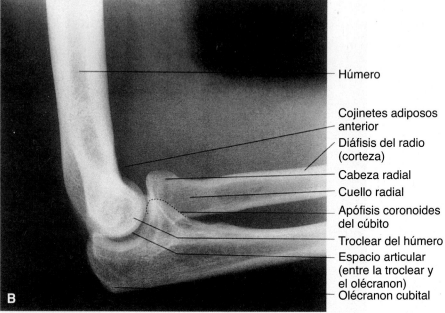

Húmero

Cojinetes adiposos
anterior

Diáfisis del radio
(corteza)

Cabeza radial

Cuello radial

Apófisis coronoides
del cúbito

Troclear del húmero

Espacio articular
(entre la troclear y
el olécranon)

Olécranon cubital

TC son de especial utilidad para los detalles óseos finos y para
la valoración de fracturas ocultas y sutiles, mientras que la RM
es mejor para obtener imágenes de tejidos blandos y médula
ósea, revelando el edema causado por contusiones óseas o
fracturas sutiles que podrían no detectarse en radiografías. Por
su capacidad para obtener imágenes en múltiples planos, la
RM es de especial utilidad para mostrar las estructuras de tejidos blandos alrededor de articulaciones como la anatomía del
manguito de rotadores en el hombro y para valorar las lesiones
internas (fig. 6-6).

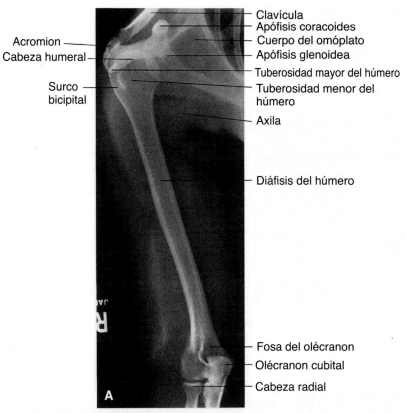

Acromion
Cabeza humeral

Surco
bicipital

Clavícula
Apófisis coracoides
Cuerpo del omóplato
Apófisis glenoidea
Tuberosidad mayor del húmero
Tuberosidad menor del húmero
Axila

Diáfisis del húmero

Fosa del olécranon
Olécranon cubital
Cabeza radial

A

FIGURA 6-5. Húmero normal. **A:** Radiografía AP con rotación externa del húmero. El codo derecho se encuentra en posición oblicua. **B:** Radiografía AP del hombro derecho con rotación externa del húmero. Obsérvese la prominencia de la tuberosidad mayor.

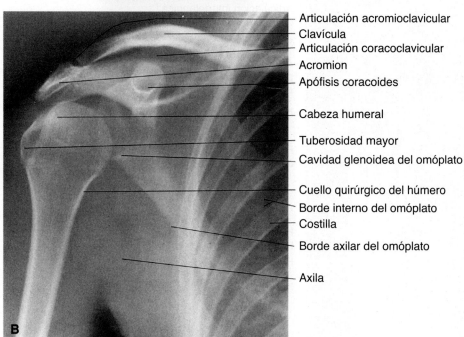

Articulación acromioclavicular
Clavícula
Articulación coracoclavicular
Acromion
Apófisis coracoides

Cabeza humeral

Tuberosidad mayor
Cavidad glenoidea del omóplato

Cuello quirúrgico del húmero
Borde interno del omóplato
Costilla

Borde axilar del omóplato

Axila

B

Nomenclatura: extremidad inferior

Las mediciones estándar del **pie** son AP, lateral y oblicua (fig. 6-7). Se denomina al dedo grande como el primer dedo del pie y los dedos restantes se enumeran en consecuencia, siendo el dedo pequeño el quinto dedo del pie. De la misma forma, los metatarsianos se enumeran de forma secuencial con el dedo grande articulándose con el primer metatarsiano, el segundo dedo articulándose con el segundo metatarsiano y así en lo sucesivo. Del tobillo suelen obtenerse imágenes AP, laterales e incluso oblicuas o proyección de la mortaja tibio astragalina (proyección con rotación interna en 10°) (fig. 6-8). La RM puede utilizarse para obtener imágenes del tobillo para

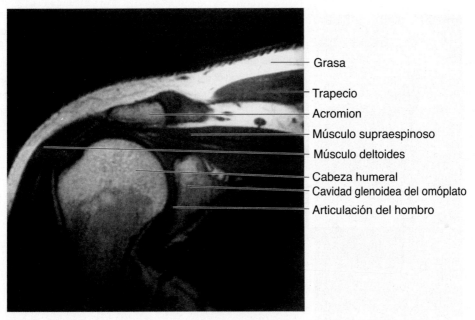

FIGURA 6-6. **Hombro normal.** Corte coronal en una resonancia magnética con ponderación en T1.

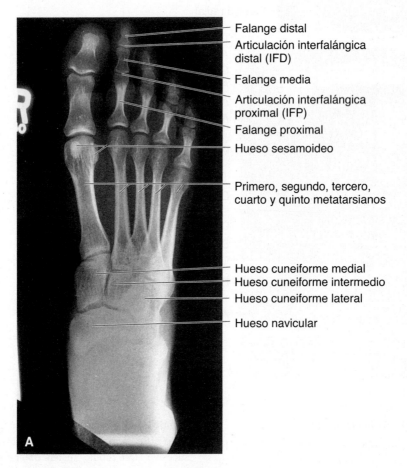

FIGURA 6-7. **Pie normal. A:** Radiografías AP, **B:** Oblicua y **C:** Lateral.

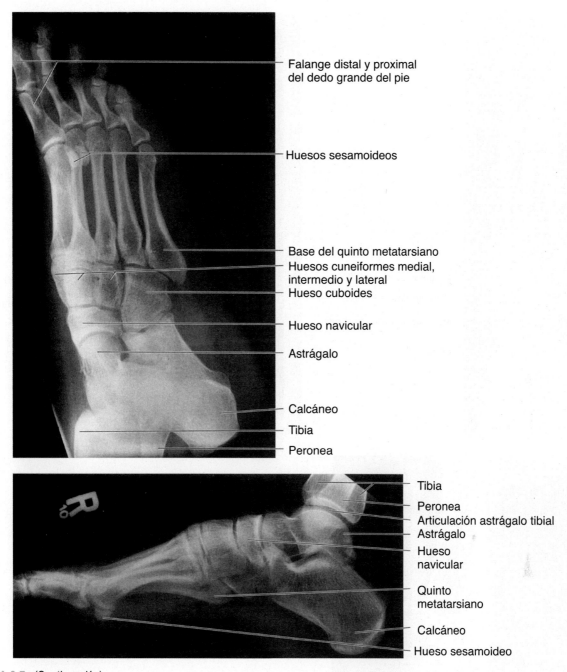

Falange distal y proximal del dedo grande del pie

Huesos sesamoideos

Base del quinto metatarsiano
Huesos cuneiformes medial, intermedio y lateral
Hueso cuboides

Hueso navicular

Astrágalo

Calcáneo

Tibia

Peronea

Tibia

Peronea
Articulación astrágalo tibial
Astrágalo

Hueso navicular

Quinto metatarsiano

Calcáneo

Hueso sesamoideo

FIGURA 6-7. *(Continuación)*

detectar lesiones de tejidos blandos (fig. 6-9). Las radiografías de tibia y peroné suelen consistir en proyecciones AP y lateral (fig. 6-10).

Las radiografías habituales de la **rodilla** consisten en proyecciones AP y lateral, las cuales pueden complementarse con radiografías AP de pie (fig. 6-11A-C) y las proyecciones oblicuas y "en amanecer" para la valoración de los tres compartimientos que componen la articulación de la rodilla. La radiografía de la rodilla en proyección lateral con el rayo tangencial es necesaria para la detección de lipohemartrosis (capa de grasa y sangre) como un signo secundario de

fractura oculta (fig. 6-11D). Las RM en proyecciones axial, coronal y sagital de la rodilla son útiles para la valoración de estructuras no óseas, lo que incluye el menisco medial y lateral, cartílago articular, ligamentos, tendones y músculos (fig. 6-12).

Las imágenes del **fémur y articulación de la cadera** se obtienen en proyecciones AP y lateral (fig. 6-13). Una proyección AP de la pelvis es útil para comparar ambas articulaciones de la cadera. En pacientes con traumatismos podría ser necesaria radiografía de la cadera en proyección lateral con rayo tangencial (fig. 6-75B).

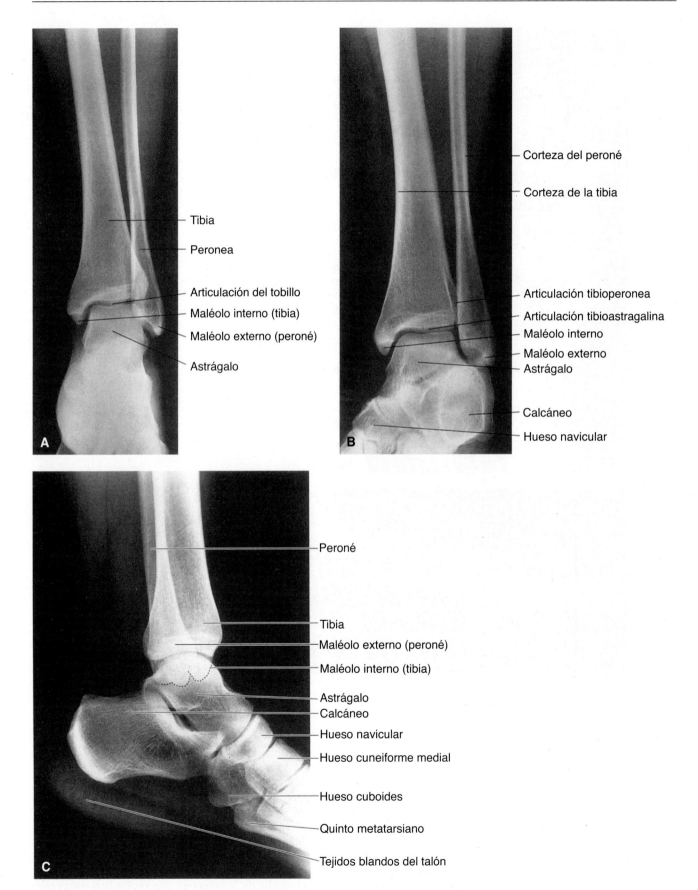

FIGURA 6-8. Tobillo normal. A: Radiografías AP, **B:** Oblicua/de la mortaja tibioastragalina y **C:** Lateral. La proyección de la mortaja tibioastragalina permite una mejor visualización de la articulación tibioperonea distal.

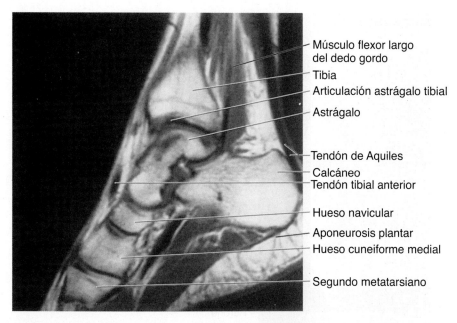

Músculo flexor largo
del dedo gordo
Tibia
Articulación astrágalo tibial
Astrágalo

Tendón de Aquiles
Calcáneo
Tendón tibial anterior

Hueso navicular
Aponeurosis plantar
Hueso cuneiforme medial

Segundo metatarsiano

FIGURA 6-9. Tobillo normal. Resonancia magnética en un corte sagital con ponderación en T1. Obsérvese que el tendón de Aquiles tiene una señal homogénea baja (*color negro*).

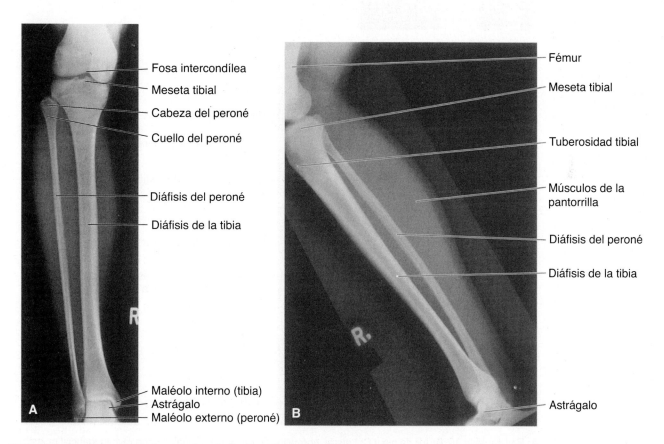

Fosa intercondílea
Meseta tibial
Cabeza del peroné
Cuello del peroné

Diáfisis del peroné
Diáfisis de la tibia

Maléolo interno (tibia)
Astrágalo
Maléolo externo (peroné)

Fémur
Meseta tibial

Tuberosidad tibial

Músculos de la
pantorrilla

Diáfisis del peroné

Diáfisis de la tibia

Astrágalo

FIGURA 6-10. Tibia y peroné normales. A: Radiografías AP y **B:** Lateral.

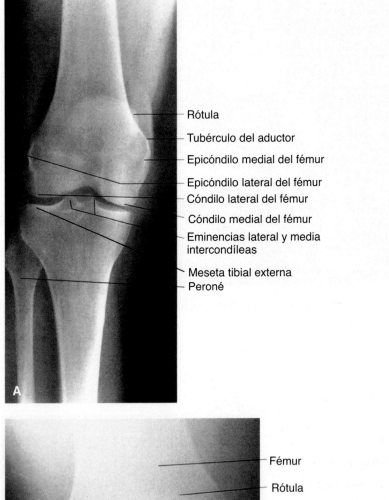

Rótula
Tubérculo del aductor
Epicóndilo medial del fémur
Epicóndilo lateral del fémur
Cóndilo lateral del fémur
Cóndilo medial del fémur
Eminencias lateral y media intercondíleas
Meseta tibial externa
Peroné

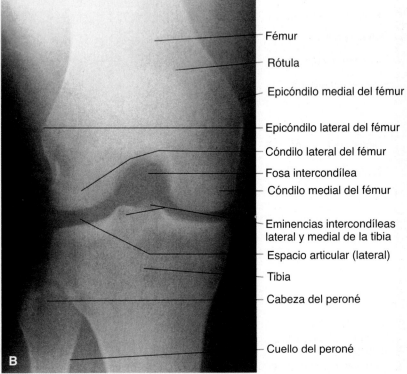

Fémur
Rótula
Epicóndilo medial del fémur
Epicóndilo lateral del fémur
Cóndilo lateral del fémur
Fosa intercondílea
Cóndilo medial del fémur
Eminencias intercondíleas lateral y medial de la tibia
Espacio articular (lateral)
Tibia
Cabeza del peroné
Cuello del peroné

FIGURA 6-11. Rodilla. A: Radiografías AP, **B:** AP de pie y **C:** Lateral, normales. **D:** La radiografía lateral con rayo tangencial muestra lipohemartrosis, lo que indica una fractura subyacente.

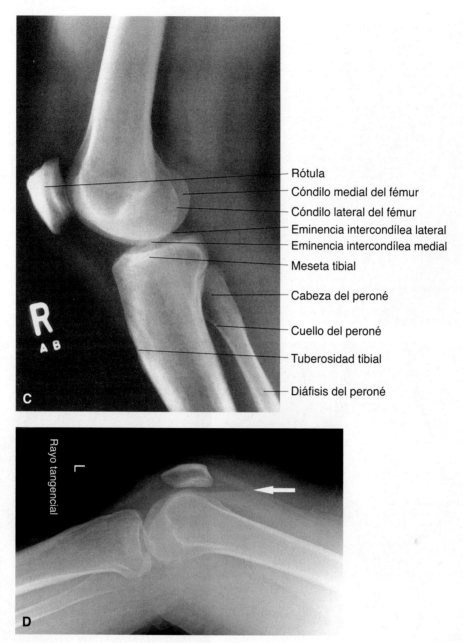

Rótula

Cóndilo medial del fémur

Cóndilo lateral del fémur

Eminencia intercondílea lateral

Eminencia intercondílea medial

Meseta tibial

Cabeza del peroné

Cuello del peroné

Tuberosidad tibial

Diáfisis del peroné

Rayo tangencial

FIGURA 6-11. *(Continuación)*

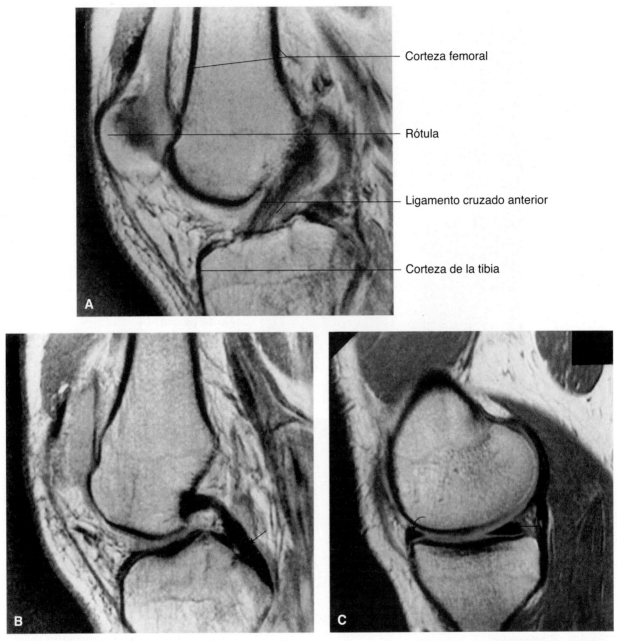

FIGURA 6-12. **Rodilla normal. A:** RM sagital de densidad protónica de rodilla que muestra el ligamento cruzado anterior. **B:** RM sagital de densidad protónica que muestra ligamento cruzado posterior normal. El ligamento cruzado posterior (*flecha*) es más homogéneo y tiene una intensidad de señal más baja (*color más negro*) en comparación con el ligamento cruzado anterior. **C:** RM sagital medial de densidad protónica que muestra un cuerno posterior normal (*flecha recta*) y el cuerno anterior (*flecha curva*) del menisco medial.

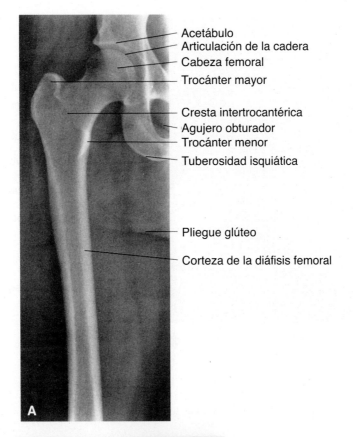

Acetábulo
Articulación de la cadera
Cabeza femoral
Trocánter mayor

Cresta intertrocantérica
Agujero obturador
Trocánter menor
Tuberosidad isquiática

Pliegue glúteo

Corteza de la diáfisis femoral

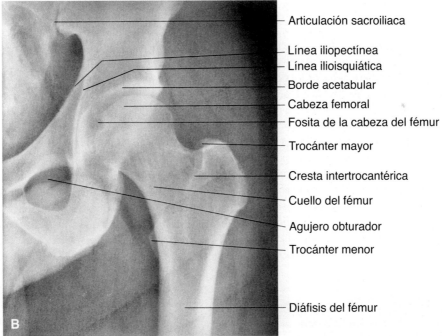

Articulación sacroiliaca

Línea iliopectínea
Línea ilioisquiática
Borde acetabular
Cabeza femoral
Fosita de la cabeza del fémur

Trocánter mayor

Cresta intertrocantérica

Cuello del fémur

Agujero obturador

Trocánter menor

Diáfisis del fémur

FIGURA 6-13. **Cadera normal. A:** Radiografías AP de la cadera y de la porción proximal del fémur. **B:** Radiografía AP de cadera izquierda.

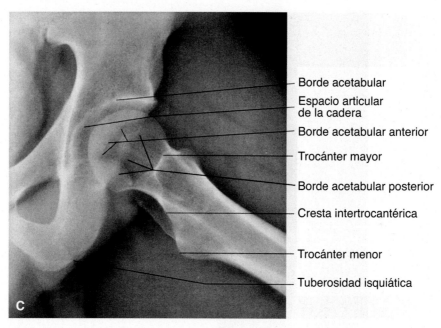

Borde acetabular
Espacio articular de la cadera
Borde acetabular anterior
Trocánter mayor
Borde acetabular posterior
Cresta intertrocantérica
Trocánter menor
Tuberosidad isquiática

FIGURA 6-13. *(Continúa)* **C:** Radiografías laterales en "posición de rana".

VARIANTES NORMALES

Existen muchas variantes normales de huesos y tejidos blandos, cuyo conocimiento es importante para evitar diagnósticos falsos positivos (tabla 6-3). Se refiere al lector a la obra *Atlas of Normal Roentgen Variants That May Simulate Disease* cuyos autores son Keats y Anderson, la cual contiene más de 5 600 imágenes.

Variantes normales encontradas a menudo incluyen los huesos sesamoideos y huesecillos accesorios, los cuales suelen ser pequeños, con una buena corteza ósea, de forma ovoide o nodular, que pueden ser bipartitas, multipartitas y encontrarse cerca de un hueso o articulación. Los **huesos sesamoideos** suelen encontrarse en un tendón y actúan como poleas, disminuyendo la fricción al proporcionar una superficie para el deslizamiento del tendón. También incrementa la capacidad

TABLA 6-3 **Variantes normales**
Huesos sesamoideos (ubicados en un tendón, por ejemplo la rótula)
Huesecillos (pequeños huesos adicionales)
Epífisis supernumerarias
Coaliciones/fusiones
Islotes óseos

del tendón para transmitir y, en ocasiones, para alterar la dirección de las fuerzas musculares. Los huesos sesamoideos se encuentran en numerosos sitios y a menudo se localizan en la superficie plantar del pie, cerca de la cabeza del primer metatarsiano (fig. 6-55) y en la superficie palmar de la mano, cerca de la cabeza del primero y en ocasiones de otros metacarpianos (fig. 6-1B), donde se ubican en realidad de la superficie Palmar más que en el tendón. La rótula es el hueso sesamoideo más grande del cuerpo, que se forma en el tendón del cuádriceps y se une al tendón rotuliano. Así, el grupo muscular del cuádriceps se hipertrofia para compensar el incremento del trabajo después de la ablación de la rótula. La calcificación de los huesos sesamoideos es una característica importante del crecimiento puberal, que ocurre en etapas más tempranas en mujeres que en hombres. Una rótula bipartita o multipartita (fig. 6-14E-G) se desarrolla cuando uno o más centros de osificación rotuliano no se fusionan con el cuerpo rotuliano principal, produciendo una rótula con dos o más secciones.

Los **huesecillos** son otra variante normal común. Son huesos pequeños, supernumerarios, que a menudo se derivan de centros de osificación primaria o secundaria no fusionados y que se encuentran cerca de un hueso vecino y del cual suelen recibir su nombre (fig. 6-14D). Un ejemplo de **variante epifisaria** es el espolón epifisario radial distal derecho (fig. 6-14H), que puede confundirse con una fractura. La presencia de un borde cortical óptimo es evidencia en contra de una fractura reciente y ocurre en todas las variantes antes descritas.

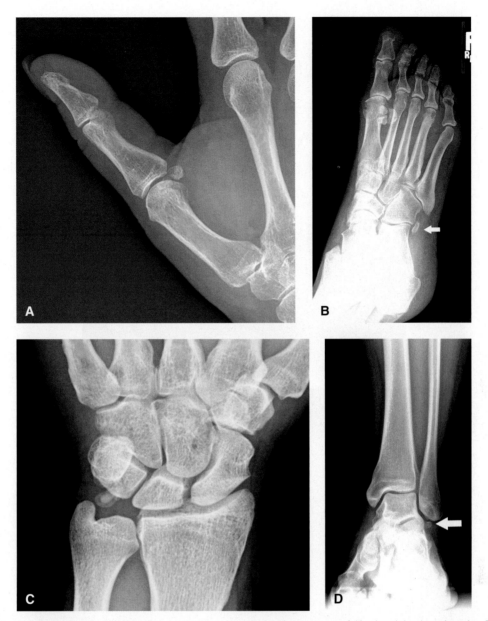

FIGURA 6-14. **Variantes normales. A:** Hueso sesamoideo en la articulación metacarpofalángica del pulgar derecho. **B:** Se encuentra un huesecillo peroneo (*flecha*) en el túnel del cuboides, cerca de la articulación calcaneocuboidea. El desplazamiento es un signo indirecto de desgarro del tendón del peroneo largo. Los huesos sesamoideos del dedo grande del pie siempre están presentes en la cara plantar de la cabeza del primer metatarsiano. **C:** La lúnula es un huesecillo accesorio ubicado entre el hueso piramidal y el complejo fibrocartilaginoso triangular (CFCTT). **D:** El huesecillo peroneo (*flecha*) se observa en la punta del maléolo externo.

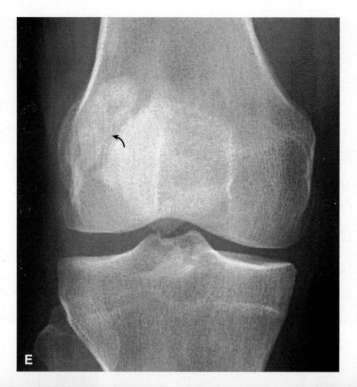

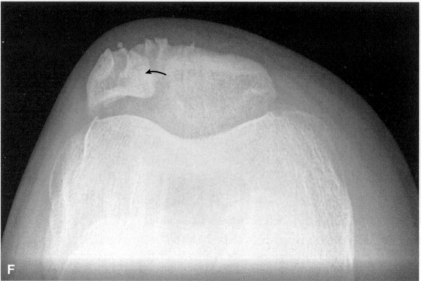

FIGURA 6-14. (*Continúa*) **E y F:** Proyecciones AP y tangencial de una rótula bipartita (*flechas curvas*).

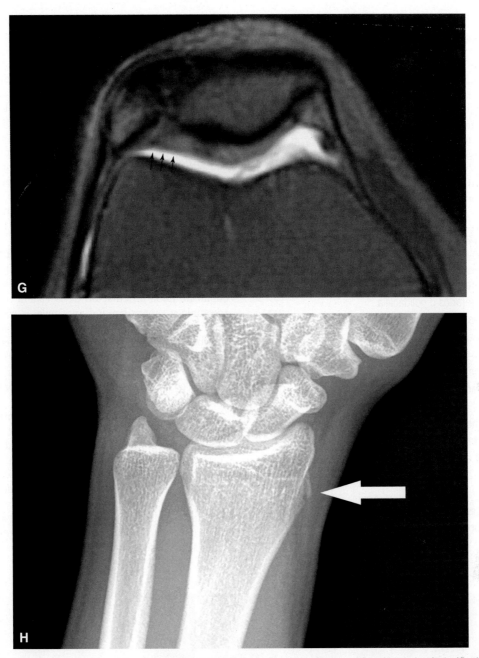

FIGURA 6-14. (*Continúa*). **G:** La RM muestra continuidad del cartílago sobre el centro de osificación de la rótula (*flecha*), lo que lo diferencia de una fractura. **H:** Radiografía AP de la muñeca que muestra un espolón en la epífisis radial distal (*flecha*).

ANOMALÍAS CONGÉNITAS Y DEL DESARROLLO

En la tabla 6-4 se enumeran las anomalías óseas congénitas comunes y en las figuras 6-15 a 6-20 se muestran ejemplos. La **coalición** es una falla en la segmentación ósea durante el desarrollo fetal, que da origen a fusión, que puede ser ósea o fibrosa. Ubicaciones comunes de coalición son los huesos semilunar y piramidal en la muñeca (fig. 6-15) y el puente del calcáneo y navicular o del calcáneo y el astrágalo en el pie (fig. 6-16).

La **osteogénesis imperfecta** es una anomalía hereditaria congénita, no relacionada con el sexo, con defectos primarios

TABLA 6-4	Anomalías óseas comunes congénitas y adquiridas

Extremidad superior
Dedos supernumerarios o polidactilia
Ausencia de huesos (dedos, metacarpianos)
Coalición (carpianos)
Dedos grandes o macrodactilia
Apófisis supracondílea (húmero)
Extremidad inferior
Polidactilia
Coalición (calcáneo con astrágalo o hueso navicular)
Displasia de cadera
Enfermedad de Legg-Calvé-Perthes (necrosis avascular)
Pie equino varo
Pie plano
Trastornos generalizados
Osteogénesis imperfecta
Acondroplasia

en la síntesis de colágeno y que ocasiona una matriz ósea deficiente. Estos pacientes tienen huesos frágiles (fig. 6-20) que se fracturan con facilidad y a menudo sufren deformación. Los hallazgos radiográficos comunes incluyen huesos tubulares, frágiles (delgados), múltiples fracturas y seudoartrosis por falla en la consolidación de fracturas de huesos largos, con el subsiguiente movimiento seudoarticular entre los fragmentos. La osteogénesis imperfecta se encuentra en el diagnóstico diferencial de las lesiones no accidentales en niños. La **acondroplasia** es un trastorno hereditario, autosómico dominante, a menudo causado por mutación espontánea y es la causa más común de enanismo con extremidades cortas (rizomelia). Sólo los huesos formados por osificación endocondral se ven afectados (fig. 6-21). Los huesos formados por osificación membranosa no se ven afectados, lo que permite un desarrollo normal de la cavidad craneal.

La **displasia del desarrollo de cadera (DDC)**, antes conocida como luxación congénita de cadera o displasia congénita de cadera, suele diagnosticarse en la lactancia. Es un trastorno *adquirido* de la articulación de la cadera que ocurre por un acetábulo y cabeza femoral anormales a causa del desplazamiento de la cabeza femoral con deformación del cartílago del acetábulo (fig. 6-22). La cabeza femoral suele desplazarse en sentido superior, pero también puede ocurrir desplazamiento en sentido posterior. La cavidad acetabular se torna superficial y se ensancha el ángulo del cuello femoral entre la cabeza femoral y su diáfisis.

En niños, dos enfermedades de la cadera que a menudo causan confusión son el **deslizamiento de la epífisis de la cabeza femoral (DECF)** y **la enfermedad de Legg-Calvé-Perthes** (tabla 6-5). Típicamente ocurre la DECF (fig. 6-23) en hombres adolescentes con sobrepeso y se asocia con dolor inguinal, en el muslo o rodilla y por claudicación. Típicamente es idiopática con desplazamiento anterosuperior de la metáfisis, mientras que la epífisis permanece en el acetábulo. Causas poco comunes incluyen traumatismos, trastornos endocrinos, insuficiencia renal o radioterapia.

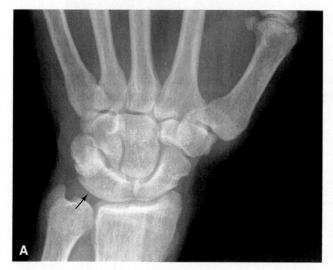
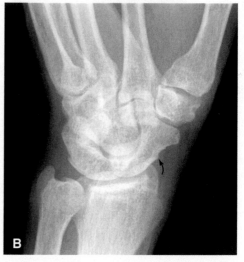

FIGURA 6-15. **Fusión congénita. A:** Radiografías PA de la muñeca izquierda y **B:** Oblicua. Existe fusión de los huesos semilunar y piramidal (*flecha recta*) y tubérculo escafoideo prominente (*flecha curva*). Esta tuberosidad no debe confundirse con una fractura. Compárese con un carpo normal como se muestra en la figura 6-2.

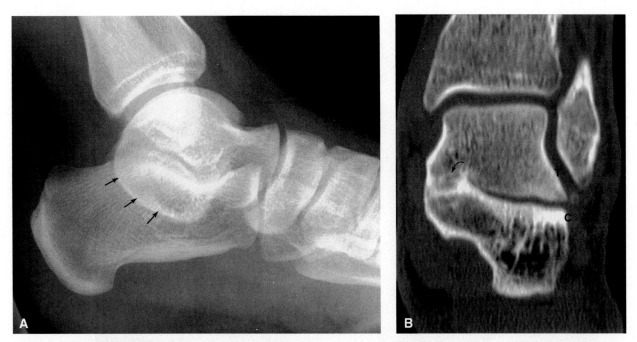

FIGURA 6-16. **Puenteo. A:** Radiografía lateral del tobillo izquierdo, **B:** TC coronal. Se observa un calcáneo prominente en la radiografía (*flechas*). Compárese con la radiografía lateral normal en la figura 6-8. La TC muestra puenteo óseo (*flecha curvada*) entre el astrágalo (T) y el calcáneo (C).

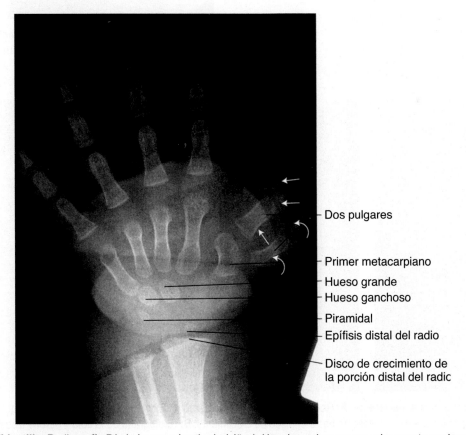

FIGURA 6-17. **Polidactilia.** Radiografía PA de la mano izquierda (niños). Hay dos pulgares y un primer metacarpiano. Un pulgar tiene tres falanges (*flechas rectas*) y el otro pulgar tiene dos falanges (*flechas curvas*).

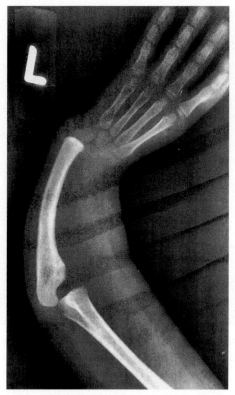

FIGURA 6-18. **Ausencia congénita del radio, del primer metacarpiano y del pulgar.**

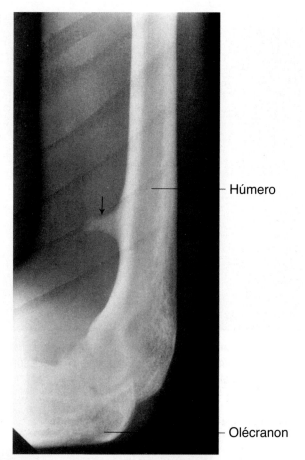

FIGURA 6-19. **Espolón supracondíleo (*flecha*).** Por lo general, se ubican en la cara anterointerna del húmero distal.

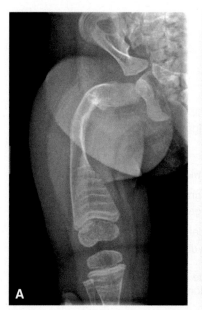

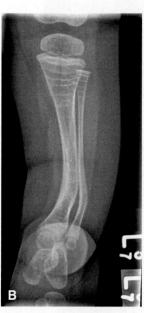

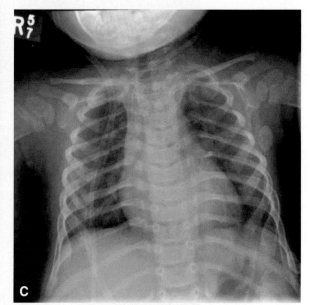

FIGURA 6-20. **Osteogénesis imperfecta**. **A:** Radiografía AP del fémur derecho. Existe deformidad grave con arqueamiento del fémur y múltiples líneas de detención del crecimiento hacia el disco de crecimiento. **B:** Radiografía de la tibia y peroné izquierdos. En el mismo paciente se observa deformidad grave con arqueamiento y líneas de detención del crecimiento en la tibia y peroné izquierdos. **C:** Radiografía AP de costillas. Las costillas tienen un aspecto "grácil" (o delgado) con múltiples fracturas consolidadas en ambos lados.

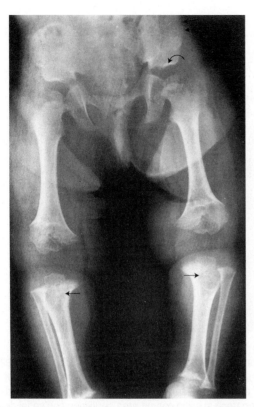

FIGURA 6-21. **Acondroplasia.** Radiografía AP de la hemipelvis derecha y de la extremidad inferior derecha. Los huesos largos proximales son más cortos y más anchos de lo normal, en especial la porción proximal de la tibia (*flechas rectas*). El hueso iliaco se encuentra redondeado y el acetábulo es plano (*flecha curva*).

TABLA 6-5	Comparación de deslizamiento de la epífisis de la cabeza femoral (DECF) y enfermedad de Legg-Calvé-Perthes (LCP)	
Característica	DECF	LCP
Edad	Adolescencia	4 a 10 años
Género	Hombres más que en mujeres (por lo general con sobrepeso)	Hombres más que en mujeres
Causa	Desconocida (por lo general durante el estirón puberal)	Desconocida
Síntomas	Dolor en cadera, en rodillas o ambas	Dolor en cadera o rodilla y claudicación
Radiografías	Deslizamiento de la epífisis en dirección posterior, medial e inferior con respecto al cuello femoral. Inicio temprano de artritis en la edad adulta	Epífisis plana y esclerótica. Cabeza femoral ancha, ligeramente aplanada con forma similar al acetábulo en adultos

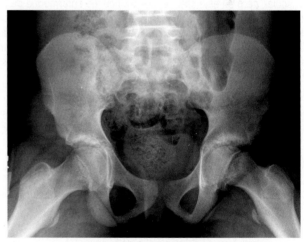

FIGURA 6-23. **Deslizamiento de la epífisis de la cabeza femoral (DECF).** Radiografía AP de la pelvis con ensanchamiento del disco de crecimiento de la cabeza femoral y desplazamiento superolateral del cuello femoral con respecto a la cabeza. Compárese esta imagen con la cabeza y cuello femorales con alineación normal en el lado derecho.

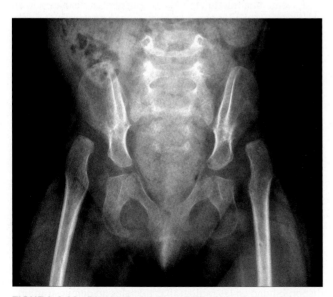

FIGURA 6-22. **Displasia del desarrollo de ambas caderas.** Radiografía AP de la pelvis de un niño pequeño. El acetábulo está mal formado y ambos fémures se encuentran dirigidos en dirección superior externa y fuera de la cavidad acetabular.

Las radiografías muestran deslizamiento epifisario o desplazamiento posterior y en dirección medial. La epífisis proximal se ensancha. Los pacientes con DECF inestable tienen mayor riesgo de osteonecrosis. Los casos leves podrían cursar sin detección y manifestarse con osteoartrosis de inicio temprano.

La **enfermedad de Legg-Calvé-Perthes** (fig. 6-24A) es la osteonecrosis (necrosis isquémica aséptica de una epífisis normal) que típicamente ocurre en hombres entre los 3 y 10 años, que se manifiesta como dolor de cadera y claudicación. El dolor de la cadera puede irradiarse a la rodilla ipsolateral. Las manifestaciones radiográficas varían, pero incluyen aumento

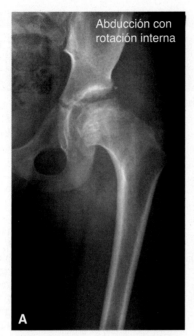

Abducción con rotación interna

A

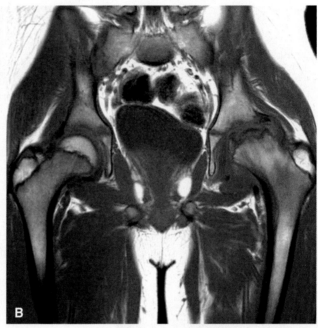

B

FIGURA 6-24. Enfermedad de Legg-Calvé-Perthes. A: Radiografía AP del fémur izquierdo. La cabeza femoral izquierda se encuentra colapsada y la cabeza y porción superior del cuello tienen un contorno irregular. Existe esclerosis en placas de la cabeza femoral. Esto es compatible con necrosis avascular avanzada de la cabeza femoral. Existen diagnósticos diferenciales para la necrosis avascular, pero en este caso, el diagnóstico fue enfermedad de Legg-Calvé-Perthes. **B:** Resonancia magnética coronal con ponderación en T1. Necrosis avascular de la cadera izquierda. La necrosis avascular aparece al inicio con un área curvilínea con señal de baja intensidad en las imágenes con ponderación en T1 y correspondían con señales de alta intensidad en las imágenes con ponderación en T2, más a menudo en la cabeza femoral. Conforme progresa el trastorno, ocurre colapso y pérdida de la forma hemiesférica normal de la cabeza femoral, como se observa en la cadera izquierda de este paciente.

de la densidad de la epífisis de la cabeza femoral, aplanamiento de la cabeza femoral (también conocida como deformidad en "*coxa plana*") rarefacción de la metáfisis (desmineralización ósea) y estrechamiento del espacio articular medial.

La **osteonecrosis** (formalmente conocida como necrosis avascular) puede ocurrir en cualquier hueso y tiene muchas posibles causas, además de las enumeradas en la tabla 6-6. Las manifestaciones típicas de osteonecrosis incluyen cambios escleróticos en el hueso en un lado de la articulación que pueden progresar a fractura, fragmentación y colapso. La RM (fig. 6-24B) es útil para el diagnóstico temprano de osteonecrosis, lo que permite el inicio del tratamiento antes de los cambios radiográficos. La RM también es de utilidad para detectar complicaciones como artritis de inicio temprano.

TABLA 6-6	Causas comunes de osteonecrosis

Esteroides (endógenos o exógenos) y fármacos antiinflamatorios
Traumatismos, incluidas fracturas y luxaciones
Drepanocitosis
Hemofilia (sinovitis y aumento de la presión intraarticular)
Alcohol
Lupus eritematoso sistémico
Trasplante renal
Infección
Pancreatitis

TRAUMATISMOS

Fracturas y luxaciones

Una fractura se define como la pérdida de la continuidad cortical. Como una fractura o luxación pueden ser visibles sólo en una proyección, de manera sistemática se obtienen al menos dos proyecciones ortogonales (AP y lateral) de un hueso o articulación. Nunca debe aceptarse sólo una proyección radiográfica de un hueso o articulación cuando es necesario descartar una fractura. A riesgo de ser redundante, **UNA SOLA PROYECCIÓN NO SIRVE PARA NADA.** Proyecciones radiográficas adicionales como las oblicuas, laterales con rayo tangencial y proyección de nadador para la columna cervical pueden ser necesarias y un técnico radiólogo amigable puede ser un recurso muy útil. Una equimosis ósea es una lesión de la médula ósea que indica edema, hemorragia o fracturas del hueso trabecular y que se observa cómo un cambio en la señal de la médula ósea en la RM.

Cuando se sospecha una fractura y las radiografías son normales, se requiere juicio clínico y deben seguirse protocolos. En muchas circunstancias, la lesión puede inmovilizarse por 7 a 10 días después de lo cual la repetición de radiografías puede revelar una fractura. Otros escenarios clínicos como las fracturas de cadera o pelvis en personas de edad avanzada pueden ser una indicación para TC o RM, dependiendo de su disponibilidad, si las radiografías iniciales no demuestran una fractura. De la misma forma, puede utilizarse TC para diagnosticar fracturas o luxaciones de la columna vertebral cervical y a menudo se utilizan para definir mejor las fracturas en muchas ubicaciones antes del tratamiento.

Otra regla útil para obtener imágenes de fracturas es que los huesos pares como el radio y cúbito rara vez tienen fracturas aisladas; debe buscarse estrechamente una fractura o luxación asociadas del otro hueso en su articulación proximal o distal. Las estructuras que funcionan como anillo, como la pelvis, mandíbula (junto con los huesos faciales) o huesos que rodean la articulación del tobillo, también suelen fracturarse en más de una ubicación.

Fracturas no diagnosticadas

La incapacidad para hacer el diagnóstico es la causa más común en demandas de mala práctica médica contra radiólogos, y las fracturas de la extremidad son el segundo diagnóstico más frecuentemente pasadas por alto, después del cáncer mamario. El diagnóstico temprano puede prevenir complicaciones inherentes como la seudoartrosis, consolidación viciosa, osteoartrosis prematura y osteonecrosis avascular. La mayoría de las fracturas pasadas por alto en las radiografías son el resultado de errores en la percepción y muchos de estos errores ocurren en ubicaciones predecibles, donde la anatomía radiográfica es compleja. Las fracturas sutiles representan un tercio de estos errores y las fracturas ocultas en los estudios radiográficos representan otro tercio. Mientras que las fracturas ocultas no presentan datos radiográficos, las fracturas sutiles en los estudios radiográficos fácilmente se pasan por alto en las radiografías iniciales.

La naturaleza sutil de algunas fracturas del pie y la anatomía compleja asociada pueden ocasionar aumento en la propensión a no diagnosticar fracturas en este sitio. El mecanismo de lesión puede ser de utilidad para localizar una potencial fractura (tabla 6-7).

Terminología de las fracturas

Muchos términos aplicados a las fracturas son necesariamente descriptivos y bastante específicos (fig. 6-25A y B). Ejemplo de términos simples comunes para la descripción de las fracturas incluyen los siguientes:

- **Simple:** hay dos fragmentos significativos de fractura.
- **Compleja o conminuta:** la fractura tiene más de dos fragmentos.

TABLA 6-7	Fracturas ocultas y sutiles por ubicación y mecanismo de lesión		
Tipo	**Alta energía**	**Fatiga**	**Insuficiencia**
Mecanismo	Traumatismo directo	Sobrecarga repetitiva	Debilidad ósea
Ubicación	Meseta tibial	Peronea	Sacro
	Acetábulo posterior	Metatarsiano	Fémur proximal
	Escafoides	Tibial anterior	
	Hueso piramidal	Cuello femoral	

A partir de Jarraya M, Hayashi D, Roemer FW, et al. Radiographically occult and subtle fractures: a pictorial review. *Radiol Res Pract.* 2013;2013. doi:10.1155/2013/370169.

Los fragmentos óseos pequeños no se consideran fragmentos de fractura si no tienen relevancia clínica. Un criterio es determinar si está unido un tendón mayor o un ligamento o si el fragmento óseo es lo suficientemente grande para fijarse con tornillo, en cuyo caso se consideran fracturas conminutas.

- **Fractura compuesta o expuesta:** la piel no se encuentra intacta cerca del sitio de la fractura. Esto ocurre cuando uno o más de los fragmentos óseos o un cuerpo extraño penetró la piel. Hay incremento en el riesgo de infección.
- **Orientación del trazo de fractura:** helicoidal, transversa, longitudinal u oblicua.
- **Orientación del fragmento distal de la fractura con respecto al fragmento más proximal del hueso de origen:** no desplazada, desplazada, impactada, cabalgada, separada o angulada.

Los términos descriptivos adicionales de fracturas (fig. 6-25C) que no son bastante obvios incluyen los siguientes:

- Las fracturas por **avulsión** ocurren en el sitio de inserción de un tendón. El tendón y el músculo permanecen intactos mientras que el hueso se separó (sufrió avulsión) en el sitio de unión del tendón al hueso.
- Las **fracturas en rodete** describen una proyección convexa ubicada en la base de una columna clásica. Las fracturas en rodete por lo general aparecen como una prominencia o protrusión en la corteza sin el trazo clásico de fractura visible porque los huesos de los niños son más elásticos y tienden a doblarse (fig. 6-25C). Cuando el hueso es sometido a una gran fuerza, puede ocurrir una fractura incompleta o en **rama verde** (fig. 6-25C), que recibe su nombre porque una rama verde no se romperá en ambas cortezas cuando sufra desdoblamiento, en comparación con una rama seca.

Cuando se describe la posición de las fracturas **desplazadas**, el fragmento distal se describe con respecto al fragmento proximal. Esto significa que la porción distal de la fractura se desplazó hacia la línea media del cuerpo, sufrió desplazamiento en dirección medial. Puede sustituirse el adjetivo medial por palmar, dorsal, radial, cubital o con cualquier otra dirección apropiada de desplazamiento. El mismo concepto puede utilizarse para describir la **angulación** de la fractura. Por desgracia, puede crearse gran confusión por las nomenclaturas para la angulación de una fractura. Una fractura denominada con angulación medial con una nomenclatura (utilizando la posición del fragmento distal) también podría describirse con angulación lateral con el empleo de otra nomenclatura (que utilice el vértice de la fractura). Es fácil saber cómo se origina la confusión. La nomenclatura preferida utiliza la palabra "vértice" del ángulo creado por el fragmento de la fractura como el aspecto clave. Si el vértice del fragmento de la fractura señala en dirección lateral, la fractura se describe como con "vértice lateral" (fig. 6-25D). La angulación en **varo y valgo** son otros términos comunes utilizados para describir la angulación y también se ilustran. Una deformidad en **varo** tiene una angulación hacia adentro (angulación medial, es decir, hacia la línea media del cuerpo) del segmento distal del hueso o articulación. La dirección opuesta al varo se denomina **valgo**. Los términos varo y valgo siempre se refieren a la dirección a que señala el segmento distal de la articulación.

Se utiliza la clasificación de **Salter-Harris** (fig. 6-26) para describir fracturas alrededor del disco de crecimiento en niños en quienes no ha ocurrido la fusión. Hay cinco tipos básicos (I a V) con base en la naturaleza y ubicación de la fractura en

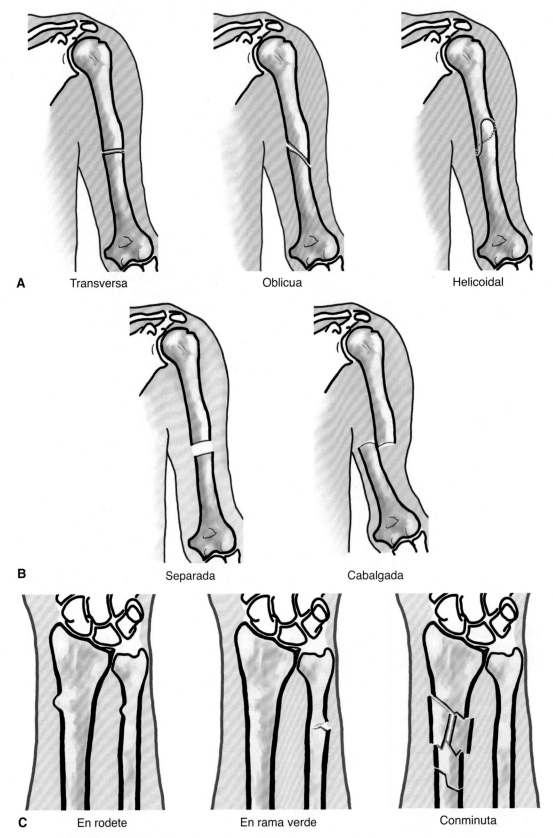

A   Transversa   Oblicua   Helicoidal

B   Separada   Cabalgada

C   En rodete   En rama verde   Conminuta

FIGURA 6-25. **Terminología de las fracturas. A-C:** Términos descriptivos comunes para fracturas complejas.

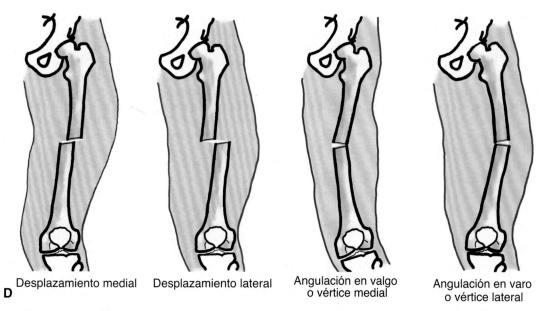

Desplazamiento medial   Desplazamiento lateral   Angulación en valgo o vértice medial   Angulación en varo o vértice lateral

D

FIGURA 6-25. *(Continúa).* **D:** Ilustración de la nomenclatura utilizada para descubrir las fracturas desplazadas y con angulación (ilustración por CBoles Art).

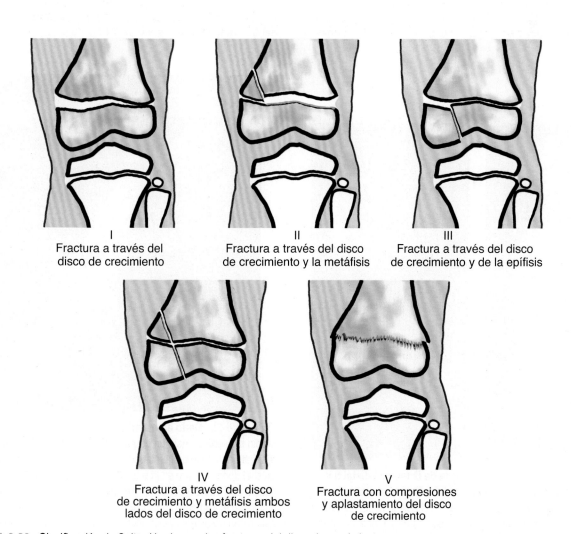

I
Fractura a través del disco de crecimiento

II
Fractura a través del disco de crecimiento y la metáfisis

III
Fractura a través del disco de crecimiento y de la epífisis

IV
Fractura a través del disco de crecimiento y metáfisis ambos lados del disco de crecimiento

V
Fractura con compresiones y aplastamiento del disco de crecimiento

FIGURA 6-26. Clasificación de Salter-Harris para las fracturas del disco de crecimiento.

relación con el disco de crecimiento, que representa el punto más débil en un hueso. Mientras más elevado es el grado Salter-Harris de una fractura, mayor es la probabilidad de fusión prematura de la placa de crecimiento y deformidad subsiguiente.

Tipo I: la fractura afecta sólo el disco de crecimiento. La DECF es un ejemplo de fractura tipo I.

Tipo II: es el tipo más común de fractura, que afecta el disco de crecimiento y la metáfisis.

Tipo III: la fractura afecta el disco de crecimiento y la epífisis.

Tipo IV: la fractura afecta el disco de crecimiento, la metáfisis y la epífisis.

Tipo V: la fractura ocasiona compresión del disco de crecimiento. Aunque poco común, el tipo V tienen mayor riesgo de fusión del disco de crecimiento conforme consolida la fractura. Como consecuencia, el hueso deja de crecer de forma prematura.

Fracturas por ubicación: extremidad superior

Las fracturas de la extremidad superior pueden ser consecuencia de diversas actividades, incluidas las caídas con la mano en extensión. Las radiografías en proyección estándar (AP y lateral) son los exámenes de elección. Pueden ocurrir fracturas sutiles en cualquier hueso y más a menudo son pasadas por alto en falanges de la mano (fig. 6-27). Las **lesiones en martillo** incluyen avulsión ósea en el sitio de inserción del mecanismo extensor del dedo hacia la articulación interfalángica distal. Las indicaciones para cirugía incluyen la afección de más de una tercera parte de la superficie articular, desplazamiento palmar de la falange distal o un espacio interfragmentario >3 mm (fig. 6-28). Casi todas las articulaciones de la extremidad superior son susceptibles a la luxación o subluxación (fig. 6-29). Las fracturas del quinto metacarpiano a menudo son producidas por golpear un objeto sólido (fig. 6-30). Las fracturas se producen en el pulgar en la base de la falange proximal (fig. 6-31) y la base del metatarso (fig. 6-32). Podría no observarse una fractura del **escafoides** en las proyecciones estándar y en tales casos es necesario solicitar una "proyección escafoidea" en la cual la muñeca se coloca en angulación hacia el cubito de forma que se observe el escafoides en sentido longitudinal (fig. 6-33A). Si persiste la sospecha clínica de fractura del escafoides en presencia de radiografías normales, se recomienda repetir las radiografías en 7 a 10 días. La mayoría de las fracturas del escafoides ocurren en sentido transverso al nivel de su cintura y si no se reconocen con prontitud, puede ocurrir osteonecrosis en el borde proximal del hueso, menos vascularizado, lo que ocasiona colapso y artritis (fig. 6-33B-F). Otra lesión del carpo que no debe pasarse por alto por el temor de posibles complicaciones por lesión del nervio cubital conforme transcurre por debajo del conducto de Guyton, es la fractura del **gancho del hueso ganchoso.** Puede obtenerse una "proyección del túnel del carpo" con la muñeca en hiperflexión para retirar cualquier estructura anatómica del trayecto del haz radiográfico (fig. 6-34A y B).

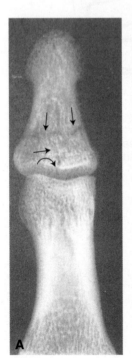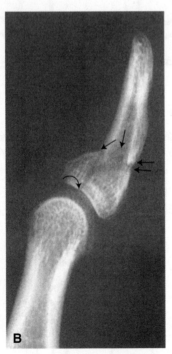

FIGURA 6-27. Fractura conminuta de la falange distal del pulgar izquierdo. A: Radiografías PA y **B:** Lateral. La fractura conminuta (*flechas rectas*) se extienden hasta la superficie articular de la articulación interfalángica (*flechas curvas*). Existe una angulación leve de vértice palmar en el sitio de la fractura (*flecha doble*).

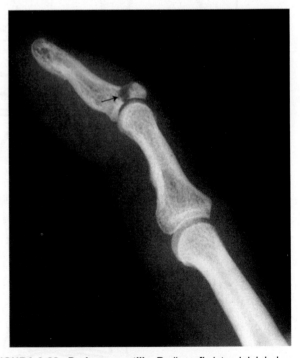

FIGURA 6-28. Dedo en martillo. Radiografía lateral del dedo medio izquierdo. Existe un pequeño fragmento óseo dorsal con respecto a la base de la falange distal del dedo medio (*flecha*) con un sitio donador claro en la base de la falange distal. Esto es compatible con fractura por arrancamiento, desplazada, de la falange distal con el fragmento arrancado aún unido al tendón extensor. La capacidad de extender la articulación interfalángica distal se pierde y entonces la articulación se mantiene en flexión.

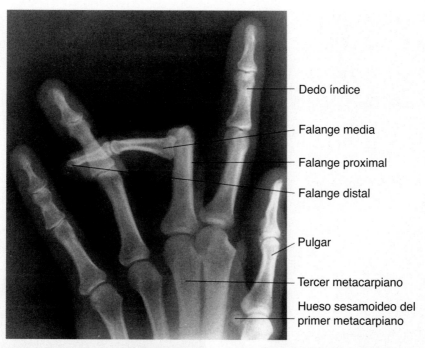

Dedo índice

Falange media

Falange proximal

Falange distal

Pulgar

Tercer metacarpiano

Hueso sesamoideo del
primer metacarpiano

FIGURA 6-29. Luxación de la articulación interfalángica proximal (IFP) en el dedo medio izquierdo. Radiografía PA de la mano izquierda. Las falanges media y distal están luxadas por completo con respecto a la falange proximal. No hay fracturas.

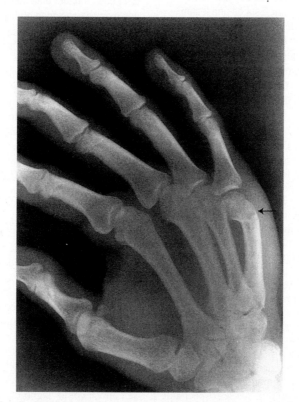

FIGURA 6-30. Fractura de boxeador. Radiografía oblicua de la mano derecha. Fractura angulada con vértice dorsal (*flecha*) a través del cuello del quinto metacarpiano. Ocurre a menudo al golpear un objeto duro con gran fuerza sobre la quinta articulación metacarpofalángica.

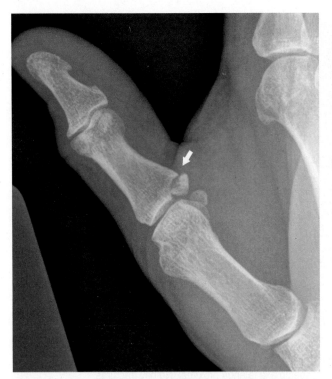

FIGURA 6-31. **Fractura de guardabosques**. Radiografía oblicua del pulgar derecho. Se observa un pequeño fragmento de fractura en la base cubital de la falange proximal del pulgar (*flecha*). Esto ocurrió por sobrecarga sobre el ligamento colateral cubital, ocasionando avulsión del hueso en su inserción distal sobre la base de la falange proximal. Esta es una lesión común en guardabosques, quienes suelen retorcer el cuello de los conejos. Hoy en día ocurre cuando los esquiadores sufren una lesión cuando sujetan el bastón que permanece fijo contra el movimiento hacia adelante. Una complicación es la lesión de Stener, en la cual ocurre atrapamiento del tendón del aductor del pulgar entre el ligamento colateral cubital y la articulación metacarpofalángica.

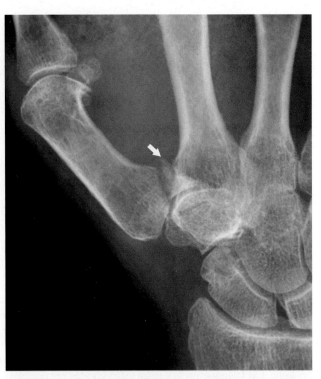

FIGURA 6-32. **Fractura de Bennett**. Radiografía oblicua del pulgar izquierdo. Se observa una fractura con orientación oblicua en la base del primer metacarpiano con extensión intraarticular y desplazamiento dorso lateral leve del fragmento distal (*flecha*). Esta es la fractura más común del pulgar, que ocurre cuando cargas axiales ocasionan abducción forzada de la articulación carpometacarpiana. La fractura de Rolando tiene tres componentes.

Mientras que los adultos jóvenes típicamente sufren fractura del escafoides, los niños y personas de edad avanzada tienen mayor probabilidad de sufrir fractura de la porción distal del radio y del cúbito después de una caída con la mano en extensión (fig. 6-35A-C). Una de las fracturas comunes en adultos mayores se denomina **fractura de Colles** (fig. 6-36A y B). Para pacientes con sospecha de fracturas de la porción distal del radio, el examen en tres proyecciones de la muñeca por lo general incluye proyecciones posteroanterior (PA), lateral y oblicua en semipronación a 45°. Cuando las radiografías iniciales son dudosas, se utiliza TC para descartar o confirmar una posible fractura de muñeca. En pacientes con fracturas intraarticulares, la TC permite una mejor visualización del desplazamiento del fragmento de fractura articular, depresión y conminución en comparación con las radiografías convencionales. Las indicaciones para cirugía incluyen la presencia de un trazo de fractura radial distal de orientación coronal, depresión del fragmento o más de tres fragmentos articulares. Se recomienda la arteriografía por RM en quienes se sospecha de traumatismos de ligamentos y tendones de la muñeca, lo que incluye desgarros del ligamento escafosemilunar, el cual puede ser afectado por el tratamiento quirúrgico (fig. 6-35D y E).

Las **fracturas del codo** (figs. 6-37 a 6-40) y las **luxaciones del codo** (fig. 6-41) pueden ocurrir después de caídas directas sobre el codo o con el brazo en extensión. En general, los niños tienen mayor probabilidad de padecer una fractura supracondílea del húmero distal y los adultos pueden fracturarse la cabeza radial. Las luxaciones del codo se denominan por la dirección de la luxación del radio y cúbito con respecto al húmero. Cuando el radio y cúbito se desplazan en sentido posterior con respecto al húmero, se denomina luxación posterior. Algunas fracturas del codo pueden ser difíciles o imposibles de visualizarse directamente en radiografías y signos secundarios útiles de fractura en esta ubicación son el "**signo del cojinete adiposo**", en el cual el **cojinete adiposo posterior**, que no suele observarse en condiciones normales, se desplaza en sentido posterior de la fosa del olécranon por el derrame de la articulación del codo, y que se torna visible como un área de radiolucidez triangular o lineal posterior al húmero distal. El **cojinete adiposo anterior**, que normalmente es visible, puede hacerse más prominente o elevarse, un hallazgo que a menudo se conoce como "signo de la vela" por su parecido con la vela de un velero (fig. 6-40B). Las fracturas y luxaciones del codo pueden ocasionar compresión de la arteria humeral en su trayecto por detrás de la porción distal del húmero. En niños, la

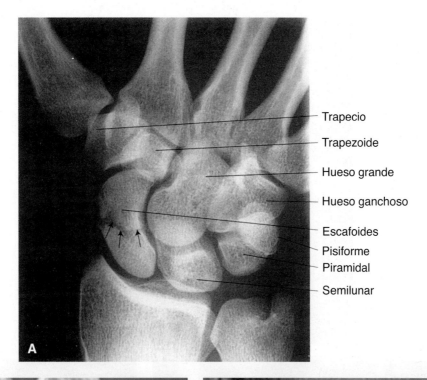

- Trapecio
- Trapezoide
- Hueso grande
- Hueso ganchoso
- Escafoides
- Pisiforme
- Piramidal
- Semilunar

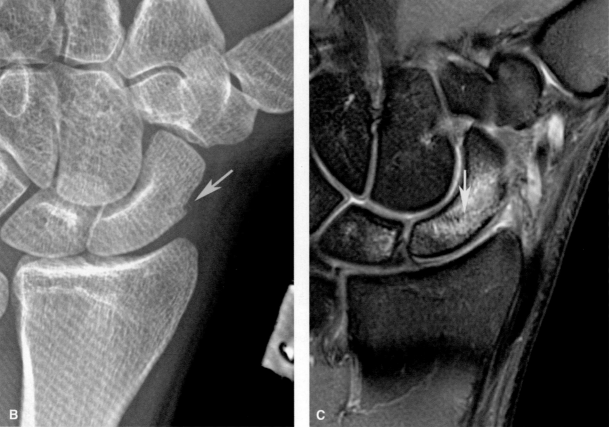

FIGURA 6-33. Fractura escafoidea. A: Radiografía PA de la muñeca derecha. Fractura no desplazada al nivel de la cintura del escafoides (*flechas*). **B:** Radiografía PA oblicua del escafoides. Se observa un tubérculo escafoidea prominente (*flecha*) y obliteración de la grasa normal cerca del hueso, pero no se observa una fractura definida. **C:** RM con ponderación en T2 y supresión de grasa del escafoides que revela edema y un trazo de fractura (*flecha*), que no se extiende a través del borde medial, compatible con fractura incompleta.

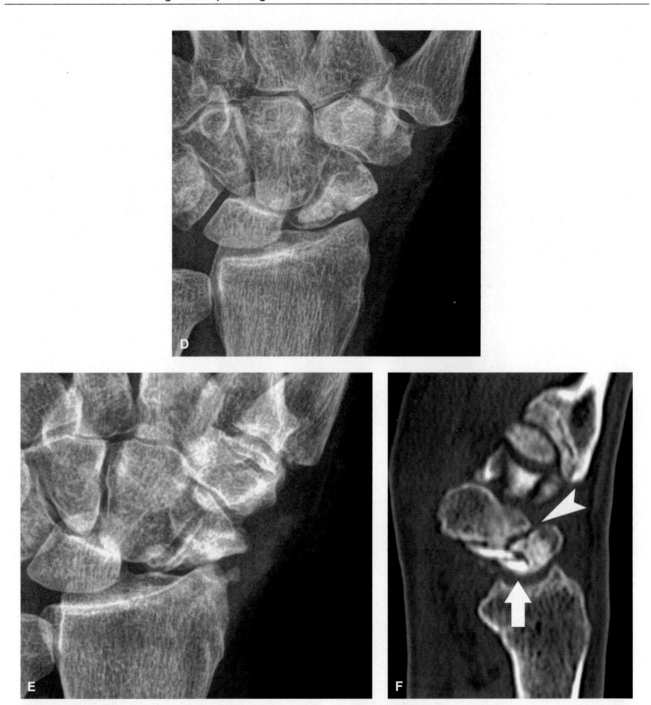

FIGURA 6-33. (*Continúa*) **D y E:** La radiografía muestra necrosis y colapso del escafoides como consecuencia de una seudoartrosis. **F:** La TC muestra esclerosis secundaria a seudoartrosis (*punta de flecha*). Obsérvese la punta de un tornillo de fijación interna (*flecha*).

anatomía radiográfica del codo es complicada por la presencia o ausencia de múltiples centros de osificación.

Cuando existe duda en relación con una fractura o luxación del codo, puede ser de utilidad obtener **imágenes del codo no afectado**, con fines de comparación (fig. 6-41A y B).

En las radiografías es difícil valorar las lesiones de tejidos blandos del codo. Aunque pueden ser evidentes los desgarros del tendón del bíceps por la protrusión del músculo retraído (fig. 6-42A), la RM puede demostrar el grado de retracción del tendón y el grado de integridad estructural del tendón

desgarrado (fig. 6-42B). La RM también se utiliza para valorar los tendones y ligamentos del codo, en particular en lesiones deportivas, como en lanzadores de béisbol, en quienes a menudo se lesiona el ligamento colateral cubital (fig. 6-43A y B).

Hombro

En personas de edad avanzada, las caídas con la mano en extensión pueden ocasionar fractura del cuello quirúrgico del húmero (fig. 6-44), mientras que en niños puede ocurrir una fractura similar a través del disco de crecimiento de la porción proximal del húmero (fig. 6-45).

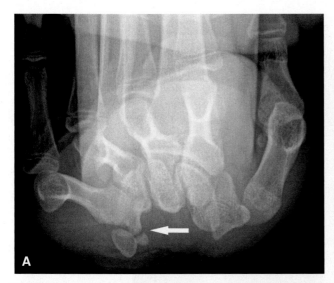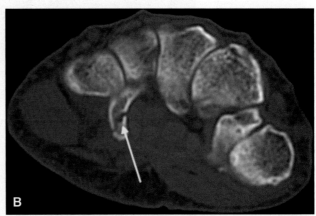

FIGURA 6-34. Fractura del gancho del hueso ganchoso. A: Radiografía en "proyección del túnel del carpo" de la muñeca. Existe una línea radiolúcida sutil a través del gancho del hueso ganchoso, lo que representa una fractura no desplazada (*flecha*). Esta radiografía podría ser difícil o imposible de observar en otras proyecciones por la superposición de estructuras anatómicas. **B:** TC axial al nivel del hueso ganchoso que demuestra con mayor claridad la misma fractura (*flecha*).

Luxación de hombro: más a menudo ocurre **la luxación anterior** de hombro, en la cual la cabeza humeral se desplaza en sentido medial e inferior con respecto a la cavidad glenoidea en la radiografía AP y a menudo hay impactación de la fractura de la tuberosidad mayor, conocida como deformidad de Hill-Sachs, o bien, la tuberosidad mayor podría fracturarse por completo (fig. 6-46A-C). Los grados leves de luxación anterior del hombro o la subluxación podrían ser pasados por alto con una sola proyección y deberían obtenerse proyecciones axilar o escapular en Y (fig. 6-46E). En la **luxación posterior**, que es menos común, la articulación glenohumeral puede ampliarse ligeramente en la proyección AP, pero a menudo en esta proyección la alineación puede tener aspecto normal (fig. 6-47A). La rotación interna fija de la cabeza humeral en la proyección AP en la luxación posterior se describe como **signo de la bombilla**. Una vez más, podría ser necesaria la proyección axilar (fig. 6-47B) para la confirmación. La TC es útil para diagnosticar fracturas y en ocasiones una luxación pasada por alto (fig. 6-47E).

El **manguito de rotadores** está compuesto por cuatro músculos (y sus tendones): supraespinoso, infraespinoso, redondo menor y subescapular, que actúan para estabilizar el hombro. Los cuatro tendones convergen para formar el tendón del manguito de rotadores, que se combinan con la cápsula articular, el ligamento coracohumeral y el ligamento glenohumeral insertados en las tuberosidades humerales. La **inestabilidad del hombro** ocurre cuando la cápsula, los ligamentos o el labrum se estiran, desgarran o desprenden, lo que permite que la cabeza humeral se mueva total o parcialmente fuera de la cavidad articular. El ligamento supraespinoso es el involucrado más a menudo en el desgarro del manguito de rotadores. Las radiografías deben ser el estudio inicial de imagen realizado en pacientes con dolor de hombro (fig. 6-48). La tendinitis y los desgarros de espesor completo del tendón del manguito de rotadores puede diagnosticarse con fiabilidad utilizando RM (fig. 6-49). Además del diagnóstico y tratamiento

de la capsulitis adhesiva, la artrografía con medio de contraste yodado (fig. 6-50) ha sido sustituido en gran medida por la artrografía por TC o RM, siendo esta última de especial utilidad para la valoración de desgarros del rodete glenoideo (fig. 6-51). La TC puede ser de utilidad para la valoración adicional de la cabeza humeral, cuello humeral o fracturas del borde glenoideo en pacientes con luxaciones repetidas o inestabilidad crónica. La principal limitación de la artrografía por TC es su baja sensibilidad para los desgarros de las bursas, porque no se llena con el medio de contraste inyectado en la articulación glenohumeral. Si existe preocupación de posible lesión vascular asociada, debe obtenerse una angiografía por TC de la extremidad superior. Puede utilizarse la ecografía para valorar el desgarro del manguito de rotadores, pero requiere de un ecografista experto, con experiencia en la interpretación (fig. 6-52).

Omóplato

Son poco frecuentes las fracturas del omóplato y suelen ser ocasionadas por traumatismos de alta intensidad, por ejemplo, en accidentes en vehículos motorizados (fig. 6-53). La TC es útil para determinar si la fractura afecta la cavidad glenoidea o la escotadura supraescapular a través de la cual transcurre el nervio hacia los músculos supraespinoso e infraespinoso.

Clavícula

Las fracturas de la clavícula son relativamente comunes, en especial en niños (fig. 6-54). El sitio más común para fracturas de la clavícula son a nivel de la unión de los tercios medio y distal.

Extremidad inferior

Las lesiones de la extremidad inferior son razones comunes para acudir al servicio de urgencias, pero no todos los pacientes con lesiones de pie y tobillo requieren estudios de imagen. Las **reglas de Ottawa** recomiendan tomar radiografías de pie bajo ciertas condiciones. Cuando se sospeche una lesión de

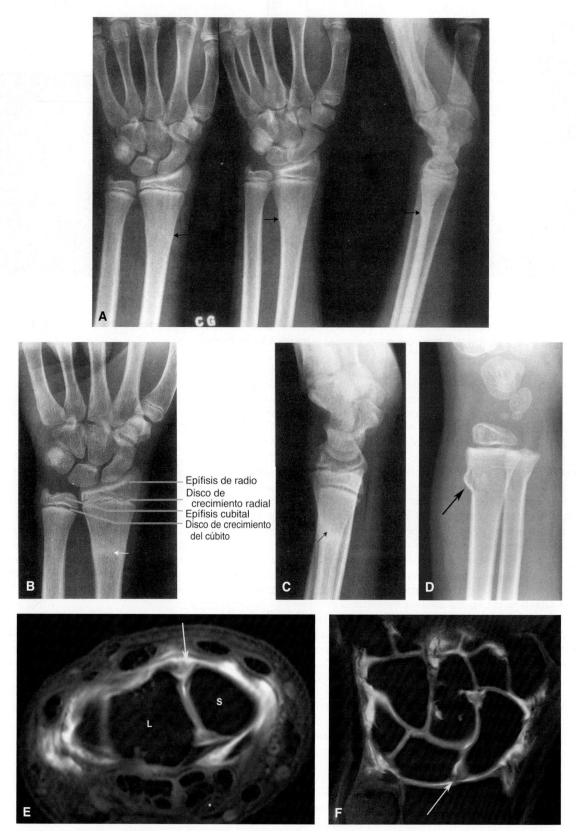

FIGURA 6-35. Lesión distal del radio. Fractura en rodete de la porción distal del radio. **A-D** (*flechas*)**:** Estas fracturas pueden ser sutiles en forma de una protrusión focal relativa de la corteza. La imagen B muestra una zona esclerótica compatible con consolidación de la fractura (*flecha*). **E y F: Desgarro del ligamento escafosemilunar**. Artrografía por resonancia magnética. La resonancia magnética axial (D) y coronal (E) con ponderación en T1 y supresión de la grasa de la muñeca derecha después de la inyección de gadolinio en la articulación radiocarpiana. Existe un desgarro parcial de la cara dorsal (posterior) del ligamento escafosemilunar (*flecha*) lo que permite que el medio de contraste (*blanca*) penetre la articulación mediocarpiana. S, escafoides; L, semilunar; *, nervio mediano.

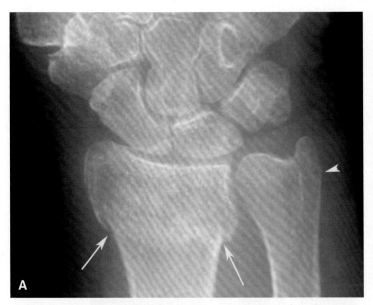
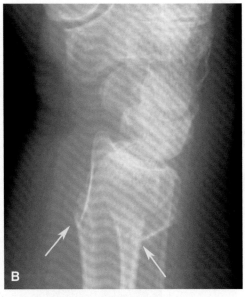

FIGURA 6-36. Fractura de Colles. A: PA y **B:** Lateral de muñeca. Se observa fractura en la porción distal del radio (*flechas*) con angulación dorsal, inclinación dorsal y desviación radial. Reducción de la fractura y aplicación de aparato de yeso con el fragmento distal en flexión palmar y desviación cubital. En más de 60% de los casos ocurre fractura asociada de la apófisis estiloides del cúbito (*punta de flecha*).

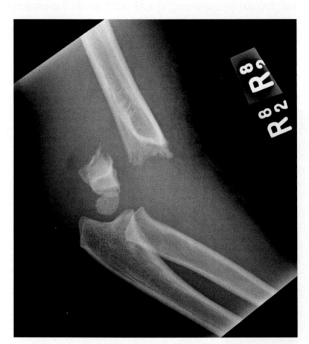

FIGURA 6-37. Fractura supracondílea del húmero. La radiografía lateral del codo derecho muestra una fractura supracondílea con desplazamiento notable.

Lisfranc (uno o más huesos metatarsianos son desplazados del tarso), deben obtenerse imágenes del pie en proyección AP con apoyo de peso. Además del estudio radiográfico estándar del pie con tres proyecciones (AP, oblicua y lateral) en busca de alineación anormal en el primer espacio intermetatarsiano.

Cuando se valoran las radiografías del pie en pacientes jóvenes, se observa una apófisis (variante normal) en la base (extremo proximal) del quinto metatarsiano. Una apófisis es un centro de crecimiento (similar a la epífisis) que no contribuye a la longitud ósea, sino que altera el contorno óseo. No suele ubicarse en una articulación, pero típicamente tiene un tendón unido a ella. Una línea radiolúcida *lateral* cerca de la base del quinto metatarsiano, que transcurre paralela al eje largo del metatarsiano, representa una apófisis normal (fig. 6-55C), a diferencia de la línea radiolúcida *transversa* en la base del quinto metatarsiano, que representa una fractura (fig. 6-55D). La diáfisis del metatarsiano es una ubicación común para fracturas por sobrecarga (traumatismo repetitivo en un hueso sano) (fig. 6-56).

El retropié está compuesto por dos huesos, el astrágalo y el calcáneo. Las fracturas del calcáneo típicamente ocurren después de una caída de una altura o después de accidentes en vehículos motorizados y se obtienen mejores imágenes con TC (fig. 6-57).

Las **lesiones del tobillo** varían desde esguinces menores hasta fracturas-luxaciones trimaleolares graves (figs. 6-58-6-61). Las proyecciones radiográficas estándar del tobillo (AP y lateral) pueden complementarse con una "proyección de la mortaja tibioastragalina" que se toma con rotación interna de 15 a 25° del pie para optimizar la visualización de los espacios articulares medial y lateral. Si existe sospecha clínica o evidencia radiográfica de lesión de la sindesmosis, deben obtenerse radiografías tibiales/peroneas para descartar una fractura más proximal del peroné.[1]

Debe realizarse RM en pacientes con dolor persistente y síntomas de tratamiento, chasquidos, rigidez e hinchazón de tobillo o si las radiografías muestran fractura osteocondrales, que tiene el aspecto radiolúcido semilunar en el domo del astrágalo. Muchos esguinces del tobillo y la mayoría de las

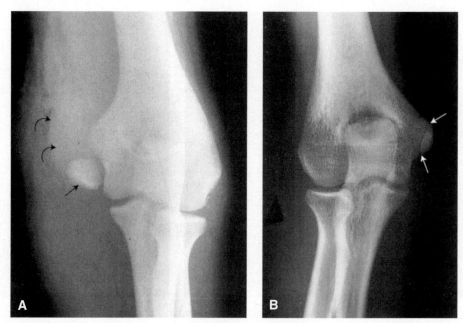

FIGURA 6-38. Fractura por avulsión de la epífisis del epicóndilo interno. A: Radiografía AP del codo izquierdo (*flecha recta*) en un paciente de 13 años. Existe prominencia considerable de tejidos blandos (*flechas curvas*) probablemente por edema y hemorragia secundarias a fractura por avulsión. Recuérdese que los músculos pronadores y flexores del antebrazo se unen al epicóndilo interno y los extensores y supinadores al epicóndilo externo. **B:** Codo derecho normal (*flechas*) en una radiografía AP con fines de comparación.

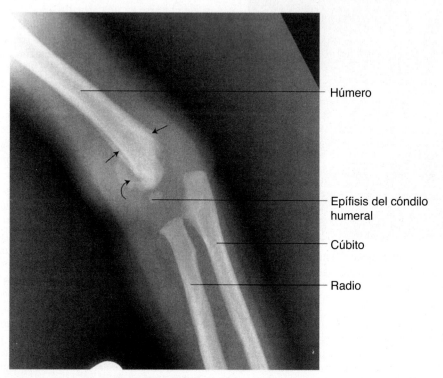

FIGURA 6-39. Fractura en asa de cubo del húmero distal. Radiografía oblicua del codo derecho. La fractura en asa de cubo (*flecha curva*) en un niño de 14 meses de edad compatible con una lesión no accidental. Las *flechas rectas* indican la reacción perióstica que ocurre como parte del proceso de consolidación.

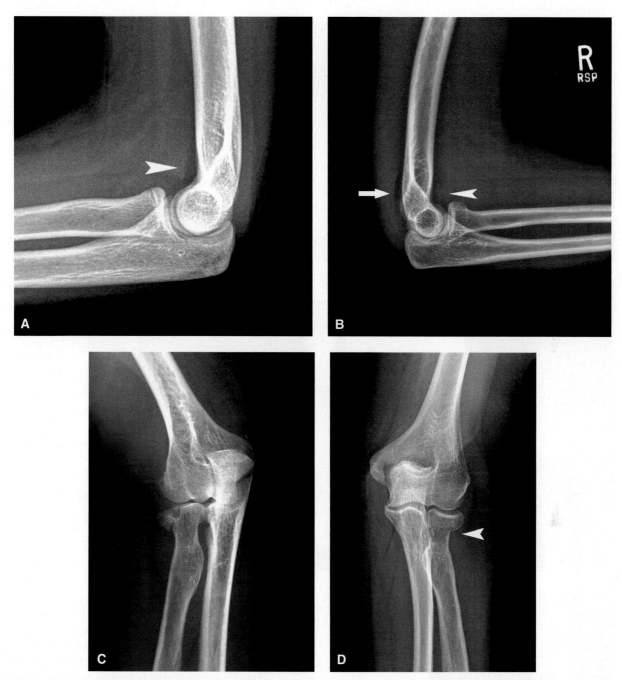

FIGURA 6-40. Fracturas de la cabeza y cuello del radio. A: Radiografía lateral de codo que muestra un pequeño derrame en la articulación del codo, manifestado por elevación leve del cojinete adiposo anterior (*punta de flecha*). **B:** La radiografía lateral de codo muestra elevación del cojinete adiposo anterior (*punta de flecha*) y, con mayor contundencia, cojinete adiposo posterior (*flecha*) que en niños es muy sugestivo de fractura supracondílea y en adultos, de fractura de la cabeza radial. **C:** Fractura de la cabeza del radio. **D:** Fractura del cuello del radio con rotura focal de la corteza (*punta de flecha*).

fracturas del tobillo se asocian con cierto grado de lesión cartilaginosa, que no suele ser visible en las radiografías. Cuando se observa un gran derrame en el tobillo (>15 mm), pero sin fractura visible, la TC demostrará fractura en un tercio de los casos. Es necesaria la TC con reconstrucción para valorar las fracturas del tobillo, en particular aquellas que afectan el espacio articular. Una fractura helicoidal de la tibia distal se asocia

con fractura no desplazada del maléolo posterior de la tibia que podría no demostrarse en las radiografías.

Las **reglas de Ottawa tobillo/pie** recomiendan que se obtengan radiografías del **pie** sólo si hay dolor en el mediopié Y sólo si hay alguno de los siguientes datos: dolor a la palpación sobre el hueso navicular, O dolor a la palpación de la base del quinto metatarsiano O incapacidad para soportar

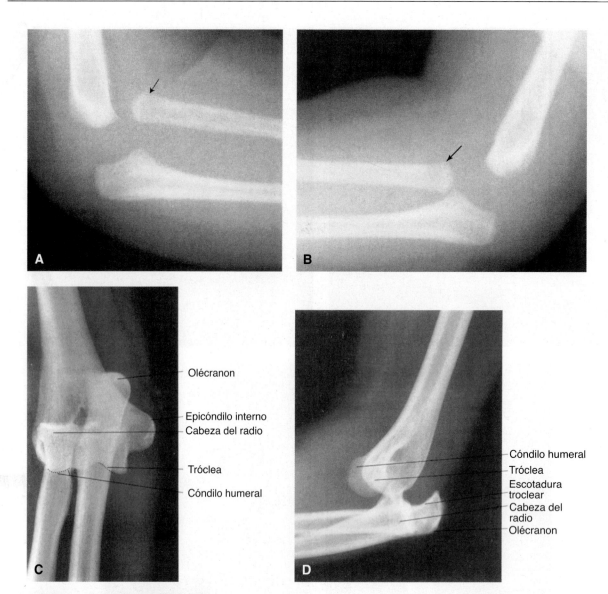

Olécranon

Epicóndilo interno
Cabeza del radio

Tróclea

Cóndilo humeral

Cóndilo humeral
Tróclea
Escotadura troclear
Cabeza del radio
Olécranon

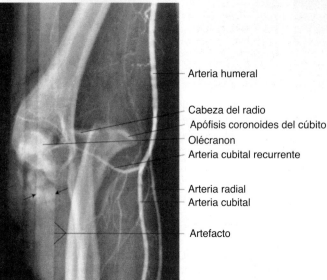

Arteria humeral

Cabeza del radio
Apófisis coronoides del cúbito
Olécranon
Arteria cubital recurrente

Arteria radial
Arteria cubital

Artefacto

FIGURA 6-41. **Luxación del codo. A:** Luxación anterior del codo izquierdo en un niño (*flecha*). **B:** La radiografía lateral del codo derecho es normal (*flecha*) y se obtuvo con fines de comparación, ya que la anatomía del codo puede ser especialmente difícil en niños. Obsérvese la diferencia significativa en la posición del radio izquierdo proximal en relación con el húmero izquierdo, en comparación con el radio proximal derecho normal con respecto al húmero derecho. **C y D:** Luxación posterior del olécranon. Esta lesión puede ocurrir por caídas con la mano en extensión y suele asociarse con fracturas de la apófisis coronoides del cúbito. **E:** La angiografía del codo izquierdo después de una fractura de luxación anterior del codo izquierdo en un paciente diferente. El radio y cúbito se luxaron en sentido anterior con respecto al húmero y hay fractura conminuta del olécranon (*flechas*). La arteria humeral está desplazada en sentido anterior por la luxación y el edema asociado de tejidos blandos y hemorragia.

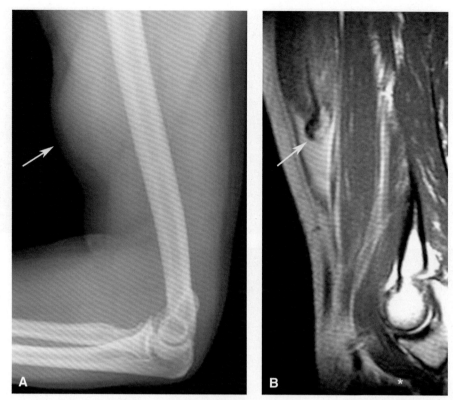

FIGURA 6-42. Desgarro del tendón del bíceps. A: Radiografía lateral del húmero distal derecho que revela una prominencia de tejidos blandos (*flecha*). **B:** RM con ponderación en T2, en un corte sagital, que muestra la retracción del tendón del bíceps desgarrado (*flecha*). El nivel de su inserción normal en tuberosidad radial se marca con un asterisco y puede cuantificarse la intensidad de la retracción.

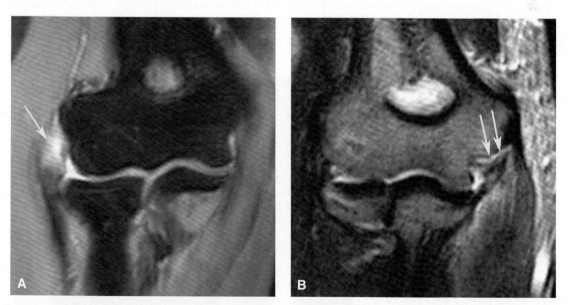

FIGURA 6-43. A: Lesión del tendón extensor común. Un corte coronal de una RM del codo muestra engrosamiento y aumento de la señal en el tendón extensor común y ligamento colateral radial (*flecha*). **B: Desgarro del ligamento colateral cubital.** La arteriografía por resonancia magnética con ponderación en T1 y supresión de grasa en un corte coronal. Puede observarse el contraste medial al olécranon, que origina una señal brillante en la configuración de T (*flechas*) que es patognomónica de desgarro del ligamento colateral cubital del codo. Es una lesión común en lanzadores de béisbol, quienes aplican una carga excesiva en varo sobre el codo al lanzar la pelota.

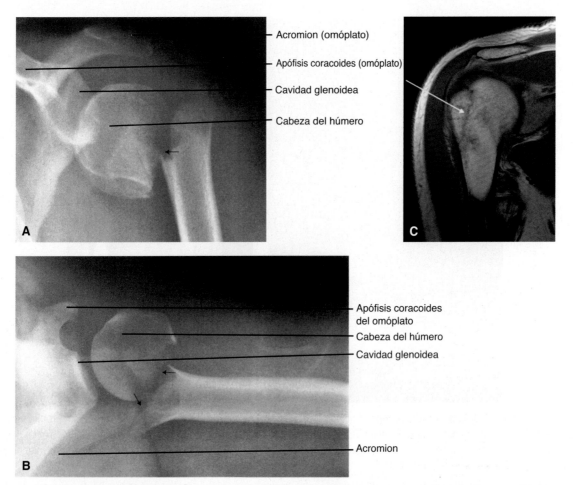

Acromion (omóplato)

Apófisis coracoides (omóplato)

Cavidad glenoidea

Cabeza del húmero

Apófisis coracoides
del omóplato

Cabeza del húmero

Cavidad glenoidea

Acromion

FIGURA 6-44. Fracturas del cuello humeral. Radiografías del hombro derecho en posición AP **(A)** y de Grashey **(B)**. Hay una fractura del cuello quirúrgico con importaciones leve y angulación (*flechas*). Hay un sitio común de fracturas en pacientes de edad avanzada durante las caídas con los brazos en extensión. **(C)** RM coronal oblicua con ponderación en T1 del hombro derecho que muestra una señal baja lineal que se extiende en sentido oblicuo a través de la cabeza y cuello del húmero, que indica una fractura no desplazada de la tuberosidad mayor (*flecha*). Estas fracturas no se observan en las radiografías y el dolor persistente es indicación para resonancia magnética.

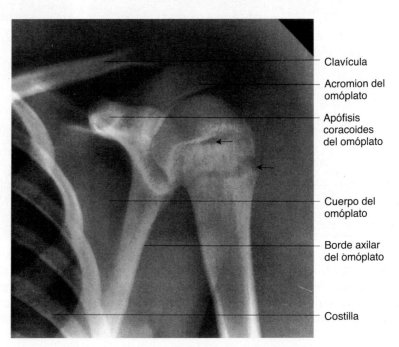

Clavícula

Acromion del
omóplato

Apófisis
coracoides
del omóplato

Cuerpo del
omóplato

Borde axilar
del omóplato

Costilla

FIGURA 6-45. Fractura de Salter I (*flechas*) a través de la porción proximal del disco de creci-miento del húmero izquierdo en un paciente de 15 años. El paciente sufrió caída con la mano en extensión. El principal indicio es la presencia de fractura en la que el disco de crecimiento es más ancho de lo normal.

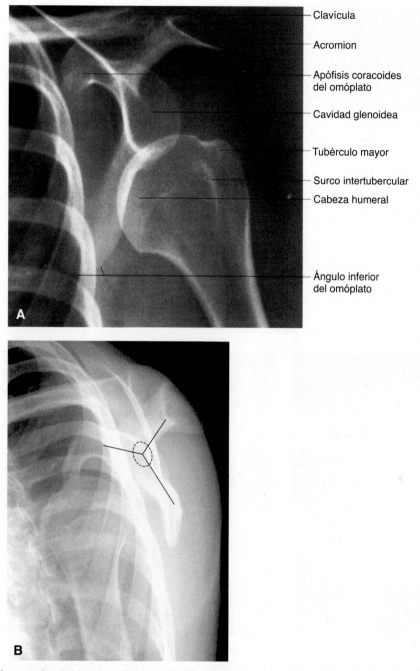

Clavícula

Acromion

Apófisis coracoides del omóplato

Cavidad glenoidea

Tubérculo mayor

Surco intertubercular

Cabeza humeral

Ángulo inferior del omóplato

FIGURA 6-46. Luxación anterior del hombro. Radiografía AP del hombro derecho **(A)** y proyección escapular en Y **(B)**. La superposición mayor de lo normal entre la cabeza del húmero y la cavidad glenoidea en la proyección AP sugiere luxación glenohumeral, aunque es poco claro si es una luxación anterior (*más común*) o posterior. La proyección escapular en Y confirma la luxación anterior.

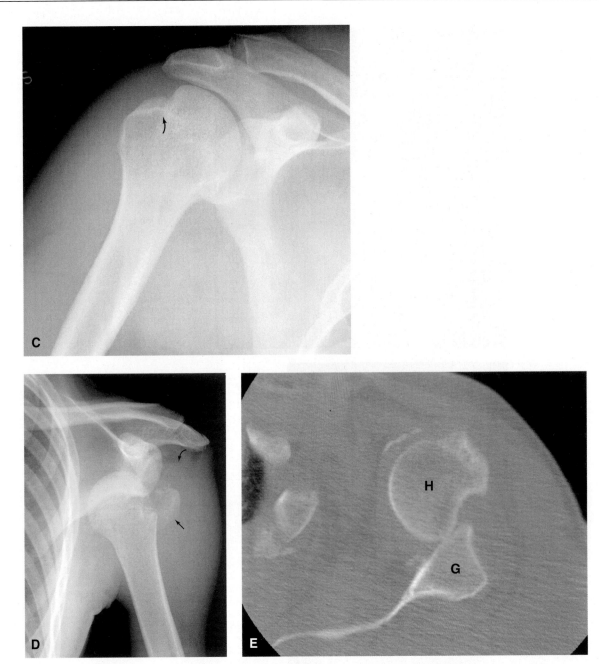

FIGURA 6-46. *(Continúa)* **(C)** El aplanamiento de la región superoexterna de la cabeza humeral *(flecha)* es compatible con una lesión de Hill-Sachs, una consecuencia de luxaciones anteriores recurrentes causada por fracturas por impactación de la cabeza humeral contra la cara anteroinferior de la cavidad glenoidea. **(D)** Se observa una luxación anterior de la cabeza humeral con respecto a la cavidad glenoidea con impactación subsiguiente de la cabeza humeral en la región anteroinferior de la cavidad glenoidea. Las fracturas resultantes de la región posterolateral de la cabeza humeral *(flecha)* y la región anteroinferior de la cavidad glenoidea, donde se observa un pequeño fragmento de fractura adyacente *(flecha curva)*. Estas fracturas se conocen como "lesiones de Hill-Sachs" y como "lesión ósea de Bankart", respectivamente. **(E)** TC axial del hombro derecho. Se observa luxación anterior del hombro con lesión de Hill-Sachs y lesión ósea de Bankart (H, húmero; G, cavidad glenoidea).

peso de inmediato y en el servicio de urgencias (incapacidad para caminar cuatro pasos). Deben obtenerse radiografías del **tobillo** sólo si hay dolor en la zona maleolar Y alguno de los siguientes datos: dolor a la palpación sobre los 6 cm distales del borde posterior de la tibia o la punta del maléolo interno O dolor a la palpación sobre los 6 cm distales del borde posterior

del peroné o punta del maléolo externo, O incapacidad para soportar peso inmediatamente después de la lesión y caminar cuatro pasos en el servicio de urgencias.[2]

Estas reglas se aplican a niños mayores de 5 años y adultos, y al utilizar estas guías, la tasa de fracturas inadvertidas es inferior a 2%. Las reglas de Ottawa tobillo/pie tienen una

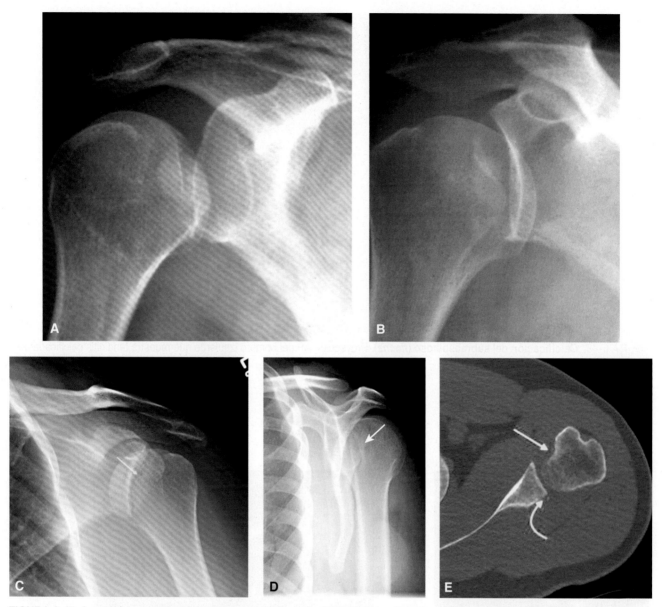

FIGURA 6-47. Luxación posterior del hombro. A: Radiografía AP del hombro derecho. Puede pasarse por alto una luxación posterior ya que la articulación del hombro aparece normal o ligeramente ensanchada. **B:** Proyección oblicua o de Grashey que muestra la cavidad glenoidea en dirección tangencial con superposición de la cabeza radial y la cavidad glenoidea. En condiciones normales hay un espacio identificable en esta proyección. Proyecciones AP **(C)** y escapular en Y del hombro izquierdo **(D)**. En la proyección AP, la cabeza humeral se observa con alineación relativamente normal. Existe una línea radiolúcida vertical en la cabeza humeral medial (*flecha*), que probablemente represente la impactación de la cabeza humeral contra la cavidad glenoidea posterior. Esto se conoce como "signo del conducto". La proyección escapular en Y muestra luxación posterior del húmero con respecto al omóplato y demuestra con mayor claridad el "signo del conducto" (*flecha*). **E:** TC axial del hombro izquierdo. Lesión inversa de Hill-Sachs y lesión ósea inversa de Bankart. Las luxaciones posteriores se asocian (a diferencia de las luxaciones anteriores) con lesión inversa de Hill-Sachs (*flecha*) y lesión ósea inversa de Bankart (*flecha curva*).

sensibilidad >90% para descartar fracturas, pero son inapropiadas para confirmar fracturas (muchos falsos positivos) con **especificidad** de 40% y 80% para fracturas de tobillo y de pie, respectivamente, aunque la regla no se diseñó para llegar a un diagnóstico específico. Estas reglas han sido validadas respectivamente en diferentes poblaciones. Sin embargo, si el paciente no satisface los criterios utilizando las reglas de Ottawa, o si no se encuentran neurológicamente íntegro o tiene dolor persistente una semana después del traumatismo, deben solicitarse radiografías. Otro inconveniente incluye su uso en pacientes menores de 18 años, en pacientes con edema maleolar notable y en aquellos en estado de intoxicación.

La **clasificación de Weber** se utiliza para describir las fracturas del tobillo. Las fracturas de **Weber tipo A** son fracturas

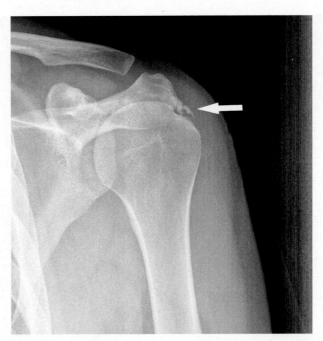

FIGURA 6-48. Calcificación del supraespinoso (*flecha*). Proyección AP del hombro izquierdo que muestra tendinitis calcificada del supraespinoso.

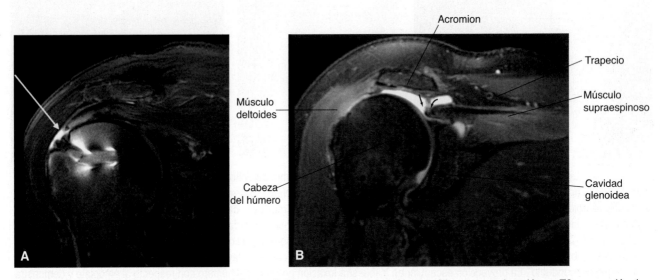

FIGURA 6-49. Desgarro del manguito de rotadores. A: Secuencia de resonancia magnética con ponderación en T2 y supresión de la grasa en un corte coronal oblicuo del hombro derecho. Se observa desgarro completo del tendón del supraespinoso. Una señal de alta intensidad se extiende desde la tuberosidad mayor hasta las fibras del tendón supraespinoso, 1 cm proximal a la tuberosidad, lo que indica desgarro completo y retracción proximal del tendón del supraespinoso (*flecha*). **B:** El borde libre del tendón supraespinoso desgarrado está señalado con una *flecha curva*. El incremento de la señal (*flecha recta*) representa sangre, líquido de edema y líquido sinovial al nivel de la lesión del tendón supraespinoso.

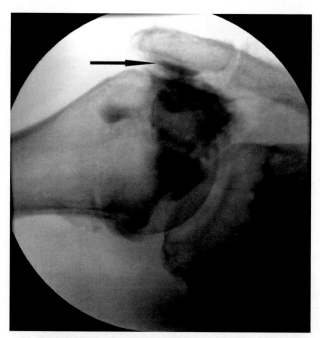

FIGURA 6-50. **Artrografía con medio de contraste.** Salida del material de contraste hacia la bolsa subacromial (*flecha*) que es compatible con desgarro del tendón del supraespinoso.

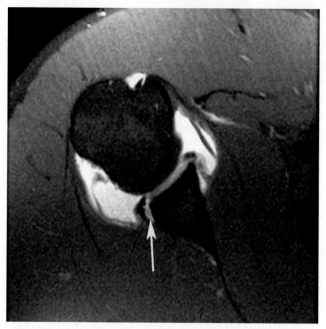

FIGURA 6-51. **Desgarro posterior del rodete glenoideo.** Artrografía por resonancia magnética que muestra la presencia de medio de contraste entre el rodete glenoideo y su inserción glenoidea posterior (*flecha*).

maleolares laterales de orientación transversa que ocurren por debajo de la articulación del tobillo (domo astragalino) y se consideran estables en tanto los ligamentos mediales (deltoideos)

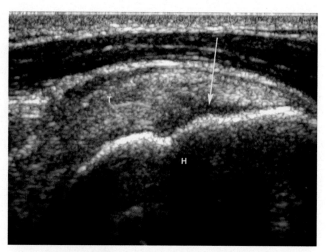

FIGURA 6-52. **Desgarro parcial del supraespinoso.** Ecografía de la inserción del tendón del supraespinoso que muestra baja ecogenicidad al nivel de la unión del tendón (*flecha*) compatible con desgarro parcial. La línea hiperecoica curva adyacente representa la cabeza humeral (H).

y la sindesmosis tibioperonea se encuentra intacta (fig. 6-58B). Si se afecta el maléolo interno, una fractura de Weber tipo A puede ser inestable. Las fracturas de **Weber tipo B** son helicoidales u oblicuas a través del peroné al nivel de la articulación del tobillo (fig. 6-59A y B). La región medial del tobillo debe ser inspeccionada cuidadosamente, ya que el ensanchamiento del espacio articular medial (indicado por el desgarro del ligamento deltoideo) o las fracturas del maléolo interno ocurren más a menudo en las fracturas tipo A, que pueden hacer el tobillo inestable. Las lesiones de **Weber tipo C** son las más graves, ya que siempre son inestables (fig. 6-59C-E). El trazo de la fractura peronea es transverso y se encuentra por arriba del nivel de la articulación del tobillo. La sindesmosis tibioperonea se rompe y también hay ensanchamiento de la articulación tibioperonea distal. La lesión del maléolo interno o del ligamento deltoideo no están presentes a menudo.

Lesiones de tejidos blandos: una de las lesiones más comunes de la extremidad inferior es el **esguince de tobillo**, que consiste en la lesión del ligamento alrededor del tobillo con grados variables que van desde el estiramiento del ligamento hasta el desgarro parcial o rotura completa. Un mecanismo común de lesión del tobillo es la torsión, ya sea por inversión, eversión, rotación interna o rotación externa. En combinación con el giro, la rotación externa afecta la gravedad de la lesión y las estructuras afectadas. El esguince ocurre con y sin fracturas asociadas y una fractura de pequeños fragmentos en el sitio de unión ligamentosa se considera como "equivalente a esguinces" y se trata más como esguince que como fractura.

El **tendón de Aquiles** o tendón calcáneo puede desgarrarse después de flexión plantar forzada súbita (saltar) o de dorsiflexión forzada (subir a la acera) del tobillo. Cuando ocurre un desgarro completo del tendón de Aquiles, la exploración física muestra dolor a la palpación en el sitio de la lesión e

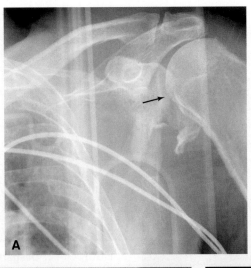

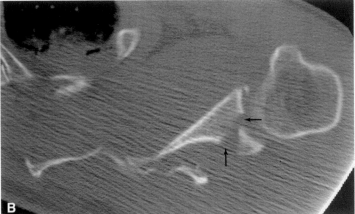
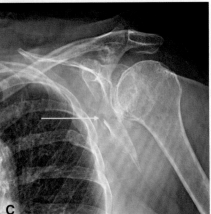

FIGURA 6-53. Fracturas del omóplato. Radiografía AP del omóplato izquierdo **(A)**; en **(B)** se muestra una TC de fractura del omóplato que afecta la cavidad glenoidea. Las fracturas del omóplato son poco comunes y a menudo son consecuencia de traumatismos de alto impacto como en este caso (*flechas*). **C:** La fractura afectó la región inferior del omóplato (*flecha*).

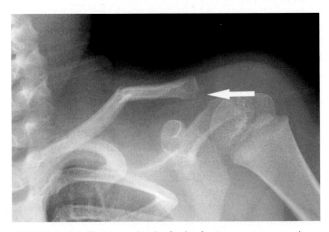

FIGURA 6-54. Fractura de clavícula: fractura en rama verde de la clavícula izquierda con diástasis de la articulación acromioclavicular (*flecha*).

incapacidad para la flexión plantar del pie. La radiografía lateral puede mostrar pérdida de la continuidad del tendón de Aquiles con hinchazón asociada del cojinete adiposo preaquileano. La ecografía puede confirmar la presencia de un desgarro o de una tendinopatía (aguda o crónica). Al igual que muchas lesiones de tejidos blandos, la RM puede confirmar la presencia de inflamación y desgarro (fig. 6-62).

Las **fracturas de la diáfisis tibial y peronea** ocurren en los deportes de contacto y en el esquí.

Puede ocurrir seudoartrosis de las fracturas tibiales medias y distales, por la mala la irrigación pese a la fijación interna para facilitar la inmovilización (fig. 6-63). La tibia también es un sitio común para fracturas por sobrecarga, en especial en corredores (fig. 6-64).

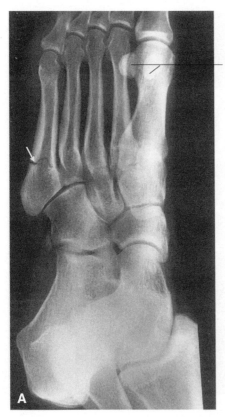

Hueso sesamoideos medial y lateral

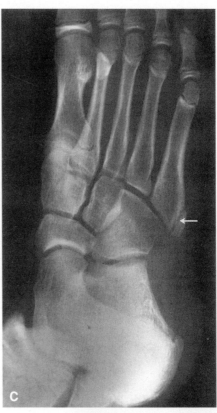

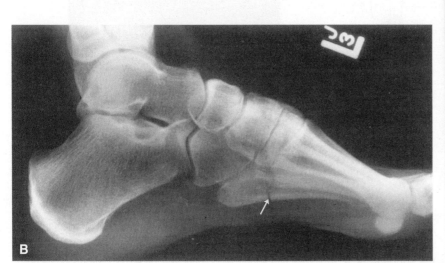

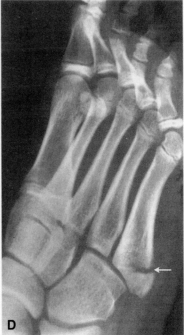

FIGURA 6-55. Fractura transversa de la porción proximal del quinto metatarsiano. **A y B:** Radiografía oblicua y lateral del pie izquierdo. Se observa una fractura transversa, no desplazada, de la diáfisis metatarsiana proximal del quinto metatarsiano (*flecha*). Esta también se conoce como "fractura de Jones". **C:** Radiografía AP de pie derecho. La **apófisis normal** (*flecha*) en la base del quinto metatarsiano aparece como una línea longitudinal radiolúcida o de color negro y no debe confundirse con un trazo de fractura. **D:** Radiografía oblicua del pie derecho. Fractura transversa no desplazada (*flecha recta*) que afecta la base del quinto metatarsiano. Esta lesión suele producirse por carga en inversión del peroneo corto que se une a la base del quinto metatarsiano. A esta fractura también se le conoce como "seudofractura de Jones".

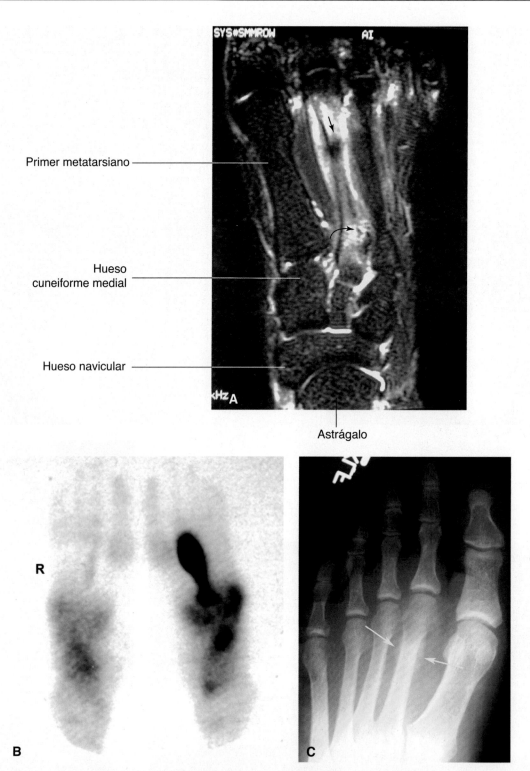

Primer metatarsiano

Hueso
cuneiforme medial

Hueso navicular

Astrágalo

R

B

C

FIGURA 6-56. **Fractura del metatarsiano por sobrecarga. A:** Resonancia magnética con ponderación en T2 y supresión de la grasa en el eje largo en el pie derecho de un corredor. La fractura por sobrecarga en el segundo metatarsiano tiene algún callo, que se observa de color oscuro (*flecha recta*) y grandes cantidades de edema en el hueso y en tejidos blandos, que se observa brillante (*flecha curva*). Gammagrafía ósea **(B)** y radiografía AP del pie izquierdo **(C)** en un paciente similar. El callo (*flechas*) se observa brillante en la radiografía. Obsérvese que la gammagrafía se obtuvo como si se observara desde la parte inferior de los pies del paciente, de forma que el pie izquierdo se encuentra en el lado opuesto al de la radiografía.

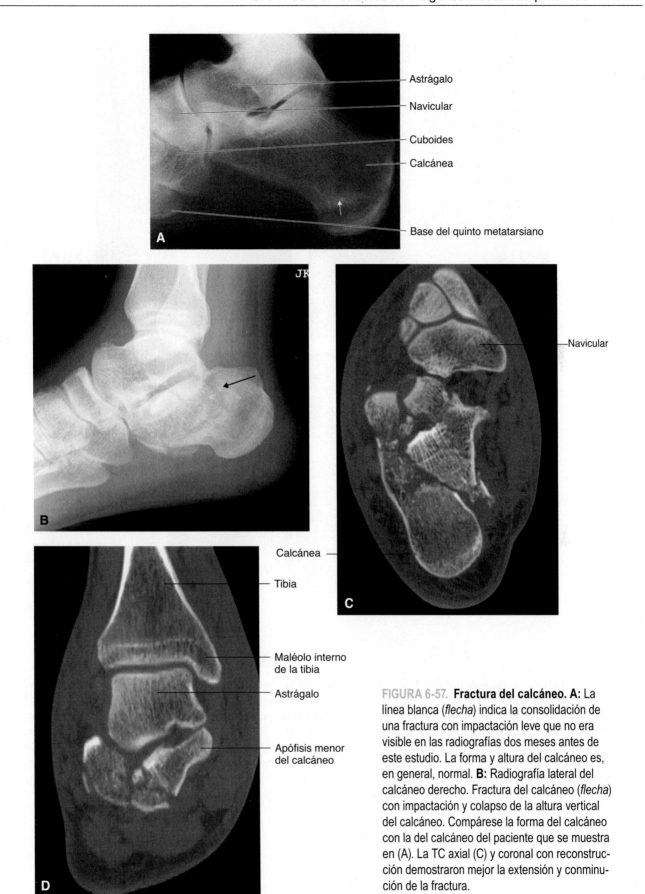

Astrágalo

Navicular

Cuboides

Calcánea

Base del quinto metatarsiano

Navicular

Calcánea

Tibia

Maléolo interno de la tibia

Astrágalo

Apófisis menor del calcáneo

FIGURA 6-57. Fractura del calcáneo. A: La línea blanca (*flecha*) indica la consolidación de una fractura con impactación leve que no era visible en las radiografías dos meses antes de este estudio. La forma y altura del calcáneo es, en general, normal. **B:** Radiografía lateral del calcáneo derecho. Fractura del calcáneo (*flecha*) con impactación y colapso de la altura vertical del calcáneo. Compárese la forma del calcáneo con la del calcáneo del paciente que se muestra en (A). La TC axial (C) y coronal con reconstrucción demostraron mejor la extensión y conminución de la fractura.

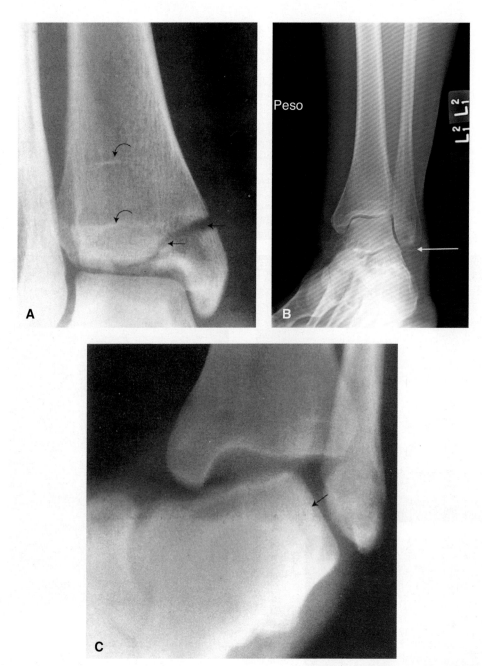

FIGURA 6-58. **Fractura del maléolo interno. A:** Radiografía oblicua del tobillo derecho. Fractura con separación leve (*flechas rectas*) a través de la base del maléolo interno en un adulto. La fractura se extiende hacia la superficie articular de la porción distal de la tibia. Las líneas blancas (*flechas curvas*) representan la ubicación previa del disco de crecimiento y las líneas de detención de crecimiento. **B:** Radiografía AP del tobillo izquierdo. **Fractura tipo A de Weber.** Se observa un pequeño fragmento de fractura por avulsión por debajo del **maléolo externo** (*flecha*). Esto es compatible con una fractura de tobillo de Weber tipo A, que ocurre por debajo del nivel de la articulación del tobillo. Estas fracturas suelen ser estables ya que no se asocian con lesión ligamentaria. **C: Esguince de tobillo grave.** Radiografía AP con carga, en inversión, del tobillo izquierdo. El domo del astrágalo se encuentra inclinado en sentido lateral (*flecha*) como consecuencia de rotura del ligamento colateral lateral en una lesión por inversión o aducción. No hay fracturas.

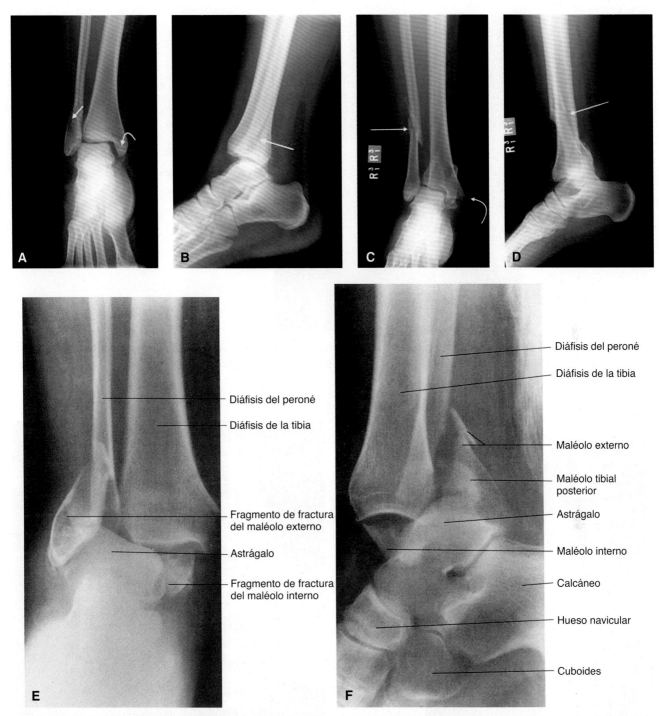

Diáfisis del peroné

Diáfisis de la tibia

Fragmento de fractura
del maléolo externo

Astrágalo

Fragmento de fractura
del maléolo interno

Diáfisis del peroné

Diáfisis de la tibia

Maléolo externo

Maléolo tibial
posterior

Astrágalo

Maléolo interno

Calcáneo

Hueso navicular

Cuboides

FIGURA 6-59. **Fracturas de Weber tipos B y C. Fractura de Weber tipo B:** Radiografías AP **(A)** y lateral **(B)** del tobillo derecho. Existe una fractura de orientación oblicua del peroné (*flecha recta*) ligeramente por arriba de la articulación del tobillo. También se observa una fractura de orientación lateral del maléolo interno (*flecha curva*). El espacio articular medial de la mortaja tibioastragalina también se encuentra ensanchada, a causa de la lesión de ligamento deltoideo. Esta es una fractura inestable de tobillo que requerirá cirugía. **Fractura de Weber tipo C:** Radiografía AP **(C)** y lateral **(D)** del tobillo derecho. Se observa una fractura conminuta del peroné muy por arriba de la articulación del tobillo (*flecha recta*). También hay una fractura conminuta de la porción distal de la tibia (*flecha curva*). Se observa un ensanchamiento claro de la articulación tibioperonea distal con afectación de la sindesmosis del tobillo. Esta es una articulación del tobillo inestable que requerirá cirugía. **Fractura de Weber tipo C, trimaleolar, con desplazamiento y luxación tibioastragalina**. Radiografías AP **(E)** y lateral **(F)** del tobillo derecho. Los fragmentos de fractura del maléolo tibial posterior y medial y los fragmentos de fractura del maléolo externo del peroné se encuentran desplazados a causa de la lesión por eversión. El astrágalo tiene desplazamiento grave en sentido lateral y posterior con respecto a la tibia.

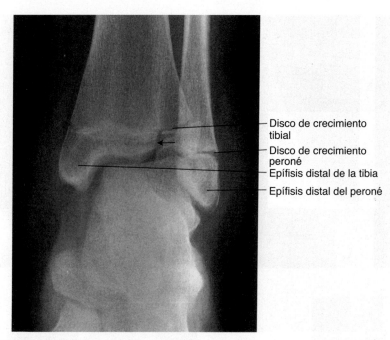

FIGURA 6-60. **Fractura de Salter III** de la porción distal de la tibia izquierda. Radiografía AP del tobillo izquierdo. El trazo de fractura (*flecha*) se extiende desde el disco de crecimiento a través de la epífisis distal de la tibia hacia la superficie articular.

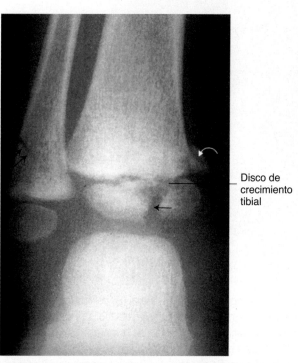

FIGURA 6-61. **Fractura de Salter IV de la región distal de la tibia.** Radiografía AP de tobillo derecho. El trazo de fractura (*flecha recta única*) se extiende desde el disco de crecimiento tibial distal a través de la epífisis hacia la superficie articular tibial. La fractura también afecta la metáfisis medial de la tibia (*flecha curva*). Existe una fractura asociada de la porción distal del peroné (*doble flecha recta*).

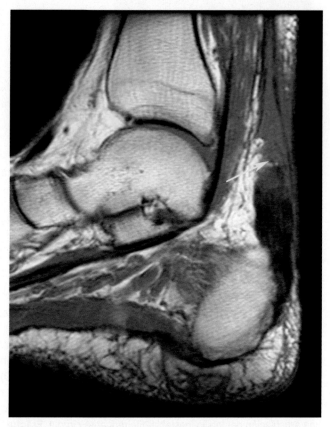

FIGURA 6-62. **Desgarro del tendón de Aquiles.** Corte sagital de una resonancia magnética con ponderación en T1, del tobillo. Se observa engrosamiento y rotura (*flecha*) del tendón de Aquiles que normalmente se observa uniformemente oscuro.

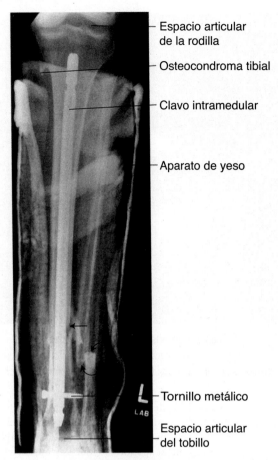

Espacio articular de la rodilla

Osteocondroma tibial

Clavo intramedular

Aparato de yeso

Tornillo metálico

Espacio articular del tobillo

FIGURA 6-63. **Clavo intramedular** para una fractura transversal del tercio distal de la tibia izquierda (*flecha recta*). Se observa una fractura transversa cabalgada en el tercio distal del peroné (*flechas curvas*). El peroné no soporta peso, de forma que el desplazamiento no es de importancia para un buen resultado funcional.

Las **reglas de rodilla de Ottawa** recomiendan tomar radiografías de la rodilla en pacientes mayores de 18 años con lesión aguda de la **rodilla** en las siguientes circunstancias: pacientes mayores de 55 años O que tienen dolor a la palpación sobre la cabeza del peroné o la rótula, O pacientes que no pueden flexionar la rodilla a 90°, O pacientes que no pueden soportar peso inmediatamente después de la lesión ni caminar en el servicio de urgencias por cuatro pasos. [3]

No todas las fracturas de la rodilla son visibles en la radiografía. La extensión de una fractura de la meseta tibial puede valorarse mejor con TC o RM, ya que este es uno de los sitios en los que más a menudo se pasan por alto las fracturas (figs. 6-65 y 6-66). La TC valora la depresión de la superficie articular y puede ser de utilidad en la planificación de la cirugía de rodilla (fig. 6-67). La RM se considera la modalidad de imagen óptima para la identificación de lesiones de meniscos, ligamentos, cartílago y de lesiones óseas no desplazadas en la región

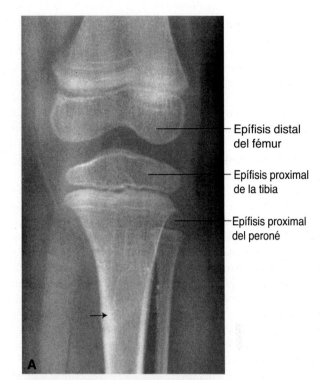

Epífisis distal del fémur

Epífisis proximal de la tibia

Epífisis proximal del peroné

A

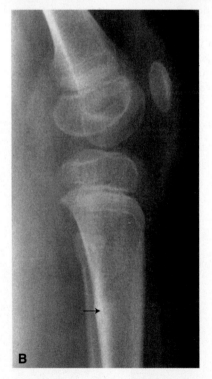

B

FIGURA 6-64. **Fractura por sobrecarga.** Radiografías AP **(A)** y lateral **(B)** de la rodilla izquierda. La consolidación de la fractura por sobrecarga en este niño de cinco años se observa por la zona de aumento de la densidad en la tibia proximal posteromedial (*flechas*). La fractura fue consecuencia de uso o carga excesivos.

de la rodilla. La **luxación de la rodilla** es una urgencia ortopédica por la posible lesión arterial o nerviosa. La lesión vascular puede encontrarse en casi 30% de los pacientes después de una luxación posterior de la rodilla. Aunque la RM permite la visualización de los ligamentos, tendones y meniscos, la angiografía por TC de la extremidad inferior es un método fiable y no invasivo para obtener imágenes de la arteria poplítea. La rótula puede fracturarse después de una caída o traumatismo cerrado (fig. 6-68).

La **osteonecrosis** es ocasionada por isquemia ósea y puede ocurrir en cualquier hueso.

La osteonecrosis tiene varias posibles causas y la presentación clínica varía con el sitio y tamaño del hueso, así como de la madurez esquelética (enfermedad de Legg-Calvé-Perthes, fig. 6. 24). El término **infarto óseo** se utiliza cuando el hueso necrosado se encuentra en la diáfisis o metáfisis, mientras que el término **osteonecrosis** describe el trastorno observado en la epífisis. La **osteocondritis disecante** (fig. 6-69) ocurre más a menudo sobre el borde externo del cóndilo femoral medial en adultos jóvenes, pero puede ocurrir en cualquier sitio de la rodilla y en otras articulaciones incluida la cadera, hombros, tobillo y codo. Esta necrosis avascular localizada puede ocurrir después de fracturas subcondrales por sobrecarga, lo que origina un fragmento óseo necrótico que se desprende del sitio donador y se convierte en un fragmento óseo que se ubica en la articulación. En adultos, la osteocondritis disecante ocurre en el cóndilo femoral interno, que soporta peso y a menudo se utiliza el término de **osteonecrosis espontánea**, ya que estas lesiones son difíciles de percibir por la isquemia subcondral.

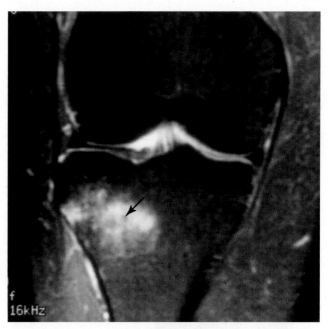

FIGURA 6-66. Fractura por insuficiencia de la tibia medial. Resonancia magnética de la rodilla derecha (corte coronal, recuperación con inversión) que muestra trazo de fractura incompleta (*flecha*).

Las **fracturas de la cadera** son una causa importante de morbilidad y mortalidad en ancianos e imponen una inmensa carga económica al sistema de salud. Las fracturas de cadera pueden clasificarse como **intracapsulares** (cabeza y cuello femorales) (figs. 6-70 y 6-71) y **extracapsulares** (intertrocantérica

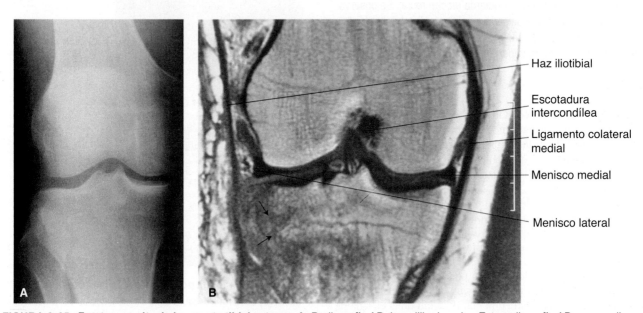

Haz iliotibial

Escotadura intercondílea

Ligamento colateral medial

Menisco medial

Menisco lateral

FIGURA 6-65. Fractura oculta de la meseta tibial externa. A: Radiografía AP de rodilla derecha. Esta radiografía AP y una radiografía lateral (*no se muestra*) se obtuvieron después de un traumatismo y se consideraron normales. **B:** Resonancia magnética con ponderación en T1, en un corte coronal de la rodilla derecha. Este estudio se obtuvo dos semanas después de las radiografías iniciales mostradas en (A) por dolor persistente de la rodilla y sospecha clínica de lesión del ligamento cruzado anterior. Las *flechas* indican un área de señal de baja intensidad causada por la presencia de sangre y edema que sustituyó a la médula ósea grasa (*blanca*) en una fractura de la meseta tibial. El ligamento cruzado anterior se encontraba intacto. La fractura finalmente se hizo evidente en las radiografías subsiguientes.

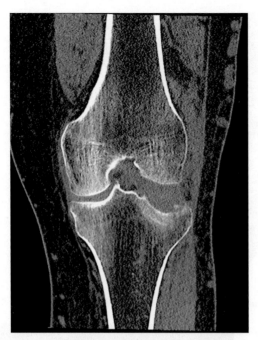

FIGURA 6-67. Fractura de la meseta tibial lateral.
Reconstrucción coronal de una TC que valora mejor la depresión de la superficie articular y el número y ubicación de los fragmentos.

y subtrocantérica) (fig. 6-72 y 6-73). En adultos, la cabeza femoral recibe su irrigación de dos orígenes, la arteria del ligamento redondo y las arterias cervicales ascendentes, siendo estas últimas la irrigación dominante. Las arterias cervicales ascendentes transcurren paralelas al cuello femoral hacia la cabeza femoral y se encuentran en riesgo de rotura después de fractura del cuello femoral, lo que ocasiona osteonecrosis de la cabeza femoral que a su vez ocasiona seudoartrosis. Por el contrario, las fracturas extracapsulares tienen menor riesgo de osteonecrosis, pero el resultado funcional y la mortalidad general suelen ser peores con las fracturas intertrocantéricas, que se atribuyen a enfermedades asociadas y complicaciones posoperatorias. El tratamiento de las fracturas subtrocantérica requiere el uso de varillas o clavos, que pueden tener una tasa más alta de fracaso por sobrecarga mecánica.

Al inicio se toma una proyección AP de la pelvis y proyecciones AP y lateral de la cadera afectada. Si las radiografías simples no muestran anomalías, pero el dolor es significativo y la sospecha clínica es alta o el paciente tiene alto riesgo, una gammagrafía o RM puede diagnosticar la fractura (fig. 6-74). La RM tiene la ventaja de una detección más temprana de la fractura y la ausencia de exposición a radiación. Puede tomar hasta 72 h después de la lesión antes de que se observen manifestaciones diagnósticas en la resonancia.

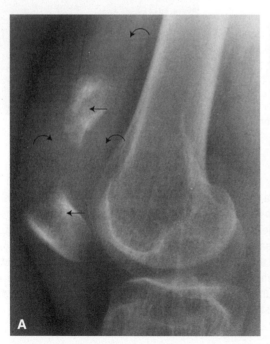

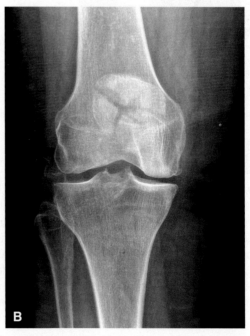

FIGURA 6-68. Fractura de la rótula. A: Radiografía lateral de rodilla derecha. Fractura leve de la rótula secundaria a un accidente en vehículo motorizado. Hay dos fragmentos de fractura desplazados (*flechas rectas* a través de la porción media de la rótula). Las *flechas curvas* señalan sangre y aumento del líquido sinovial en los espacios suprarrotuliano, prerrotuliano y retrorrotuliano de la rodilla. **B:** Proyección AP.

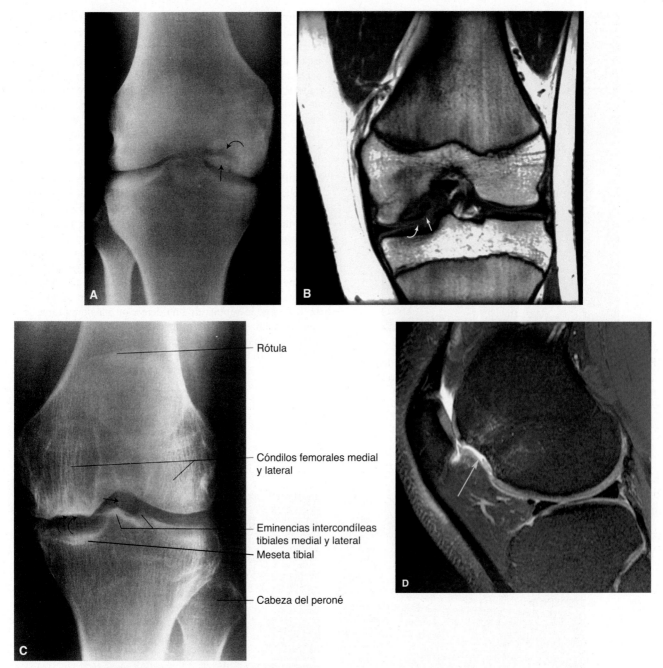

Rótula

Cóndilos femorales medial
y lateral

Eminencias intercondíleas
tibiales medial y lateral
Meseta tibial

Cabeza del peroné

FIGURA 6-69. Osteocondritis disecante. A: Radiografía AP de la rodilla derecha. El fragmento óseo (*flecha recta*) no está desplazado del sitio donador (*flecha curva*) en la cara lateral del cóndilo femoral medial. **B:** Corte coronal de una resonancia magnética con ponderación en T1 de la rodilla derecha en un paciente diferente. El fragmento se observa con claridad (*flecha recta*) junto con el cartílago que lo cubre (*flecha curva*). **C: Osteonecrosis espontánea:** radiografía AP de la rodilla derecha en un paciente diferente. Se observa un fragmento óseo desplazado (*flecha recta*) en el espacio articular. El defecto radiolúcido está rodeado por una zona esclerótica (*flechas curvas*) en una porción que soporta peso del cóndilo femoral medial, que es el sitio donador del osteofito libre. **D:** Resonancia magnética con ponderación en T2 y supresión de grasa en un corte sagital. Obsérvese el defecto de la tróclea (*flecha*). El osteofito se encuentra en la bursitis suprarrotuliana y no se observa en esta imagen.

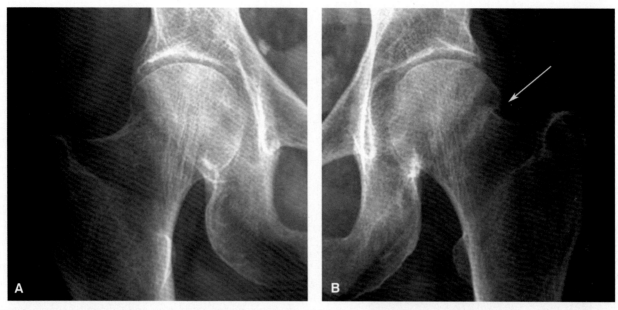

FIGURA 6-70. **Fractura impactada del cuello femoral.** La cadera derecha es normal **(A)** y hace más evidente la fractura impactada del cuello femoral izquierdo **(B)**.

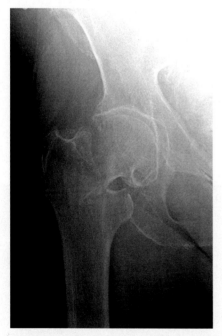

FIGURA 6-71. **Fractura del cuello femoral.** Radiografía AP de la cadera derecha que muestra una fractura del cuello femoral.

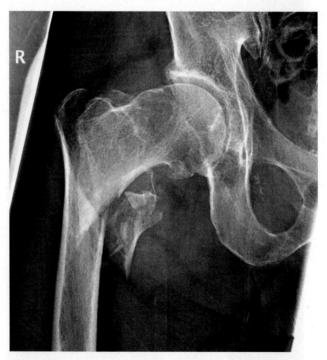

FIGURA 6-72. **Fractura intertrocantérica.** Radiografía AP de la cadera derecha que muestra fractura intertrocantérica.

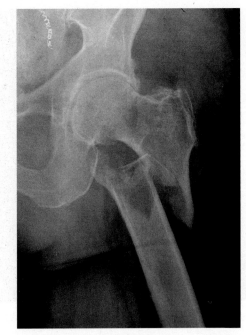

FIGURA 6-73. **Fractura subtrocantérica.** Radiografía AP de la cadera izquierda que muestra una fractura subtrocantérica.

Las radiografías deben obtenerse hasta por tres años después de la cirugía para detectar el desarrollo de **osteonecrosis**, en particular en pacientes con fracturas desplazadas, ya que son las que tienen mayor riesgo. La confirmación con RM o gammagrafía ósea es necesaria cuando se sospecha osteonecrosis, ya que los cambios en las radiografías simples no aparecen de manera fiable hasta seis meses después de que se desarrolla por primera vez la osteonecrosis. La RM se utiliza para valorar a pacientes con material de osteosíntesis de titanio, mientras que aquellos con fijación de fracturas con material ferromagnético se estudian mejor con gammagrafía ósea. Las fracturas de la diáfisis femoral por lo general ocasionan dolor intenso en el sitio de la fractura e incapacidad para soportar peso (fig. 6-75). Pueden desarrollarse fracturas por sobrecarga en la cadera, que son más típicas en corredores (fig. 6-76). Las luxaciones de la cadera no son comunes y requieren altos impactos como en accidentes en vehículos motorizados (fig. 6-77). Sin embargo, los pacientes con prótesis de cadera pueden sufrir luxación de la cabeza protésica con una carga mínima (fig. 6-78). A diferencia del hombro, las luxaciones posteriores de la cadera son mucho más frecuentes que las anteriores. En ocasiones, las luxaciones no son visibles en una radiografía simple anterior y la TC está indicada porque es obligada la reducción rápida de la luxación de la cadera para reducir la probabilidad de osteonecrosis de la cabeza femoral. La TC es bastante útil en la valoración de las fracturas pélvicas complejas y acetabulares. En casos de dolor o traumatismo pélvico, es importante

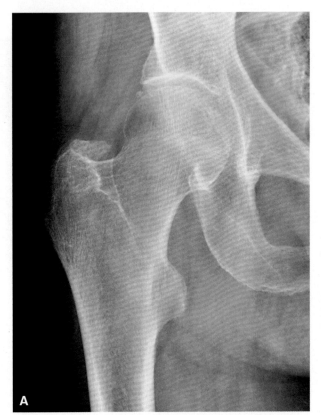

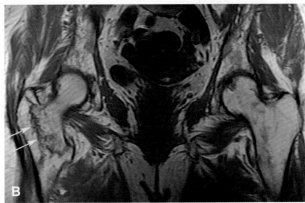

FIGURA 6-74. **Fractura oculta de la cadera. A:** Radiografía de la cadera derecha que se interpretó como normal. Por sospecha clínica persistente de fractura, se solicitó una resonancia magnética. **B:** Resonancia magnética con ponderación en T1 en un corte coronal, de la pelvis, que reveló una fractura intertrocantérica derecha no desplazada (*flechas*).

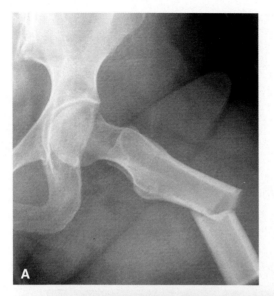

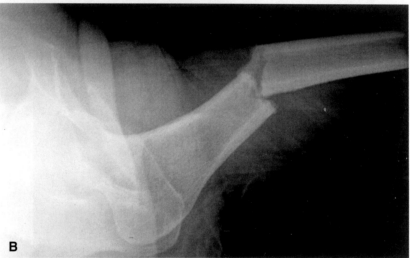

FIGURA 6-75. **Fractura transversa de la diáfisis femoral.** Radiografías de fémur izquierdo en posición de rana **(A)** y lateral verdadera **(B)** que muestra una angulación del vértice anterior. El desplazamiento es posterior en la radiografía lateral en posición de rana, pero fue anterior en la placa lateral verdadera. El paciente se encontraba en decúbito dorsal y en el haz radiográfico se encontraba horizontal con respecto a la proyección lateral verdadera.

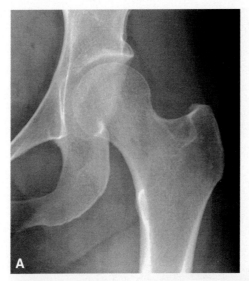

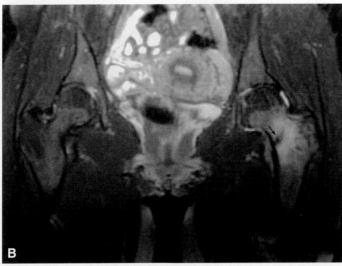

FIGURA 6-76. Fractura por sobrecarga del cuello femoral. Radiografía AP **(A)** de la cadera izquierda que se interpretó como normal. Este corredor refirió dolor persistente y se solicitó una resonancia magnética. Las imágenes por resonancia magnética con ponderación en T2 y supresión de grasa, en un corte coronal **(B)** demostraron la presencia de edema (*color blanco*) alrededor de una fractura por sobrecarga (*flecha*). Sin tratamiento, esta lesión progresaría a fractura completa.

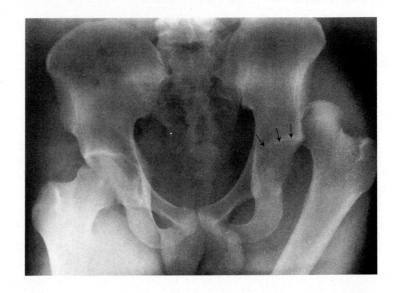

FIGURA 6-77. Luxación posterior de cadera. Radiografía AP de la pelvis. La cabeza femoral izquierda se encuentra desplazada en dirección cefálica y lateral con respecto al acetábulo (*flechas*). La cadera derecha es normal.

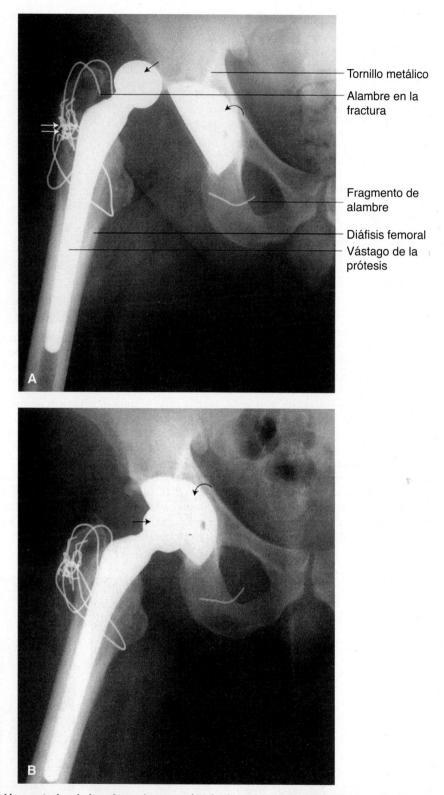

Tornillo metálico

Alambre en la fractura

Fragmento de alambre

Diáfisis femoral
Vástago de la prótesis

FIGURA 6-78. Luxación posterior de la cabeza de una prótesis de cadera derecha. A: Radiografía AP que muestra la prótesis de cadera derecha (*flecha negra recta*) en relación con el componente acetabular (*flecha curva*). Al menos uno de los alambres de fijación (*flechas blancas*) se fracturó y yace por debajo del componente acetabular de la prótesis. **B:** Después de la reducción cerrada (sin cirugía) bajo anestesia general, se redujo la cabeza de la prótesis (*flecha*) a su posición correcta con respecto al componente protésico acetabular (*flecha curva*).

valorar la integridad del anillo pélvico y del agujero obturador. También son de importancia las líneas iliopectínea e ilioisquiática, así como el contorno de la cavidad acetabular como evidencia de fracturas del acetábulo.

La **osteonecrosis** no relacionada con fractura más a menudo afecta la cabeza femoral en la que hay isquemia ósea. Las causas predisponentes incluyen consumo de esteroides y abuso de alcohol. La osteonecrosis no traumática es bilateral en 70% de los casos. Las radiografías AP de la pelvis y las proyecciones laterales en piernas de rana típicamente muestran colapso subarticular y deben obtenerse como estudio inicial (fig. 6-79). La RM es la modalidad óptima para la detección de osteonecrosis y en el diagnóstico diferencial se incluye osteoporosis transitoria y fractura por insuficiencia subcondral. En niños, puede observarse falta de reforzamiento o hipoperfusión en la RM después de la administración de medio de contraste. La osteonecrosis que afecta menos de una tercera parte de la cabeza femoral rara vez progresa.

Consolidación de fracturas

La consolidación de las fracturas depende de muchos factores, incluido el sitio de fractura, tipo de fractura, grado de desplazamiento, edad del paciente, de lo adecuado de la inmovilización, nutrición y ausencia de infección. Quizá el factor crítico que más se omite la consolidación de una fractura es la **irrigación sanguínea**. Aunque podría obtenerse una alineación e inmovilización perfecta de la fractura, la ausencia de irrigación adecuada evitará la consolidación exitosa y ocasiona seudoartrosis o consolidación viciosa, por ejemplo, en las fracturas del cuello femoral en individuos de edad avanzada y las fracturas del escafoides. Cuando ocurre una fractura, suele haber una hemorragia asociada en el sitio de fractura con formación subsiguiente de hematoma alrededor y entre los fragmentos de fractura. La fibrina en el hematoma actúa como andamio para los fibroblastos, osteoblastos y para la reacción inflamatoria general. La matriz ósea u osteoide aparece en el proceso de reparación después de unos cuantos días, lo que se conoce

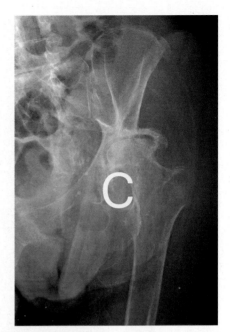

FIGURA 6-79. Osteonecrosis de la cabeza femoral izquierda. La proyección AP muestra aplanamiento y esclerosis de la cabeza femoral izquierda, que presenta subluxación en sentido superior. La C señala el acetábulo.

como **callo blando o callo provisional**, que no es visible en las radiografías. Conforme se precipitan las sales de calcio en el callo blando, crece hueso nuevo y esto se denomina **callo**. Conforme el callo se torna gradualmente más denso, se hace visible en las radiografías (fig. 6-80A). Finalmente, el callo se torna sólido y se establece la consolidación ósea entre los fragmentos de fractura (fig. 6-80B). Como parte del proceso de consolidación de la fractura, ocurre cierta absorción o eliminación de hueso cerca de los extremos de los fragmentos de fractura en término de varios días después de la fractura. A causa

FIGURA 6-80. Fractura consolidada. Proyecciones AP de la muñeca izquierda al mes **(A)** y dos meses **(B)** después de la fijación interna de una fractura distal del radio, donde se observa desarrollo de callo óseo (*flechas*) y consolidación ósea subsiguiente.

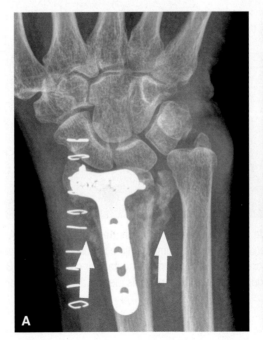

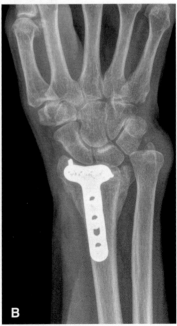

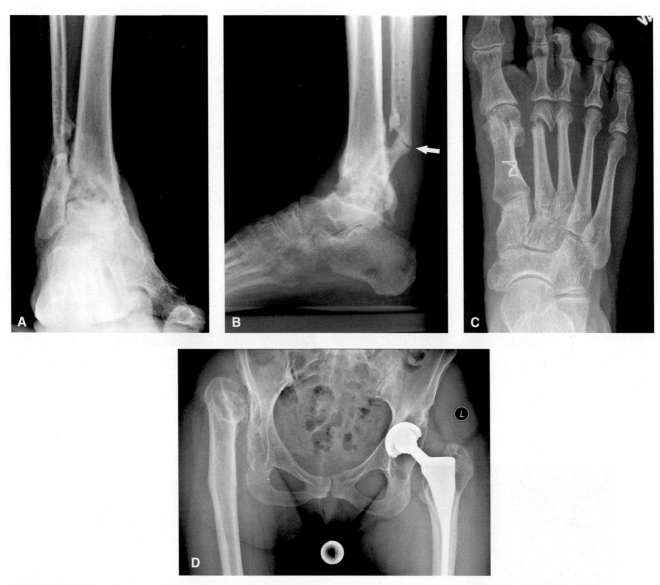

FIGURA 6-81. **Fractura con seudoartrosis. A y B:** Proyecciones frontal y lateral derecha del tobillo derecho, que muestra seudo-artrosis peronea (*flecha*). **C:** Seudoartrosis del cuello del segundo metatarsiano. **D:** Seudoartrosis de la cadera derecha.

de esta resorción ósea, el trazo de fractura podría hacerse más visible en radiografías subsiguientes. Esto explica porque algunas fracturas sutiles podrían no ser visibles en radiografías obtenidas inmediatamente después de la lesión, pero podrían ser visibles aproximadamente 7 a 10 días después de la lesión.

Los términos utilizados para describir los problemas en el proceso de consolidación de la fractura incluyen los siguientes:

- **Seudoartrosis** es el término utilizado para describir la falta de consolidación normal de fractura con formación de una seudoartrosis fibrosa, con hueso esclerótico adyacente (fig.

6-81). La seudoartrosis tiene diversas causas como isque-mia, infección, inmovilización inadecuada e interposición de músculo o de otras estructuras entre los fragmentos de la fractura.
- **Consolidación tardía** definida como la falta transitoria de consolidación ósea seis meses después de la lesión inicial (fig. 6-82).
- **Consolidación viciosa** ocurre cuando la fractura se conso-lida, pero tiene mala alineación anatómica, produciendo un déficit o deformidad (fig. 6-83).

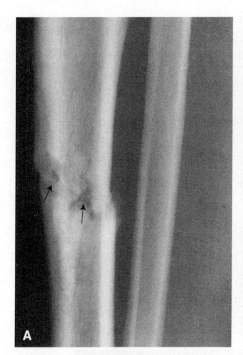
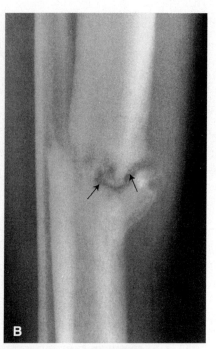

FIGURA 6-82. **Osteomielitis y seudoartrosis** de una fractura de tibia. Radiografía AP **(A)** y lateral **(B)** de tibia y peroné izquierdos que muestra un trazo claro de fractura (*flecha*) después de tres meses, lo que indica una seudoartrosis condicionada por un proceso infeccioso.

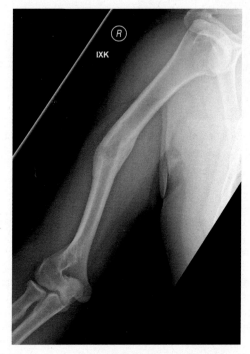

FIGURA 6-83. **Consolidación defectuosa**. Consolidación de una fractura de la diáfisis femoral en posición angulada.

FRACTURAS PATOLÓGICAS, ATÍPICAS Y POR SOBRECARGA

A menudo se encuentran fracturas atraumáticas, lo que incluye fracturas por sobrecarga, atípicas y patológicas.[4] El diagnóstico erróneo puede ocasionar retraso en el diagnóstico de cáncer, incapacidad para corregir un trastorno metabólico, tratamiento quirúrgico subóptimo y posible falla de un implante.

Las **fracturas por sobrecarga**, en el sentido más amplio del término, pueden dividirse en fracturas por **fatiga** y fracturas por **insuficiencia**. Las fracturas por fatiga son una falla local del hueso normal causado por cargas repetitivas, por ejemplo "fracturas de la marcha" de los metatarsianos, cuando la tasa de microdaño acumulado sobrepasa la capacidad del hueso para regenerarse a través del proceso de remodelación normal (fig. 6-56). En comparación, una fractura por insuficiencia es una falla focal de hueso anormalmente débil causado por sobrecarga repetitiva, como la fractura por insuficiencia del sacro. El término fractura por fragilidad alude a una fractura en un hueso anormalmente debilitado por una enfermedad ósea metabólica, más a menudo en pacientes con osteoporosis.

Las fracturas femorales **atípicas** en la corteza lateral de la diáfisis femoral pueden observarse en pacientes sometidos a tratamiento a largo plazo con bisfosfonatos. Cuando se identifica una fractura femoral atípica, se recomienda la valoración de la cadera opuesta y de la totalidad del fémur con radiografías AP y lateral, porque hasta 50% de los pacientes finalmente desarrollará una fractura en el fémur contralateral.

El término **fractura patológica** suele reservarse para fracturas a través de tumores u osteomielitis. El aspecto en la RM de muchas fracturas patológicas es con bordes con contrastes bien definidos con aspecto radiográfico de muchas lesiones de aspecto agresivo, que clásicamente tienen una zona de transición amplia. En la RM, la característica más importante de la intensidad de señal de la médula ósea para diferenciar fracturas benignas de patológicas es el borde y la homogeneidad anormal de la intensidad de la señal con ponderación en T1, que representa edema agudo y hemorragia, con bordes mal definidos y una transición gradual en banda hacia una intensidad de señal con médula normal proveniente de la fractura. Sin embargo, en muchas fracturas patológicas, las anomalías de la intensidad de la señal con ponderación en T1 es al menos parcialmente causada por tumores infiltrantes, que causan anomalías de señal hipointensa con ponderación en T1 con bordes convexos bien definidos.

Lesiones de tejidos blandos

Las lesiones de músculos y tendones a menudo se diagnostican clínicamente. Algunas lesiones musculares pueden requerir valoración adicional, utilizando ecografía o RM. Lesiones típicas incluyen avulsiones o desgarros de los músculos isquiotibiales (fig. 6-84) o de los músculos pectorales. Un músculo

también puede sufrir desgarro en su cuerpo. La extensión del desgarro y hematoma intramusculares son de particular importancia en los deportistas de alto nivel, ya que la duración de la rehabilitación y el pronóstico a largo plazo se ven afectados por la gravedad de la lesión muscular. La lesión muscular puede complicarse con calcificación subsiguiente o con osificación en el sitio de la lesión, lo que se conoce como *miositis osificante* más a menudo denominada *osificación heterotópica*. Ubicaciones comunes para esta complicación incluyen los músculos cuádriceps y humeral, y cerca de la cadera después de la cirugía de dicha articulación (fig. 6-85).

La RM es una excelente herramienta de imagen para la valoración del cartílago, meniscos, tendones y ligamentos, y por lo general las radiografías no son útiles para el diagnóstico en tales lesiones (figs. 6-86 a 6-90). En la muñeca, la RM se utiliza para valorar los ligamentos intrínsecos de la muñeca, el complejo fibrocartilaginoso triangular y los tendones flexores y extensores, además de los nervios. Los ligamentos colaterales e inserciones tendinosas del codo a menudo se valoran con RM. En el hombro, los tendones del manguito de rotadores, el tendón del bíceps y el reborde glenoideo se valoran con RM.

Muchos cuerpos extraños en los tejidos blandos y huesos son radiopacos y se identifican con facilidad en las radiografías (fig. 6-91A y B). En ocasiones, se sospecha de la presencia de un cuerpo extraño radiolúcido en una extremidad y si no es visible en las radiografías, podrían solicitarse ecografía, TC o RM para favorecer su detección (fig. 6-91C).

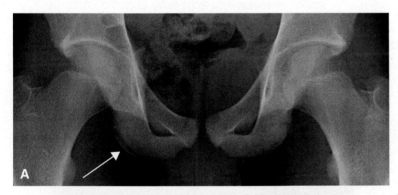

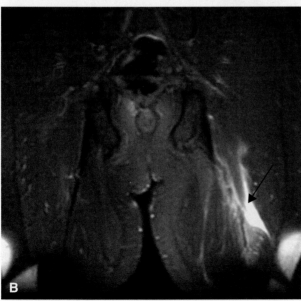

FIGURA 6-84. Desgarro de los músculos isquiotibiales. A: Radiografía AP de la pelvis que muestra avulsión parcial del origen de los músculos isquiotibiales en su origen en el isquion derecho (*flecha*). **B:** RM coronal con ponderación en T2 en un paciente diferente, que muestra aumento de la señal en la región posterior del muslo izquierdo que indica edema y la presencia de sangre alrededor del bíceps femoral en la región de los músculos isquiotibiales (*flecha*).

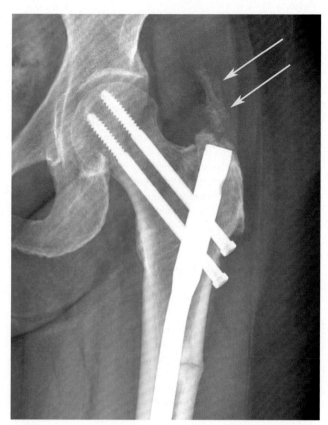

FIGURA 6-85. **Osificación heterotópica.** Radiografía AP de la cadera izquierda después de la colocación de un clavo intramedular. Se desarrolló osificación heterotópica en los tejidos blandos del lecho quirúrgico (*flechas*)

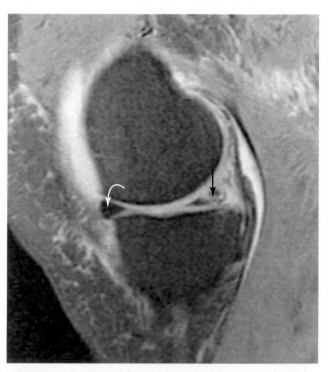

FIGURA 6-87. **Desgarro del cuerno posterior del menisco medial**. La RM de densidad de protones en un corte sagital a través del menisco medio en el que se observa edema y líquido sinovial en el desgarro (*flecha recta*). El cuerno anterior del menisco es normal (*flecha curva*).

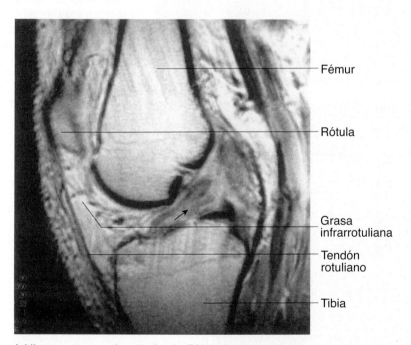

Fémur

Rótula

Grasa infrarrotuliana

Tendón rotuliano

Tibia

FIGURA 6-86. **Desgarro del ligamento cruzado anterior**. La RM de densidad de protones, en un corte sagital que muestra señal alta en el sitio del desgarro del ligamento cruzado anterior (*flecha*).

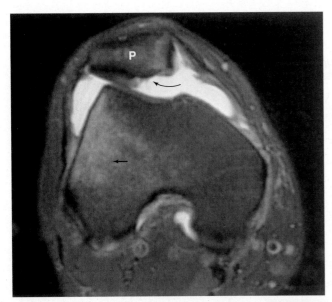

FIGURA 6-88. **Luxación recurrente de la rótula**. RM axial con ponderación en T2 que muestra subluxación lateral de la rótula, que normalmente se articula con la tróclea del fémur. Edema en el cóndilo femoral lateral (*flecha recta*) que indica donde se impactó la rótula durante la luxación. Se observa un defecto cartilaginoso (*flecha curva*) en la superficie posterior de la rótula durante la luxación o reducción.

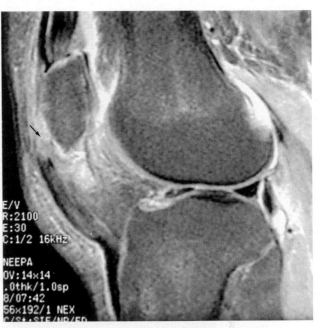

FIGURA 6-89. **Desgarro del tendón rotuliano**. RM de densidad de protones en un corte sagital que muestra rotura del tendón rotuliano y de su inserción (*flecha*).

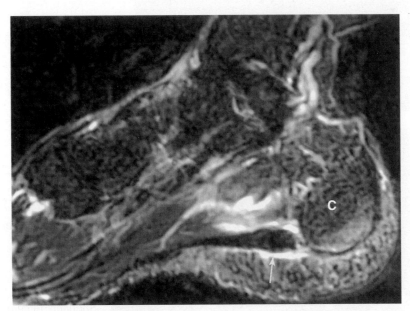

FIGURA 6-90. **Fascitis plantar.** Imágenes por resonancia magnética STIR del pie izquierdo que muestra engrosamiento de la fascia plantar (*flecha*) con edema circundante.

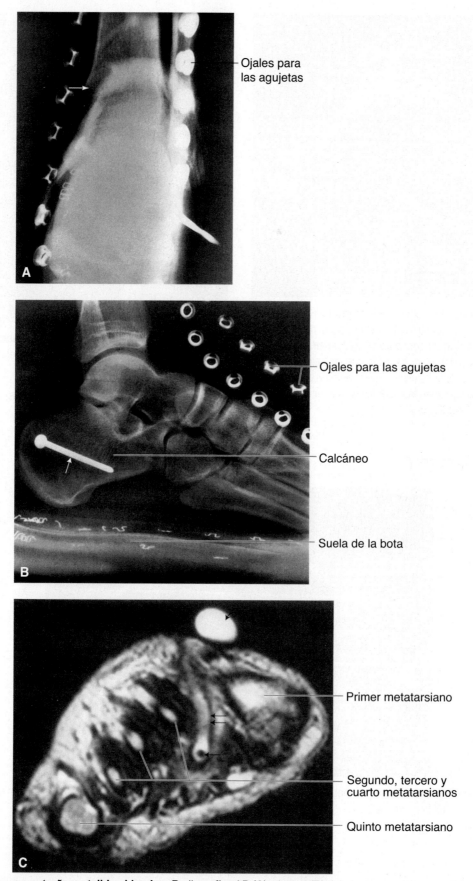

FIGURA 6-91. **Cuerpo extraño en tejidos blandos.** Radiografías AP **(A)** y lateral **(B)** del pie que muestran un clavo metálico (*flecha*) alojado en el calcáneo (introducido con el empleo de una herramienta eléctrica). **C:** La imagen axial con ponderación en T2 del pie izquierdo muestra un cuerpo extraño alojado entre el primero y segundo metatarsianos.

LESIONES NO ACCIDENTALES

En el año 2015, hubo más de 600 000 víctimas de abuso infantil y falleció un promedio de cuatro niños por día por abuso y negligencia en Estados Unidos. Los niños y niñas se afectan por igual. Aunque 80% de las muertes por lesiones no accidentales son consecuencia de lesiones cefálicas, pueden producirse lesiones no accidentales en cualquier parte del aparato musculoesquelético con la ocurrencia de fracturas en 55% de los casos. Un estudio diagnóstico apropiado por sospecha de lesiones no accidentales incluye una revisión radiográfica de huesos largos, pelvis, columna vertebral, costillas y cráneo.

La gammagrafía ósea también puede ser de utilidad si la sospecha clínica permanece alta con radiografías normales. Las fracturas metafisarias, probablemente por mecanismo de torsión, son mecanismos típicos en las lesiones no accidentales (fig. 6-92A), al igual que las hemorragias subperiósticas (fig. 6-92B) y las fracturas en asa de cubo (fig. 6-39).

En la tabla 6-8 se resumen las lesiones y fracturas esqueléticas que deben hacer que el observador sospeche traumatismo no accidental. Los hallazgos sospechosos deben diferenciarse de la periostitis normal que se encuentra en la lactancia, osteogénesis imperfecta, insensibilidad congénita al dolor y trastornos por deficiencia vitamínica y metabolopatías.

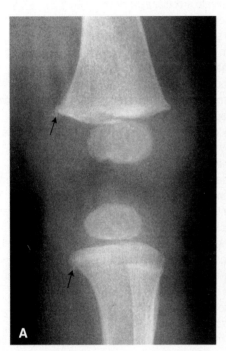
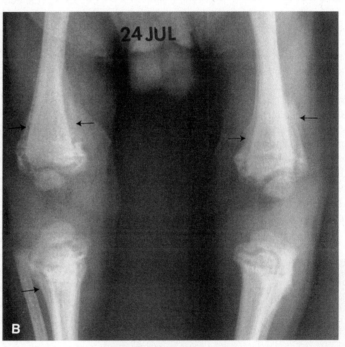

FIGURA 6-92. **Lesión no accidental.** Fractura de la esquina metafisaria **(A)** posterior a un mecanismo de torsión, que es un hallazgo típico de una hemorragia subperióstica (*flechas*) **(B)** y fractura en asa de cubo (*flechas*) (fig. 6-39).

TABLA 6-8 Fracturas asociadas con abuso infantil
Tipo:
Fractura costal posterior
Esquina metafisaria
Hemorragia perióstica
Fracturas en asa de cubo
Múltiples fracturas de distintos tiempos de evolución
Sitios comunes:
Extremidad inferior: fémur (más a menudo), tibia
Codo
Hombro
Costillas

ARTRITIS Y TRASTORNOS RELACIONADOS

Las radiografías son los estudios de imagen inicial para la mayoría de arteritis y trastornos relacionados. Características como la distribución articular, la presencia de osteoporosis y erosiones periarticulares son útiles para hacer el diagnóstico.

Osteoartrosis

La osteoartrosis (OA) es la forma más común de artritis y puede clasificarse en primaria y secundaria. La **OA secundaria** o enfermedad articular degenerativa (EAD) ocurre con el incremento de la edad y se debe al uso y al desgaste y puede afectar casi cualquier articulación de las extremidades y columna vertebral, pero más a menudo afecta a las articulaciones IFP y IFD de los dedos y en la articulación carpometacarpiana del pulgar, caderas y rodillas (fig. 6-95). En pacientes jóvenes, la osteoartrosis puede ocurrir como consecuencia de traumatismos, osteonecrosis o infección. La **osteoartrosis primaria** es más común en mujeres y afecta las articulaciones IFD y IFP de las manos y la primera articulación carpometacarpiana de forma bilateral y simétrica (fig. 6-93).

En la tabla 6-9 se enumeran las características clínicas y hallazgos radiográficos de la OA, que incluyen asimetría, estrechamiento irregular del espacio articular por destrucción del cartílago articular, esclerosis subcondral y formación de osteofitos. La esclerosis puede ser menos evidente en pacientes con osteoporosis. La presencia de osteofitos en ausencia de esclerosis o estrechamiento del espacio articular favorece la

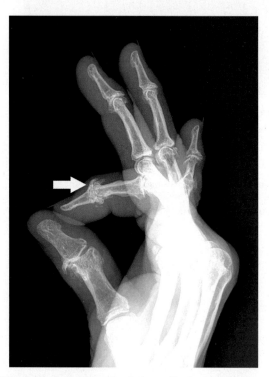

FIGURA 6-93. **Osteoartrosis de las articulaciones interfalángicas y de la articulación interfalángica del pulgar.** Obsérvese la pérdida del espacio articular, la formación de osteofitos (*flecha*) y la conservación de la densidad mineral ósea.

TABLA 6-9	Síntomas y hallazgos radiográficos típicos en osteoartritis y artritis reumatoide

Osteoartrosis

Dolor, deformidad y limitación del movimiento articular

El dolor mejora con el reposo

Afecta prácticamente todas las articulaciones de las extremidades y columna vertebral

Típicamente afecta las articulaciones interfalángicas distales (IFD) de la mano y la primera articulación carpometacarpiana

Estrechamiento articular asimétrico

Cambios escleróticos en el hueso

Quistes o seudoquistes

Formación de osteofitos

Por lo general ausencia de osteoporosis

Deformidad en *genu valgus* y *genu varo* (rodillas)

Migración cefálica y en ocasiones lateral de la cabeza femoral

Artritis reumatoide

Dolor, rigidez y limitación del movimiento, en especial de las manos y pies, peor por la mañana

El dolor mejora con la actividad

Afecta todas las articulaciones sinoviales de las extremidades y columna vertebral

Típicamente afecta la articulación metacarpofalángica y las articulaciones de la muñeca

Estrechamiento articular simétrico (intraarticular y de lado a lado)

Osteoporosis periarticulares (característica prominente)

Engrosamiento e hinchazón de tejidos blandos periarticulares

Erosiones óseas marginales

Subluxación de la articulación metacarpofalángica y desviación cubital

Migración medial de la cabeza femoral y protrusión acetabular

Clavícula distal con aspecto de punta de lápiz

hiperostosis esquelética idiopática difusa más que la osteoartrosis. Una característica común de la osteoartrosis es un quiste subcondral o geoda, la cual se define bien y no debe confundirse con lesiones líticas agresivas (fig. 6-94).

Cuando la osteoartrosis avanzada afecta el compartimiento medial de la rodilla, suele ocurrir deformidad en el *genu varo* o piernas arqueadas (fig. 6-95). La OA avanzada en el compartimiento externo de la rodilla a menudo ocasiona deformidad en *genu valgo* o aspecto de "rodillas cruzadas". Cuando la OA avanzada afecta la cadera, la cabeza femoral mira en dirección cefálica por destrucción asimétrica del cartílago, principalmente en el borde superoexterno del acetábulo, mientras que en la artritis reumatoide, la cabeza femoral tiende a desplazarse en dirección central por pérdida uniforme de cartílago. La protrusión acetabular puede ser consecuencia de reblandecimiento óseo por osteoporosis (fig. 6-96). Otra ubicación frecuente de la OA es la primera articulación metacarpofalángica, en la cual el vértice de la articulación se desplaza hacia la línea media para formar *hallux valgus* (fig. 6-97). Técnicamente, la OA afecta únicamente articulaciones sinoviales, aunque

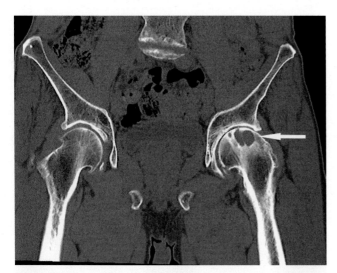

FIGURA 6-94. **Geoda.** TC coronal de la pelvis, que muestra un área lúcida, subarticular, bien definida (*flecha*), asociada con osteoartrosis.

pueden ocurrir cambios degenerativos de las articulaciones fibrocartilaginosas sindesmóticas de la columna vertebral (discos intervertebrales), conocida como **discopatía degenerativa** (fig. 9-51).

Artritis reumatoide

La artritis reumatoide (AR) es una artritis inflamatoria de causa desconocida que afecta articulaciones sinoviales y se caracteriza por osteopenia periarticulares, erosiones marginales y estrechamiento articular simétrico como resultado de la destrucción del cartílago articular por la aparición de paño sinovial, que es tejido de granulación derivado de la sinovial. Las manifestaciones clínicas y hallazgos radiográficos asociados con AR se enumeran en la tabla 6-9. Las articulaciones afectadas más a menudo, en orden decreciente de frecuencia, son la articulación metacarpofalángica, articulaciones carpianas,

articulaciones IFP, rodillas, articulaciones metatarsofalángicas, hombros, tobillos, columna cervical, caderas, codos y articulación temporomandibular. Los síntomas iniciales de artritis reumatoide incluyen rigidez matutina y dolor, limitación del movimiento e hinchazón de manos, pies o ambos. Por lo general, las primeras articulaciones afectadas son las metacarpianas y las articulaciones metatarsofalángicas, con afección que tiende a ser bilateral y simétrica. Las manifestaciones típicas incluyen osteoporosis periarticular por hiperemia, estrechamiento asimétrico de las articulaciones y erosiones marginales (figs. 6-98 a 6-101). Conforme progresa la enfermedad, puede desarrollarse la deformidad articular característica por subluxación y desviación cubital de los dedos al nivel de la articulación metacarpofalángica. Pese a la destrucción cartilaginosa amplia, es poco común la verdadera anquilosis ósea (fusión). Aunque las radiografías son la modalidad estándar en la valoración y vigilancia de la progresión de la enfermedad, la RM puede detectar engrosamiento de tejidos blandos periarticulares antes de que aparezca cualquier anomalía radiográfica (fig. 6-102).

El diagnóstico diferencial de AR, como se muestra en la tabla 6-10, incluye gota e infección. En la gota, no suele haber osteoporosis y las erosiones articulares y yuxtaarticulares son más claramente definidas, característicamente con bordes sobresalientes. En la osteomielitis y artritis infecciosa, la osteoporosis es máxima cerca del sitio de la infección. En la OA, la osteoporosis suele estar ausente y hay osteofitos y esclerosis subcondral. Sin embargo, la AR y OA pueden ocurrir, y a menudo lo hacen, de forma simultánea.

Artritis psoriásica

La artritis psoriásica se encuentra en 2% a 6% de los pacientes con manifestaciones cutáneas de psoriasis, aunque la mayoría de los casos con artritis psoriásica tienen antecedente prolongado de psoriasis cutánea, en particular con cambios ungueales. La artritis se caracteriza por afección de pequeñas articulaciones con distribución asimétrica. Se observa erosión ósea con entesiopatía, es decir, proliferación ósea adyacente a las articulaciones al nivel de los sitios de inserción de músculos

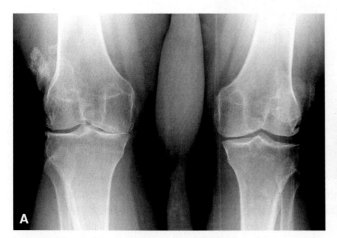

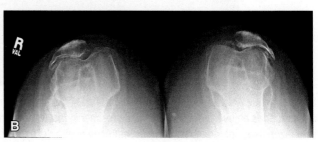

FIGURA 6-95. **Osteoartrosis de las rodillas. A:** Radiografía AP de pie de ambas rodillas que muestra osteoartrosis bilateral, que es más evidente en el compartimiento femorotibial medial derecho. **B:** Proyección "en amanecer" de ambas rodillas en las que se aprecia osteoartritis de los compartimientos rotulofemorales.

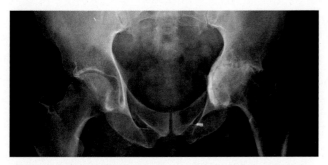

FIGURA 6-96. **Osteoartrosis y protrusión acetabular de la cadera izquierda.** Obsérvese la mínima pérdida del espacio articular en la cadera derecha.

y tendones (fig. 6-103). A diferencia de la AR, la anquilosis es más frecuente. Hay cinco grados clínicos de artritis: 1) poliartritis con afección de las articulaciones IFD; 2) enfermedad con deformidad marcada (artritis mutilante) con destrucción articular amplia y anquilosis (fusión a través de las articulaciones); 3) artritis simétrica similar a la AR; 4) afección de una articulación o bien, afectación asimétrica de unas cuantas articulaciones (pauciarticular) y 5) sacroileitis simétrica y espondilitis, que pueden simular espondilitis anquilosante.

Gota, seudogota y artritis hemofílica

La **artritis gotosa** (fig. 6-104) es ocasionada por hiperuricemia o aumento de las concentraciones séricas de ácido úrico; afecta los espacios sinoviales con derrame articular e hipertrofia

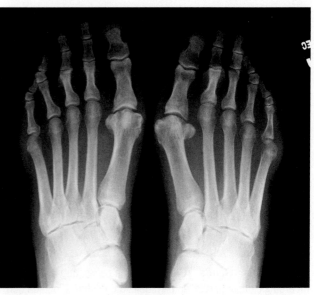

FIGURA 6-97. *Hallux valgus* **bilateral.** Pérdida bilateral del espacio articular en la primera articulación metacarpofalángica y deformidad en valgo.

sinovial. Los pacientes (predominantemente hombres) clásicamente se presentan con podagra o con cambios inflamatorios y dolor cerca del borde interno de la primera articulación metatarsofalángicas. Aunque la enfermedad se caracteriza por

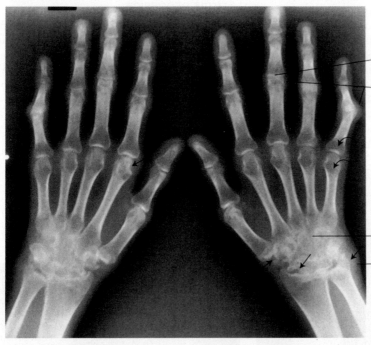

Estrechamiento de las articulaciones IFP

Cambios fusiformes de los tejidos blandos

Estrechamiento de las articulaciones carpianas

Prominencia de tejidos blandos cubitales

FIGURA 6-98. **Artritis reumatoide.** Radiografía PA de ambas manos en las que se observa osteoporosis periarticular (*flechas curvas*), deformidades en cuello de cisne de los dedos meñiques, estrechamiento de las articulaciones interfalángicas proximales (IFP) con hinchazón asociada de tejidos blandos, estrechamiento del espacio de las articulaciones carpianas y IFP, engrosamiento de tejidos blandos o prominencia alrededor del extremo distal del cúbito. Hay erosiones que afectan a los huesos del carpo, apófisis estiloides del cúbito y cabezas metacarpianas (*flechas rectas*). La hinchazón fusiforme de tejidos blandos alrededor de las articulaciones representa edema y derrame articulares. La prominencia de tejidos blandos alrededor del extremo distal del cúbito es secundaria a edema y engrosamiento alrededor del cubital externo del carpo.

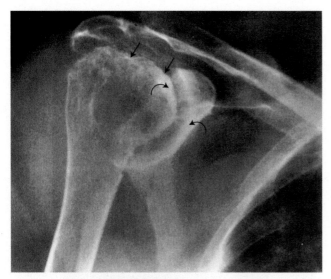

FIGURA 6-99. **Artritis reumatoide.** Radiografía AP del hombro derecho. Hay osteoporosis característica, extremo distal de la clavícula en forma puntiaguda y desviación cefálica leve de la cabeza humeral, esta desviación sugiere lesión del manguito de rotadores, una enfermedad común. Hay erosión ósea articular (*flechas rectas*) y esclerosis (*flechas curvas*). La esclerosis puede ser secundaria a osteoartrosis que se desarrolla por la pérdida de cartílago cuando se encuentra inactiva la inflamación de la artritis reumatoide.

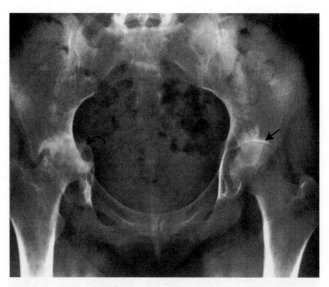

FIGURA 6-101. **Artritis reumatoide.** Radiografía AP de la pelvis que muestra osteoporosis generalizada. La totalidad del espacio articular de la cadera izquierda tiene estrechamiento simétrico (*flecha recta*). Se observa el desplazamiento medial característico de la cabeza femoral derecha y protrusión ace-tabular (*flecha curva*). Obsérvese que en este paciente no hay afección de las articulaciones sacroilíacas.

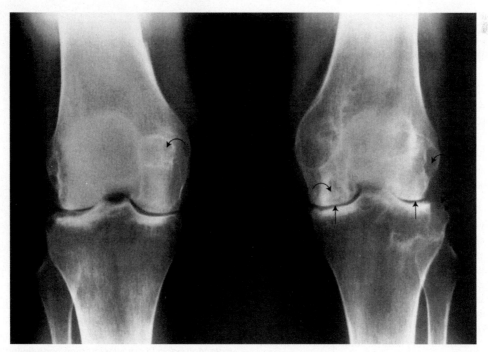

FIGURA 6-100. **Artritis reumatoide.** Hay estrechamiento simétrico de las articulaciones de la rodilla (*flechas rectas*), quistes periarti-culares (*flechas curvas*), erosiones (*flechas dobles*) y osteoporosis.

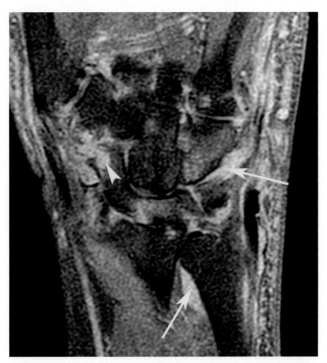

FIGURA 6-102. **Artritis reumatoide**. Resonancia magnética en un corte coronal, con ponderación en T2 y supresión de grasa de la muñeca con engrosamiento y paños sinoviales (*flechas*) y erosiones (*puntas de flecha*). Compárese la pérdida de cartílago en este paciente con un cartílago normal que se muestra en la figura 6-35D y E. Los huesos, en particular el ganchoso y semilunar tienen aumento de la señal a causa del edema.

TABLA 6-10	Diagnóstico diferencial de artritis reumatoide

Artritis gotosa
Artritis infecciosa
Atrofia de Sudeck
Artritis psoriásica
Osteoartrosis
Espondilitis anquilosante
Esclerodermia
Lupus eritematoso sistémico

exacerbaciones y remisiones, la gota suele presentarse a lo largo de varios años antes de que sea detectable por medios radiográficos. Los tofos son tumoraciones no calcificadas de tejidos blandos que se observan como opacidad focal inespecífica en las radiografías simples, pero las erosiones adyacentes bien definidas y la conservación de la densidad ósea son características de la enfermedad. Los hallazgos radiográficos de la artritis gotosa se enumeran en la tabla 6-11.

Las características radiográficas de la **seudogota** son la **condrocalcinosis**, que describe el depósito de cristales de dihidrato de pirofosfato cálcico en los tejidos blandos articulares, incluidos meniscos, ligamentos, cartílago articular y cápsula articular y la consecuente artritis, similar a la osteoartrosis

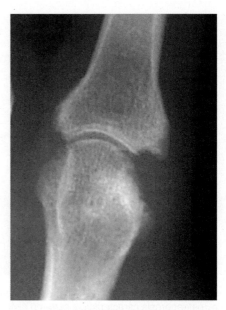

FIGURA 6-103. **Artritis psoriásica.** Radiografía anterior de la segunda articulación metacarpofalángica de la mano izquierda, en la que se aprecia estrechamiento del espacio articular y pequeñas erosiones con proliferación esponjosa de hueso nuevo en los bordes articulares.

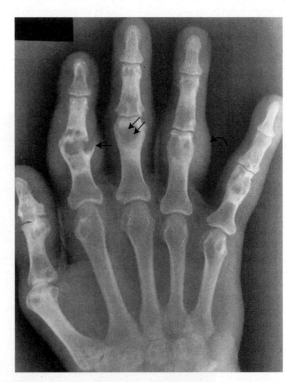

FIGURA 6-104. **Artritis gotosa.** El espacio de las articulaciones interfalángicas proximales (IFP) se conservan de forma parcial y las áreas radiolúcidas (*flechas dobles*) son típicas de erosiones periarticulares marginales bien delimitadas. Las erosiones que se extienden hacia la articulación a menudo tienen un borde sobresaliente (*flecha recta única*). Obsérvese el aspecto clásico del tofo (*flecha curva*). Un tofo es una hinchazón asimétrica cercana a la articulación, que puede estar o no calcificada.

TABLA 6-11	Características radiográficas de la gota

Erosiones claramente delimitadas y en ocasiones bordes escleróticos con prominencia de los bordes cerca de una articulación

Formación de tofos (urato cálcico con aspecto similar a pasta en los tejidos blandos) o nódulos de tejidos blandos

Mineralización ósea normal

En ocasiones deformidad articular

(fig. 6-105). La artritis por depósito de pirofosfato cálcico o la exacerbación clínica denominada seudogota tiene predilección por el hombro, codo, articulaciones radiocarpiana y rotulianofemoral y la aspiración de líquido articular con presencia de cristales de dihidrato de pirofosfato cálcico, es diagnóstica.

Puede afectar el cartílago hialino o el fibrocartílago, con afección del fibrocartílago más a menudo relacionado con el envejecimiento y degeneración. Existe una elevada incidencia de depósito de pirofosfato cálcico en pacientes con gota, hiperparatiroidismo primario y hemocromatosis.

Las articulaciones de pacientes con **hemofilia** se lesionan gradualmente con hemartrosis. Los cambios quísticos y la osteoporosis son características comunes (fig. 6-106). Durante la infancia y adolescencia, hay crecimiento periarticular excesivo de hueso, probablemente relacionado con la hiperemia.

Articulaciones neuropáticas

El traumatismo articular crónico que no ocasiona sensación dolorosa puede ocasionar una articulación neuropática o de Charcot (fig. 6-107), cuyas causas comunes se enumeran en

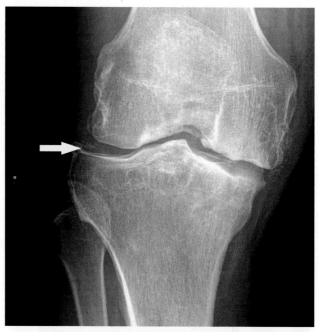

FIGURA 6-105. Enfermedad por depósito de pirofosfato de calcio o seudogota. Radiografía AP de rodilla derecha. Hay calcificación del menisco lateral (*flecha recta*) y del menisco medial.

la tabla 6-12. Las articulaciones neuropáticas diabéticas son más comunes en las extremidades inferiores, mientras que las articulaciones neuropáticas relacionadas con la siringomielia por lo general ocurren en los hombros y extremidades superiores. Las manifestaciones radiográficas incluyen estrechamiento del

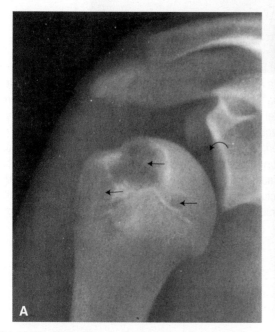

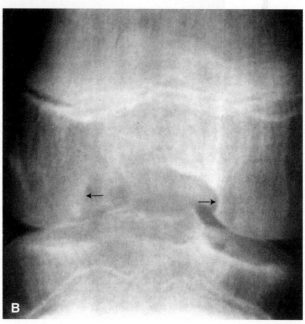

FIGURA 6-106. Hemofilia. A: Radiografía AP de hombro derecho con cambios quísticos (*flechas rectas*) en la cabeza humeral como consecuencia de hemorragias repetidas; hay ensanchamiento de la articulación del hombro (*flecha curva*) por la hemartrosis.
B: Radiografía AP de la rodilla que muestra ensanchamiento de la escotadura intercondílea (*flechas*) secundaria a episodios repetidos de hemartrosis. Se observa osteoporosis.

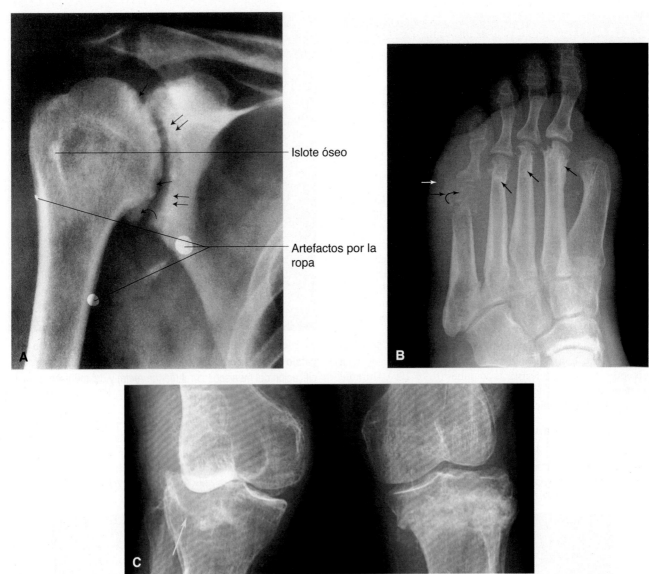

FIGURA 6-107. Articulación neuropática o de Charcot. A: Radiografía AP de hombro derecho en un paciente con **siringomielia**. Hay irregularidad característica de las superficies articulares secundaria a la destrucción ósea y del cartílago articular (*flechas únicas*). Hay cambios escleróticos o incremento de la densidad (*flechas dobles*) del hueso que rodea a la articulación y un osteofito (*flecha curva*). **B:** Radiografía oblicua de una articulación neuropática en el pie izquierdo de un **individuo diabético**. Hay deformidades por facturas consolidadas de las cabezas de los metatarsianos (*flechas*). El primer dedo se amputó a causa de un proceso infeccioso. Obsérvese la destrucción de la cabeza del quinto metatarsiano (*flecha curva*) y la úlcera adyacente (*flecha blanca*) por osteomielitis simultánea. **C:** Proyección anterior de las rodillas de un paciente sin un traumatismo específico. Se observa una fractura deprimida de la meseta tibial derecha (*flecha*). La tibia proximal izquierda tiene una fractura metafisaria con cierto grado de esclerosis, que indica que hay cierto grado de consolidación y probablemente algún movimiento persistente. El dolor leve que refería el paciente era desproporcionado con el aspecto radiográfico de las fracturas.

TABLA 6-12 Causas de articulaciones neuropáticas o de Charcot

Diabetes mellitus
Siringomielia
Mielomeningocele
Lesión de nervios periféricos
Indiferencia congénita al dolor

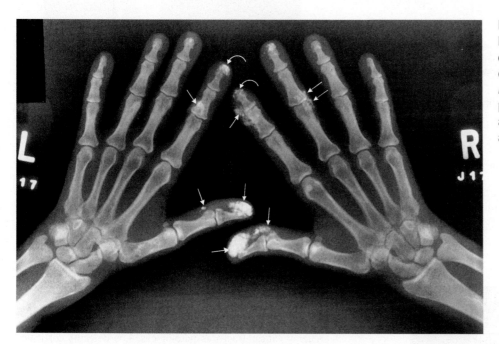

FIGURA 6-108. **Esclerodermia**. Radiografía AP de ambas manos en la que se observa calcificación de tejidos blandos (*flechas rectas*) y los tejidos blandos en la punta de los dedos se encuentran atróficos (*flechas curvas*). Las articulaciones son normales.

espacio articular, fragmentación de hueso subcondral esclerótico, destrucción de la corteza articular, cuerpos articulares libres y formación de tumoraciones óseas en el borde articular. Algunos de los hallazgos en casos de articulación neuropática se superponen con los encontrados en la osteoartrosis. La artralgia no descarta una articulación neuropática; más bien, el grado de dolores desproporcionado con la intensidad del daño.

Otras

La **esclerodermia** es una colagenopatía caracterizada por múltiples calcificaciones de tejidos blandos (fig. 6-108), atrofia de la punta de los dedos y pérdida ósea en las puntas de las falanges distales (acroosteólisis). Los cambios articulares, si están presentes, pueden simular artritis reumatoide.

TUMORES

Las características clave para el diagnóstico de lesiones óseas incluyen la **madurez esquelética (¿ha ocurrido fusión de las epífisis?), número y ubicación de las lesiones, definición de los bordes de la lesión y la presencia de reacción perióstica.**

Las radiografías deben ser las pruebas iniciales en pacientes con sospecha de lesión ósea. Si la lesión parece benigna

en la radiografía y no corresponde a osteoma osteoide, no suelen requerirse estudios adicionales de imagen. Uno de los principales retos cuando se valoran tumores óseos es decidir cuáles requieren estudios diagnósticos adicionales, como biopsia. Existen varias lesiones benignas **QUE NO DEBEN SER TOCADAS**, todas las cuales se caracterizan por bordes escleróticos bien definidos, que es una característica compatible con benignidad. Si las radiografías son normales o no son compatibles con las manifestaciones clínicas o bien, si no permiten determinar la presencia de cáncer con matriz mineralizada o características líticas o escleróticas, entonces debe realizarse RM. Otras indicaciones para RM incluyen lesiones de aspecto agresivo (mal definidas) y las fracturas patológicas. La agresividad de una lesión lítica depende de la parte más agresiva del borde y es un signo de que no es posible la formación de nuevo hueso normal. Se recomienda la TC si las radiografías o el patrón clínico es sospechoso para osteoma osteoide y se prefiere la TC para la valoración de anomalías corticales sutiles y para valorar la mineralización de la matriz ósea. La gammagrafía con 99m-Tc puede ser de utilidad para valorar la distribución de la enfermedad, pero típicamente es normal en pacientes con mieloma.

Tumores benignos

En la tabla 6-13 se enumeran las lesiones óseas benignas comunes. Un **islote óseo**, o enostosis, es la lesión ósea más común. Es en esencia hueso cortical en la cavidad medular y se observa como un pequeño foco esclerótico. Se mezcla con las trabéculas circundantes y no tiene características agresivas (fig. 6-109). Los **defectos corticales fibrosos o los fibromas no osificantes** pueden tener un aspecto similar a la enostosis en adultos, pero tienen una relación más estrecha con la corteza. Estas lesiones fibroóseas son radiolúcidas y pueden ampliar la corteza en niños y adolescentes. Típicamente son

TABLA 6-13	Lesiones óseas benignas comunes
Islotes óseos	
Fibroma no osificante/defecto cortical fibroso	
Osteocondroma	
Osteoma osteoide	
Encondroma	
Quiste óseo	
Displasia fibrosa	
Condroblastoma	
Osteoblastoma	
Hemangioma	

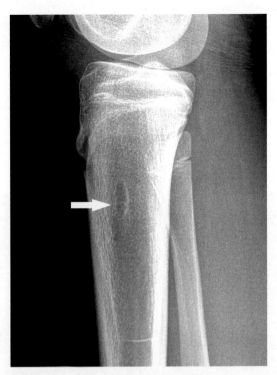

FIGURA 6-110. Defecto cortical fibroso/fibroma no osificado. La lesión ósea tiene bordes escleróticos (*flechas*), se encuentra ligeramente lobulada y se origina de la corteza. Esta lesión fibroósea benigna finalmente se tornará esclerótica y se observará como un área de engrosamiento cortical cuando la paciente sea adulta.

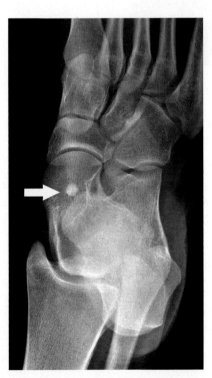

FIGURA 6-109. Islote óseo (*flecha*) (enostosis) en el calcáneo, que es hueso compacto maduro (cortical) en el hueso esponjoso. El islote óseo suele ser ovoideo u oblongo con un contorno espiculado que se fusiona con el hueso trabecular. Son benignos y suelen cursar asintomáticos.

pequeñas y se encuentran de manera incidental, pero pueden crecer y causar fracturas patológicas. Los defectos corticales fibrosos y los fibromas no osificantes pueden cicatrizar o sufrir involución con la madurez, formando un área de esclerosis que puede aparecer como un área de engrosamiento cortical (fig. 6-110).

Un **osteocondroma** o exostosis osteocartilaginosa es una proyección ósea de la corteza con una cubierta de cartílago y se encuentra a menudo en la metáfisis de huesos largos, en especial alrededor de rodilla y hombro. Estos tumores benignos pueden ocasionar deformidad o presión en estructuras circundantes. La cubierta cartilaginosa del osteocondroma rara vez puede sufrir una transformación maligna a condrosarcoma (<1%). Los osteocondromas múltiples se observan en exostosis hereditarias múltiples, un síndrome hereditario autosómico dominante (fig. 6-111). Las anomalías del crecimiento y la transformación maligna (5% a 15%) son más comunes en osteocondromas múltiples que en osteocondroma único. Características como el crecimiento de un osteocondroma en un individuo con madurez esquelética y la presencia de dolor pueden indicar transformación maligna.

Un **quiste óseo** simple (fig. 6-112) se encuentra más a menudo en la metáfisis o metadiáfisis del húmero proximal y fémur en pacientes menores de 25 años y si son lo suficientemente grandes pueden causar una fractura patológica.[5] Una lesión ósea radiolúcida en un adulto de edad avanzada es muy poco probable que corresponda a un quiste simple. Sin embargo, áreas de radiolucidez subarticular pequeñas en adultos probablemente correspondan a quistes degenerativos

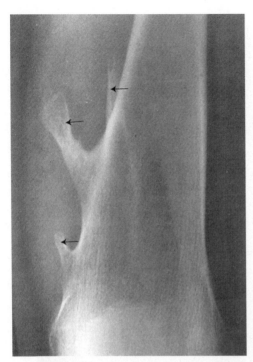

FIGURA 6-111. **Múltiples osteocondromas.** Radiografía AP del fémur izquierdo. Los osteocondromas (*flechas*) se alejan de la articulación de la rodilla, simulando un gancho para ropa.

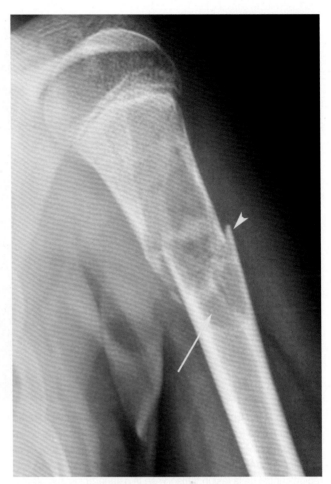

FIGURA 6-112. **Quiste benigno**. Radiografía AP del hombro izquierdo con fractura patológica a través de un quiste óseo benigno (*flecha*) en un niño de 10 años. Hay un desplazamiento leve del fragmento distal de la fractura en sentido lateral. Obsérvese el adelgazamiento de la corteza ósea (*punta de flecha*) causada por la expansión de un quiste benigno.

o, si son grandes, se denominan geodas (fig. 6-94). Un **encondroma** (fig. 6-113) es un tumor cartilaginoso de crecimiento lento que suele encontrarse en las falanges de la mano y en la porción distal de los metacarpianos. Pueden encontrarse pequeñas calcificaciones en las lesiones y, en ocasiones, puede ser difícil diferenciarlos de infartos óseos. Los **infartos óseos** (osteonecrosis, necrosis avascular) (fig. 6-114) son más frecuentes en huesos largos, pueden cursar asintomáticos y típicamente tienen un borde esclerótico y bien definido, mientras que los encondromas tienen mayor probabilidad de tener una calcificación central.

La **displasia fibrosa** se caracteriza por sustitución de hueso medular por tejido fibroso en la infancia. Puede afectar un hueso (monostótica) o varios huesos (poliostótica). Estas lesiones pueden cursar asintomáticas o pueden manifestarse como fractura patológica. Las características radiográficas incluyen un área radiolúcida expansible y adelgazamiento cortical.

Un **osteoma osteoide** (fig. 6-115) es un tumor óseo benigno que típicamente se manifiesta con empeoramiento del dolor por la noche, que se alivia con antiinflamatorios no esteroideos (AINE). Ocurren más a menudo en el cuello femoral y la tibia. La mayoría son corticales con esclerosis rodeando un centro radiolúcido pequeño o nido. En algunos casos, puede haber calcificaciones esta zona radiolúcida, simulando un secuestro de osteomielitis.

El osteoma osteoide tiene intensa actividad en una gammagrafía ósea (fig. 6-115B), mientras que un islote óseo tiene poca o ninguna actividad. La TC suele ser diagnóstica, demostrando un nido clásico (fig. 6-115C). La RM también puede mostrar un nido, pero puede causar confusión por la gran cantidad de edema óseo circundante (fig. 6-115D). El tratamiento consiste en ablación con radiofrecuencia guiada por TC o por legrado quirúrgico del nido.

Un **condroblastoma** (fig. 6-116) es una lesión ósea benigna poco común que se encuentra en la epífisis, por lo general antes de la madurez esquelética. Estas lesiones radiolúcidas por lo general tienen bordes escleróticos y en ocasiones contienen calcificaciones dispersas.

Los **tumores de células gigantes** (TCG) representan 5% de todos los tumores óseos primarios y ocurren en adultos después de la madurez esquelética (fig. 6-117). Estas lesiones son excéntricas, ubicadas en el extremo de un hueso largo, como la tibia, fémur, radio y húmero, donde se encuentran en ubicación subarticular. Los tumores por lo general tienen bordes nítidos, no escleróticos o bordes endósticos mal definidos sin resección perióstica y pueden irrumpir a través de la corteza, desarrollando un componente de tejidos blandos. Casi 15% de los TCG recurren después de legrado simple y empaquetamiento, y podrían requerir una cirugía más intensiva como la ablación con bordes amplios. Con base en su aspecto radiográfico, sería difícil determinar si son benignos o malignos.

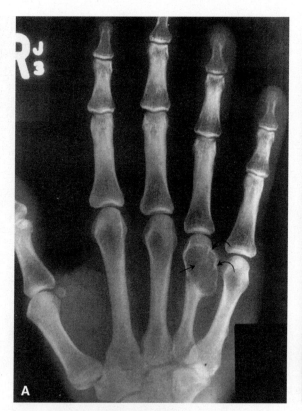
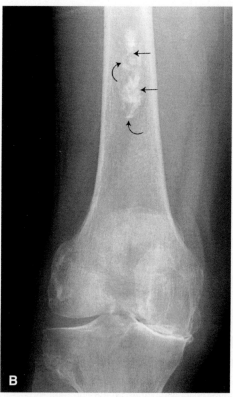

FIGURA 6-113. **Encondroma. A:** Radiografía PA de mano derecha que muestra tumor de crecimiento lento, que típicamente causa adelgazamiento e imagen festoneada (*flechas curvas*) de la corteza ósea interna de la porción distal del cuarto metacarpiano (*flecha recta*). **B:** Radiografía de rodilla derecha. En un hueso largo, es menos común el aspecto festoneado de la corteza. La calcificación del cartílago a menudo se aprecia como pequeñas bolas (*flechas rectas*) o como arcos (*flechas curvas*) y como anillos y aparecen en la región central de la lesión. Obsérvese la osteoartrosis que afecta de forma predominante el compartimiento medial de la rodilla.

FIGURA 6-114. **Infartos óseos múltiples.**
Radiografía AP de ambas rodillas. Los múltiples infartos se manifiestan por zonas delgadas de esclerosis rodeada por áreas radiolúcidas (*flechas rectas*) y calcificaciones de la médula (*flechas curvas*). El patrón más periférico de las calcificaciones ayuda a diferenciar los infartos de los encondromas. Se desconoce la causa en este paciente.

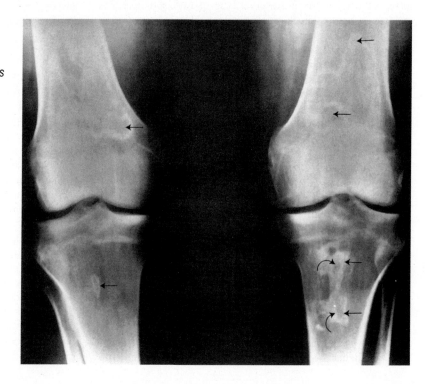

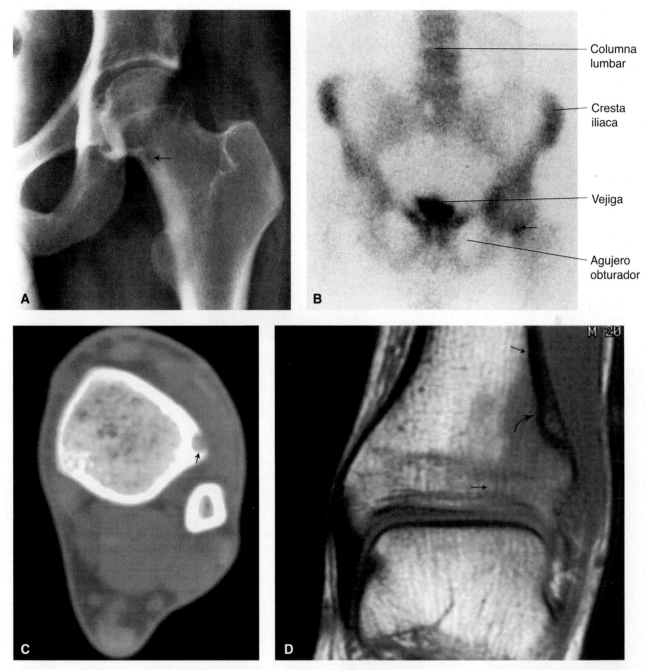

FIGURA 6-115. Osteoma osteoide. A: Radiografía AP de cadera izquierda en un paciente de 20 años que experimentó dolor en la cadera izquierda que solía ceder con ácido acetilsalicílico. El área radiolúcida (*flecha*) en la porción inferior del fémur izquierdo de la región subcapital izquierda correspondió a un osteoma osteoide. **B:** Gammagrafía de pelvis anterior en el mismo paciente. Se observa un área de aumento de la captación del radionúclido (*flecha*) en el cuello femoral izquierdo que correspondió con la anomalía radiolúcida que se observó en (A). La gammagrafía ósea es por lo demás normal. Típicamente, la actividad suele ser mucho mayor, pero fue menor en este paciente porque la lesión se encontraba en la articulación. **C:** TC axial de la tibia distal. Osteoma osteoide. El nido cortical radiolúcido (*flecha*) se observa con claridad en la TC. Rara vez hay una calcificación central en la zona radiolúcida. **D:** Resonancia magnética con ponderación en T1 en un corte coronal en el mismo paciente, en el que tampoco se observa el nido como en la TC (*flecha curva*), pero se observa con facilidad una gran cantidad de edema (*flechas rectas*).

FIGURA 6-116. Condroblastoma benigno.
Radiografía AP de hombro derecho que muestra lesión en la epífisis proximal del húmero (*flecha*) en un paciente de 14 años. Se observa el borde esclerótico típico (*flechas curvas*).

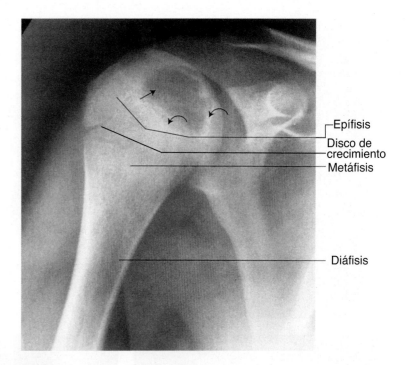

Epífisis
Disco de crecimiento
Metáfisis

Diáfisis

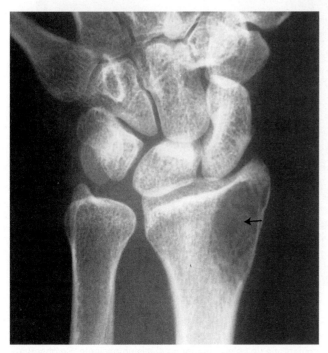

FIGURA 6-117. Tumor de células gigantes. Radiografía PA de la muñeca izquierda que muestra el aspecto clásico y la ubicación común de este tumor en la porción distal del radio.

Sin embargo, rara vez son malignos (5%) y sólo se consideran a las metástasis distantes como un hallazgo radiográfico fiable para apoyar el diagnóstico de malignidad.

Tumores malignos

Las **metástasis óseas** ocurren hasta en 30% de los pacientes con cáncer y son 20 veces más comunes que los tumores óseos primarios en adultos. Los tumores primarios más comunes con metástasis óseas son los cánceres pulmonar, mamario, prostático y renal, que en combinación representan 80% de los casos. La mayoría de las metástasis óseas ocurren en la médula ósea (tronco, cráneo y porción proximal del húmero y fémur) (fig. 6-118). Desde el punto de vista radiográfico, las metástasis tienen una zona de transición amplia, o mal definida, con poca reacción perióstica. Pueden ocurrir lesiones líticas expansibles y con aspecto apolillado. La densidad de las metástasis óseas varía ampliamente, dependiendo del tumor primario (tabla 6-14) y esta densidad puede cambiar después de la quimioterapia o radioterapia. La gammagrafía ósea y la tomografía por emisión de positrones con fluorodesoxiglucosa (TEP FDG) son muy sensibles en comparación con las radiografías simples y hasta en un tercio de los casos de metástasis, éstas pueden demostrarse con gammagrafía ósea en ausencia de anomalías en las radiografías simples. Aunque la gammagrafía ósea y la TEP FDG son sensibles, también son relativamente inespecíficas y pueden mostrar incremento en la captación en presencia de fracturas no patológicas, artritis e infección. A menudo se requiere biopsia ósea para la confirmación de cáncer y el análisis de biomarcadores tumorales.

Tumores de células plasmáticas

El **mieloma múltiple** se origina de las células plasmáticas en la médula ósea y es el tumor óseo maligno primario más común en adultos. Esta enfermedad ocurre en pacientes mayores de 40 años y el sitio más común es en el tronco y cráneo. El aspecto radiográfico típico del mieloma múltiple (fig. 6-119) consiste en múltiples áreas osteolíticas con aspecto en "sacabocados", que puede ser indistinguible de la enfermedad metastásica osteolítica. Las lesiones líticas de mieloma múltiple tienden a ser más uniformes en tamaño que las de la enfermedad metastásica. El mieloma también puede manifestarse como osteopenia difusa. La forma solitaria de este tumor es el **plasmocitoma**, que típicamente es una lesión lítica y expansible (fig. 6-120).

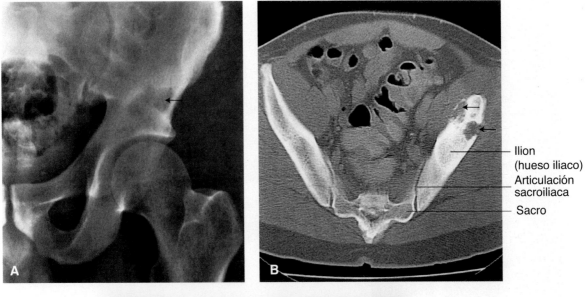

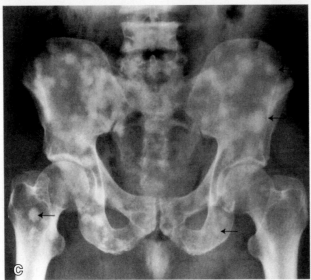

FIGURA 6-118. **Metástasis óseas**. **A:** Radiografía AP de cadera izquierda. El área radiolúcida en el hueso iliaco izquierdo (*flecha*) representa una metástasis osteolítica por un carcinoma pulmonar. **B:** TC del mismo paciente. Se observan dos metástasis osteolíticas (*flechas*) en el hueso iliaco izquierdo. **C:** Radiografía AP de la pelvis. Metástasis osteoblásticas por carcinoma de próstata. Las *flechas* indican múltiples lesiones metastásicas osteoblásticas bilaterales (*de color blanquecino*).

TABLA 6-14	Aspecto radiográfico de las metástasis óseas
Osteoblástico o esclerótico	
Prostático	
Mamario	
Carcinoide	
Neuroblastoma	
Mixto (lítico y blástico)	
Mamario	
Cervicouterino	
Vesical	
Osteolítico	
Casi todas las neoplasias	

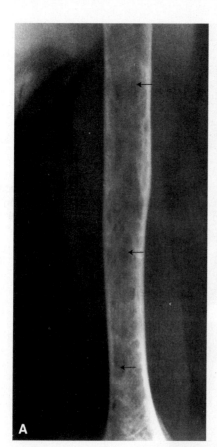

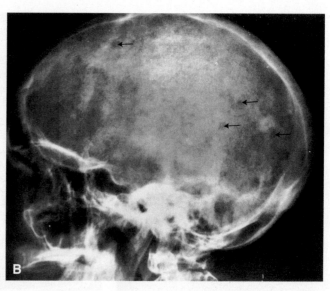

FIGURA 6-119. **Mieloma múltiple.** Radiografía AP del húmero izquierdo **(A)** y radiografía lateral del cráneo **(B)**. Las áreas radiolúcidas o de color oscuro, señaladas por flechas, representan el aspecto clásico del mieloma múltiple en el hueso.

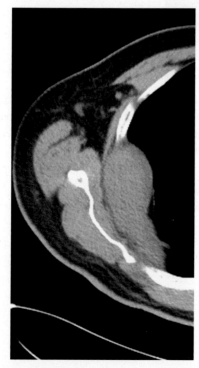

FIGURA 6-120. **Plasmacitoma.** La TC muestra una lesión expansiva, bien definida, en la costilla.

El **sarcoma de Ewing** es el tumor óseo primario más común en la primera y segunda décadas de la vida, y es la segunda en frecuencia sólo después del osteosarcoma (fig. 6-121). El aspecto clásico es una lesión puramente lítica con un borde infiltrante o una tumoración de tejidos blandos con reacción perióstica. Típicamente tiene ubicación diafisaria o metadiafisaria y ocurre en el húmero, fémur y tibia en niños pequeños y en el tronco en adolescentes. Hasta un tercio de los pacientes tienen características sistémicas que simula la infección y hasta 30% tienen metástasis a hueso o pulmón al momento del diagnóstico. Otras causas de reacción perióstica en niños incluyen osteomielitis, fractura, granuloma eosinofílico, neuroblastoma y osteosarcoma. Por su origen en las células plasmáticas, la extensión del sarcoma de Ewing a tejidos blandos por lo general no contiene una matriz de tumor calcificada, a diferencia de las extensiones de tejidos blandos de los osteosarcomas.

Tumores osteogénicos

El **osteosarcoma** es el tumor óseo maligno primario más común en la segunda década de la vida, pero alcanza su máximo en adultos de edad avanzada. Suele tener una ubicación metafisaria y ocurre a menudo alrededor de la rodilla. Estos tumores tienen un aspecto agresivo, con una zona de transición amplia y por su tumor formadores de hueso, clásicamente produce una abundancia de hueso nuevo, irregular, con

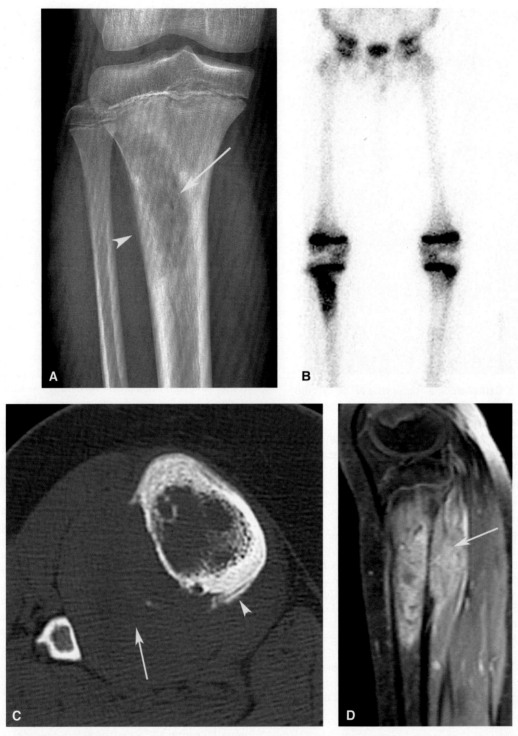

FIGURA 6-121. **Sarcoma de Ewing. A:** Proyección AP de la tibia derecha que muestra una lesión radiolúcida en la metadiáfisis (*flecha*). Hay una reacción perióstica sutil en dirección lateral (*punta de flecha*). Obsérvense las fisis abiertas. **B:** Imagen anterior de una gammagrafía ósea con radionúclidos en la que se observa incremento de la actividad normal del disco de crecimiento en desarrollo y la vejiga (*negro*), pero con aumento anormal de la actividad en la porción proximal de la tibia derecha. **C:** TC axial a través de la lesión que revela que la grasa de la médula ósea normal ha sido sustituida por una densidad similar a la de tejidos blandos, con adelgazamiento y destrucción cortical. Hay reacción perióstica (*punta de flecha*) y una tumoración grande de tejidos blandos (*flecha*). **D:** Resonancia magnética con ponderación en T1 y supresión de grasa, en un corte sagital, que se obtuvo después de la administración de medio de contraste. El tumor se refuerza en los componentes óseo y de tejidos blandos (*flecha*).

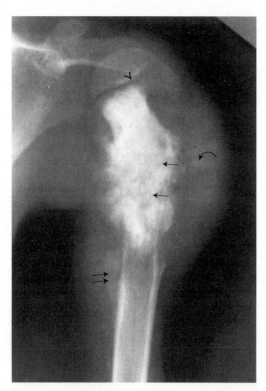

FIGURA 6-122. **Osteosarcoma**. Radiografía AP del húmero izquierdo en un niño de 6 años que muestra una lesión en la metáfisis y diáfisis. El tumor (*flechas rectas únicas*) no ha cruzado la fisis (*punta de flecha*). El triángulo de Codman (*flechas dobles rectas*) representa la formación de nuevo hueso perióstico como reacción al crecimiento tumoral y el aspecto en "rayo solar" (*flecha curva*) que representa el tumor óseo.

matriz osteoide (fig. 6-122). Puede observarse una reacción perióstica agresiva (formación de hueso nuevo en reacción a un crecimiento tumoral) en forma de un triángulo de Codman o patrón en rayo solar. La RM permite mejores imágenes de la médula ósea y debe utilizarse para planificar la biopsia ya que hasta 10% de los pacientes tienen lesiones salteadas (metástasis en el mismo hueso). Las metástasis a distancia al pulmón ocurren hasta en 20% de los pacientes y son la principal causa de recaída.

Puede ser difícil diferenciar entre osteosarcomas y sarcomas de Ewing. En este último, la formación de hueso reactiva se ve limitada y no se extiende hacia la tumoración de tejidos blandos.

ENFERMEDADES ÓSEAS METABÓLICAS

Osteoporosis y osteomalacia

Osteopenia es un término genérico para describir la disminución de la densidad ósea por reducción de la densidad mineral ósea. La **osteoporosis** se define como la disminución de la masa ósea con mineralización normal, en tanto que la **osteomalacia** es una matriz ósea normal (osteoide) con disminución

TABLA 6-15	**Causas comunes de osteoporosis**

Generalizada
Relacionada con la edad
Deficiencia de estrógenos o posmenopáusica
Tratamiento con esteroides o con heparina
Hiperparatiroidismo
Desnutrición
Local
Falta de uso

de la cantidad de mineralización. La osteoporosis se ha vuelto un problema de salud público importante que afecta a más de 10 millones de estadounidenses (sobre todo mujeres), ocasionando 2 millones de fracturas relacionadas con osteoporosis por año. De estas fracturas, casi 300 000 son fracturas de cadera y casi 700 000 son fracturas vertebrales. Existen múltiples causas de osteoporosis, siendo las más comunes las que se muestran en la tabla 6-15. Debe incluirse el mieloma múltiple en el diagnóstico diferencial de osteopenia difusa en adultos. Las radiografías son relativamente insensibles para la valoración de la osteoporosis. La absorciometría dual con rayos X es el método diagnóstico ideal (fig. 6-123) y se utiliza para determinar la densidad ósea normal en comparación con la osteopenia y osteoporosis, utilizando la calificación T, que compara las cifras del paciente con las de adultos normales sanos.

El **hiperparatiroidismo** es ocasionado por un exceso de paratohormona y puede ser primario (más a menudo por adenoma paratiroideo) o secundario, más a menudo por nefropatía crónica. La resorción subperióstica es la característica radiográfica, más a menudo se observa en falanges, en la porción distal de las clavículas y en las articulaciones sacroilíacas (fig. 6-124). Otras características radiográficas incluyen incremento generalizado de la densidad ósea y lesiones quísticas, que en ocasiones son expansivos, conocidos como tumores pardos. Estos ocurren en ubicaciones donde el hueso se pierde con rapidez y hay una combinación de hemosiderina y tejido de granulación sustituyendo la médula ósea normal. En la RM, tienen un aspecto quístico, sólido o una combinación de ambos.

Raquitismo

El raquitismo ocurre en las porciones en crecimiento de los huesos de lactantes y es causada por una mala calcificación de la matriz osteoide que se origina por deficiencia de vitamina D, nefropatía o malabsorción intestinal. Los hallazgos radiográficos incluyen discos de crecimiento ensanchados e irregulares, metáfisis cóncavas, arqueamiento de las piernas y osteopenia (fig. 6-125). El raquitismo sólo ocurre en huesos en crecimiento y se conoce como osteomalacia en el adulto.

Enfermedad de Paget

La enfermedad de Paget se caracteriza por incremento de la formación ósea y ocurre con frecuencia creciente a partir de la edad madura y en lo sucesivo.

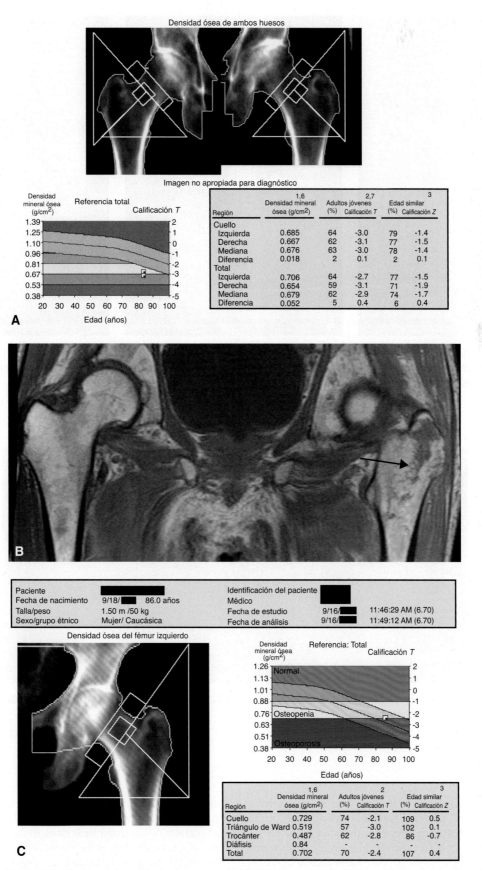

FIGURA 6-123. Osteoporosis. A: Absorciometría dual con rayos X (DEXA) de la densidad mineral ósea en la cadera de un hombre de 83 años. La calificación T –2.5 o menor indica osteoporosis. (La calificación de la paciente fue –3 en el lado izquierdo y –3.1 en el lado derecho). **B:** Se solicitó una resonancia magnética con ponderación en T1 en un corte coronal después de una caída menor del paciente, en la que se demostró fractura intertrocantérica incompleta de la cadera (*flecha*). **C:** Estudio DEXA de la cadera izquierda en una mujer de 86 años. Una calificación de –1.5 y –2.5 para el cuello femoral indica osteopenia. (La calificación de la paciente fue –2.1).

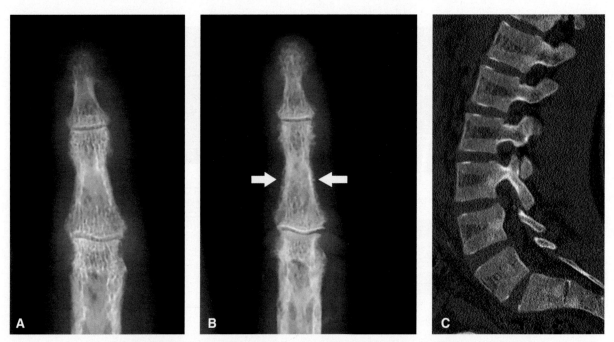

FIGURA 6-124. Hiperparatiroidismo. A: Dedo índice izquierdo normal. **B:** Radiografía del dedo índice izquierdo un año después del diagnóstico de hiperparatiroidismo. Se observa resorción subperióstica del dedo índice izquierdo. **C:** TC sagital de la columna lumbar que muestra bandas transversas de esclerosis en los cuerpos vertebrales.

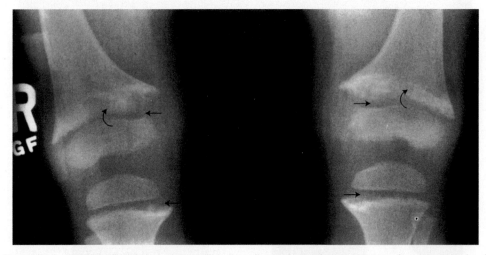

FIGURA 6-125. Raquitismo. Radiografía AP de ambas rodillas. Los discos de crecimiento se aprecian ensanchados (*flechas rectas*) y las metáfisis son cóncavas (*flechas curvas*).

Los sitios afectados más a menudo son cráneo, tronco y fémur (fig. 6-126). Las características radiográficas de la enfermedad de Paget se enumeran en la tabla 6-16. En las radiografías, los huesos se expanden, las cortezas se engrosan y se observa un patrón esclerótico intravascular engrosado y prominente. En etapas tempranas de la enfermedad, puede ocurrir rarefacción, expansión y destrucción ósea. Como consecuencia del reblandecimiento óseo ocurren deformidades como arqueamiento de huesos largos y protrusión del acetábulo. Las complicaciones incluyen fracturas patológicas y rara vez degeneración sarcomatosa. El diagnóstico diferencial de la enfermedad de Paget incluye enfermedad metastásica osteoclástica, displasia fibrosa, linfoma y osteoesclerosis.

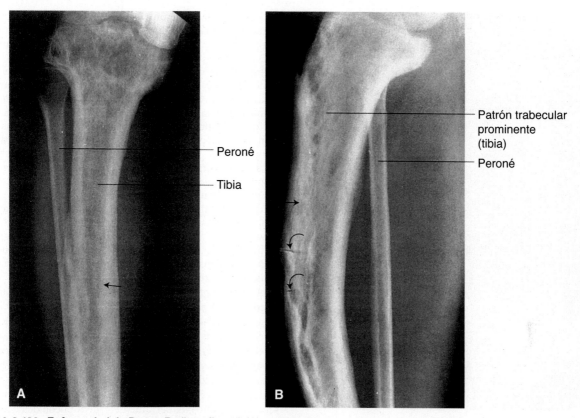

FIGURA 6-126. Enfermedad de Paget. Radiografías AP **(A)** y lateral **(B)** de tibia y peroné derechos. La corteza de la tibia se aprecia esclerótica (*flechas rectas*) por el ensanchamiento y engrosamiento de la corteza y con un patrón trabecular prominente. La tibia se encuentra arqueada en dirección anterolateral. El peroné no está afectado. Las fracturas patológicas transversas típicas se observan mejor en la radiografía lateral (*flechas curvas*) y son la complicación más común de esta enfermedad.

TABLA 6-16	Características radiográficas de la enfermedad de Paget

Corteza ósea gruesa y esclerótica con aumento de tamaño del hueso
Patrón clavicular grueso y prominente
Arqueamiento de huesos largos
Protrusión acetabular
Fracturas patológicas
Área focal de radiolucidez en el cráneo (osteoporosis circunscrita)

INFECCIÓN

Puede ocurrir **osteomielitis** (infección ósea o de médula ósea) en todos los grupos de edad y la presentación clásica es dolor óseo o articular y fiebre. Las causas de osteomielitis incluyen diseminación local de la infección a partir de tejidos blandos adyacentes, inoculación indirecta después de traumatismos y siembra durante la bacteriemia (la vía predominante en niños). A diferencia de los tumores, la osteomielitis aguda es un proceso rápidamente destructivo y puede tener gas en los tejidos blandos. El aspecto radiográfico es variable y puede ser normal. En adultos, en particularmente diabéticos, el riesgo de osteomielitis del pie es mayor en presencia de úlceras cutáneas que se extienden hasta el hueso. Sin embargo, a menos que

exista una úlcera cutánea, el aspecto radiográfico de la osteomielitis puede ser idéntico al de un tumor óseo con una zona de transición amplia con un aspecto agresivo con destrucción ósea y articular, reacción perióstica y un componente de tejidos blandos (fig. 6-127). La gammagrafía ósea de tres fases mostrará incremento de la captación en las tres fases en comparación con la celulitis.

A la fecha, la RM con medio de contraste es la técnica más sensible y específica ya que detecta edema de médula ósea y la administración de medio de contraste es muy útil para demostrar afección ósea y de tejidos blandos con infarto. Típicamente, la osteomielitis aparece como una disminución de la señal con ponderación en T1 e incremento de la señal en la ponderación en T2 con recuperación de inversión de tau corta. La RM también permite la valoración de la afección de tejidos blandos por la infección. Sin embargo, puede encontrarse un cuadro clínico confuso en un pie diabético, en el cual podría haber anomalías adicionales como fracturas y cambios neuropáticos (fig. 6-128). Las radiografías simples y RM son complementarias, y ambas están indicadas en pacientes diabéticos con sospecha de osteomielitis del pie.

En **lactantes**, los vasos metafisarios atraviesan los discos de crecimiento y las infecciones pueden afectar las metáfisis, epífisis y articulaciones, ocasionando deformidad de crecimiento. La osteomielitis en **niños** suele confinarse a regiones metafisarias, donde la irrigación arterial normal no atraviesa los discos de crecimiento (fig. 6-129 y 6-130). Sin embargo, en adultos los vasos metafisarios y epifisarios se anastomosan a través de los remanentes del disco de crecimiento, incrementando el riesgo de artritis séptica.

La **osteomielitis crónica** se define como una infección con duración de más de seis semanas que ocurre si la infección se trata de manera inadecuada o si es resistente al tratamiento. Existe una amplia variedad de aspectos radiográficos, lo que incluye el engrosamiento de la corteza y una combinación de radiolucidez y esclerosis. Se recomienda obtener imágenes confirmatorias con resonancia magnética que muestren edema de médula ósea y tejidos blandos, así como alteraciones en la perfusión hística o con el empleo de TC, ya que una infección con características agresivas puede diagnosticarse de forma errónea como cáncer (fig. 6-82). Puede desarrollarse un **secuestro** de hueso necrótico, parecido a una zona relativamente densa por su falta de irrigación sanguínea; esto se continúa con un involucro (cubierta de hueso que rodea un secuestro) y una **cloaca**, que es un defecto óseo a través del cual drena pus. Puede ocurrir osteomielitis en una fractura previa, donde pueden detectarse cambios en los fragmentos de fractura. Es importante recordar que cuando consolida una fractura, la densidad ósea debe regresar a lo normal; una esclerosis persistente sugiere osteomielitis crónica.

Artritis séptica: son esenciales el diagnóstico y tratamiento tempranos en pacientes con artritis séptica, ya que la destrucción del cartílago puede sobrevenir con rapidez, ocasionando erosiones óseas, osteomielitis y anquilosis. El engrosamiento y reforzamiento sinovial, el derrame articular y los cambios inflamatorios en los tejidos yuxtaarticulares son hallazgos típicos en los estudios de imagen, aunque puede estar ausente el derrame hasta en un tercio de los pacientes adultos con artritis séptica. En niños, el derrame de cadera puede detectarse con mayor fiabilidad en la ecografía que en las radiografías simples. Se recomienda la aspiración articular bajo guía fluoroscópica o ecográfica para la colocación de la aguja.

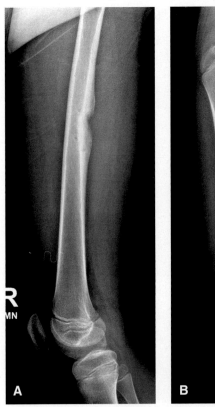
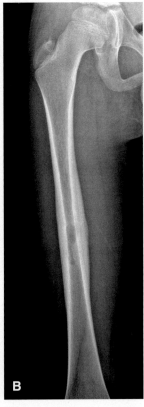

FIGURA 6-127. Osteomielitis. A y B: Proyecciones AP y lateral del fémur que muestran esclerosis, áreas radiolúcidas y reacción perióstica en la diáfisis.

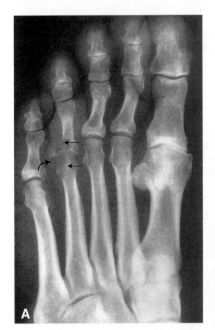
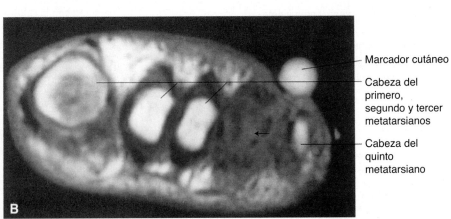

Marcador cutáneo

Cabeza del primero, segundo y tercer metatarsianos

Cabeza del quinto metatarsiano

FIGURA 6-128. Osteomielitis. A: Radiografía AP del pie izquierdo en un paciente con diabetes mellitus. Se observan cambios destructivos (*flechas rectas*) que afectan la base de la falange proximal del cuarto dedo del pie y la cabeza del cuarto metatarsiano. También hay cambios destructivos en la cuarta articulación metatarsofalángica, manifestadas por estrechamiento del espacio articular. La infección ha causado los cambios destructivos característicos en la articulación, así como destrucción ósea a ambos lados de la articulación. Se originaron fragmentos óseos libres por la osteomielitis (*flecha curva*). **B:** Resonancia magnética axial con ponderación en T1 del pie izquierdo en el mismo paciente. Cuando se compara con las cabezas de los otros metatarsianos, la cabeza del cuarto metatarsiano no es visible porque la infección destruyó y sustituyó a la médula ósea (*flecha*).

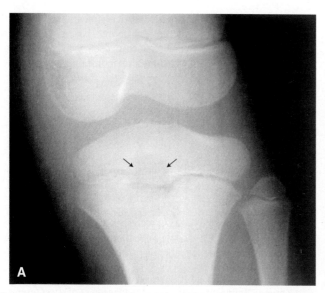

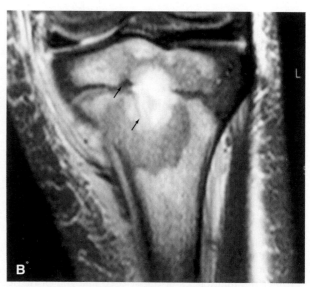

FIGURA 6-129. Osteomielitis A: Radiografía AP de la rodilla izquierda en un niño. Se observa un área radiolúcida focal en la epífisis (*flechas*). **B:** Resonancia magnética con ponderación en T2 y supresión de grasa, en un corte coronal, del mismo paciente, que muestra un absceso que cruza el disco de crecimiento y afecta la metáfisis (*flechas*).

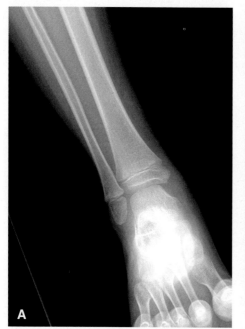

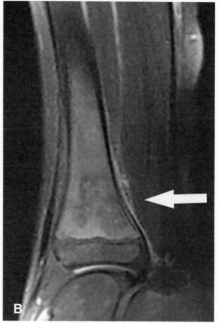

FIGURA 6-130. Osteomielitis. A: Radiografía AP de la tibia derecha, que se reportó como normal. **B:** Aumento de la señal en T2 (*flecha blanca*) y formación de una cavidad en la metáfisis, compatible con osteomielitis aguda.

PUNTOS CLAVE

- Los sesamoideos son huesos ubicados en el tendón o la placa palmar. Los huesecillos son huesos adicionales o supernumerarios cercanos al esqueleto y por lo general reciben su nombre por el hueso cercano.
- Como las fracturas y otras anomalías podrían no visualizarse en todas las proyecciones radiográficas, siempre debe insistirse en obtener al menos dos proyecciones del área lesionada en posición ortogonal una con respecto a la otra.

- Las fracturas podrían no ser visibles en la primera radiografía, pero pueden hacerse visibles después de cierto tiempo (séptimo día) por la resorción ósea en los extremos del fragmento de fractura.
- La RM es de utilidad para lesiones de tejidos blandos como el manguito de rotadores del hombro, ligamentos y meniscos de la rodilla, ligamentos del tobillo y tendón de Aquiles. Las imágenes por TC son buenas para el detalle óseo, diagnóstico de fracturas, ubicación de fragmentos de fracturas y para la valoración de la formación de la matriz en tumores óseos.

- La clasificación de Salter-Harris describe fracturas alrededor del disco de crecimiento, el cual se considera el punto más débil del hueso en crecimiento.
- La osteoartrosis es la forma más común de artritis y a menudo es ocasionada por asimetría en el desgaste del cartílago. Las características radiográficas de la osteoartrosis incluyen estrechamiento irregular de la articulación, esclerosis subcondral, formación de quistes y formación de osteofitos.
- Las características radiográficas de la artritis reumatoide incluyen engrosamiento de tejidos blandos periarticulares, estrechamiento simétrico de las articulaciones, erosión marginal, osteoporosis periarticulares y deformidad articular.
- El cáncer metastásico es el tumor óseo maligno más común en adultos. La mayoría de los cánceres que a menudo causan metástasis óseas incluyen los cánceres pulmonar, mamario y prostático.
- El mieloma múltiple es el tumor óseo maligno primario más común en adultos y se origina de la médula ósea.
- El sarcoma de Ewing suele ocurrir en niños y adultos jóvenes y típicamente tiene un aspecto infiltrativo y una reacción perióstica con aspecto similar a las capas de una cebolla.

- La osteomielitis y la artritis séptica típicamente se manifiesta con dolor localizado y fiebre. Las características radiográficas incluyen destrucción ósea y articular, reacción perióstica y en ocasiones un componente de tejidos blandos.

Lecturas adicionales

1. Helms CA. *Fundamentals of Skeletal Radiology*. 5th ed. Saunders; 2019.

Referencias

1. Jarraya M, Hayashi D, Roemer FW, et al. Radiographically occult and subtle fractures: a pictorial review. *Radiol Res Pract*. 2013;2013. doi:10.1155/2013/370169.
2. Stiell IG, McKnight RD, Greenberg GH, et al. Implementation of the Ottawa ankle rules. *JAMA*. 1994;271:827-832.
3. Stiell IG, Wells GA, Hoag RH, et al. Implementation of the Ottawa knee rule for the use of radiography in acute knee injuries. *JAMA*. 1997;278:2075-2079.
4. Marshall RA, Mandell JC, Weaver MJ, Ferrone M, Sodickson A, Khurana B. Imaging features and management of stress, atypical, and pathologic fractures. *Radiographics*. 2018;38:2173-2192.
5. Ha AS, Porrino JA, Chew FS. Radiographic pitfalls in lower extremity trauma. *Am J Roentgenol*. 2014;203:492-500.doi:10.2214/AJR.14.12626.

Preguntas

1. El segundo dedo de la mano, cuando se inicia sobre el lado radial, se denomina:
   a. Dedo anular
   b. Dedo índice
   c. Dedo medio
   d. Segundo dedo

2. Los huesos se forman por:
   a. Osificación endocondral
   b. Osificación intramembranosa
   c. Osificación periósea
   d. a y b
   e. a y c

3. Un pequeño hueso por fuera del epicóndilo externo del húmero en un niño de ocho años probablemente corresponda a:
   a. Una apófisis
   b. Una epífisis
   c. Una fractura
   d. Una variante normal

4. En niños, un trazo de fractura que se extiende a través de los discos de crecimiento hacia la epífisis corresponde, en la clasificación Salter-Harris a:
   a. I
   b. II
   c. III
   d. IV
   e. V

5. ¿Cuál es el hallazgo más común en una luxación de hombro?
   a. Ubicación anterior
   b. Fractura de la tuberosidad mayor
   c. Ubicación posterior
   d. Fractura glenoidea

6. La modalidad de imagen más apropiada para valorar una fractura del calcáneo es:
   a. Ecografía
   b. TC
   c. Resonancia magnética
   d. Gammagrafía ósea

7. Un paciente de edad avanzada con una caída y dolor en la cadera tiene imagen de fractura en la radiografía. El siguiente paso consiste en:
   a. Obtener una resonancia magnética
   b. Obtener una TC para valorar la fractura
   c. Solicitar la valoración por un cirujano ortopedista
   d. Solicitar una gammagrafía ósea

8. El mejor estudio para observar todas las estructuras internas de la rodilla es:
   a. Radiografía
   b. Ecografía
   c. Tomografía computarizada
   d. Resonancia magnética

9. La osteoporosis periarticular, erosiones marginales y rigidez matutina describen mejor a:
   a. Osteoartritis
   b. Gota
   c. Artritis reumatoide
   d. Artritis séptica

10. ¿Cuál de los siguientes es un tumor óseo maligno?
    a. Osteoma osteoide
    b. Mieloma múltiple
    c. Enostosis
    d. Osteocondroma

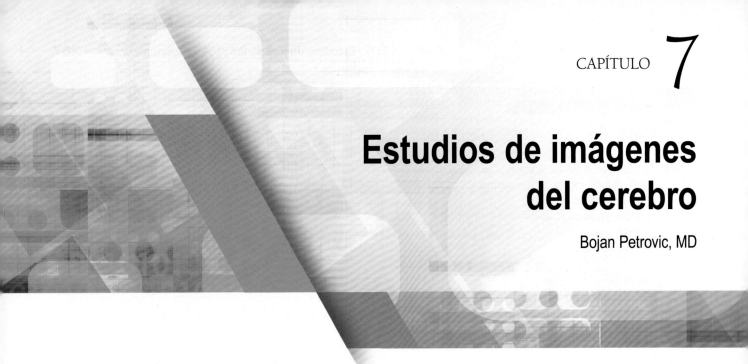

Estudios de imágenes del cerebro

Bojan Petrovic, MD

TC y RM

Medios de contraste

Anatomía normal

Cefalea

Alteraciones del estado psíquico

Traumatismos

Vasculopatías
  Apoplejía
  Disección
  Aneurisma
  Malformaciones arteriovenosas
  Trombosis venosa cerebral

Tumores

Infecciones
  Absceso cerebral
  Encefalitis
  Meningitis

Hidrocefalia

Demencia

Esclerosis múltiple

Puntos clave

Preguntas

El uso de la tomografía computarizada (TC) y la resonancia magnética (RM) ha revolucionado la subespecialidad de la neurorradiología, al grado que dichas modalidades se han vuelto fundamentales en la atención de personas con trastornos neurológicos. Este capítulo intenta señalar al lector las aplicaciones comunes de las técnicas imagenológicas del cerebro, para que conozca las modalidades adecuadas para diversos trastornos y esclarecer las situaciones en que es apropiado el empleo del medio de contraste intravenoso (IV).

TC Y RM

La obtención de datos con **TC** multidetector suele realizarse en el plano axial (helicoidal estrictamente) y permite la obtención de voxeles casi isotrópicos para generar imágenes reformateadas bidimensionales multiplanares y tridimensionales (3D) de alta calidad, que podrán ser revisadas en el plano axial, o datos de imagen que se reconstruyan desde otros planos (típicamente coronal, sagital o ambos). El procesamiento posterior con algoritmos de reconstitución permite revisar las imágenes con un algoritmo para tejidos blandos (óptimas para la valoración inicial del encéfalo), u otro para huesos (para optimizar el estudio de la bóveda craneal y la base del cráneo). Además, se pueden establecer ventanas durante la revisión para ajustar el contraste, situación útil para la identificación de alteraciones como la hemorragia o la apoplejía.

Una de las limitaciones principales de la TC es que no posee una resolución por contraste de tejidos blandos. Si dos tipos diferentes de tejidos en íntima cercanía tienen densidad similar, absorberán aproximadamente el mismo número de fotones y su aspecto será casi idéntico en la TC. Además, los artefactos ocasionados por huesos u otras partes de gran densidad como los clips de un aneurisma, merman la exploración. Por ejemplo, las imágenes nacidas de secciones de la fosa posterior y las caras interiores de la fosa media del cráneo a menudo se degradan por los artificios óseos en la TC, lo que limita la detección de anormalidades sutiles en la fosa posterior, en particular dentro del tronco del encéfalo.

A diferencia de la TC del cerebro, que por general consiste en una sola imagen (salvo que se practiquen estudios antes y después del uso del medio de contraste), la **RM** cerebral consiste en la obtención de múltiples imágenes, cada una con parámetros diferentes o "secuencias de pulsos" destinadas a destacar

TABLA 7-1	Resumen del uso y características de las secuencias de RM	
Secuencia	**Utilidad**	**Signos**
T1	Adecuada en la anatomía normal	La sustancia blanca es brillante y también lo son la grasa y la pérdida sanguínea subaguda.
T2	Secuencia sensible al líquido	Muchos tipos de alteraciones del SNC son brillantes.
FLAIR	Secuencia sensible al líquido con supresión de la señal de LCR	Muchos tipos de alteraciones del SNC son brillantes.
STIR o T2 supresión de grasa	Secuencia sensible al líquido y supresión de grasa	Útil cuando se averigua alguna anormalidad en la señal medular. Muchos tipos de alteraciones de la médula son brillantes.
Secuencia de eco del gradiente	Sensible al calcio, hierro y productos de degradación sanguínea	Hemorragia y calcificaciones de aspecto oscuro.
SWI (estudio con ponderación por susceptibilidad)	Excepcionalmente sensible al calcio, hierro y productos de degradación sanguínea	La hemorragia y las calcificaciones tienen aspecto oscuro.
DWI (método con ponderación por difusión)	Útil para valorar las alteraciones con restricción de difusión como infartos agudos, abscesos piógenos y tumores muy celulares	La restricción de la difusión tiene una imagen brillante.

LCR, líquido cefalorraquídeo; SNC, sistema nervioso central.

zonas distintas del encéfalo o identificar enfermedades diferentes (tabla 7-1). Por ejemplo, las imágenes con ponderación en T1 delimitan perfectamente los contornos anatómicos del cerebro normal, en tanto que se utilizan imágenes ponderadas por susceptibilidad para detectar hemorragias, y otras ponderadas por división, muy útiles para la detección de infartos agudos. La práctica de TC craneoencefálica dura menos de un minuto, pero se necesitan varios minutos para cada secuencia de pulsos en una exploración de RM, de tal manera que el lapso global de rastreo es relativamente más largo que con TC.

La RM muestra una resolución superior por contraste de tejidos blandos en relación con la TC, y la torna más sensible para la detección de infartos incipientes, tumores sutiles o lesiones desmielinizantes. Por la selección de secuencias apropiadas de pulsos, la RM se puede personalizar para esclarecer alguna duda clínica. Por ejemplo, se puede agregar una secuencia con ponderación en T1 y supresión de grasa a la valoración de una lesión de aspecto brillante en la imagen con ponderación en T1 porque la desaparición de la señal en la secuencia sin grasa denotaría que la lesión la contiene y no posee contenidos proteináceos o hemorrágicos. Las limitaciones de la RM incluyen la susceptibilidad a rechazar artefactos metálicos (como los clips para aneurismas), artefactos con pulsación de líquido cefalorraquídeo (LCR) o vasos, artefactos cinéticos (en particular en personas que no toleran exploraciones físicas largas), y otras contraindicaciones o restricciones en pacientes que tienen implantados marcapasos/desfibriladores o cuerpos extraños de metal.

Cada modalidad posee ventajas y desventajas, y la selección dependerá de las indicaciones clínicas y el planteamiento por esclarecer.

MEDIOS DE CONTRASTE

Los medios intravenosos, como los yodados y el quelado de gadolinio, mejoran enormemente la detección de enfermedades con el uso de TC y RM, respectivamente, en particular si existe la preocupación sobre bases clínicas de que haya infección, un tumor o una anomalía vascular. Puede ser útil revisar los American College of Radiology's Appropriateness Criteria (Criterios de Apropiación del Colegio Norteamericano de Radiología) para la selección del estudio apropiado para una indicación clínica, y también si está indicado el empleo del medio de contraste; si hay duda debe consultarse a otro radiólogo para casos individuales. La administración del material de contraste se realizará solamente después de revisar la función renal del paciente y cualquier alergia a dicho medio.

La barrera hematoencefálica muestra permeabilidad selectiva para separar la sangre, del líquido extracelular del cerebro y la médula espinal. La integran células endoteliales de los capilares y astrocitos, cuya combinación permite la difusión pasiva de moléculas hidrosolubles y liposolubles, y también el transporte activo de otras que son necesarias para las funciones nerviosas, como la glucosa y los aminoácidos. La barrera hematoencefálica impide normalmente el desplazamiento de grandes moléculas como las de medio de contraste yodado y los quelados de gadolinio al interior del sistema nervioso central (SNC). La transgresión de la barrera como en el caso de tumores, infección, inflamación, infartos u otras entidades, permite la penetración de dicho medio al SNC y origina un contraste muy intenso que es anormal.

ANATOMÍA NORMAL

La anatomía normal se presenta en las figuras 7-1 y 7-2. Entre los datos básicos por conocer están el volumen de los ventrículos, la posición de las estructuras en la línea media, la diferenciación entre la sustancia gris y blanca, la densidad, la simetría del parénquima cerebral y cualquier densidad anormal extracerebral. En la TC se observa que el tejido es más denso (hueso) y tiene tonos más brillantes, en tanto que las áreas con poca densidad como el aire en los senos o la grasa tienen aspecto oscuro.

En la RM el LCR es obscuro en la modalidad ponderada en T1 y brillante en la modalidad ponderada en T2. La figura 7-3 señala las estructuras que están descalcificadas y que es importante diferenciar de la hemorragia, para lo que se usará TC sin medio de contraste.

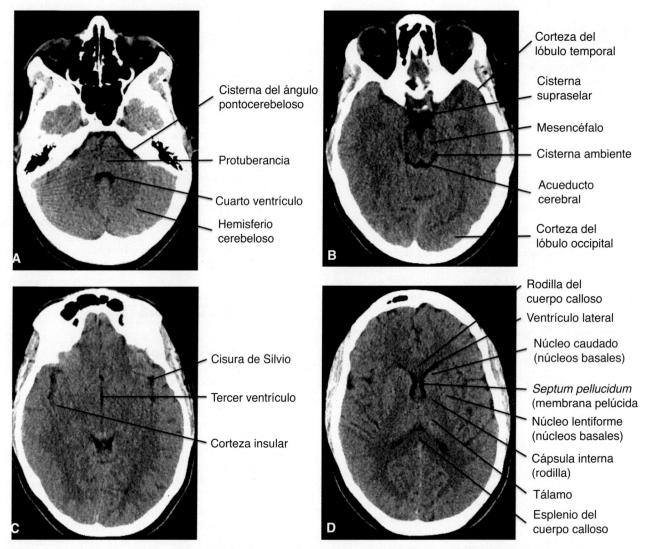

FIGURA 7-1. Anatomía normal en TC. A-F: Estructuras principales del tronco del encéfalo (bulbo raquídeo, protuberancia, mesencéfalo) cerebelo y hemisferio cerebrales (lóbulos frontales, temporales, parietales y occipitales). Los espacios llenos de líquido cefalorraquídeo (cisterna supraselar, ventrículos, cisura de Silvio, surco) tienen baja densidad (negro). Las estructuras de sustancia gris (corteza, núcleos basales, tálamo) son relativamente más densas (más brillantes en TC) que la sustancia blanca de menor densidad (como la sustancia blanca subcortical, el centro semioval, la cápsula interna y el cuerpo calloso).

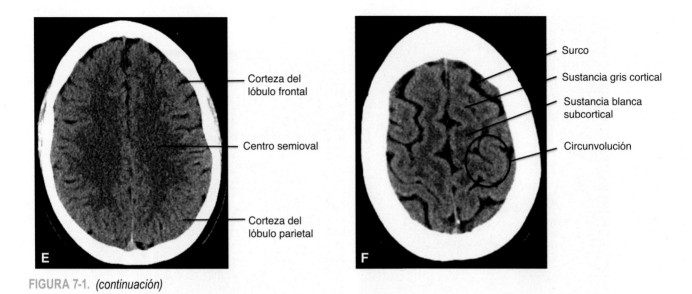

FIGURA 7-1. *(continuación)*

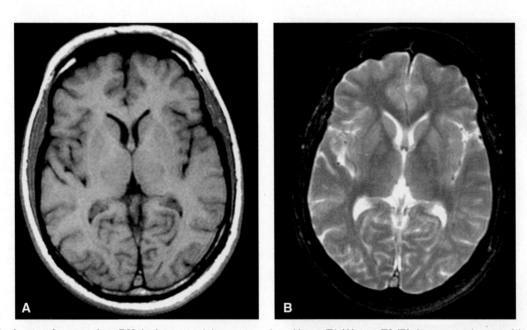

FIGURA 7-2. **Anatomía normal en RM.** Imágenes axiales con ponderación en T1 **(A)** y en T2 **(B)** de resonancia magnética a nivel del agujero de Monroe. En las imágenes con ponderación de T1 el líquido cefalorraquídeo en los ventrículos es oscuro y en las que tienen ponderación de T2 es blanco. Obsérvese el magnífico detalle anatómico, mucho mejor que el que se obtiene con TC.

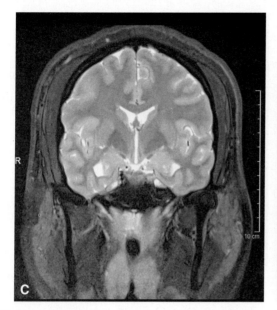

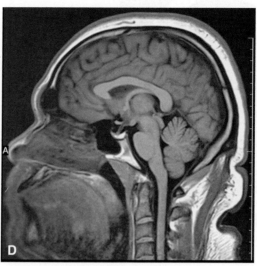

FIGURA 7-2. *(Continuación)* **C:** Imagen coronal con ponderación en T2 a nivel del agujero de Monroe en el mismo paciente. La definición anatómica es similar a los cortes cerebrales en el laboratorio de neuroanatomía. **D:** Imagen sagital con ponderación en T1 de la línea media en el mismo paciente. Se advierten en detalle fino las estructuras de dicha línea, la cara y el agujero occipital. Es destacable la nitidez del cerebelo y el tronco del encéfalo sin artefactos de TC de endurecimiento del haz.

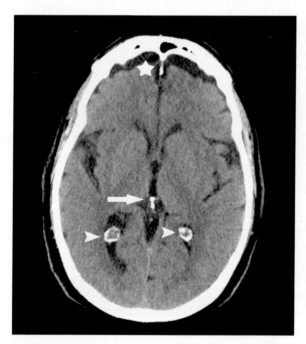

FIGURA 7-3. **Variante normal. Calcificación intracraneal.** Plexo coroideo (*puntas de flecha*), glándula pineal (*flecha*) y en sentido inferior, la hoz del cerebro (*estrella*).

CEFALEA

La confirmación diagnóstica por medio de TC y RM en pacientes que son referidos para el esclarecimiento de una cefalea aislada no traumática es pequeña, con una incidencia de 0.4% de lesiones que pueden ser tratables, de manera que muy pocas veces está indicada la realización de estudios de imágenes en casos de cefalea crónica con datos normales en la exploración neurológica. Hay mayor posibilidad de obtener datos positivos en las neuroimágenes en poblaciones con alto riesgo que incluyen embarazadas, personas con inmunodeficiencias, cáncer y pacientes con papiledema o entidades sistémicas, que incluyen trastornos de hipercoagulabilidad.

ALTERACIONES DEL ESTADO PSÍQUICO

La alteración del estado psíquico no es una entidad diagnóstica sino un término genérico que incluye síntomas muy diversos de trastornos agudos o crónicos de la función psíquica, incluidas confusión, letargo, desorientación, letargia, somnolencia, encefalopatías, hiporreactividad y coma. Es fundamental el diagnóstico inmediato de alteraciones agudas intracraneales en pacientes con alteración de estado psíquico para orientar en el tratamiento apropiado y asegurar resultados positivos. La TC sin medio de contraste de la cabeza, que puede realizarse de manera segura y rápida, es la prueba más indicada para descartar la presencia de hemorragia intracraneal aguda (HIA), hidrocefalia o algún efecto expansivo. Hay que considerar el uso de medio de contraste IV durante la TC de la cabeza si se sospecha la presencia de una infección, un tumor o una inflamación, pero más a menudo después de TC sin medio de contraste de la cabeza se practica la RM del encéfalo con medio de contraste o sin él, porque tiene una mayor sensibilidad para detectar isquemia, encefalitis o hemorragia sutil. La RM también es el método más indicado en casos de valoración por sospecha de esclerosis múltiple, vasculitis o la afección neuropsiquiátrica del lupus eritematoso sistémico.

TRAUMATISMO

La **lesión craneoencefálica traumática** (LCT) es la causa principal de discapacidad y muerte en niños y adultos jóvenes en Estados Unidos. Su amplia disponibilidad y la rapidez de su realización hacen de la TC la modalidad ideal para identificar traumatismos craneoencefálicos. Se han elaborado tres conjuntos importantes de criterios o directrices de manera independiente para anticipar qué pacientes con lesiones craneoencefálicas agudas cerradas, menores o leves no necesitan de TC craneoencefálica. Los Criterios de New Orleans (NOC, por sus siglas en inglés), las Reglas Canadienses para TC de cabeza (CCHR, por sus siglas en inglés) y el Estudio Nacional de Utilización de Rayos X en Emergencias (NEXUS, por sus siglas en inglés)-II tienen particularmente gran sensibilidad, pero existen esquemas intermedios con menor especificidad para detectar hallazgos significativos. Los estudios de imagen posiblemente no estén indicados en personas con una lesión craneoencefálica cerrada aguda, menor o leve, que alcancen puntuación de 13 o más en la Escala de Coma de Glasgow (ECG). Sin embargo, dichos estudios están indicados, por lo común TC sin medio de contraste, en personas con una lesión craneoencefálica cerrada aguda, moderada o grave (ECG <13). También están indicados TC sin medio de contraste o RM si existe deterioro neurológico, recuperación tardía o déficit no explicados y persistentes después de LCT aguda o un nuevo déficit cognitivo, neurológico o de ambos tipos después de LCT subaguda o crónica. En caso de sospecha de rinorrea de LCR, se recomienda TC sin medio de contraste del macizo maxilofacial o el hueso temporal. La **lesión craneoencefálica penetrante** debe ser estudiada por medio de TC sin medio de contraste, seguida de un angiograma/TC de la cabeza y el cuello que abarque el cayado aórtico si se advierte algún hematoma cervical en expansión.

La **contusión** es una equimosis cortical (sustancia gris) que se acompaña a menudo de hemorragia leve. De forma típica, surge en el punto de contacto del agente lesivo. Las contusiones a veces se manifiestan en un sitio diametralmente opuesto del cerebro y en la hoz y la tienda cerebrales. En la TC el aspecto de las contusiones es de una zona de gran densidad y junto a otra de poca densidad que representa el edema (fig. 7-4). En la RM, el estudio con ponderación en T2 de las contusiones agudas genera una señal baja en el componente hemorrágico de la lesión, y alrededor el edema con señales T2 altas. Las contusiones muestran restricción de la difusión en zonas de hemorragia o muerte neuronal (fig. 7-5). Las imágenes con eco del gradiente o ponderación por susceptibilidad son más sensibles para detectar la hemorragia. La **lesión axónica difusa (LAD)** es consecuencia de movimientos rotatorios de aceleración/desaceleración intensa de la cabeza que secciona los axones. Los sitios de fuerza máxima de cizallamiento incluyen el rodete esplenio y el cuerpo calloso en su porción principal, la unión de sustancia gris/blanca y el tronco del encéfalo. La LAD en casi todos los pacientes con una grave lesión craneoencefálica cerrada conlleva mal pronóstico. La RM es más sensible que TC en el diagnóstico de LAD simple. En la RM, la imagen de LAD no hemorrágica incluye focos de hiperintensidad T2/FLAIR. LAD hemorrágica se detecta mejor en la forma de pequeños focos lineales en el eco del gradiente o las secuencias de SWI. LAD también puede restringir la difusión (fig. 7-6).

Por medio de TC craneoencefálica habrá que identificar contusiones, efecto expansivo intracraneal, volumen y configuración de los ventrículos, lesiones óseas y hemorragia aguda en los espacios del parénquima subaracnoideo, subdural y epidural. Son útiles los reformateados adicionales multiplanares coronales o sagitales para el diagnóstico de hemorragia próxima a los huesos. La TC es más sensible que la RM para identificar lesiones óseas, pero esta última es más sensible que la primera para detectar todas las fases de la hemorragia, contusiones y LAD en la fosa posterior y el tronco del encéfalo. La radiografía de la bóveda craneal tiene escasa utilidad en traumatismos craneoencefálicos como para detectar cuerpos extraños radiopacos.

La **hemorragia intracraneal aguda** tiene una imagen de mayor densidad en la TC, pero puede ser isodensa en personas anémicas (fig. 7-7). La hemorragia aguda que tiene menos de 12 h es una zona de poca intensidad de las imágenes con ponderación en T2 e isodensidad en T1. Los hematomas subagudos por lo común tienen gran intensidad en las imágenes con ponderación en T1. Una vez identificada la hemorragia, es importante dilucidar si es **intraxial** (dentro del parénquima cerebral) o **extraaxial** (fuera del cerebro, pero dentro del cráneo). La forma y distribución de los hematomas extraaxiales puede constituir un dato que oriente sobre su sitio.

Los **hematomas epidurales** (interpuestos entre la caja craneal y la duramadre) tienen la forma de una masa lentiforme

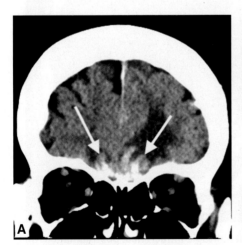
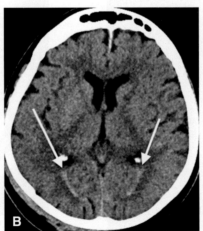
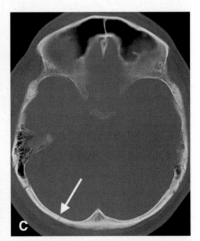

FIGURA 7-4. Fractura de cráneo, hemorragia intraventricular y contusiones hemorrágicas en los lóbulos frontales inferiores. **A:** Las *flechas* señalan zonas pequeñas de hemorragia en el parénquima en ambos lóbulos frontales interiores. Se advierte el edema de baja densidad en los lóbulos frontales junto a las áreas de hemorragia del parénquima. **B:** Las *flechas* indican zonas pequeñas de capas de hemorragia de alta densidad en las astas occipitales de los ventrículos laterales. **C:** La *flecha* denota una fractura no desplazada del cráneo en un punto opuesto al sitio de la hemorragia en el parénquima de los lóbulos frontales inferiores.

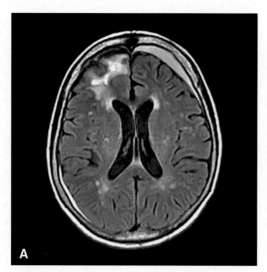
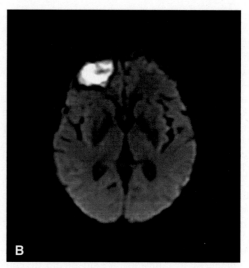

FIGURA 7-5. **Contusión cerebral.** Las imágenes de FLAIR axial **(A)** y DWI **(B)** muestran contusión en el lóbulo frontal derecho. Sobre el lóbulo frontal izquierdo está un hematoma pequeño subdural y también en la región parietooccipital derecha.

u otra con bordes convexos en ambos lados (biconvexos) (fig. 7-8). Muchos de los hematomas de este tipo provienen de fracturas del hueso temporal, que cruza la arteria meníngea media o con menor frecuencia la vena del mismo nombre. A diferencia de ello, los **hematomas subdurales**, que están en sentido profundo a la duramadre, pero superficial a la aracnoides, tienen como imagen característica un semicírculo y conservan un borde medial cóncavo un poco paralelo a la superficie del cráneo (fig. 7-9). Provienen del cizallamiento de las venas emisarias entre la pía-aracnoides y la duramadre. En los ancianos, los hematomas subdurales pueden tener mayor tamaño en el momento del diagnóstico, porque la pérdida volumétrica del parénquima, de origen senil, permite que se acumule un volumen mayor de sangre antes de que surja el efecto expansivo. Los hematomas subdurales subagudos por lo común son

isodensos o hipodensos y pueden remedar la forma de un hematoma epidural. La presencia de densidad alta dentro de un hematoma subdural subagudo puede denotar hemorragia recidivante. Típicamente los hematomas subdurales crónicos tienen poca densidad y en ellos puede haber un pequeño antecedente de traumatismo de la cabeza en adultos. En los lactantes, los hematomas subdurales crónicos son signos de una lesión no accidental (fig. 7-10).

La **hemorragia subaracnoidea** (HSA) se sitúa entre la membrana aracnoides y el cerebro, se difunde a los surcos y llena

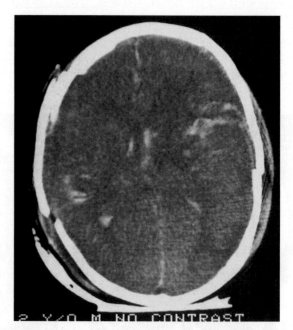

FIGURA 7-7. **Hemorragia intracraneal postraumática.** Un niño lesionado en un grave accidente automovilístico presenta múltiples zonas blancas en el cerebro y también rotura de la bóveda craneal. Las zonas blancas son áreas de hemorragia intracraneal en el parénquima, ventrículos y espacios extraaxiales. Se advierte desorganización de la arquitectura cerebral normal, lo cual traduce un intenso edema cerebral.

FIGURA 7-6. **Lesión axónica difusa (LAD).** DWI que muestra hiperintensidad en el tronco del encéfalo derecho (*punta de flecha*) compatible con LAD.

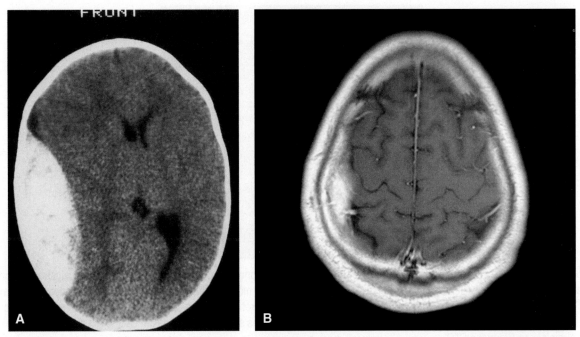

FIGURA 7-8. **Hematoma epidural. A:** TC muestra una masa hiperdensa y convexa característica de un hematoma epidural. Hay desplazamiento de las estructuras en la línea media. **B:** RM señala un pequeño hematoma epidural parietal derecho.

la cisterna de LCR que rodea el encéfalo (fig. 7-11). La hemorragia **intraaxial** se produce dentro del parénquima cerebral, puede causar edema y tener el aspecto de una zona de poca densidad, a menudo anular, alrededor del hematoma (fig. 7-4).

La **hemorragia intraventricular** tiene el aspecto de la zona de alta densidad dentro de los ventrículos que normalmente tienen poca densidad. Si es grande su volumen, la hemorragia intraventricular puede distender y ampliar los ventrículos.

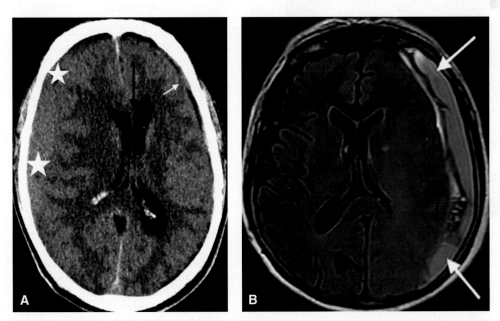

FIGURA 7-9. **Hematoma subdural. A:** TC axial en que se observan hematomas subdurales bilaterales. El del lado derecho tiene la misma densidad que la corteza cerebral, signo que dificulta a nivel subdural identificar si es pequeño. Existe un efecto expansivo con borramiento de los surcos hemisféricos cerebrales y borramiento parcial del ventrículo lateral derecho. Se destaca el desplazamiento de la línea media de la derecha a la izquierda y la *flecha negra* indica el *septum pellucidum* desplazado a la izquierda de dicha línea. La *flecha* indica el componente de alta densidad de un hematoma subdural de densidad mixta sobre el lóbulo frontal izquierdo. **B:** FLAIR de RM de otro paciente en que se advierte un hematoma subdural parietal izquierdo.

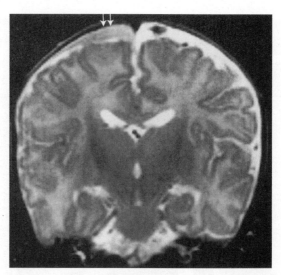

FIGURA 7-10. **Hematoma subdural por lesión no accidental.** La RM coronal con ponderación en T2 del cerebro ilustra que también es eficaz para demostrar la existencia de un traumatismo. Fue el caso de un niño maltratado que tuvo un hematoma del espacio subdural (*flecha*). La superficie es cóncava y refleja el contorno de la corteza cerebral, pero no se extiende entre las circunvoluciones y tal configuración es típica de un hematoma subdural. Las densidades de señales son diferentes en RM. La imagen de la hemorragia es más compleja en RM que en TC.

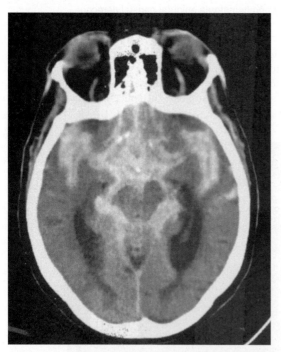

FIGURA 7-11. **Hemorragia subaracnoidea.** TC a nivel de la cisterna supraselar y ambiente indica que las cisternas basales que normalmente tienen baja densidad (negras) están llenas de un material blanco de alta densidad congruente con una hemorragia subaracnoidea.

TABLA 7-2	Características imagenológicas de la sangre intracraneal		
Fecha de la hemorragia	TC	RM con ponderación en T1	RM con ponderación en T2
Inmediata	Blanca (densidad alta)	Gris (aspecto intermedio con una señal levemente baja)	Blanca (señal alta)
Aguda	Blanca (densidad alta)	Gris (intermedio con una señal levemente baja)	Negra (señal baja)
Subaguda	Gris (densidad intermedia)	Blanca (señal alta)	Negra (al inicio de la fase subaguda y blanca en la fase tardía)
Crónica	Casi negra (poca densidad)	Gris-negra (intermedia respecto a la señal baja)	Negra (señal baja)

De forma típica, parte del componente de ella formará capas dentro de la zona inferior de los ventrículos (fig. 7-4B). La hemorragia aguda tiene una imagen más densa (brillante) que las zonas cerebrales próximas, pero con el transcurso del tiempo disminuye dicha densidad de la sangre y los hematomas crónicos pueden tener una densidad semejante a la del LCR. De forma similar, las características de la RM evolucionarán con el tiempo en una forma palpable y permiten calcular la edad del hematoma (tabla 7-2).

El **efecto expansivo (de masa)** y el desplazamiento de la línea media suele ser signo de hipertensión intracraneal, que constituye una emergencia neuroquirúrgica. El operador debe buscar la desviación de las estructuras de la línea media como la hoz del cerebro, el *septum pellucidum* y el tercer ventrículo. Un gran hematoma subdural del lado derecho borra parcialmente el ventrículo lateral de ese lado y también desplaza los ventrículos y la circunvolución derecha del cíngulo, a la

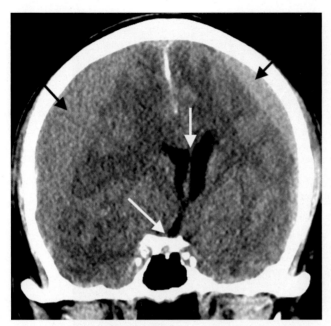

FIGURA 7-12. **Hematomas subdurales bilaterales con un efecto expansivo y desplazamiento de la línea media.** TC coronal en que se observan hematomas subdurales en ambos lados (*flechas negras*). Se advierte una hernia debajo de la hoz con una *flecha blanca superior* que señala el desplazamiento en *septum pellucidum* de la línea media de derecha a izquierda. La *flecha blanca inferior* denota el borramiento de la cisterna supraselar con el piso del tercer ventrículo que comprime el dorso de la silla turca.

izquierda de la línea media por detrás de la hoz (hernia subfalcina) (fig. 7-12). Éste es un hallazgo inquietante, porque dicho desplazamiento puede comprimir la arteria cerebral anterior contra la hoz y causar infartos. Hay que señalar un punto

precautorio: el desplazamiento de la línea media no siempre constituye una emergencia médica. Suele ser consecuencia del efecto de expansión y desplazamiento del cerebro desde la lesión, pero también puede surgir después de una pérdida volumétrica asimétrica en un hemisferio cerebral por atrofia ipsolateral.

El **borramiento/menor volumen de los surcos cerebrales** puede provenir de una anormalidad focal como la hemorragia, o de forma global, del edema cerebral. También es indispensable el estudio de las cisternas basales porque permite identificar hipertensión intracraneal y se relaciona con síndromes de hernia cerebral, y con ellos el paciente está expuesto al riesgo de infartos como consecuencia de compresión de las arterias o las venas cerebrales. Por ejemplo, la hernia del lóbulo temporal medial (del gancho del hipocampo [uncus]) puede comprimir la arteria cerebral posterior y causar infarto. Los síndromes herniarios ocasionan hidrocefalia obstructiva, lo cual intensifica la hipertensión intracraneal.

Diferenciación entre sustancia gris y blanca. En la TC (de manera contraintuitiva), la sustancia gris (corteza cerebral, núcleos basales y tálamos) es más densa o brillante que la blanca (axones recubiertos de mielina). En el edema cerebral o el infarto se pierde la diferencia entre una y otra. El **infarto cerebral** permite la penetración de agua en las neuronas (**edema citotóxico**) de modo que disminuye la densidad de dicho parénquima. La lesión anóxica global, como la que ocurre después de paro cardiaco, puede ocasionar edema cerebral difuso con borramiento de los espacios extraaxiales (los surcos y cisternas basales disminuirán o incluso quedarán obliterados) y borramiento parcial de los ventrículos (fig. 7-13). En la lesión anóxica grave, el cerebelo, el tronco del encéfalo y la sustancia gris profunda (núcleos basales y tálamo), tienen mayor densidad que la corteza, situación denominada "signo invertido" o a veces "signo del cerebelo blanco"; refleja la conservación preferente del flujo sanguíneo en la circulación posterior en relación con el que priva en la anterior. Por desgracia, suele denotar lesión encefálica irreversible.

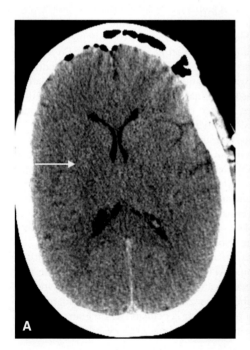

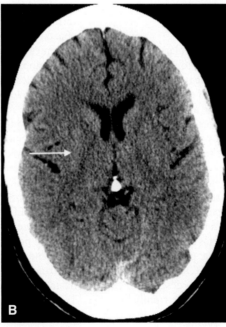

FIGURA 7-13. **Lesión anóxica global. A:** Lesión anóxica global con edema cerebral difuso y pérdida difusa de la diferenciación de sustancias gris y blanca. La *flecha* indica definición inadecuada de los ganglios basales. Hay un borramiento difuso y leve de los surcos. **B:** TC basal de la cabeza antes de la lesión anóxica. La *flecha* indica que se advierten mucho mejor los ganglios basales, que lo observado antes del problema anóxico. También se detecta que los surcos eran de mayor tamaño en la TC basal, lo cual señala el grado de borramiento de ellos en (A).

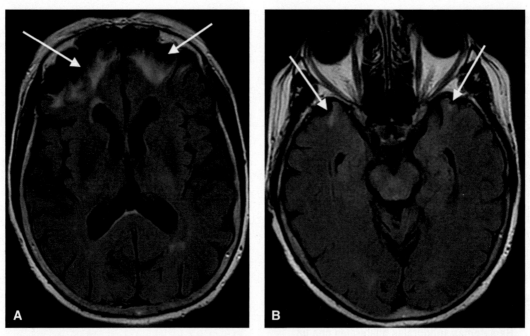

FIGURA 7-14. Encefalomalacia postraumática. A: Imágenes axiales de FLAIR de RM con encefalomalacia (*flechas*) en los lóbulos frontales y **(B)** gliosis (*flechas*) en ambos lóbulos temporales, distribución típica de una lesión postraumática. Los cambios del lóbulo temporal son muy sutiles y es difícil identificarlos con TC.

Se considera que la RM es la modalidad más indicada en sujetos con LCT subaguda y crónica, y es recomendable en pacientes de traumatismo craneoencefálico agudo cuando por medio de TC no se pueden explicar los hallazgos neurológicos. La RM de ponderación por susceptibilidad es sensible a hemorragias minúsculas y los estudios FLAIR pueden ser útiles para el diagnóstico de encefalomalacia por una contusión cerebral previa (fig. 7-14).

VASCULOPATÍAS

Apoplejía

La apoplejía isquémica (accidente cerebrovascular) es producto de la pérdida de torrente sanguíneo al cerebro. Las situaciones típicas incluyen el infarto como resultado de trombosis vascular o embólica, disección, o menor riego, como en el paro cardiaco. Muy a menudo, los infartos isquémicos son arteriales, pero también se sabe de los venosos (por oclusión de la vena cerebral consecuencia de la hipertensión venosa y de pérdida de la presión cerebral de riego). Muchos infartos son pequeños y a veces subclínicos. Sin embargo, si son grandes o afectan zonas críticas del cerebro surgen síntomas y es fundamental hacer estudios de neuroimágenes para evaluar a dichos pacientes (tabla 7-3).

La TC sin medio de contraste, por su práctica generalizada y velocidad, suele ser el primer estudio a realizar. Sin embargo, la sensibilidad de TC para detectar infartos agudos se establece en las primeras 24 h después de apoplejía, particularmente en las primeras 3 a 6 h (fase hiperaguda). La TC sin medio de contraste es útil en caso de apoplejía aguda para descartar hemorragia intracraneal, porque impediría el uso de trombolíticos con el activador de plasminógeno tisular (APt) en busca de

signos de un infarto grande incipiente que evitaría la administración de APt, y si se recurre a él, el infarto que abarca más de la tercera parte del territorio de la arteria cerebral media observable en TC inicial agrava el riesgo de hemorragia del parénquima.

Típicamente, los hallazgos de TC en caso de un infarto agudo incluyen desaparición de la diferencia normal entre sustancias gris/blanca (se tornan con una intensidad muy semejante y con ello es difícil diferenciar una de la otra), una zona hipodensa focal o regional en el parénquima cerebral (éste tiene un aspecto más oscuro de lo normal), con el tiempo se torna más notable, y un efecto expansivo o de masa por hinchazón del tejido cerebral con el infarto agudo. En algunos pacientes se observa por medio de TC sin medio de contraste un trombo endoarterial agudo en la forma de hiperdensidad en esa zona (ese vaso tiene más brillo de lo normal). Se identifica más a menudo en la arteria cerebral media y se le conoce como el signo de "ACM hiperdensa" (fig. 7-15A).

Al considerar la intervención endovascular en personas con apoplejía es importante identificar la zona del cerebro con infarto irreversible denominada "núcleo" y la que es isquémica pero salvable si se le devuelve a breve plazo su circulación, denominada **penumbra** isquémica. Esta última es dinámica y sigue contrayéndose conforme se prolongue el tiempo de isquemia. El objetivo de las imágenes del riego es identificar a los pacientes que se beneficiarán de la intervención.

Si la persona no es adecuada para recibir trombolíticos intravenosos como APt, aún puede ser apta para que se realice trombectomía mecánica, que puede ser beneficiosa incluso hasta 24 h de haber comenzado la apoplejía. La angiografía por TC (ATC) se usa para valorar la oclusión de un gran vaso, en la cual se pueden emprender medidas endovasculares (fig. 7-15).

TABLA 7-3 Algoritmo para investigación y tratamiento de la apoplejía

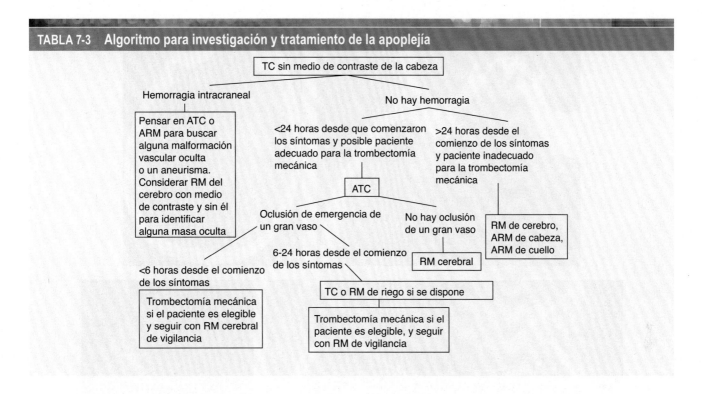

Con la angiografía por TC se administra el material de contraste por la vena y se estudia el cerebro durante la fase arterial de intensificación. Además de identificar oclusiones por medio de ATC se pueden detectar estenosis o disecciones notables que también pueden causar la apoplejía.

Si hay duda del diagnóstico clínico de la apoplejía, la RM puede ser útil para identificar de modo más definitivo si se ha producido un infarto agudo; para que se manifieste se necesita a veces el transcurso de 24 h, con el uso de TC, en tanto que la RM con DWI puede detectar dicho infarto en su fase hiperaguda. Como se mencionó antes, en las células del infarto penetra agua, lo que ocasiona edema citotóxico. En comparación con el tejido encefálico sano y normal en que hay movimiento browniano/aleatorio de moléculas hídricas, en caso de un infarto agudo, el edema citotóxico limita el desplazamiento de tales moléculas (es decir, restricción de la difusión), que se manifiesta por una señal alta en la secuencia **ponderada por difusión** del cerebro en RM. El **coeficiente de difusión manifiesto (CDM)** es un índice de la magnitud de tal fenómeno (moléculas de agua) dentro del tejido, y se calcula a partir de la información obtenida de la secuencia ponderada por difusión. El operador debe establecer una correlación con imágenes cartográficas de CDM para confirmar que representa verdaderamente restricción de la difusión (aspecto oscuro en las imágenes cartográficas) y no es un artefacto (7-15E). Hay que destacar que en los abscesos cerebrales, tumores muy densos o los hematomas, también surgen áreas con restricción de la difusión.

La angiografía por RM (ARM) de la cabeza también es un instrumento útil en la persona con apoplejía y se realiza por lo común sin medio de contraste. La sangre al fluir emite una señal brillante en las imágenes, en tanto que el punto de oclusión se manifestará por una interrupción repentina en

los contornos del vaso (fig. 7-16B). En ocasiones, la estenosis muy estrecha disminuye el flujo sanguíneo al grado de que no se detecta con la técnica de ARM y remeda una oclusión; su aspecto es de un "hueco focal de flujo". La ARM del cuello también puede ser útil para valorar el estado del cayado aórtico, del sistema carotídeo y el vertebral. Se practica típicamente con medio de contraste o sin él, pero incluso en la primera modalidad puede presentar artefactos.

El **infarto crónico** origina zonas focales o regionales de atrofia o de encefalomalacia (pérdida de tejido cerebral). Los infartos de este tipo en la corteza asumen la forma de angostamiento si son pequeños, o atrofia si son mayores (fig. 7-14). El infarto crónico se caracteriza por baja densidad en TC e incremento de la señal T2/FLAIR en RM. Al proseguir la pérdida volumétrica de tejido, aumentará de manera correspondiente el tamaño de los surcos y los ventrículos (denominada dilatación *ex vacuo* de estos últimos).

Con el envejecimiento surge **isquemia de vasos finos** y se manifiesta en la forma de focos de hipodensidad (oscuros) en la TC o hiperintensidad (mayor señal) en las secuencias T2 o FLAIR en RM en la sustancia blanca. Este tipo de isquemia suele acompañarse de infartos "lagunares" subcentimétricos de las arterias perforantes profundas, más a menudo en núcleos basales, tálamo y cápsula interna.

El **ataque isquémico transitorio (AIT)** es una disfunción neurológica repentina limitada a un territorio vascular, que muestra resolución completa a las 24 h. Es importante no calificarla como benigna, porque en término de 30 días de ocurrida 13% de los pacientes presentarán apoplejía. Existe el riesgo de infarto incluso si los síntomas neurológicos focales y transitorios duran menos de 1 h, y en promedio, la mitad de los pacientes de AIT de manera correspondiente, tienen lesiones isquémicas en el cerebro, en RM ponderada por difusión.

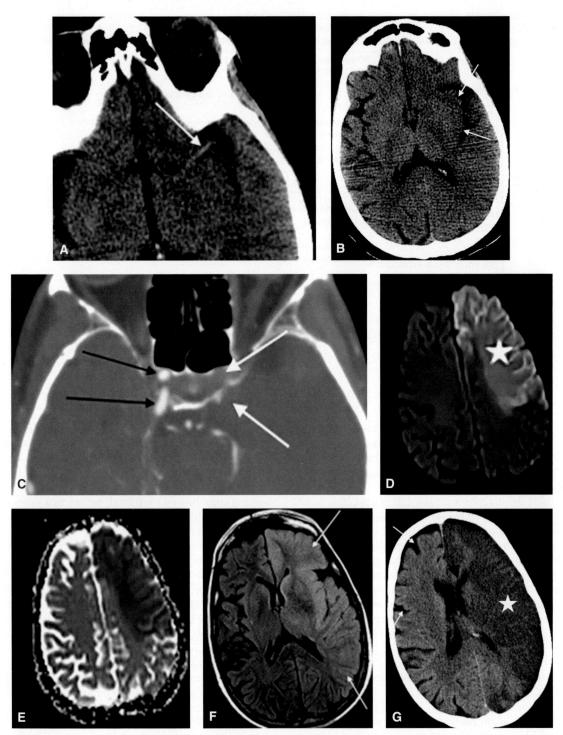

FIGURA 7-15. **Apoplejía: infartos en las zonas de las arterias cerebrales media izquierda (ACM) y anterior**. **A:** TC sin medio de contraste en la cabeza presenta el **signo de ACM hiperdenso,** que denota un trombo agudo en la arteria cerebral media izquierda (*flecha*). **B:** TC cefálica sin medio de contraste indica pérdida de la diferenciación entre sustancias gris y blanca en la ínsula izquierda (signo de la cinta insular) compatible con infarto agudo. **C:** Angiograma por TC que señala oclusión de la arteria carótida izquierda (*flechas blancas*). Las *flechas negras* indican opacificación normal por el medio de contraste en la arteria carótida interna derecha con buena circulación. **D:** La imagen con ponderación por difusión muestra restricción de la difusión en la arteria cerebral anterior izquierda y el territorio de la cerebral media de ese lado (*estrella*). **E:** En el mapa de CDM se observa una señal baja en los territorios de las arterias cerebrales anterior y media izquierdas, lo que confirma la restricción de la difusión. **F:** Las imágenes de FLAIR indican intensificación difusa de la señal en el área de los territorios de arterias cerebrales anterior e izquierda y media (*flechas*). **G:** TC de vigilancia de la cabeza en que se advierte la evolución esperada de los infartos agudos en los territorios de las arterias cerebrales izquierdas anterior y media (*estrella*) con una hipodensidad mayor en la primera TC de la cabeza y aparición de un efecto expansivo con borramiento de surcos. Las *flechas* indican conservación de los surcos en el hemisferio cerebral derecho que contrasta con los surcos borrados en el hemisferio izquierdo.

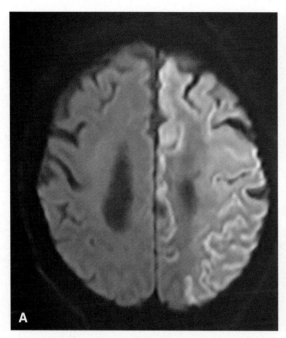
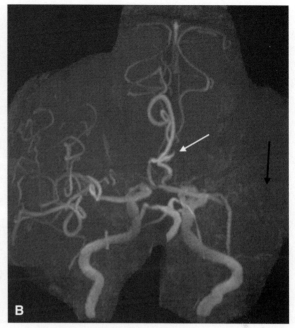

FIGURA 7-16. Infartos agudos de las arterias cerebrales anterior y media izquierdas (ACA) y (ACM). A: Las imágenes con ponderación por difusión indican restricción de la difusión en las zonas de infartos de los territorios izquierdos de ACA y ACM. **B:** En el angiograma por RM se advierte oclusión de ACM izquierda (*flecha negra*) y ACA izquierda (*flecha blanca*).

TABLA 7-4	Causas de apoplejía en adultos jóvenes

Disección arterial
Defectos cardiacos: cardiopatías congénitas, persistencia del
  agujero oval
Vasculitis
Embarazo reciente
Hipercoagulabilidad
Consumo de drogas ilícitas

La RM con ponderación por difusión tiene una mayor sensibilidad que la TC para detectar pequeños infartos agudos en personas con AITA. Otros métodos útiles en la investigación de AIT incluyen ecografía dúplex y Doppler transcraneal para identificar alguna estenosis vascular en el territorio de la carótida, electrocardiograma (ECG) de 12 derivaciones para descartar fibrilación auricular y cualquier ecocardiograma para descartar que el émbolo provino del corazón (tabla 7-4).

Disección

En una disección arterial, la capa íntima presenta un desgarro por el que penetra sangre y forma un hematoma intramural. Con la persistencia de la acumulación intramural, "el conducto falso" comprime el diámetro verdadero del vaso, disminuyendo el torrente sanguíneo, lo que produce oclusión. Cuando la sangre diseca la capa externa del vaso (subadventicia) se dilata la pared externa (seudoaneurisma —fig. 7-17A). La disección puede ser intracraneal o extracraneal en personas cuyo cuadro inicial es la cefalea o el dolor del cuello. La disección de la carótida interna puede manifestarse inicialmente por el síndrome

de Horner, en particular ptosis y miosis. Las disecciones pueden ocasionar apoplejía por la deficiencia de riego o por tromboémbolos. También aparece HSA en el marco de la disección intracraneal con un seudoaneurisma. Pueden predisponer a la disección entidades como hipertensión, conjuntivopatías o trastornos vasculares como la displasia fibromuscular o el síndrome de Ehlers-Danlos.

Las disecciones de las arterias carótida o vertebral pueden manifestarse como cefalea repentina intensa de un lado, con radiación al cuello y se les puede diagnosticar por medio de ATC, ARM o la angiografía corriente (por catéter). A pesar de que se considera a esta última como el estudio de referencia para el diagnóstico, es invasiva y, por ello, para la valoración inicial se prefiere a ATC o AMR, pues son casi equivalentes en su capacidad para detectar la disección y en ambas se advertirá un angostamiento irregular excéntrico de la arteria afectada, con dilatación aneurismática acompañante o sin ella. En algunos casos, puede detectarse la presencia neta de un colgajo curvilíneo disecado, un defecto de llenado en el interior del vaso, en los dos estudios mencionados (fig. 7-17B). La secuencia con ponderación en T1 con supresión de grasa permite confirmar la disección subaguda con ARM, porque los productos sanguíneos intramurales en ese caso (dos a tres días, o varias semanas de antigüedad), tienen la forma semilunar de una señal alta rodeada del vacío de flujo en el interior del vaso en dicha secuencia.

Aneurisma

La causa más común (70%) de HSA no traumática es la rotura de un aneurisma. La HSA aneurismática (figura 7-18) es devastadora porque puede causar vasoespasmo e infarto. Los aneurismas sacciformes (en los cuales la protuberancia es excéntrica, es decir, abarca sólo parte de la circunferencia de

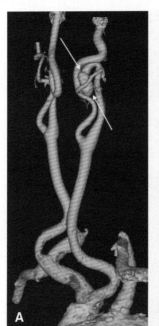
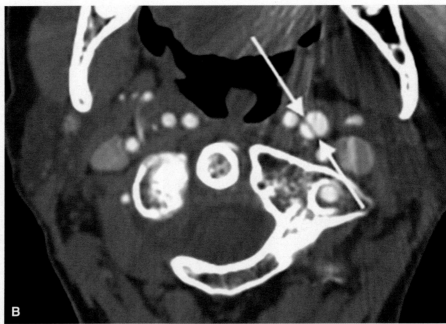

FIGURA 7-17. **Disección de la arteria carótida interna en la zona cervical izquierda con seudoaneurisma. A:** Imagen de MIP 3D reconstruida a partir de un angiograma de TC. Las *flechas* señalan un seudoaneurisma en la zona cervical izquierda de la arteria carótida interna. **B:** Imagen de fuente axial a partir de un angiograma de TC en que se identifica un colgajo de disección (*flechas*).

la arteria) tienden a aparecer en puntos de ramificación más comúnmente en la región de la arteria comunicante anterior o la posterior, en la bifurcación de la arteria cerebral media o en la de la arteria carótida interna y su división en cerebrales anterior y media. El riesgo de rotura se relaciona con el tamaño de la aneurisma.

En personas con cefalea intensa de inicio repentino, es mejor diagnosticar HSA por medio de TC sin medio de contraste. Si no hay datos en el rastreo con TC, puede ser necesaria la punción lumbar. Además, el paciente con HSA necesitará métodos de imagen en vasos (ARM, ATC o angiografía por catéter) para identificar un aneurisma sangrante o una malformación arteriovenosa (MAV). La ATC y ARM tienen una sensibilidad mayor de 90% para detectar aneurismas de 3 mm de diámetro o mayores. Si con los dos métodos no se identifica la anomalía, habrá que realizar angiografía corriente con catéter. Se advierte una incidencia cada vez mayor de aneurismas intracraneales en personas con el antecedente familiar de un pariente de primer grado con aneurisma y pacientes con displasia fibromuscular o nefropatía poliquística, y todos ellos pueden beneficiar de la búsqueda sistemática de dicha anomalía con cualquiera de los dos métodos citados.

Malformaciones arteriovenosas

La entidad mencionada (MAV) ocupa el siguiente lugar como causa de HSA después de la rotura de aneurismas. La MAV se caracteriza por una maraña de vasos displásicos a través de los cuales fluye la sangre directamente de arterias a venas sin el lecho capilar intermedio normal. En tales malformaciones, el signo inicial pueden ser convulsiones. Entre las modalidades de evaluación están la ATC, ARM o la angiografía corriente, y esta última constituye el estudio de referencia para el diagnóstico y la planeación de tratamientos y la vigilancia. En la

imagen angiográfica, las malformaciones tienen el aspecto de una maraña de vasos en que hay ensanchamiento de las venas (fig. 7-19). Típicamente, las arterias nutricias se agrandan y pueden contener aneurismas.

Trombosis venosa cerebral

Esta entidad es poco común, pero puede manifestarse como edema o infartos cerebrales. Dicha trombosis origina hipertensión venosa y disminuye la presión de riego arterial. Entre los factores de riesgo para que surja están deshidratación, estados de hipercoagulabilidad, embarazo, consumo de anticonceptivos y traumatismos. La trombosis aguda de senos de duramadre o una vena cortical se puede diagnosticar con TC sin medio de contraste, en que hay hiperdensidad en el vaso (en comparación con la densidad normal de la sangre dentro de arterias, usada como referencia interna). Más a menudo, la trombosis de un seno de duramadre se diagnostica con TC por identificación del contraste o por venografía de TC en que asumirá la forma de un defecto de llenado en el vaso con mayor contraste (fig. 7-20). En la RM, la trombosis venosa cerebral se manifiesta por pérdida del vacío normal de flujo de baja señal o por una señal alta de TI anormal en la vena o en el seno dural si es subaguda. En la venografía por RM, la imagen de la trombosis es un vacío focal del flujo (si se utiliza RM venográfica sin medio de contraste y tiempo de vuelo) o un defecto de llenado focal (si se realiza RM-venografía con medio de contraste). Las dos técnicas son complementarias y suele ser beneficioso realizar venografía junto con RM con medio de contraste y sin él. El edema o el infarto aparecen en la zona que drena sangre por la vena cerebral o el seno dural trombótico. En alrededor de un tercio de los pacientes los infartos venosos son hemorrágicos.

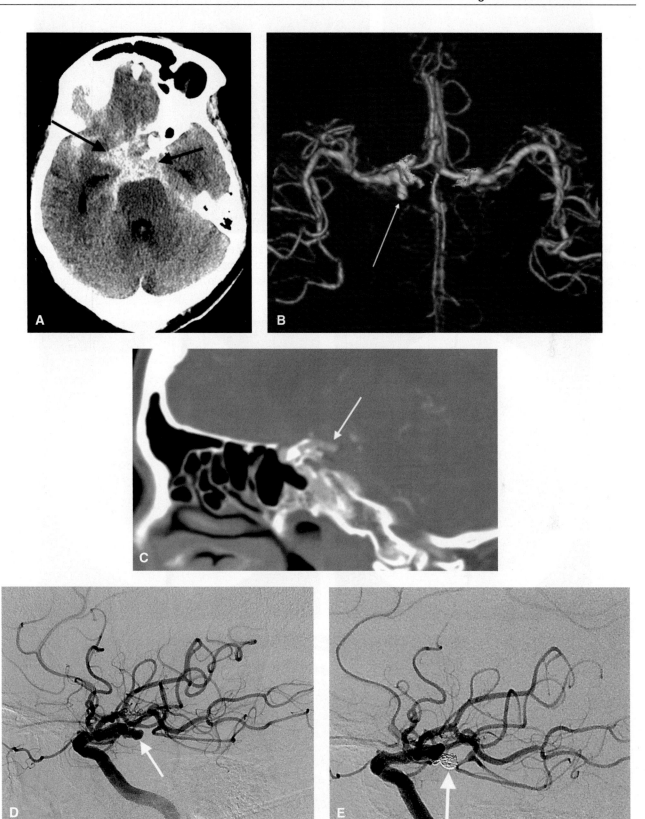

FIGURA 7-18. **Hemorragia subaracnoidea aneurismática. A:** Las *flechas* señalan hemorragia subaracnoidea extensa en las cisternas basales. **B:** Imagen MIP 3D reconstruida a partir de un angiograma por TC en que se identifica un aneurisma en la arteria comunicante posterior derecha (*flecha*).**C:** La imagen sagital reformateada a partir del angiograma de TC evidencia que existe un aneurisma de la arteria comunicante posterior (*flecha*). **D:** Imagen lateral después de un angiograma con catéter verifica de nuevo la arteria comunicante posterior (aneurisma). **E:** Angiograma de catéter en vista lateral después de embolización con resorte del aneurisma que advierte que no hay flujo residual en él. La *flecha* indica el paquete de embolización por espiral.

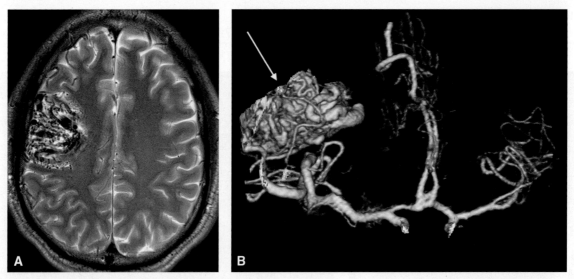

FIGURA 7-19. Malformación arteriovenosa. A: Imagen axial con ponderación en T2 en que se advierte un ovillo de vasos centrado en el lóbulo frontal derecho posterior compatible con una malformación arteriovenosa. **B:** Imagen de MIP 3D reconstruida a partir de un angiograma de TC en que se observa una malformación arteriovenosa (*flecha*) con agrandamiento de la arteria cerebral media derecha nutricia.

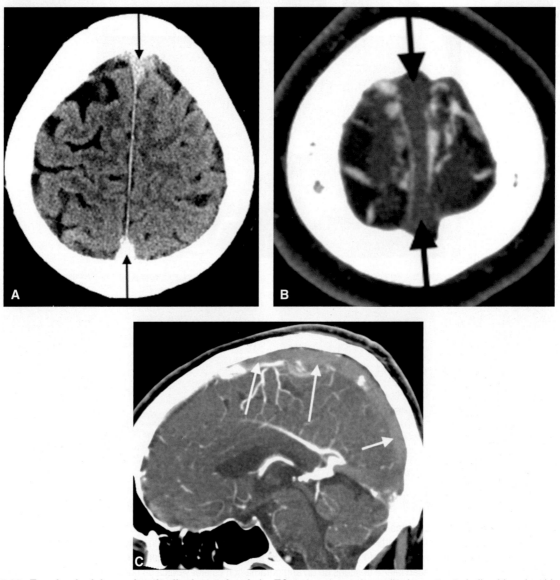

FIGURA 7-20. Trombosis del seno longitudinal superior. A: La TC de la cabeza sin medio de contraste indica hiperdensidad en el seno longitudinal superior (*flechas*) por trombosis aguda en dicha estructura venosa. **B:** Imagen axial de venograma por TC en que se observa un defecto de llenado en el seno longitudinal superior por trombosis en dicho vaso (*flechas*). **C:** Imagen digital reformateada tomada de un venograma por TC en que se identifica un defecto de llenado en el seno longitudinal superior causado por trombosis.

TUMORES

Los tumores cerebrales primarios son raros y la mitad de ellos, en promedio, se manifiesta inicialmente por cefaleas. La investigación más adecuada en quienes se sospecha un tumor de ese tipo es RM antes de usar medio de contraste y después de usarlo. Las metástasis son los tumores cerebrales más comunes en adultos. Sin embargo, en los niños son más frecuentes los tumores primarios del sistema nervioso central, que las metástasis. En adultos, los tumores se localizan más frecuentemente dentro de los hemisferios cerebrales. A diferencia de ello, en los niños son más comunes los de la fosa posterior, que los supratentoriales.

Es recomendable el uso de medio de contraste IV cuando se sospecha la presencia de un tumor, porque después de usarlo se intensifica la imagen por contraste (en particular neoplasias primarias de gradación alta o metástasis) por transgresión de la barrera hematoencefálica. Los tumores extraaxiales como los meningiomas no tienen la barrera mencionada y también mostrarán intensificación. A pesar de que los estudios con medio de contraste facilitan la detección de tumores cerebrales, se practican después de hacer una técnica sin medio de contraste, porque al usar este último puede ser difícil diferenciarlo de otras entidades como hemorragia aguda o un tumor celular denso.

En comparación con TC, es preferible la resolución mejor de tejidos blandos que se logra con RM para diagnosticar los tumores encefálicos, en particular los pequeños sin el edema periférico, y los situados en zonas cerebrales propensas a mostrar artefactos óseos en TC próximo a la base del cráneo.

Una vez identificado el tumor encefálico, es importante detectar su sitio, es decir, si es **intraaxial o extraaxial**. En este último caso, como el meningioma, estará fuera del cerebro, pero dentro de la bóveda craneal. En el tumor intraaxial, como el glioblastoma, la masa está dentro del encéfalo. Sin embargo, tal identificación basada en el sitio no es siempre posible. En general, un tumor extraaxial mostrará su base más amplia en toda la duramadre y uniformemente indentará el cerebro. Al hacer la indentación por parte de un tumor extraaxial, ensanchará el espacio de LCR entre el cerebro y la masa (signo de la hendidura de LCR), diferente del signo de garra, en la cual un tumor está rodeado parcialmente de tejido normal y ello denota su sitio intraaxial. Si el tumor está al nivel de la superficie cerebral, se necesitará revisar las imágenes en múltiples planos.

Los tumores **extraaxiales** constituyen los de tipo primario más comunes en adultos, en tanto que los meningiomas son los más frecuentes. Estos últimos son masas en la duramadre y pueden calcificarse (fig. 7-21). Entre los tumores **intraaxiales** en adultos, las metástasis más a menudo se localizan en la frontera de las sustancias gris y blanca. Por lo común, están circunscritos, tienen una forma redondeada y presentan contraste. Las masas primarias más a menudo están formadas por células gliales y las más frecuentes son los astrocitomas; éstos pueden ser circunscritos con contornos poco definidos o infiltrantes, en particular, si son tumores de alta gradación. Con menos frecuencia, los astrocitomas de baja gradación tienden a mejorar que los de gradación más alta (fig. 7-22).

Una vez definido el tumor como intraaxial o extraaxial, el siguiente paso es conocer si existe el efecto de **masa (expansivo)** y el **desplazamiento de la línea media**. Es importante

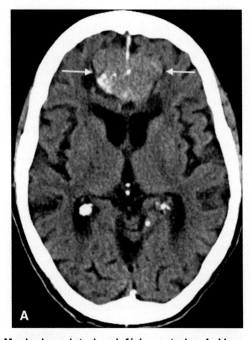
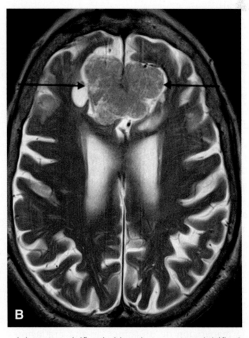

FIGURA 7-21. **Meningioma interhemisférico anterior. A:** Masa parcialmente calcificada hiperdensa extraaxial (*flechas*) en la cisura interhemisférica anterior que representa un meningioma. Se advierte que comprime apenas los lóbulos frontales vecinos. **B:** Imagen axial con ponderación en T2 que señala que el meningioma claramente es extraaxial, con hendiduras de LCR entre la masa (*flechas*) y los lóbulos frontales.

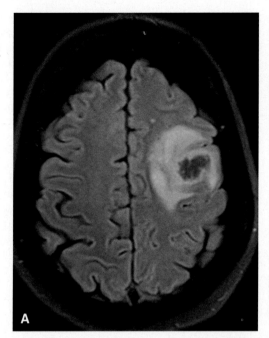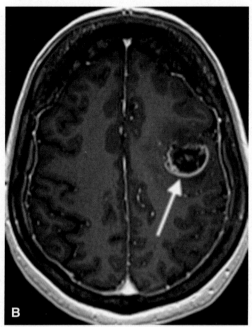

FIGURA 7-22. Astrocitoma. A: Imagen axial del FLAIR de RM en que se identifica una masa focal en el lóbulo frontal posterior izquierdo con una pequeña zona de señal de FLAIR que rodea y que es una combinación de edema y tumor infiltrante. **B:** Imagen axial con ponderación en TI después de usar medio de contraste en que se detecta una masa que muestra heterogeneidad en su contraste en el lóbulo frontal posterior izquierdo.

saber si el efecto mencionado o el desplazamiento perjudicarán la función de estructuras muy importantes (como compresión del tronco del encéfalo), si disminuirá el torrente sanguíneo u originará hidrocefalia obstructiva (con la cual surgirá hipertensión intracraneal).

Si se planea una intervención como la toma de material de biopsia o la ablación, es importante la **cartografía** de estructuras vecinas como los haces motores o centros de lenguaje (incluidas las áreas de Broca o Wernicke) y para ello se utiliza la RM funcional (RMf). Al hacer la RMf que depende del nivel de oxígeno en sangre (BOLD), se solicita a los pacientes que hagan algunas tareas durante tal técnica como golpetear con la yema de los dedos, tareas de lenguaje o memoria o de lectura. En los centros motor, de lenguaje y visual se identificará la detección de un mayor flujo sanguíneo a dichas zonas durante esas tareas, en comparación con lo observado en estado inactivo. Otra técnica de RM de uso cada vez más amplio es la imagen con tensor de difusión (ITD) que crea representaciones visuales de los haces de interés de sustancia blanca.

Después de extirpar el tumor, la vigilancia imagenológica se hace para detectar su reaparición. En sujetos sometidos a radioterapia (frecuente en muchos tumores cerebrales), es difícil o imposible diferenciar la aparición de necrosis por radiación, de la reaparición del tumor, porque la imagen de las dos es de lesiones con contraste, con el efecto expansivo y el edema de RM. La imagen de riego con RM diferencia entre la necrosis posradiación y la reaparición de un tumor de alta gradación al crear mapas de volumen relativo de sangre cerebral (VrSC). La imagen clásica en las zonas de necrosis posradiación es de VrSC baja, en tanto que los tumores de graduación alta presentan vasos de neoformación y con ello mayor VrSC.

INFECCIONES

Absceso cerebral

En personas con abscesos cerebrales, a veces no se manifiestan los signos típicos de la infección. Por ejemplo, puede aparecer fiebre en la mitad de quienes tienen el absceso, y también en 50% de los pacientes lo único observable es la leucocitosis. Se atribuye a los estudios de imagen que permiten el diagnóstico más temprano de infecciones intracraneales, la disminución significativa de la mortalidad por un absceso cerebral, con el uso de TC y RM.

Los abscesos cerebrales pueden surgir como la propagación local de infección desde estructuras próximas (como los senos paranasales o la mastoides) o después de traumatismo craneoencefálico o cirugía. Sin embargo, la propagación hematógena es posible también en sujetos con abscesos pulmonares o endocarditis.

De forma típica, el absceso cerebral comienza como inflamación del encéfalo o cerebritis en la forma de una zona indefinida de edema de baja densidad en TC o un área focal o regional de una anormalidad hiperintensa en T2 y RM. La intensificación por contraste es variable en esta fase temprana. Conforme evoluciona la cerebritis y se forma el absceso, aparecerá una zona más manifiesta de baja densidad focal con edema vecino, efecto expansivo e intensificación anular irregular. Se observan hallazgos similares en RM con un borde indefinido que es más angosto en la pared medial (fig. 7-23). El borde del absceso muestra frecuentemente hipointensidad en T2 (a diferencia de su centro, en el cual se observa por lo común intensificación de esa señal). La intensificación anular es inespecífica para el diagnóstico de absceso y por ello DWI es

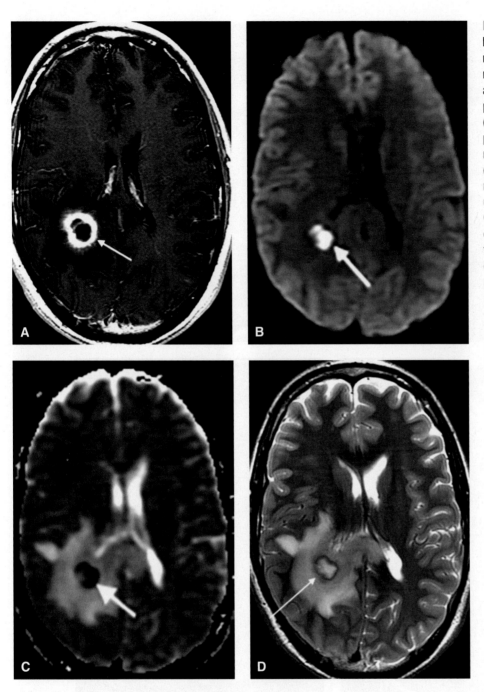

FIGURA 7-23. **Abscesos cerebrales. A:** Imagen axial con ponderación de TI después de uso de medio de contraste con una lesión anular intensificada en la porción profunda del lóbulo parietal derecho (*flecha*). **B:** Imagen con ponderación por difusión en que se advierte restricción central de la dirección (*flecha*) de una lesión anular con mayor contraste que es típica de un absceso piógeno. **C:** El mapa de CDC indica una señal baja (*flecha*) dentro del centro de la lesión, y confirma que es verdadera la restricción de la difusión. **D:** Imagen axial con ponderación en T2 que señala la pared de una lesión con intensificación anular y es hipointensa en T2, característica de un absceso piógeno. Se advierte moderado edema que por consiguiente rodea la lesión anular.

útil porque presenta restricción de la difusión dentro del centro de un absceso piógeno (señal central brillante en la secuencia DWI con una señal baja correspondiente en este sitio en el mapa por CDM); ello se diferencia de lo observado en tumores cerebrales que por lo común presentan restricción de la difusión en el borde (en el caso en que el tumor sea viable), en vez del centro de la lesión.

Encefalitis

La encefalitis es la inflamación del cerebro causada más a menudo por infección viral o cuadros autoinmunitarios. Más de 10% y 15% de los casos de encefalitis se presenta en personas con VIH. Tal como ocurre con otras infecciones del SNC, entre sus signos definitorios están fiebre, cefalea y cambios de estado psíquico, así como convulsiones y déficit neurológicos focales. Muchas encefalitis asientan preferentemente en la sustancia gris (corteza cerebral, núcleos basales, tálamo) en comparación con la sustancia blanca, pero también queda afectada esta última junto con el tronco del encéfalo y el cerebelo. La RM es la modalidad diagnóstica preferida en que hay una intensificación de la señal T2/FLAIR en la sustancia gris, con afectación de la sustancia blanca o sin ella. La restricción de la difusión es más común, en tanto que el contraste en la imagen es variable.

Algunas encefalitis tienen sitios característicos de ataque. La **encefalitis herpética** causada por virus del herpes simple 1 (VHS1) muestra predilección neta por el **sistema límbico** con una anormalidad de intensidad de señal en T2 y restricción

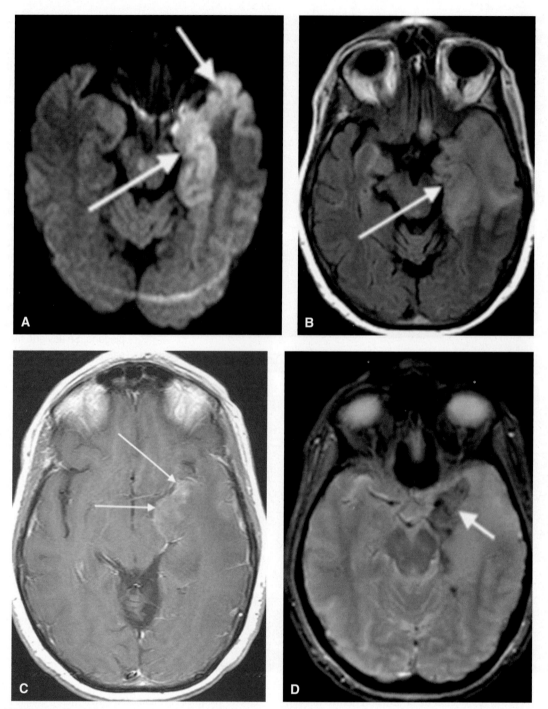

FIGURA 7-24. Encefalitis herpética. A: La imagen de RM con ponderación por difusión indica restricción de la difusión en los lóbulos temporal izquierdo anterior y medial causado por encefalitis herpética (*flechas*). **B:** La imagen axial por FLAIR indica una señal hiperintensa confluyente moderada en el lóbulo temporal izquierdo (*flecha*). **C:** La imagen axial con ponderación en T1 después del uso de material de contraste indica una intensificación irregular leve en el lóbulo temporal izquierdo (*flechas*). **D:** Imagen con eco de gradiente axial en que se detecta un artefacto leve y regular de susceptibilidad en el lóbulo temporal izquierdo por petequias hemorrágicas (*flecha*) propias de la encefalitis herpética.

de la difusión en los lóbulos temporales, los frontales inferiores, la circunvolución del cíngulo y la ínsula, con un efecto de hinchazón/expansión coexistente en el cerebro (fig. 7-24). En la encefalitis herpética típicamente no hay afectación de núcleos basales. La encefalitis herpética a menudo es hemorrágica y por ello, la presencia de sangre se corrobora por focos de señal

baja en el eco de gradiente o secuencias de ponderación por susceptibilidad. Entre las entidades por incluir en el diagnóstico diferencial de dicha encefalitis (en particular la unilateral) están un infarto agudo, un tumor primario infiltrante cerebral o la encefalitis autoinmunitaria o "límbica" paraneoplásica. Sin embargo, la situación clínica y el comienzo repentino de los síntomas en el caso de la encefalitis aguda por herpes (a diferencia del cuadro más subagudo con un tumor cerebral o la encefalitis límbica) permitirá diferenciar esta entidad, de otras.

Meningitis

Se conoce así a la inflamación de las leptomeninges y más a menudo es infecciosa (bacteriana, viral o granulomatosa). El diagnóstico se plantea sobre bases clínicas con el análisis de LCR y muy pocas veces por estudios de imagen. La utilidad básica de estos últimos en la meningitis entraña la identificación de sus complicaciones que incluyen cerebritis o absceso cerebral, empiema (cúmulo extraaxial infectado, fuera del cerebro), ventriculitis (infección de la cubierta ependimaria de los ventrículos), hidrocefalia (dilatación de ventrículos), y raras veces infartos. El aspecto de la meningitis en la RM es de zonas de mayor contraste que llenan los surcos y las cisternas basales o un mayor contraste curvilíneo en la superficie del tronco del encéfalo; se conoce a dicha imagen como intensificación o contraste leptomeníngeo, y también se le observa en la meningitis carcinomatosa (propagación de metástasis a las meninges; fig. 7-25) y neurosarcoide.

Los pacientes con VIH que inicialmente presentaron alteraciones del estado psíquico o anormalidades neurológicas en la exploración, pueden constituir un problema de diagnóstico difícil porque a menudo tienen anomalías en TC o en RM cuyo diagnóstico diferencial depende del grado de inmunodepresión (tabla 7-5).

TABLA 7-5	Entidades por incluir en el diagnóstico diferencial de encefalopatía por VIH
Recuento de linfocitos CD4/microL	**Diagnóstico diferencial**
>500	Tumores benignos o malignos y metástasis
>200 y <500	Trastornos cognitivos y motores por infección de VIH
<200	Infecciones oportunistas y por linfoma primario del SNC

HIDROCEFALIA

La ventriculomegalia (agrandamiento de ventrículos) es un signo común en la vejez y otra de las causas de pérdida del volumen del parénquima cerebral (denominada ventriculomegalia *ex vacuo*). El signo inicial de la **hidrocefalia obstructiva** es de agradamiento ventricular por desequilibrio en el volumen de LCR producido, en comparación con el que se absorbe en el torrente sanguíneo. Tal anomalía proviene más bien de obstrucción de las vías por las que circula el líquido mencionado. El elemento clave para diferenciar las dos entidades es que en el caso de la ventriculomegalia *ex vacuo* la dilatación del ventrículo es proporcional al agrandamiento de los surcos, en tanto que en la variedad obstructiva dicha dilatación no guardará proporción con el tamaño de los surcos (fig. 7-26). Se conocen dos tipos de hidrocefalia obstructiva: la **no comunicante**, en la cual la obstrucción está dentro del sistema ventricular y el LCR no puede salir de los ventrículos, y la **comunicante,** en que la obstrucción está fuera del sistema

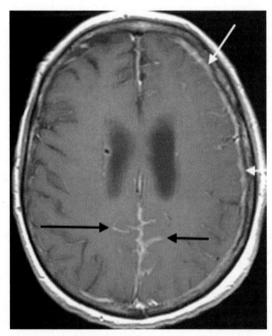

FIGURA 7-25. Intensificación del contraste leptomeníngeo. Las *flechas blancas* indican intensificación de la imagen dural sobre la cara lateral del hemisferio cerebral izquierdo y las *flechas negras* indican intensificación leptomeníngea dentro de los surcos parietales mediales, causada por el linfoma. Las entidades por incluir en el diagnóstico diferencial son la meningitis infecciosa, metástasis leptomeníngeas y neurosarcoide.

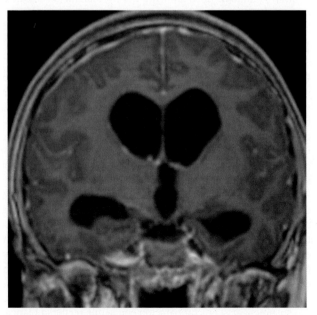

FIGURA 7-26. Hidrocefalia. En la imagen coronal con ponderación en T1 y después de uso de contraste se detecta hidrocefalia intensa que abarca los ventrículos laterales y el tercer ventrículo. El agrandamiento ventricular no guarda proporción con el tamaño de los surcos.

ventricular y las vellosidades aracnoideas no resorben el LCR. Entre las causas de la forma obstructiva están un tumor y la estenosis congénita del acueducto cerebral que conecta el tercer ventrículo con el cuarto. La hidrocefalia comunicante aparece más a menudo como complicación de HSA, aunque también puede ser consecuencia de meningitis o carcinomatosis leptomeningea. Los signos iniciales de la forma obstructiva pueden ser cefalea, náusea, vómito o diplopía y también papiledema, en la exploración física. La hidrocefalia obstructiva aguda obliga a veces a colocar un catéter por ventriculostomia para drenar el LCR y disminuir la presión intracraneal. La hidrocefalia obstructiva aguda suele acompañarse de edema en la sustancia blanca periventricular conocida como flujo transependimario de LRC. Se manifiesta por baja densidad en TC o señal alta en T2 y RM en la sustancia blanca periventricular. En la forma crónica, han surgido vías compensadoras para la resorción de LCR y es mínimo el flujo transependimario de dicho líquido.

La **hidrocefalia normotensa** es esencialmente una forma crónica de bajo nivel que afecta a los ancianos con la triada clásica de demencia, anormalidades de la locomoción e incontinencia urinaria. Se sabe poco de su fisiopatología, pero se piensa que pudiera provenir de la disminución de la resorción de LCR a nivel de las granulaciones aracnoideas. Hay agrandamiento desproporcionado de los ventrículos en comparación con los surcos, pero los pacientes pueden tener una presión normal de abertura en la punción lumbar. Sin embargo, dado que la hidrocefalia normotensa leve es difícil de diferenciar de la ventriculomegalia *ex vacuo*, no constituye un diagnóstico imagenológico. La identificación de dicha entidad depende de los hallazgos imagenológicos junto con el cuadro clínico, y obliga a la confirmación por mejoría de los síntomas después de extraer un gran volumen de LCR por punción lumbar (PL de gran volumen). El tratamiento incluye derivación del LCR que puede mejorar los síntomas.

DEMENCIA

La demencia se caracteriza por la pérdida funcional notable en muchos dominios cognitivos que afecta en el nivel general la vigilia (o estado de consciencia). Se han descrito varios tipos de demencia como la enfermedad de Alzheimer (EA), la de cuerpos de Lewy, la frontotemporal (EFT) y las demencias vasculares. Por costumbre, la intervención primaria de estudios de imagen a base de TC y RM en personas con EA ha sido descartar otras anormalidades intracraneales notables. Además de los estudios de imagen estructurales con TC y RM que pueden ser inespecíficos, se utiliza la TC con emisión monofotónica (SPECT, por sus siglas en inglés) con hexametilpropilenaminooxima (HMPAO con Tc-99m) para valorar el torrente sanguíneo regional del cerebro y la tomografía de emisión de positrones (TEP) con uso de FDG-18 para estudiar el metabolismo regional de glucosa en el cerebro. En una situación normal, es significativamente mayor el torrente sanguíneo a la sustancia gris, en comparación con la que recibe la blanca, en los estudios de SPECT y TEP, de modo que las lesiones en la sustancia blanca a menudo no pueden detectarse o incluso diferenciarse de los espacios de LCR y, por ello, es necesaria la correlación de RM o TC para identificar los cambios de la sustancia blanca y la ventriculomegalia.

A pesar de que TEP tiene sensibilidad y resolución mayores que SPECT, las manifestaciones globales propias de la demencia son similares en el torrente sanguíneo regional del cerebro y el metabolismo regional de glucosa en el cerebro. Las características de EA están perfectamente definidas en la TEP y SPECT, y la RM puede detectar hallazgos que había antes de la atrofia. En las fases iniciales en el **cíngulo posterior** y la **corteza parietal superoposterior** se advierte hipometabolismo o riego deficiente en ambos lados, en el comienzo asimétrico. Al evolucionar la enfermedad, predomina **la afectación simétrica de los lóbulos parietales y temporales.** Un fenómeno tardío es la menor captación por el lóbulo frontal, frecuentemente asimétrica. En EA están indemnes la corteza visual occipital, las cortezas somatosensitivas y motoras primarias, los núcleos basales, el tálamo y el cerebelo. Las mediciones volumétricas basadas en TC y RM confirman la atrofia focal de la formación hipocámpica en pacientes con la forma leve de EA en comparación con testigos sanos y sujetos con otras formas de demencia.

En la **demencia con cuerpos de Lewy** los **lóbulos occipitales** son los que muestran predominantemente los cambios. La afectación de la corteza visual primaria explica las alucinaciones visuales que son parte de la enfermedad. A diferencia de la enfermedad de Alzheimer, no se pierde la actividad hipocámpica en sujetos con demencia con cuerpos de Lewi.

En personas con enfermedad frontotemporal, se observa hipometabolismo en las regiones frontal, del cíngulo y temporal anteriores, con mayor frecuencia, en tanto que en quienes tienen EA, el hipometabolismo se localiza en las regiones temporoparietal y cingulada posterior. La **demencia vascular** se diagnostica por una combinación de características clínicas y lesiones focales de la sustancia blanca (encefalomalacia subcortical) en RM.

ESCLEROSIS MÚLTIPLE

Esta patología (EM) es un trastorno en que la disfunción del sistema inmunitario hace que los linfocitos T activados dañen los axones mielínicos, causando desmielinización. La enfermedad tiende a atacar a adultos más jóvenes, en particular entre los 20 y 40 años, y la frecuencia en mujeres es casi del doble que en los hombres. El cuadro inicial puede incluir prácticamente cualquier déficit neurológico según el sitio de la lesión, pero los signos más comunes son debilidad, parestesias y manifestaciones visuales o de las vías urinarias. Las lesiones desmielinizantes pueden afectar la sustancia blanca en cualquier punto del SNC. El diagnóstico de EM se basa en una combinación de síntomas clínicos, hallazgos de RM y datos de estudios de laboratorio.

En la RM, los pacientes con EM presentan típicamente lesiones hiperintensas en T2 en la sustancia blanca periventricular, subcortical y yuxtacortical, el cuerpo calloso, el tronco del encéfalo y los pedúnculos cerebelosos. Las lesiones periventriculares características tienen forma ovoide o de llama y están orientadas en sentido radial en relación con los ventrículos laterales (fig. 7-27). La identificación de las lesiones periventriculares junto a las astas temporales de los ventrículos laterales también es un signo útil para diferenciar, porque no constituye un sitio típico de afectación por cambios isquémicos en vasos finos. De forma similar, las lesiones hiperintensas en T2 en los pedúnculos cerebelosos o el bulbo raquídeo pueden ser un signo útil definitorio, porque son zonas que por lo regular no están afectadas por el ataque isquémico de vasos finos. Las placas de esclerosis múltiple con desmielinización activa presentan mayor contraste y el uso de este tipo de material incluye la intensificación de imagen nodular o anular. La intensificación anular incompleta es característica de las lesiones desmielinizantes.

Recibe el nombre de EM tumefacta la presencia de lesiones grandes (mayores de 2 cm) y EM similares a masas, y pueden ser tomadas erróneamente por tumores o abscesos cerebrales. Es útil la intensificación anular completa y la presencia de otras lesiones típicas de la esclerosis múltiple para diferenciar la forma tumefacta, de un cuadro neoplásico. En algunos casos, la brevedad de los estudios imagenológicos de vigilancia a intervalos, para identificar la mejoría en el contraste puede ser necesaria para confirmar o descartar la presencia de un tumor. Las imágenes de riego en RM indican volumen relativamente pequeño en EM tumefacta, en tanto que, por lo regular, los tumores de gradación alta presentan volúmenes relativamente grandes de riego cerebral (riego excesivo).

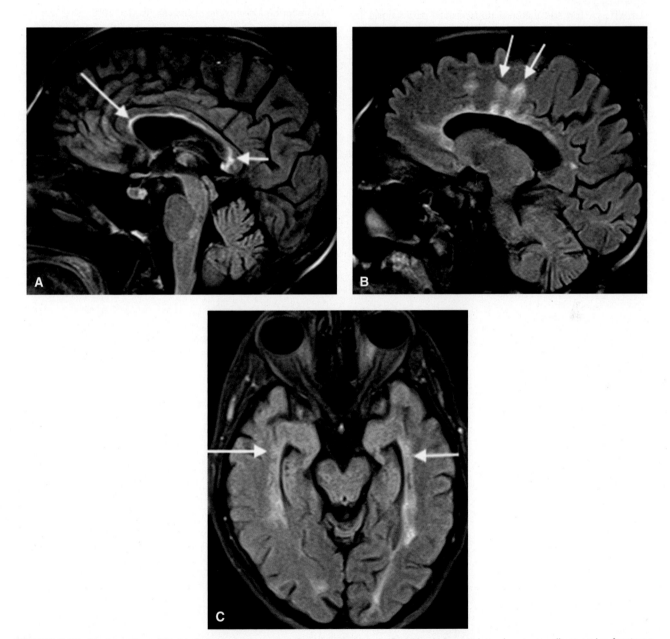

FIGURA 7-27. Esclerosis múltiple. A: La imagen sagital FLAIR indica intensificación de la señal en el cuerpo calloso en las fronteras callososeptales (*flechas*), signo típico de esclerosis múltiple. **B:** La imagen sagital por FLAIR indica múltiples lesiones digitiformes en forma de llama (*flechas*) orientadas en sentido radial en relación con los ventrículos laterales, signo típico de placas desmielinizantes en la esclerosis múltiple. **C:** La imagen axial de FLAIR señala lesiones en la sustancia blanca periventricular junto a las astas temporales de los ventrículos laterales (*flecha*), signo típico de desmielinización. No es un sitio frecuente para cambios isquémicos microvasculares.

PUNTOS CLAVE

- En TC sin medio de contraste en caso de un traumatismo craneoencefálico agudo hay que identificar hemorragia intracraneal, efecto expansivo o de masa y desplazamiento de la línea media.
- La práctica de TC sin medio de contraste en la apoplejía aguda incluye descartar hemorragia intracraneal como causa del accidente cerebrovascular y buscar manifestaciones de un gran infarto incipiente.
- Las imágenes de RM y DWI son muy sensibles para detectar infartos agudos.
- La ATC y ARM son métodos no invasivos para valorar las arterias intracraneales y extracraneales.
- Es importante practicar venografías por TC o RM si existe la preocupación de que haya trombosis venosa cerebral o de senos durales.
- La RM cerebral con medio de contraste o sin él constituye la modalidad óptima para identificar muchos tumores encefálicos. Complementos útiles en la valoración y tratamiento de personas con neoplasias cerebrales son los estudios de RM avanzada, como riego por RM, imagen con tensor de difusión y RMf.

- La RM con medio de contraste o sin él suele ser la modalidad óptima para valorar pacientes con infecciones del SNC, aunque la TC con medio de contraste y sin él puede ser muy útil si no se dispone de RM.
- Se conocen múltiples casos de dilatación de ventrículos que incluyen hipovolemia, hidrocefalia comunicante o no comunicante e hidrocefalia normotensa.
- Habrá que practicar con medio de contraste y sin la RM del cerebro en busca de desmielinización activa en una persona con esclerosis múltiple.

Lecturas adicionales

1. Osborn A. *Osborns' Brain*. 2nd ed. Elsevier; 2018.

Preguntas

1. Verdadero o falso: El contraste notable de tejidos blandos con el uso de RM lo tornan la modalidad ideal para la detección inicial en caso de traumatismo craneoencefálico agudo.

2. Excepto uno de los planteamientos siguientes, los demás son sitios típicos en que se localizan las placas desmielinizantes en la esclerosis múltiple:
   a. Cuerpo calloso
   b. Bulbo raquídeo
   c. Sustancia blanca periventricular próxima a las astas temporales de los ventrículos laterales
   d. Glándula pineal
   e. Pedúnculo cerebeloso medio

3. Se presentan áreas típicas afectadas por la encefalitis herpética, excepto:
   a. Lóbulos temporales mediales
   b. Ínsula
   c. Circunvolución del cíngulo
   d. Corteza perirrolándica

4. De las secuencias siguientes, ¿cuál es la más útil para identificar la conversión hemorrágica de un infarto?
   a. T1 después de usar medio de contraste
   b. FLAIR
   c. Eco de gradiente
   d. Densidad protónica

5. Un signo útil para identificar un absceso cerebral es:
   a. Intensificación anular concéntrica
   b. Restricción central de la difusión
   c. Aureola brillante en T1
   d. Artefacto de susceptibilidad extensa

6. En caso de una apoplejía aguda, la identificación de hiperdensidad de la arteria cerebral media indica:
   a. Aneurisma no detectado
   b. Angostamiento leve de vasos
   c. Trombo agudo en ACM
   d. Disección oculta
   e. MAV acompañante

7. Verdadero o falso: Cuando se piensa en la disección, puede ser útil agregar un estudio con ponderación en T1 y supresión de grasa al típico protocolo de ARM para identificar un trombo intramural.

8. Verdadero o falso: El flujo notable de LRC transependimario es un signo de hidrocefalia crónica compensada.

9. Verdadero o falso: La meningitis constituye una entidad diagnóstica más bien sobre bases clínica y de laboratorio y los estudios de imagen intentan identificar sus complicaciones.

10. Verdadero o falso: El linfoma primario de SNC puede aparecer en sujetos infectados con VIH.

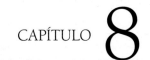

Estudios de imagen de cabeza y cuello

Bojan Petrovic, MD

CONTENIDO DEL CAPÍTULO

El término "cabeza y cuello" denota las zonas extracerebrales que incluyen los senos paranasales, las órbitas, el cuello, la base del cráneo y el hueso temporal.

La anatomía normal de la cara, las órbitas y el cuello se presenta en las figuras 8-1 a 8-3.

TRAUMATISMOS

La tomografía computarizada (TC) es excelente para identificar fracturas de huesos de la cara y la alineación de sus fragmentos (aspecto importante para decidir si es necesaria la fijación quirúrgica). Por lo común, no se necesita medio de contraste, salvo que se sospeche lesión vascular. La sangre en un seno paranasal puede indicar fractura, y el aire en los tejidos blandos de la cara sugiere la presencia de una fractura sinusal o laceración cutánea.

La fractura por estallido orbitario puede incluir desplazamiento del fragmento óseo hacia abajo en el seno maxilar, o hacia medial al seno etmoidal y ocasionar hernia del contenido orbitario a través de la solución de continuidad (fig. 8-4). Si hay afectación del recto inferior, puede producir diplopia. Después de la fractura por estallido de la órbita, las hipoestesias del carrillo y las encías se explican porque el defecto atraviesa el conducto del nervio infraorbitario.

La TC es útil para identificar un hematoma retrobulbar o enfisema orbitario que pudiera comprimir el nervio óptico y ocasionar ceguera. Las fracturas que involucran el techo o la pared lateral del seno esfenoidal, la lámina cribosa o el techo etmoidal, pueden complicarse por una fuga de líquido cefalorraquídeo (LCR), meningitis o un absceso.

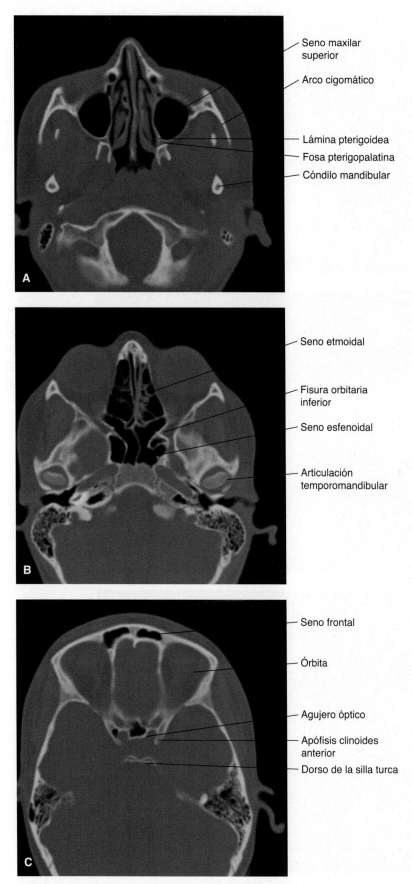

FIGURA 8-1. **Anatomía normal.** Imágenes de TC axial de los senos paranasales en ventanas óseas: planos inferior **(A)**, medio **(B)** y superior **(C)**.

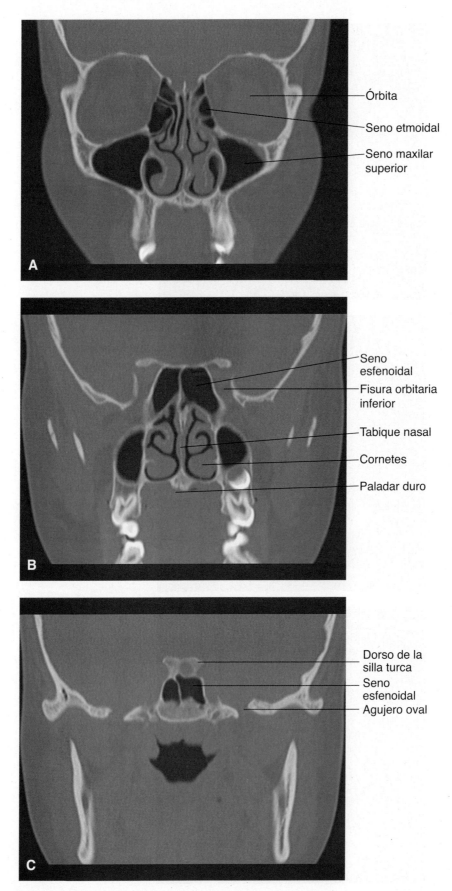

FIGURA 8-2. Anatomía normal. Imágenes de TC coronal reconstruidas, de los senos en ventanas óseas: planos anterior **(A)**, medio **(B)**, y posterior **(C)**.

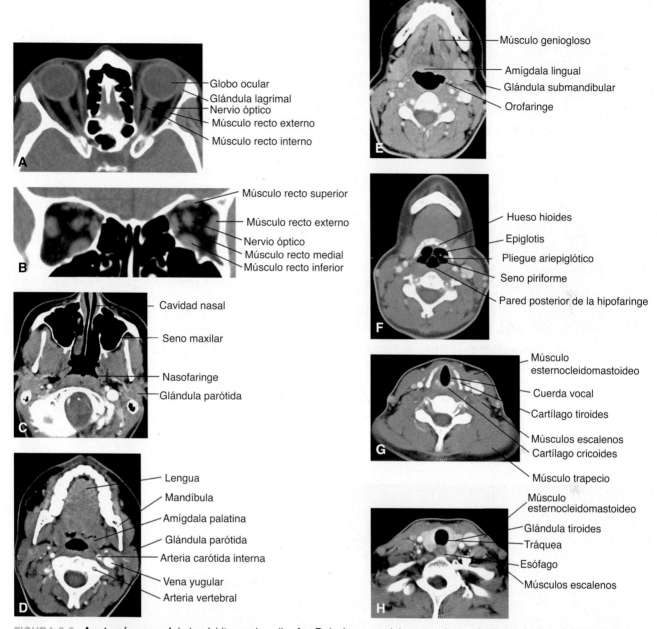

FIGURA 8-3. Anatomía normal de las órbitas y el cuello. **A y B:** Imágenes axial y coronal a través de las órbitas. **C-H:** Imágenes axiales a través del cuello: **(C)** nasofaringe, **(D)** orofaringe, **(E)** suelo de la boca, **(F)** epiglotis/hipofaringe, **(G)** cuerdas vocales y **(H)** tiroides.

SINUSITIS

La sinusitis es un diagnóstico clínico basado en el dolor o la sensación de compresión de la cara, drenaje purulento de las vías nasales, su obstrucción y fiebre. No se necesitan estudios de imagen si la sinusitis aguda (<4 semanas) no tiene complicaciones, salvo que se sospeche una de ellas como cefalea, edema facial, proptosis orbitaria, parálisis de pares craneales u otra entidad diagnóstica. En sujetos asintomáticos frecuentemente se observa engrosamiento de la mucosa, y en estos casos la sinusitis sigue siendo predominantemente un diagnóstico

clínico. Sin embargo, si no se realizó recientemente un lavado nasal y no está colocada una sonda nasogástrica, los signos radiológicos más específicos de sinusitis son las capas de líquido en senos paranasales (los llamados niveles hidroaéreos) o la presencia de secreciones espumosas/con burbujas en esas estructuras (fig. 8-5A). La radiografía es un método relativamente no sensible y muy pocas veces está indicado, por lo que se prefiere a la TC sin medio de contraste.

Además de identificar qué senos tienen opacificación, se debe buscar la obstrucción de los tractos de salida de los senos paranasales (receso frontal y esfenoetmoidal, unidades

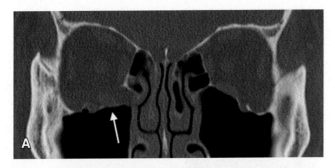

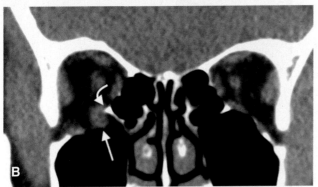

FIGURA 8-4. Fractura por estallido de la órbita. A: Fractura (*flecha*). **B:** Se produjo hernia del músculo recto inferior derecho a través del defecto de la fractura (*flecha*) y parte del suelo óseo de la órbita comprime el músculo recto inferior desplazado hacia abajo (*flecha curva*).

ostiomeatales). En la sinusitis crónica, la TC puede mostrar engrosamiento y esclerosis de las paredes sinusales, además de una opacificación variable y posible calcificación. Con TC se obtiene información preoperatoria para intervenciones endoscópicas con definición excelente de la anatomía etmoidal compleja y sus variaciones que incluyen la presencia de **celdillas esfenoetmoidales (Onodi)** que agravan el riesgo de lesión de los nervios ópticos o las arterias carótidas (fig. 8-5B). Otra anormalidad es la dehiscencia de la lámina papirácea por un traumatismo antiguo o de tipo congénito que puede ocasionar herniación de la grasa orbitaria o incluso el desplazamiento del músculo recto medial a la región etmoidal, con lo cual surge un mayor peligro de daño del contenido orbitario durante la cirugía de los senos. Cada vez se acepta más el uso de TC de haz cónico (TCHC) en el consultorio para estudio de senos nasales, aunque dicha técnica tiene escasa resolución de tejidos blandos.

Si el operador sospecha que la obstrucción se debe a una masa sinusal o a micosis, será recomendable practicar resonancia magnética (RM) y TC complementaria para la visualización óptima del cerebro y las órbitas. En ocasiones las secreciones sinusales espesas antiguas generan una mínima señal en las imágenes de RM con ponderación en T2, y simulan aereación de los senos. Por esa razón, se ha limitado la práctica de RM a la búsqueda de complicaciones intracraneales de la sinusitis, o si se sospecha una neoplasia obstructiva oculta, se le podrá identificar en RM como una masa con mayor contraste.

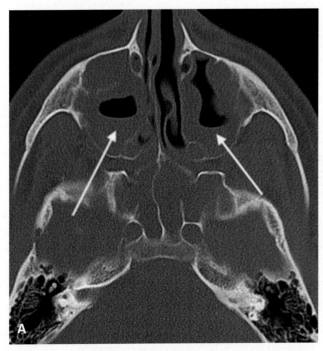

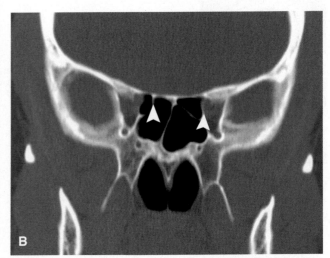

FIGURA 8-5. Sinusitis maxilar. A: Engrosamiento circunferencial de la mucosa en los senos maxilares con niveles hidroaéreos (*flechas*) por capas de líquido. **B: Aire esfenoetmoidal bilateral o células de Onodi** en TC coronal. Se advierte la proximidad con el conducto óptico derecho (*puntas de flecha*).

INFECCIONES DEL CUELLO

Abscesos amigdalinos

La TC es útil en la identificación de abscesos amigdalinos o periamigdalinos sospechosos. Por lo regular, en caso de amigdalitis, los signos iniciales son faringitis, disfagia, fiebre y trismo leve. Si este último es intenso o son ineficaces los antibióticos, por medio de TC con material de contraste se podrá diferenciar la amigdalitis, de un absceso amigdalino o periamigdalino. La inflamación amigdalina tiene una imagen con amígdalas palatinas agrandadas, con un perfil de reforzamiento sólido o estriado (fig. 8-6). En contraste, el absceso amigdalino se observa como una colección de líquido hipodenso con reforzamiento periférico. Si el absceso se extiende más allá de la amígdala y llega a tejidos blandos circundantes, constituirá un absceso periamigdalino (fig. 8-7) el cual podría comprometer la función respiratoria y posiblemente requiera una incisión y drenaje además de la antibioticoterapia intravenosa (IV).

Abscesos retrofaríngeos

Los signos de este tipo de abscesos incluyen fiebre, escalofríos, disfagia y faringitis, que aparecen típicamente como complicación de la amigdalitis o la faringitis, aunque pueden presentarse como secuelas de discitis-osteomielitis, lesión penetrante por cuerpo extraño o extensión de una infección mediastínica en sentido superior. Los abscesos retrofaríngeos se observan más a menudo en niños (particularmente los que tienen menos de 6 años) y adultos con inmunodeficiencia. De manera típica, la radiografía lateral de los tejidos blandos del cuello mostrará engrosamiento de tejidos blandos prevertebrales. Por lo

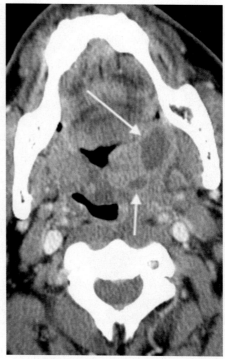

FIGURA 8-7. Abscesos amigdalino y periamigdalino. Colecciones hipodensas con reforzamiento periférico (*flechas*) son compatibles con abscesos. Si bien el de situación más medial se encuentra dentro de la amígdala, la colección más lateral se encuentra en la región parafaríngea y recibe el nombre de absceso periamigdalino.

general, en la radiografía lateral los tejidos blandos prevertebrales tienen 7 mm o menos de espesor a nivel de la segunda vértebra cervical. A nivel de C6, los tejidos prevertebrales deben medir 14 mm o menos en un niño menor de 15 años, o 22 mm o menos en adultos. Una consideración es que en los niños la radiografía se debe realizar durante la inspiración con extensión del cuello, porque la flexión cervical puede engrosar falsamente los tejidos blandos mencionados en personas jóvenes. Finalmente, una TC contrastada será necesaria para identificar si el engrosamiento de tejidos blandos prevertebrales depende de un absceso retrofaríngeo u otra entidad. Una colección retrofaríngea de líquido hipodenso con una pared gruesa con reforzamiento indica un absceso. Por el contrario, una acumulación retrofaríngea sin una pared identificable o reforzamiento periférico, sugiere un derrame reactivo (fig. 8-8). Las complicaciones del absceso retrofaríngeo incluyen compromiso de la vía respiratoria por el efecto expansivo de la masa en la zona superior de las vías aerodigestivas, mediastinitis, absceso epidural y trombosis de la vena yugular.

Epiglotitis

La inflamación de la epiglotis y tejidos blandos próximos es causada más a menudo por *Haemophilus influenzae,* aunque su incidencia ha disminuido extraordinariamente gracias a la vacunación. La inflamación de la epiglotis impone un riesgo a las vías respiratorias y pone en riesgo la vida. Por lo común, el paciente muestra dificultad para respirar, sialorrea y dificultad

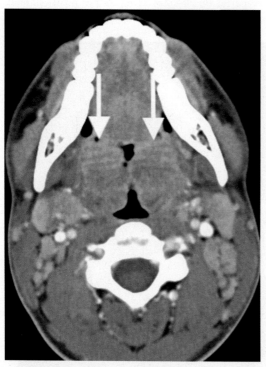

FIGURA 8-6. Amigdalomegalia palatina bilateral (*flechas*) con una morfología en "beso" con reforzamiento estriado típico de la amigdalitis.

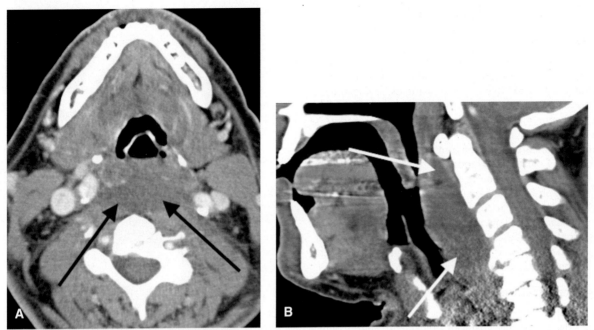

FIGURA 8-8. **Derrame retrofaríngeo. A:** TC axial y **B:** Sagital con medio de contraste que muestra una colección hipodensa retrofaríngea (*flechas* en A y B) que no realza, no se encuentra organizado y no es susceptible de drenaje.

para la deglución de secreciones, y podrían requerir intubación para proteger la vía respiratoria, además de la administración de corticoesteroides y antibióticos. En las radiografías laterales con el sujeto erguido se observa engrosamiento de la epiglotis la cual ha sido descrita con una apariencia similar a un pulgar. Si la radiografía no es realmente lateral y es oblicua, la epiglotis puede tomar artificialmente una forma ensanchada (la llamada epiglotis en omega). En tal situación,

el engrosamiento de los pliegues ariepiglóticos (tejidos blandos que se dirigen hacia abajo desde la epiglotis a los cartílagos aritenoides), es útil para confirmar la presencia de epiglotitis. Si los pliegues muestran engrosamiento anormal tendrán un contorno superior convexo (diferente de la orientación cóncava típica). Sólo se utilizará TC en caso de duda del diagnóstico o para descartar un absceso. La figura 8-9 ilustra la imagen de la epiglotitis en TC.

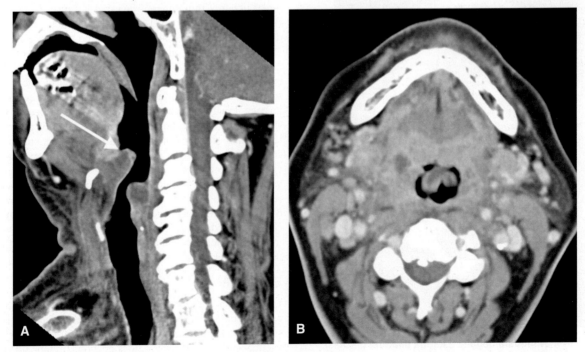

FIGURA 8-9. **Epiglotitis. A:** Imágenes de TC sagital y **B:** Axial en que se advierte edema muy intenso de la epiglotis (*flecha*) compatible con epiglotitis.

ÓRBITAS

Infección

Si el signo inicial es la celulitis facial periorbitaria, es esencial conocer la extensión de la infección y si está circunscrita a los tejidos blandos preseptales (preseptal/periorbitaria), o se ha diseminado posteriormente hasta el tabique orbitario (tejido conectivo que actúa como el límite anterior del compartimiento orbitario) y llegado a la propia órbita (celulitis postseptal/orbitaria). La celulitis preseptal (fig. 8-10) típicamente es una entidad benigna que mejora con antibióticos. En contraste, la celulitis orbitaria necesita tratamiento más intensivo para que no se produzca ceguera permanente ni extensión intracraneal de la infección. En personas con proptosis, dolor con movimientos oculares, limitación de movimientos oculares, diplopia o ceguera, se debe sospechar clínicamente celulitis orbitaria y la TC contrastada de las órbitas puede ser útil para su confirmación. La celulitis preseptal se observará como edema de tejidos blandos y estriación de la grasa en la región periorbitaria. La celulitis orbitaria se diagnostica cuando existe estriación de la grasa o infiltración edematosa de la grasa orbitaria (atrás del tabique orbitario). Si se ha desarrollado un absceso, se observará como una colección líquida, organizada, hipodensa con reforzamiento en anillo en el compartimiento orbitario. Los niños de corta edad son más susceptibles que los adultos a presentar un absceso subperióstico (que se acumula entre la pared orbitaria y el periostio orbitario); se identifica en TC como una colección con reforzamiento en anillo a lo largo de la pared orbitaria. Más a menudo, tal signo se observa en la cara medial de la órbita y surge como complicación de sinusitis etmoidal (fig. 8-11). Como aspecto notable, la infección se propaga desde el seno etmoidal a la órbita sin destrucción franca de la pared orbitaria medial.

Nervios ópticos

Si las características clínicas sugieren que la pérdida de la visión es atribuible a un cuadro que afecte los nervios ópticos, la mejor técnica de imagen es RM con y sin medio de contraste. Una anormalidad de señal hiperintensa en T2 y/o reforzamiento dentro de los nervios ópticos, denota que existe neuritis óptica autoinmunitaria, infecciosa o granulomatosa (fig. 8-12) y puede diferenciar dicho cuadro de un tumor, como el glioma óptico o el meningioma de la vaina del nervio óptico.

Oftalmopatía tiroidea

Esta patología, conocida también como oftalmopatía de Graves u oculopatía tiroidea, es un cuadro inflamatorio autoinmunitario que afecta los músculos extraoculares, la grasa, y tejido conjuntivo. Casi todos los pacientes presentan datos clínicos o estudios de laboratorio compatibles con hipertiroidismo, aunque en unos cuantos pacientes no existen. Resulta en un patrón bilateral de engrosamiento de los músculos extraoculares con predilección por los músculos rectos inferiores y le siguen en

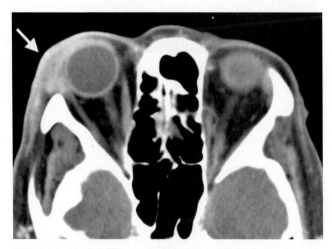

FIGURA 8-10. Celulitis periorbitaria/preseptal. La imagen de TC axial indica edema de tejidos blandos y reforzamiento en la región periorbitaria lateral derecha (*flecha*) compatible con celulitis preseptal.

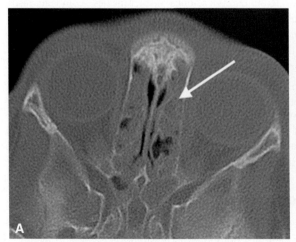
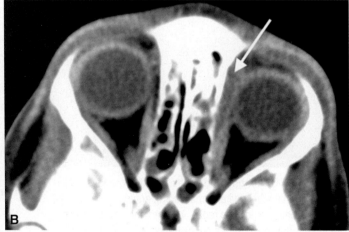

FIGURA 8-11. Absceso subperióstico orbitario. A: TC axial que indica opacificación de las celdillas etmoidales en una persona con sinusitis etmoidal (*flecha*). **B:** Absceso subperióstico (*flecha*) que surgió entre la lámina papirácea y el músculo recto medial izquierdo.

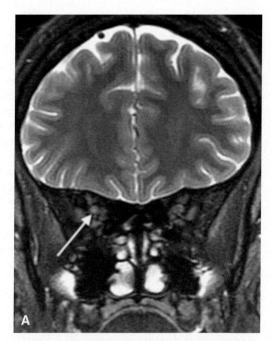 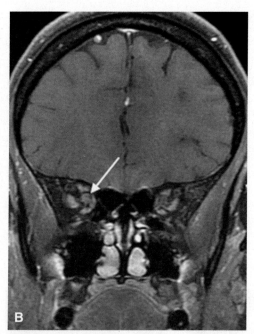

FIGURA 8-12. **Neuritis óptica.** Las imágenes de RM **(A)** coronal con ponderación en T2 y **(B)** después de usar medio de contraste en RM con ponderación en T1 indican una señal hiperintensa en T2 con reforzamiento del nervio óptico derecho (*flechas* en A y B, respectivamente) en una persona con neuritis óptica derecha.

frecuencia los rectos mediales, superiores y laterales, en ese orden (fig. 8-13). También hay proliferación de la grasa orbitaria y contribuye a la proptosis. En casos graves, la persona pierde la visión por compresión del nervio óptico

cerca del vértice, y puede ser necesaria la descompresión quirúrgica. Los estudios incluyen TC o RM de las órbitas, pero esta última es mejor para identificar la compresión del nervio óptico.

HUESO TEMPORAL

Infección

Al aparecer los signos clínicos característicos no se necesita un método de imagen para diagnosticar mastoiditis. Sin embargo, tal recurso es útil para confirmar el diagnóstico en casos atípicos, saber si surgió mastoiditis coalescente aguda o detectar si surgieron complicaciones intracraneales (como abscesos, trombosis de senos durales, meningitis) o extracraneales (como absceso subperióstico u del cuello). Si la TC muestra celdillas mastoideas libres, se podrá descartar la mastoiditis. La opacificación de ellas es un signo inespecífico que no siempre corresponde a la mastoiditis aguda. La destrucción de los tabiques óseos entre las celdillas mastoideas o la cortical de la porción mastoidea del hueso temporal confirma la presencia de mastoiditis coalescente aguda (fig. 8-14), la cual podría requerir mastoidectomía para evitar complicaciones como la trombosis del seno dural o un absceso.

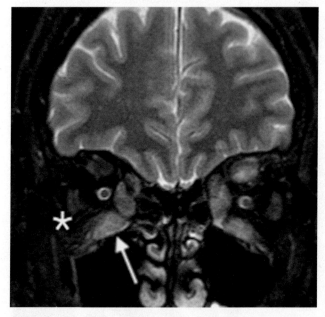

FIGURA 8-13. **Oftalmopatía tiroidea.** En RM coronal se identifica agrandamiento y una anormalidad hiperintensa de la señal T2 que abarca los músculos rectos inferior y medial, así como el recto superior izquierdo. La *flecha* denota el músculo recto inferior derecho agrandado e hiperintenso en T2, en comparación con el recto externo derecho mucho más estrecho (*asterisco*).

Traumatismos

Al revisar una TC cabe sospechar fractura del hueso temporal si se identifica líquido en la mastoides o en el oído medio; si un pequeño foco de aire (neumoencéfalo) queda dentro de la bóveda craneal cerca de los huesos temporales o si se identifica

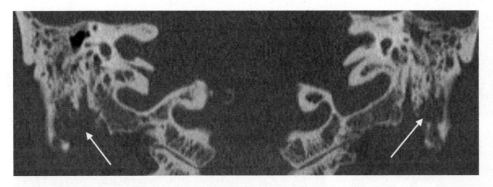

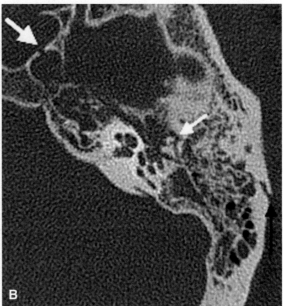

FIGURA 8-14. **Mastoiditis aguda coalescente.** Se detecta opacificación extensa de las celdillas mastoideas en ambos lados. Las *flechas* señalan áreas de erosión del hueso cortical en las apófisis mastoideas en ambos lados.

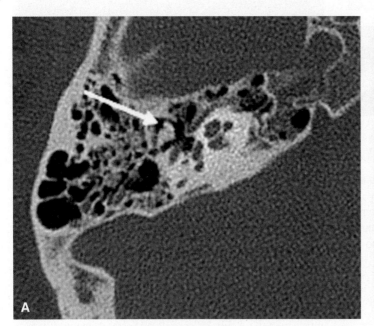

FIGURA 8-15. **Fractura del hueso temporal izquierdo. A:** Contornos anatómicos normales con una imagen de "bola de helado en cono" del martillo y el yunque derecho (*flecha*). **B:** Al parecer la "bola de helado" se deslizó un poco y salió del "cono" compatible con subluxación del martillo y el yunque (*flecha blanca corta*). La *flecha negra* en **B** indica el trazo de fractura del hueso temporal izquierdo. La *flecha blanca grande* señala el trazo de fractura que atraviesa el conducto carotídeo izquierdo. Es importante correlacionar los datos con los de la angiografía por TC para descartar lesión de la arteria carótida interna.

aire anormal dentro de las estructuras del oído interno (caracol, vestíbulo o conductos semicirculares). Ante la sospecha de fracturas del hueso temporal habrá que practicar una TC exclusivamente de los huesos temporales para descartar complicaciones como la rotura de la cadena de huesillos (pérdida conductiva de la audición) (fig. 8-15), fracturas que atraviesan el caracol (pérdida auditiva neurosensitiva), y las que recorren los conductos semicirculares por el vestíbulo (vértigo). Las fracturas que afectan el conducto del nervio facial o el conducto auditivo interno originarán debilidad o parálisis facial; las que atraviesan el conducto carotídeo o el agujero yugular ocasionarán lesiones en la arteria carótida interna o la vena yugular, que podrán ser valoradas mejor con un estudio con medio de contraste (angiografía o venografía por TC).

Colesteatoma

Éste es un quiste epidermoide compuesto de epitelio estratificado escamoso que se agranda con el tiempo. Dicha entidad en gran medida es adquirida como consecuencia de retracción o perforación de la membrana timpánica. Con el tiempo, surge una masa blanda dentro de la cavidad del oído medio y erosiona las estructuras óseas. Casi todos los colesteatomas se pueden diagnosticar en el estudio otoscópico, pero la TC sin medio de contraste permite conocer el tamaño y la extensión de la lesión, y la erosión ósea de los huesecillos del oído medio (fig. 8-16), el techo de la cavidad de esa zona (techo del tímpano), la cobertura ósea del nervio facial y la del conducto semicircular externo (lateral). La RM es útil para descartar complicaciones intracraneales como infección o hernia del cerebro o las meninges, a través de la dehiscencia ósea en el techo del oído medio.

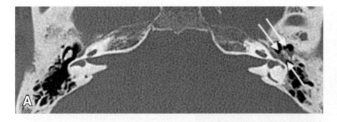

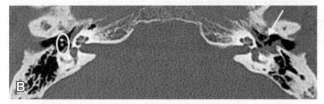

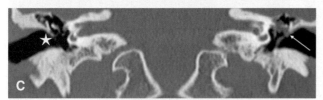

FIGURA 8-16. **Colesteatoma del oído medio izquierdo.**
A: Las *flechas* denotan densidad anormal de los tejidos blandos que rodean los huesecillos del oído medio. **B:** La *flecha* indica el manubrio del martillo. Falta la cabeza larga del yunque erosionada por el colesteatoma. Se advierte una relación par del manubrio dentro de un círculo del martillo derecho, y la rama larga del yunque derecho. **C:** El colesteatoma erosionó el escudo y su imagen es opaca (*flecha*). La imagen del escudo derecho (*asterisco*) es normal.

Schwannoma vestibular

El schwannoma vestibular es la masa más común en el conducto auditivo interno y la segunda tumoración extra-axial intracraneal más común. Es un tumor benigno que se origina de las células de Schwann en el segmento vestibular del octavo par craneal. Puede ocasionar hipoacusia neurosensitiva unilateral o asimétrica, acúfeno o mareos. Los schwannomas vestibulares pueden aparecer en el conducto auditivo interno, la cisterna del ángulo pontocerebeloso o en ambos sitios. Si se sospecha su presencia, la RM es la modalidad más indicada para su estudio radiológico. En el estudio de cortes finos con ponderación en T2 a través del conducto auditivo interno se observará un "defecto de llenado" dentro del conducto auditivo interno que normalmente es de alta señal. Las imágenes postcontraste mostrarán una masa nodular con realce en el conducto auditivo interno, la cisterna cerebelopontina o ambos sitios (fig. 8-17). No todas las masas contrastadas en el conducto auditivo interno son schwannomas vestibulares. También puede aparecer schwannomas del nervio facial; con la neuritis se advierte mayor contraste curvilíneo fino en el complejo del séptimo y octavos pares craneales, y mayor contraste curvilíneo nodular con la carcinomatosis leptomeníngea.

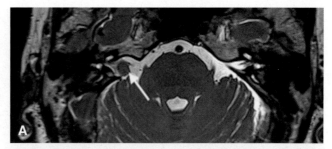

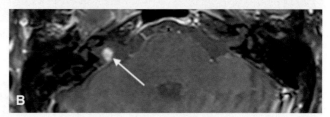

FIGURA 8-17. **Schwannoma vestibular derecho. A:** La *flecha* indica un "defecto de llenado" a manera de masa, definido por la señal líquida en el conducto auditivo externo derecho en esta imagen con ponderación en T2. **B:** En esta masa (*flecha*) se advierte reforzamiento.

SIALOADENITIS

Este cuadro clínico constituye una indicación frecuente para el estudio radiológico de las parótidas o las glándulas submandibulares. Se pueden utilizar TC o RM con medio de contraste. Sin embargo, en casos agudos, se escoge más a menudo TC porque se dispone más fácilmente de ella. El cuadro inicial típico de la sialoadenitis aguda es aumento de volumen de la glándula con realce prominente. La estriación de la grasa periglandular constituye un hallazgo común con la sialoadenitis aguda (fig. 8-18). En caso de que esta última provenga de un cálculo obstructivo, se observa dilatación del conducto de la parótida o submandibular que contengan el cálculo. Si se sospecha la entidad recién mencionada quizá sea útil realizar una radiografía antes usar el medio de contraste, a través de la glándula y su conducto, ya que el medio de contraste puede ocultar cálculos muy pequeños. Hay que destacar que muy pocos sialolitos (aproximadamente 20%) son radiopacos. Estos se detectan mejor con sialografía convencional, pero es una técnica semiinvasiva en que se canula el conducto parotídeo o submandibular, se inyecta material de contraste yodado y se realizan las radiografías. Otra técnica para detectar sialolitos no radiopacos, así como estenosis de los conductos salivales, es la sialografía con RM. El procedimiento acostumbrado es que el paciente reciba jugo de limón antes del estudio, para estimular la salivación. Se obtienen imágenes con ponderación en T2 de las glándulas y los conductos que intensifiquen la señal del líquido dentro de los conductos. La imagen de los sialolitos es un defecto de señal baja intraductal. El conducto proximal a nivel de obstrucción puede presentar dilatación intermitente y alguna estenosis (secuela de la sialodoquitis). En el contexto de sialoadenitis crónica, a menudo la glándula se contrae y es heterogénea, con infiltración variable de grasa.

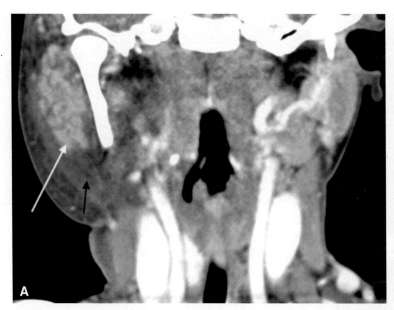 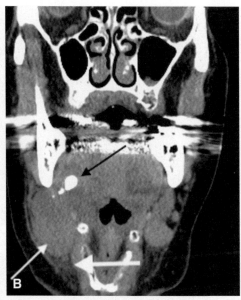

FIGURA 8-18. **Sialoadenitis. A:** Parotiditis aguda derecha con agrandamiento y reforzamiento heterogéneo de la parótida derecha (*flecha blanca*) acompañada de edema periglandular y estrías grasas (*flecha negra*). **B:** Sialoadenitis aguda submandibular derecha con agrandamiento de la glándula submandibular ipsolateral (*flecha blanca fina*), sialolitos en el trayecto del conducto submandibular derecho en su sección proximal (*flecha negra*) y edema periglandular/estrías de grasa (*flecha blanca ancha*).

GLÁNDULA TIROIDES

El estudio de imagen de dicha glándula puede comenzar con la ecografía (fig. 8-19). Los quistes verdaderos en dicha glándula son raros, y muchos son nódulos que contienen líquido. El tratamiento de elección es la aspiración guiada por ecografía con análisis citológico del líquido (fig. 8-20A, B).

Nódulos tiroideos

Los nódulos de la tiroides aparecen en más de 50% de la población; el cáncer de esta glándula surge en 5% de nódulos

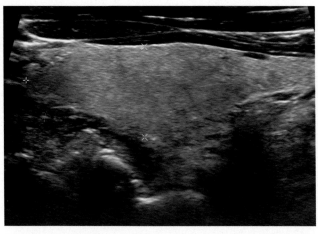

FIGURA 8-19. **Tiroides normal.** Imagen sagital de ecografía de la tiroides con contornos, ecogenicidad y consistencia normales, sin masas focales.

tiroideos. El método más preciso y rentable para valorar y observar los nódulos es la ecografía, aunque su amplio uso ha permitido la detección temprana de tumores subclínicos y con ello un incremento drástico en la incidencia de cánceres tiroideos. En la tabla 8-1 se incluyen los signos ecográficos de una masa benigna o maligna. La calcificación puede ser distrófica o puntiforme (microcalcificación); este último es un signo sospechoso de cáncer (fig. 8-21). Además, la extensión del nódulo fuera de la glándula tiroides o la presencia de una lobulación también son signos sospechosos de neoplasia (fig. 8-22). El mejor método para saber si un nódulo es benigno o maligno es la toma de material histológico por medio de aspiración con aguja fina, pero no se necesita este procedimiento en todos los nódulos de la tiroides.

El Sistema de Datos y Notificación Imagenológica de la Tiroides del American College of Radiology (ACR TI-RADS, por sus siglas en inglés)[1] fue elaborado para equilibrar el beneficio de identificar cánceres clínicamente importantes, y compararlo con el riesgo y el costo de someter a los pacientes con nódulos benignos o cánceres indolentes a la toma de material de biopsia y el tratamiento.[1] Las características ecográficas ,según ACR TI-RADS, se dividen en benignas, y en sospechas mínima, moderada o muy grande de un cáncer. El sistema cuantitativo se basa en todos los signos ecográficos en un nódulo y se asignan puntos a los signos sospechosos hasta llegar a un nivel de T1-RADS; varía desde TR1 (benigno) a TR5 (fuerte sospecha de cáncer). Para los niveles de riesgo TR3 a TR5 se recomienda un punto de corte a partir del cual la biopsia por aspiración con aguja fina esta recomendada (en casi todos los casos, mayor de 1 cm). La American Thyroid Association ha recomendado biopsia de cualquier nódulo de 5 mm o mayor en pacientes de alto riesgo (tabla 12-5).

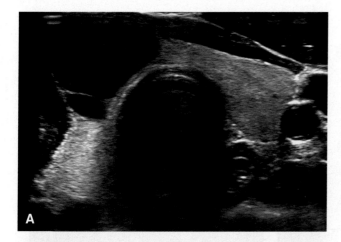

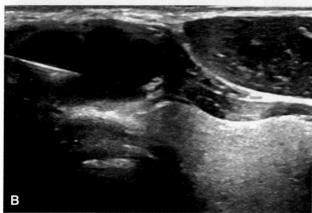

FIGURA 8-20. **Quiste tiroideo. A:** El ecograma indica una lesión hipoecoica definida con transmisión cabal compatible con un quiste simple. **B:** Aspiración del quiste tiroideo con aguja guiada por ecografía.

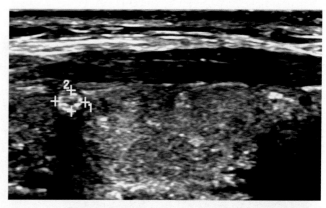

FIGURA 8-21. **Calcificación tiroidea.** El ecograma muestra calcificación distrófica a la izquierda (*cursores*) y puntos difusos o microcalcificaciones en el resto de la glándula.

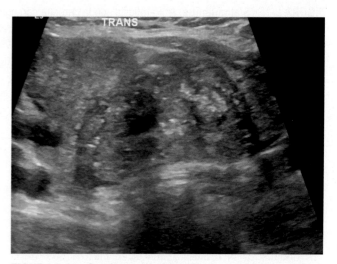

FIGURA 8-22. **Carcinoma tiroideo.** En el ecograma se observan puntos difusos o microcalcificaciones con lobulación nodular, signos que despiertan la sospecha de un cáncer.

TABLA 8-1	Signos ecográficos de nódulos tiroideos benignos y malignos	
Benignos	**Malignos**	
Morfología quística o espongiforme	Hipoecogenicidad	
Borde liso y bien definido	Bordes lobulados o irregulares	
Ausencia de calcificaciones	Microcalcificaciones	
Gran artefacto en cola de cometa	Forma más alta que ancha	
	Composición sólida con vasos internos	
	Extensión extratiroidea	

Tiroiditis

La tiroiditis (inflamación de la glándula tiroides) puede provenir de infecciones bacterianas o virales, o ser un cuadro autoinmunitario (como la tiroiditis de Hashimoto). En la ecografía de la fase aguda de la tiroiditis se advierte aumento de volumen y heterogeneidad de la glándula tiroides con mayor vascularización (fig. 8-23). En contexto crónico la glándula puede ser pequeña y ecógena, con disminución de la vascularización. La tiroiditis subaguda es la causa más común de disminución de la captación de yodo radiactivo (DCYR) (véase cap. 10).

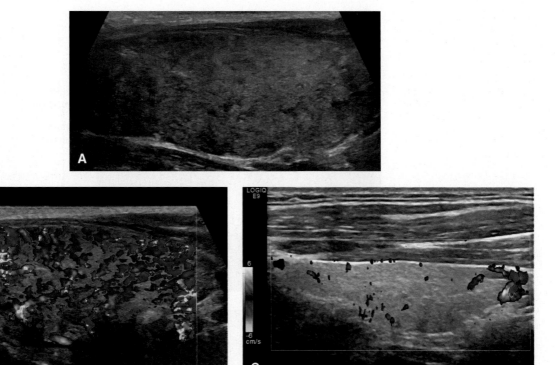

FIGURA 8-23. Tiroiditis. Imagen heterogénea difusa de la glándula tiroides **(A)** con marcada hipervascularización **(B)** compatible con tiroiditis. **C:** Glándula tiroides normal más homogénea que indica menos flujo de color que el observado en el paciente de tiroiditis.

ANOMALÍAS CONGÉNITAS

Craneosinostosis

La bóveda craneal tiene múltiples suturas que permiten su crecimiento. Siguen una secuencia de cierre predecible (metópica, coronal, lambdoidea, sagital, en este orden), una vez que se reduce el crecimiento cerebral. Se conoce como craneosinostosis al cierre prematuro de una sutura del cráneo, y restringe el crecimiento óseo en sentido perpendicular al eje longitudinal de la sutura. De este modo, surge una deformidad de la bóveda, ya que la disminución del desarrollo en una sutura, será compensada por el incremento del mismo en las demás. La sinostosis de la sutura sagital hará que la cabeza sea angosta y larga (escafocefalia), en tanto que la que ocurre en la coronal o la lambdoidea de ambos lados hace que la cabeza sea ancha y corta (braquicefalia). La sinostosis coronal o lambdoidea unilateral originará un contorno asimétrico de la cabeza (plagiocefalia). La craneosinostosis podría requerir reconstrucción quirúrgica y se identifica fácilmente por TC no contrastada con reformateo tridimensional (fig. 8-24).

Quiste del conducto tirogloso

Este quiste es una oclusión congénita en la mitad anterior del cuello en el trayecto del conducto tirogloso desde el agujero ciego en la base de la lengua hasta el nivel de la glándula tiroides. La falta de involución del conducto originará el quiste. La mayoría está en la línea media, pero a veces lo hacen hacia un lado de ella, en particular cuando están en plano más inferior cerca de la glándula tiroides. En la ecografía se advierte típicamente una masa anecoica o hipoecoica en la línea media del cuello. En la TC se observa una lesión quística, hipodensa sin realce (fig. 8-25), salvo que esté infectada y en ese caso puede presentar reforzamiento periférico estrecho. La presencia de un componente nodular sólido dentro de la masa debe despertar la sospecha de que tenga en su interior un carcinoma papilar de la tiroides.

Fibromatosis colli

Este trastorno es la proliferación fibrosa benigna del músculo esternocleidomastoideo, que es la causa más común de torticolis neonatal identificada a los seis meses de edad, aproximadamente. El diagnóstico se puede sustentar a partir de bases clínicas, pero si el cuadro inicial es atípico puede ser útil la ecografía para comprobarlo. En tal técnica mostrará crecimiento fusiforme del músculo esternocleidomastoideo, típicamente en el tercio inferior de su vientre, que puede ser isoecoico, hiperecoico o hipoecoico (fig. 8-26).

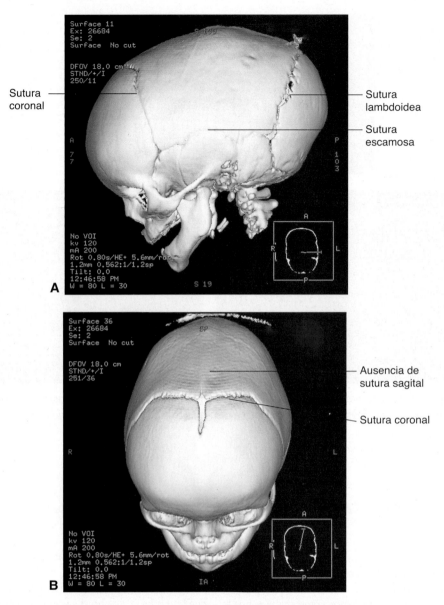

FIGURA 8-24. **Sinostosis sagital. A y B:** Proyección lateral/anterior de imágenes de TC tridimensionales reconstruidas. Hay fusión de la sutura sagital y el cráneo es dolicocéfalo.

FIGURA 8-25. **Quiste tirogloso.** La TC de la zona infrahioidea en el cuello indica una masa quística paramedia por delante de los músculos infrahioideos.

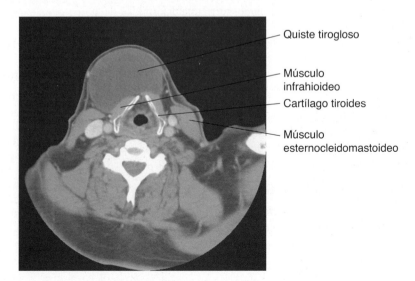

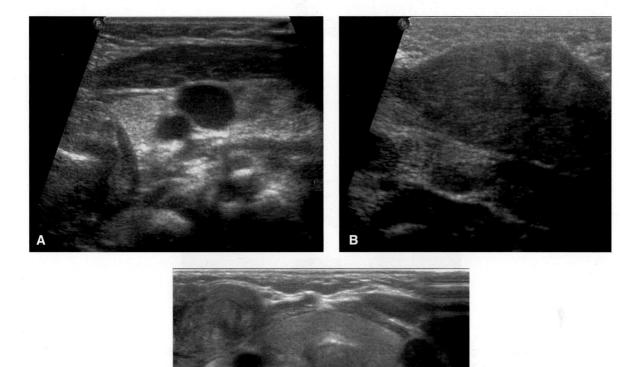

FIGURA 8-26. **Fibromatosis colli del músculo esternocleidomastoideo derecho (MED). A:** Ecograma longitudinal en MED izquierdo normal. Imágenes longitudinales **(B)** y transversa **(C)** de MED derecho con agradamiento fusiforme de su tercio inferior.

TUMORES DEL CUELLO

En personas con más de 40 años y una masa palpable en el cuello, el diagnóstico se orientará abrumadoramente hacia un cáncer, en particular si hubo el antecedente de tabaquismo. La masa más común en un adulto son los ganglios con metástasis. La linfadenopatía se identifica por criterios de tamaño, morfología y características anormales de atenuación. Se considera que los ganglios linfáticos del cuello (linfadenomegalia) están aumentados de tamaño si miden >1 cm en el eje largo en cortes axiales, pero los ganglios submandibular y yugulodisgástrico pueden llegar a tener 1.5 cm y los retrofaríngeos laterales no deben tener más de 0.8 cm de tamaño. Los ganglios normales tienen una morfología elongada y ovoide, además de grasa en el hilio. Aquellos ganglios que se redondean y pierden su hilio graso deben ser observados con sospecha. Si el ganglio tiene un centro hipodenso sugerirá necrosis central en una metástasis, o infección y supuración del ganglio (fig. 8-27). Las metástasis ganglionares en pacientes con carcinoma estratificado presentan a menudo hipermetabolismo en tomografía por emisión de positrones (TEP) con fluorodesoxiglucosa (FDG) (fig. 8-28), signo especialmente útil cuando una metástasis ganglionar no muestra otra alteración oncológica o atenuación que sugiriera anormalidades. En casos de cáncer, los bordes ganglionares mal definidos, la estriación e infiltración de la grasa proximal sugiere diseminación del tumor más allá de la cápsula del ganglio.

Con el aumento de la frecuencia de carcinomas estratificados causados por el virus del papiloma humano, como los de la boca, la faringe y la laringe, la sospecha de malignidad es importante en todos los grupos de adultos. Se recomienda practicar TC con contraste en el cuello o RM con dicho material en casos de que haya una masa no pulsátil, seguido de una biopsia con aguja por vía percutánea. Se recomienda angio TC o angio RM en casos de masas pulsátiles para diagnosticar aneurismas o tumores vasculares. Ante la sospecha de masas en tiroides o glándulas salivales, la alternativa será la ecografía.

Algunos cánceres de cabeza y cuello tienen propensión a diseminarse por los nervios, y ello se detecta en RM como un nervio agrandado y con contraste, que reemplaza la grasa normal circundante (fig. 8-29). Si el tumor que afecta el nervio compromete la función de éste, se observan cambios por denervación en los músculos que reciben sus fibras, y típicamente habrá una intensificación en la señal en T2 o reforzamiento dentro de los músculos afectados en la fase de denervación aguda y atrofia del músculo en la fase crónica.

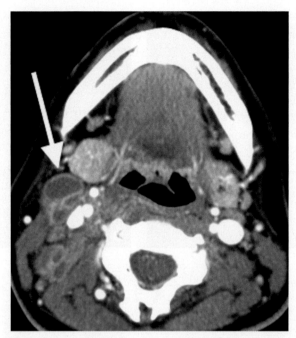

FIGURA 8-27. Linfadenitis tuberculosa. La *flecha* denota uno de los ganglios linfáticos de la mitad derecha del cuello en que se advierte hipodensidad, compatible con cambios supurativos. La metástasis necrótica central de un ganglio puede tener una imagen idéntica.

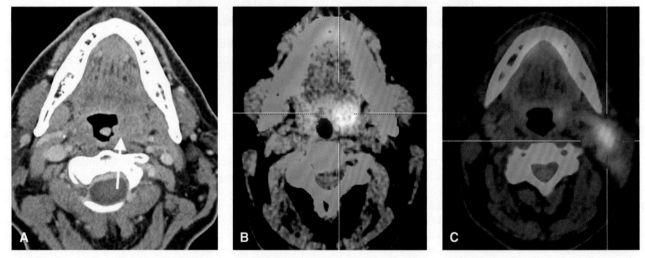

FIGURA 8-28. Carcinoma de células escamosas. Amígdala palatina izquierda y linfadenopatía metastásica de la mitad izquierda del cuello. **A:** Pequeña masa asimétrica de la amígdala palatina izquierda (*flecha*) en el sitio del tumor primario. **B y C:** Imágenes TEP-TC de 18F FDG que señalan hipermetabolismo en el sitio de la masa primaria en la amígdala palatina izquierda y también metástasis en ganglios linfáticos de la mitad izquierda del cuello.

Las entidades por incluir en el diagnóstico diferencial de una masa cervical en niños son casi todas benignas, congénitas e inflamatorias. No obstante, también los niños pueden presentar cánceres en esas estructuras, con frecuencia linfoma o rabdomiosarcoma. En el adulto joven la neoplasia más común es el linfoma.

Por medio de ecografía es posible diferenciar entre un quiste y una masa sólida, pero rara vez se confirma el diagnóstico y son necesarias la TC/RM, además de tejido para biopsia. En pacientes en quienes se sospecha cáncer de tiroides, típicamente la TC del cuello debe realizarse *sin* medio de contraste, porque éste puede alterar el estudio radiológico o el tratamiento, por la acción del yodo radiactivo.

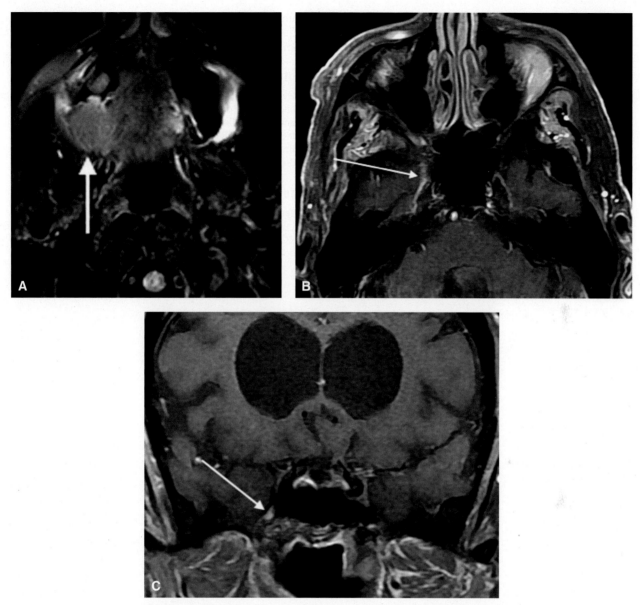

FIGURA 8-29. **Carcinoma maxilar superior.** Se advierte diseminación perineural del tumor quístico a lo largo del segmento V2 del nervio trigémino derecho. **A:** La flecha indica la masa en el seno maxilar derecho. **B y C:** Las *flechas* indican el reforzamiento asimétrico en el agujero redondo derecho compatible con la propagación perineural del tumor en el segmento V2 del nervio mencionado.

PUNTOS CLAVE

- La tomografía computarizada (TC) es la modalidad de imágenes más indicada para detectar sinusitis. Identifica la extensión de la enfermedad y variantes anatómicas importantes. La resonancia magnética (RM) en imágenes es útil si se sospecha extensión de la enfermedad al interior del cráneo.
- El empleo de material de contraste por vía intravenosa (IV) es útil en caso de sospechar infecciones del cuello, como los abscesos amigdalinos o retrofaríngeos.
- La epiglotitis es una situación de urgencia potencialmente mortal. El operador debe buscar la imagen "en forma de pulgar" de la epiglotis en las radiografías laterales con el sujeto erguido, y engrosamiento de los pliegues ariepiglóticos.
- Diferenciar entre la celulitis preseptal/periorbitaria de la postseptal/orbitaria conlleva notable trascendencia en el tratamiento.
- La RM es la modalidad óptima para la evaluación de los nervios ópticos.
- La mastoiditis coalescente aguda se caracteriza por destrucción del hueso cortical, de los tabiques óseos que separan las celdillas mastoideas, o de ambas estructuras.
- La evaluación con TC de erosiones óseas es parte importante del protocolo preoperatorio en colesteatomas del oído medio.

- La oftalmopatía tiroidea grave puede comprimir el nervio óptico en el vértice de la órbita.
- La TC es la modalidad indicada en la valoración de traumatismos de facial.
- Se pueden usar TC o RM para la identificación de la sialoadenitis, pero la sialografía con RM constituye una técnica no invasiva para identificar y valorar el conducto submandibular o parotídeo.
- La TC es la modalidad óptima para el estudio de la craneosinostosis.
- Las masas en el cuello de un adulto se pueden identificar por medio de TC o RM, pero esta última es el mejor método diagnóstico para detectar propagación perineural del tumor.
- Aunque la ecografía se utiliza como método diagnóstico inicial para el estudio de tumores del cuello, debido a que evita la radiación y es económico, rara vez es diagnóstica. A menos de que se sospeche que la anomalía es un lipoma o un quiste benigno o una lesión intrínseca de la tiroides, hay que considerar como estudios de primera línea la TC o RM en el adulto con una masa cervical.

Lecturas adicionales

1. Harnsberger HR, Glastonbury CM, Michel MA, et al. *Diagnostic Imaging: Head and Neck.* 2nd ed. Salt Lake City: Amirsys; 2010.
2. Som PM, Curtin HD, eds. *Head and Neck Imaging.* 5th ed. St. Louis, MO: Mosby; 2011.
3. Brant WE, Helms CA, eds. *Fundamentals of Diagnostic Radiology.* 3rd ed. Philadelphia, PA: Lippincott Williams & Wilkins; 2007.

Referencia específica

1. Tessler FN, Middleton WD, Grant EG, et al. ACR thyroid imaging, reporting and data system (TI-RADS): white paper of the ACR TI-RADS Committee. *J Am Coll Radiol.* 2017;14:587-595. doi:10.1016/j.jacr.2017.01.046.

Preguntas

1. ¿Cuál es la modalidad de imagen más apropiada para identificar las fracturas de los huesos faciales?
   a. Radiografías
   b. Ecografías
   c. TC
   d. RM

2. La densidad anormalmente baja dentro de ganglios agrandados (linfadenomegalia) sugiere:
   a. Los cambios supurados que surgen con la infección
   b. La necrosis central que acompaña a la linfadenopatía metastásica
   c. Tanto a como b

3. La administración de medio de contraste IV para la TC de los huesos temporales en el sujeto con mastoiditis es útil en busca de:
   a. Absceso epidural
   b. Trombosis del seno sigmoideo
   c. Absceso extracraneal de tejidos blandos
   d. Infección coexistente del oído medio
   e. a, b y c
   f. Ninguna de las anteriores

4. Los quistes de la hendidura branquial aparecen típicamente en:
   a. Vida adulta
   b. Niñez

5. Diferenciar entre la celulitis preseptal/periorbitaria y la postseptal es importante porque:
   a. Modifica atención médica y el tratamiento
   b. Define el riesgo de contagio
   c. Detecta el riesgo de que surjan otros tipos de infecciones

6. Verdadero o falso: en pacientes con carcinoma de células escamosas de la cabeza y el cuello, nunca son anormales los ganglios linfáticos regionales <1 cm de diámetro.

7. La celdilla de Onodi:
   A. Es la celdilla etmoidea más anterior
   B. Es una variante anatómica importante por la relación que guarda con el nervio óptico, la arteria carótida interna y el suelo de la silla turca durante cirugía del seno esfenoidal
   C. Rara vez es unilateral
   D. Aparece inclusive en 60% de la población

Opciones:
a. A y C
b. A, B y C
c. B y D
d. Todas las anteriores

8. Verdadero o falso: Incluso 20% de las infecciones del seno maxilar superior pueden provenir de alguna odontopatía subyacente.

9. La sinusitis invasora culminante y aguda por hongos:
   A. Muy pocas veces se observa en personas con buen funcionamiento inmunitario
   B. Evoluciona rápidamente en el curso de semanas
   C. Conlleva un índice de mortalidad incluso de 80%
   D. Se le visualiza mejor durante TC con haz cónico

Opciones:
a. A y C
b. A, B y C
c. B y D
d. Todas las anteriores

10. En lo relacionado con el vértigo y la hipoacusia:
    A. La RM es la modalidad más indicada si se sospecha que el vértigo tiene origen central
    B. Entre las causas del vértigo de origen periférico están neoplasias de la fosa posterior, malformación de Chiari, infartos de la fosa posterior y lesiones desmielinizantes
    C. La TC del hueso temporal permite visualizar de manera excelente el laberinto óseo y permite detectar causas posibles del vértigo de origen periférico
    D. La TC del hueso temporal es el estudio más indicado en personas con sordera neurosensitiva

Opciones:
a. A y C
b. A, B y C
c. B y D
d. Todas las anteriores

CAPÍTULO 9

Estudios de imagen de la columna vertebral

William J. Ankenbrandt, MD

Algoritmo de las lumbalgias y las radiculopatías

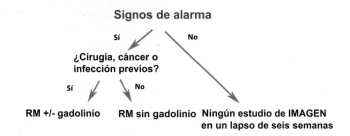

Signos de alarma

Sí / No

¿Cirugía, cáncer o infección previos?

Sí / No

RM +/- gadolinio   RM sin gadolinio   Ningún estudio de IMAGEN en un lapso de seis semanas

Traumatismo de la columna lumbar

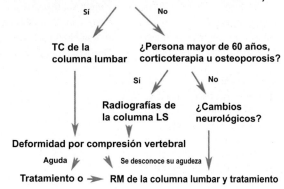

Traumatismo intenso (como una caída desde lo alto o un accidente automovilístico a alta velocidad)

Sí / No

TC de la columna lumbar   ¿Persona mayor de 60 años, corticoterapia u osteoporosis?

Sí / No

Radiografías de la columna LS   ¿Cambios neurológicos?

Deformidad por compresión vertebral

Aguda   Se desconoce su agudeza

Tratamiento o → RM de la columna lumbar y tratamiento

El dolor del cuello y espalda (cervicalgia y dorsalgia) constituye una de las manifestaciones iniciales más comunes en la atención primaria de adultos y sus causas más frecuentes se incluyen en la tabla 9-1. La decisión para solicitar estudios de imagen se basa en la situación clínica; esta última puede ser directa al atender un paciente que ha sufrido un traumatismo de gran impacto, o ser muy difícil como ocurre con una persona que acude por primera vez con dorsalgia intensa persistente o recidivante sin alguna mielopatía, claudicación neurógena o debilidad motora progresiva. Este capítulo busca describir las situaciones comunes que se presentan en la columna y los estudios de imagen apropiados.

GUÍAS PARA ESTUDIOS DE IMAGEN

- Las radiografías simples tienen sensibilidad y especificidad escasas respecto a casi todas las causas de dolor del cuello y la espalda. Su mayor utilidad reside en la vigilancia después de traumatismos o intervenciones quirúrgicas para descartar fracturas por compresión en la osteoporosis, para medir los ángulos en la escoliosis e identificar inestabilidad por la fractura de la articulación.
- En traumatismos de alto impacto, el primer tipo de estudios que se practica es la tomografía computarizada (TC) y no la radiografía simple.

TABLA 9-1	Causas de las dorsalgias

Congénitas/del desarrollo
Meningocele y mielomeningocele
Siringomielia
Vertebras transicionales con seudoartrosis
Anemia falciforme
Enfermedad de Scheuermann
Adquiridas
Hernia discal, desgarro anular
Artritis: degenerativa, reumatoide, espondilitis anquilosante
Infecciones: por estafilococos, tuberculosis
Metabólicas: osteoporosis, osteomalacia, enfermedad de Paget
Neoplasias: tumores primarios benignos y malignos de huesos, metástasis
Traumatismos: fracturas, lesiones de músculos y ligamentos, espondilolisis y espondilolistesis
Extraespinales
Aparato cardiovascular: dolor referido al miocardio, aneurisma aórtico
Enfermedades gastrointestinales
Vías genitourinarias: dolor renal y ureteral
Distensiones musculares
Psicosomáticas o funcionales

- La columna no es simplemente una pila de huesos. Gran parte de su estabilidad depende de discos, cartílagos, ligamentos, capsulas articulares y músculos de apoyo, elementos que no se identifican en las radiografías simples, pero sí en TC o resonancia magnética (RM).
- La RM valora mejor el contenido del conducto raquídeo, lesiones de tejidos blandos y huesos, distintas de las fracturas.
- En casi todos los casos en que está indicada la RM, no se necesita gadolinio, que es útil para el diagnóstico de cánceres, infecciones, después de discectomía para descartar la reaparición de una hernia discal, y en los estudios para identificar mielopatías, síndrome de cola de caballo y plexopatías humeral, braquial o lumbar.
- La angiografía por TC (ATC) se usa para descartar una lesión de la arteria vertebral en fracturas de la columna cervical y en pacientes con síntomas nuevos de accidente cerebrovascular en casos de notable lesión de la columna cervical y descartar disección de las arterias carótida o vertebral.
- Rara vez se practican mielografía y discografía.

En los siguientes apartados se mostrarán algoritmos para realizar estudios en las tres situaciones clínicas más comunes, aunque diferentes:

1. Traumatismo de la columna en adultos sanos:
   No se necesitan estudios de imagen si el paciente no tiene dolor a la palpación después de un traumatismo menor. Sin embargo, es adecuado realizar TC después de un traumatismo de gran impacto o si se advierte dolor a la palpación y espontáneo intenso en un paciente que lleva un collar cervical o no puede ser valorado por su confusión mental o un menor nivel de conciencia:
   Primera línea: TC
   Segunda línea: RM
- Para pacientes con fracturas inestables o síntomas neurológicos nuevos.
- Para pacientes con alteraciones del conocimiento y un mecanismo grave de lesión.
- En niños en quienes se sospecha LMESAR (por sus siglas en inglés; véase pág. 339) o disociación craneocervical.
   Tercera línea: radiografías simples (rayos X) con proyecciones en flexión y extensión.
- Para identificar inestabilidad cuando:
  - Se advierte subluxación en la TC, pero sin fractura manifiesta.
  - En RM hay signos de lesión de ligamentos.
- Para valorar de nuevo la alineación después de inmovilización o fusión quirúrgica.
2. Infecciones o tumores, sospecha de compresión medular, mielopatía o síndrome de cola de caballo:
   Primera línea: RM antes y después de aplicar gadolinio.
   Segunda línea: TC —en caso de fractura patológica o inestabilidad, para planificación quirúrgica.
   Las radiografías simples son las pruebas iniciales más indicadas si se sospechan fracturas por compresión vertebral torácica o lumbar después de traumatismos menores en sujetos osteoporóticos. Si se identifica una deformidad por compresión, la RM es útil para detectar edema vertebral en la variedad con ponderación en T1 y STIR (recuperación de inversión de tau corta) sagital, que confirmarán la presencia de una fractura reciente. Por medio de RM también se descartarán compresión medular o estenosis intensa del

conducto raquídeo en la zona lumbar, por retropulsión notable del hueso dentro del conducto mencionado.
3. Lumbalgia:
   La lumbalgia aguda no complicada es un cuadro autolimitado para la que no se necesitan estudios de imagen. Las pruebas sugieren que no existe diferencia en los resultados primarios después de un año en adultos y ancianos en quienes se practicó un estudio de imagen en término de seis semanas de la visita inicial a causa de lumbalgia, comparados con pacientes similares en quienes no se hicieron los estudios iniciales mencionados.

Las radiografías deben ser el estudio inicial en sujetos con el antecedente de traumatismos de impacto bajo u osteoporosis. Se prefiere la TC en caso de osteopatías estructurales como fracturas, espondilolisis, pseudoartrosis, escoliosis y estenosis lumbar, y para identificar fusión e integridad de un injerto óseo. Con RM se identifican mejor trastornos intradurales y medulares, método también recomendable en sujetos con el antecedente de un traumatismo intenso o un cáncer, infecciones o el síndrome de cola de caballo (disfunción vesical o rectal e insensibilidad perianal o en silla de montar) o si los síntomas persisten o evolucionan después de seis semanas de medidas conservadoras o si el diagnóstico es incierto. La tabla 9-2 incluye "signos de alarma" en que está indicada la RM, que también es útil para el estudio posoperatorio de personas intervenidas de la espalda. El gamagramma óseo con 99m-Tc-MDP tiene escasa utilidad como un método sensible pero relativamente inespecífico para detectar infecciones o fracturas ocultas. No se puede clasificar a todos los pacientes con base en el algoritmo, de tal manera que habrá siempre excepciones, de acuerdo con las circunstancias clínicas.

INTERPRETACIÓN DE LAS RADIOGRAFÍAS SIMPLES

Las radiografías permiten al operador conocer las relaciones de los huesos de la columna vertebral. La tabla 9-3 incluye una lista para la valoración de dichas radiografías. El primer factor

TABLA 9-2 "Signos de alarma" en los que está indicada la RM de columna

Antecedente de cáncer
Pérdida de peso inexplicable
Inmunosupresión
Infección de vías urinarias
Consumo de drogas IV
Corticoterapia por largo tiempo
Dorsalgia que no mejora con medidas conservadoras (después de 6 semanas)
Antecedente de traumatismo grave (como accidentes vehiculares a alta velocidad, caída desde lo alto)
Cualquier traumatismo del dorso o lesión por levantar peso, en un individuo osteoporótico o en ancianos
Retención de orina o incontinencia por rebosamiento
Hipotonía del esfínter anal o incontinencia fecal
Anestesia en silla de montar
Debilidad motora global o progresiva o pie péndulo

por estudiar es la alineación de la columna, que tiene tres curvas normales en el adulto: lordosis cervical, cifosis torácica y lordosis lumbar. La desaparición o inversión transitoria de tales curvas se debe más a menudo al espasmo muscular después de un traumatismo.

Columna cervical

El operador valorará la unión craneocervical y corroborará la distancia desde el extremo del clivus (si es visible) y la punta de la apófisis odontoides, que debe ser menor de 12 mm. El **intervalo atlantoaxoideo** es el espacio entre el arco anterior de C1 y la apófisis odontoides de C2, medido en la cara inferior de la articulación atlantoaxoidea anterior; normalmente tiene 3 mm o menos en un adulto o incluso 5 mm en un niño de corta edad.

El siguiente paso es valorar las **líneas vertebrales anterior y posterior y la espinolaminar** (fig. 9-1B). Se tendrá la seguridad de que la línea espinolaminar, la más posterior de las tres, es uniforme y sin escalones. La subluxación vertebral borrará las tres líneas y se observa mejor en la proyección oblicua. La trabazón o situación de una carilla articular (articulación facetaria) suele causar 25%, aproximadamente, de subluxación anterior y trabazón facetaria, y la situación en ambos lados causa 50% de las subluxaciones. Las fracturas de pilares articulares también originan subluxación. En adultos, la anterolistesis menor que tenga 2 mm o menos está dentro de límites normales. Hay que revisar los ángulos anteriores de los cuerpos vertebrales en busca de fracturas por avulsión.

En el caso de las radiografías, la *proyección con la boca abierta* (fig. 9-2B) permite visualizar la apófisis odontoides y la alineación de las masas laterales de C1 con C2. La flexión o giro de la cabeza puede hacer que se "oculten" las masas laterales de C1 *en el mismo grado y en la misma dirección,* izquierda o derecha. La **fractura de Jefferson** (esencialmente una fractura de C1 por estallamiento) causada por la descarga axial repentina de un impacto en la parte más alta de la cabeza resulta en el rebasamiento lateral de las masas laterales de C1 en la *dirección opuesta.*

Las proyecciones oblicuas (fig. 9-3) muestran los agujeros intervertebrales por los cuales salen los nervios raquídeos. La columna cervical tiene la particularidad de que posee articulaciones sinoviales en la cara lateral de los discos que pueden ser afectadas por osteoartritis, con la formación de osteofitos, los que, en combinación con los que surgen en las articulaciones interarticulares, pueden hacer que disminuya el diámetro de los agujeros.

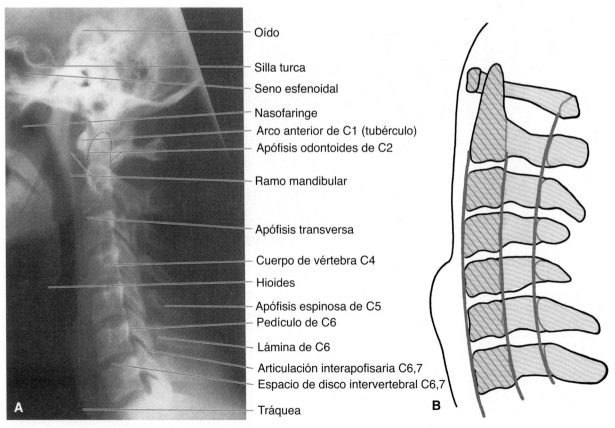

Oído

Silla turca

Seno esfenoidal

Nasofaringe

Arco anterior de C1 (tubérculo)

Apófisis odontoides de C2

Ramo mandibular

Apófisis transversa

Cuerpo de vértebra C4

Hioides

Apófisis espinosa de C5

Pedículo de C6

Lámina de C6

Articulación interapofisaria C6,7

Espacio de disco intervertebral C6,7

Tráquea

A   B

FIGURA 9-1. Columna cervical normal. A: Vista lateral **B:** Líneas normales en la radiografía lateral normal.

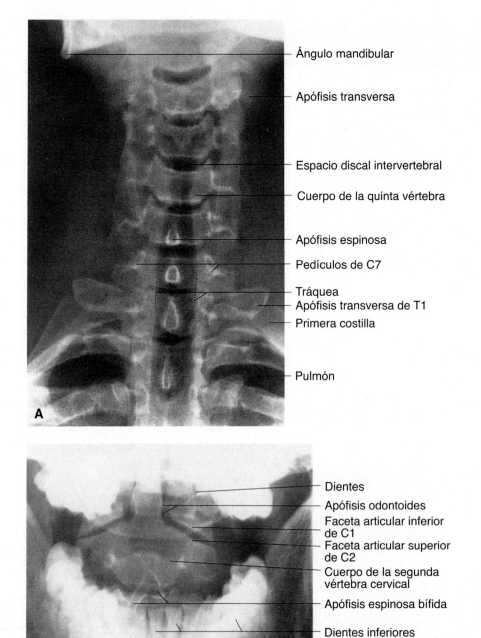

Ángulo mandibular

Apófisis transversa

Espacio discal intervertebral

Cuerpo de la quinta vértebra

Apófisis espinosa

Pedículos de C7

Tráquea
Apófisis transversa de T1
Primera costilla

Pulmón

Dientes
Apófisis odontoides
Faceta articular inferior de C1
Faceta articular superior de C2
Cuerpo de la segunda vértebra cervical
Apófisis espinosa bífida

Dientes inferiores

Cuerpo de la mandíbula

FIGURA 9-2. Columna cervical normal. A: Vista AP. **B:** Proyección con la boca abierta de las primeras vértebras cervicales.

En circunstancias normales, gran parte de los movimientos se genera en las primeras vértebras cervicales. A veces se necesitan proyecciones laterales del cuello en flexión y extensión para valorar la estabilidad de la columna y detectar una lesión de ligamentos después de traumatismos. Las proyecciones se practicarán únicamente bajo la supervisión de un cirujano de columna.

Para considerar que la columna cervical no está afectada en personas con traumatismos, el operador podrá revisar claramente todo el cuerpo de la séptima vértebra cervical y el espacio discal (C7-T1); si es imposible visualizar las vértebras más bajas en la radiografía lateral se necesita la proyección de nadador (fig. 9-4). La figura 9-5 presenta la anatomía normal en RM sagital de la columna cervical.

Columna torácica

Las radiografías AP y laterales son las habituales (fig. 9-6), y a veces se necesita una proyección de nadador para visualizar mejor las primeras vértebras. Salvo las fracturas por compresión y cifoescoliosis, por lo regular las radiografías de la columna torácica aportan pocos datos, porque la caja torácica aporta estabilidad, y son más bien raras las fracturas desplazadas del segmento torácico. En la proyección AP de todos los niveles torácicos deben observarse fácilmente los pedículos, salvo que exista cifosis intensa. En la figura 9-7, se muestra la anatomía axial normal antes y después de un mielograma.

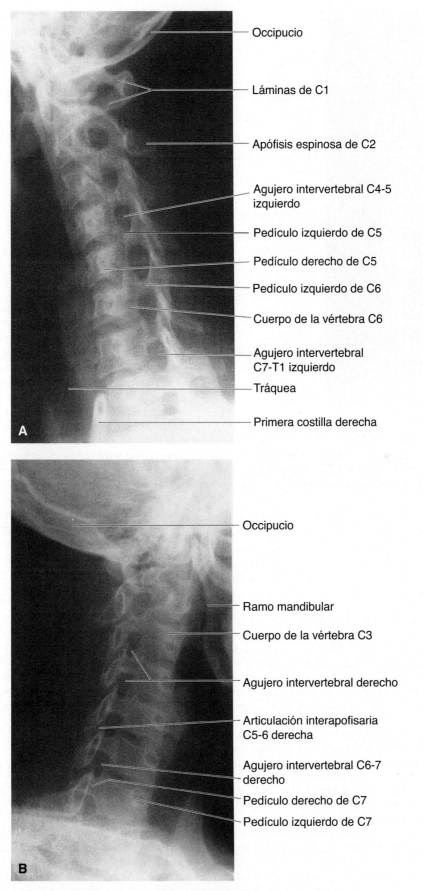

Occipucio

Láminas de C1

Apófisis espinosa de C2

Agujero intervertebral C4-5 izquierdo

Pedículo izquierdo de C5

Pedículo derecho de C5

Pedículo izquierdo de C6

Cuerpo de la vértebra C6

Agujero intervertebral C7-T1 izquierdo

Tráquea

Primera costilla derecha

Occipucio

Ramo mandibular

Cuerpo de la vértebra C3

Agujero intervertebral derecho

Articulación interapofisaria C5-6 derecha

Agujero intervertebral C6-7 derecho

Pedículo derecho de C7

Pedículo izquierdo de C7

FIGURA 9-3. Columna cervical normal. Proyecciones oblicuas derecha **(A)** e izquierda **(B)**.

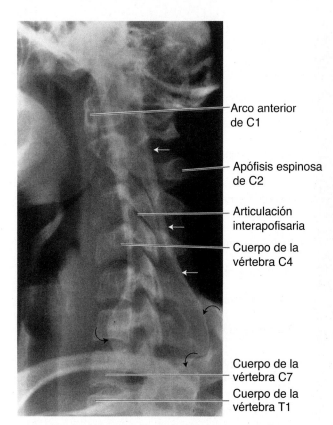

Arco anterior
de C1

Apófisis espinosa
de C2

Articulación
interapofisaria

Cuerpo de la
vértebra C4

Cuerpo de la
vértebra C7

Cuerpo de la
vértebra T1

FIGURA 9-4. **Columna cervical normal, proyección de nadador.** El paciente está en decúbito dorsal durante la radiografía y un brazo, por lo común el izquierdo, separado hacia arriba (*flechas rectas*) junto a la cabeza, en tanto que el otro está en plano inferior. Las *flechas curvas* definen la cabeza humeral.

Columna lumbar

Las proyecciones estándar (fig. 9-8) son AP, vistas lateral y lateral con amplificación geométrica y cono de la unión lumbosacra. En promedio, 15% de la población tendrá un **segmento lumbosacro transicional** y quizá sea imposible saber sin estudios de imagen de la columna torácica, si existe sacralización de L5 o lumbarización de S1. Para complicar el asunto, las costillas doceavas suelen ser pequeñas y algunas personas tienen costillas hipoplásicas (L1) de modo que la valoración de ellas se torna una estrategia dudosa para conocer algún nivel vertebral. Los radiólogos deben expresar sus fundamentos para calificar el segmento transicional como L5 o S1. La norma corriente es contar desde la columna cervical hacia abajo hasta la columna torácica, en la columna lumbar, y si se cuenta con estudios de la columna torácica no debe haber ambigüedad alguna. El operador no debe calificar arbitrariamente como un segmento lumbosacro transicional, a L5 o S1 antes de comprobar que cuenta con fines comparativos con un estudio de imagen de la columna torácica. Las vértebras transicionales pueden generar síntomas, en particular después de una carga excesiva en el dorso o si existe una **seudoartrosis** (dos huesos que se articulan sin que entre ellos exista una articulación) como se observa en la figura 9-17A. Por medio de una proyección anterior angulada se puede valorar mejor L5 y la articulación sacroiliaca (S1) (fig. 9-9). Las proyecciones oblicuas muestran la **sección**

interarticular que es el "istmo" angosto de hueso que conecta las apófisis articulares superior e inferior (fig. 9-10).

La valoración de las **densidades óseas** se facilita en la columna lumbar por su mayor tamaño. El operador debe percibir si los cambios son generalizados o focales. Las metástasis provenientes de cánceres de próstata, mama y otros órganos, hacen que aumente la densidad ósea o surja una imagen esclerótica (tabla 9-4).

El cono medular, que es el extremo caudal de la médula espinal, se sitúa normalmente entre T12 y la zona más baja de L2, y por ello por debajo de dicho nivel no se produce compresión de la médula (figs. 9-11 y 9-12). Para descartar dicha compresión, en casi todos los casos bastarán la RM de la columna cervical y la torácica con un campo de visión lo suficientemente grande para incluir L2. Si la imagen de la médula termina por debajo de L2 puede estar comprimida.

Las imágenes de la figura 9-13 destacan la importancia de conocer las relaciones anatómicas de la columna. Es una radiografía digital oblicua hecha durante la colocación de una aguja para **punción lumbar**. Si se usa orientación fluoroscópica, el trayecto típico de la aguja es **interlaminar oblicuo**, por lo común a nivel de L2-L3 y la decisión para escoger ese nivel es porque está por debajo de la punta del cono medular en un adulto normal y existe menor posibilidad de que haya estenosis raquídea de los niveles lumbares más bajos. Se prefiere la vía **interlaminar** y no la del espacio **interespinoso en la línea media** en personas con enfermedades neurodegenerativas.

La **mielografía** (inyección intratecal de medio hidrosoluble yodado), a pesar de que ha sido sustituida en gran medida por RM, permite visualizar la anatomía de la columna y fue alguna vez el método más indicado para identificar hernia discal y estenosis raquídea, pero es una técnica invasiva y conlleva un riesgo de 20% de fuga en líquido cefalorraquídeo (LCR) por el conducto que deja la aguja, causando cefalea. La mielografía define la relación de LCR con mayor contraste en el saco tecal, con huesos adyacentes, y delinea la médula espinal y la cola de caballo. El operador debe advertir la forma en que los manguitos de las raíces nerviosas que contienen los troncos raquídeos cursan por la *cara inferior* de los pedículos en la columna lumbar. Por ejemplo, la raíz del cuarto nervio lumbar sale *por debajo* del pedículo de L4 (fig. 9-14).

La RM, además de sus posibilidades multiplanares, permite la visualización directa de una gran variedad de estructuras raquídeas como la hernia y protuberancia de discos, los ligamentos, el líquido sinovial, las raíces nerviosas, información que no se puede definir por el simple efecto de masas en la columna de medio de contraste o la terminación repentina del manguito de raíces con la mielografía. Aún se realizan mielogramas por TC con base en las especificaciones de la tabla 9-5.

Sacro

El sacro posee una concavidad en sentido anterior y basculación hacia atrás en la unión de L5-S1. Las líneas arciformes de los agujeros nerviosos deben mostrar una curva uniforme y simetría en la proyección AP (fig. 9-15). Su asimetría puede denotar la presencia de una fractura o un tumor (fig. 9-16). Se obtienen mejores imágenes de las articulaciones SI sacroiliacas en una proyección PA, porque la orientación de la articulación coincide con la del haz de rayos X divergentes.

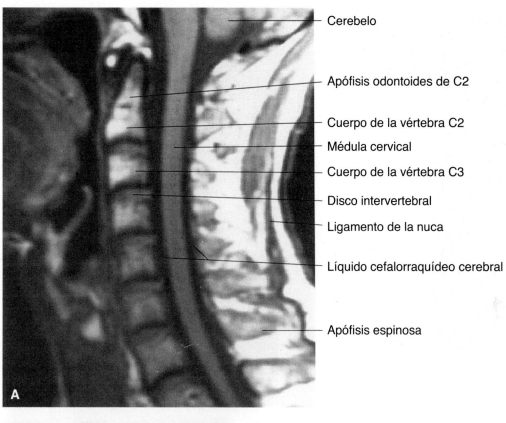

- Cerebelo
- Apófisis odontoides de C2
- Cuerpo de la vértebra C2
- Médula cervical
- Cuerpo de la vértebra C3
- Disco intervertebral
- Ligamento de la nuca
- Líquido cefalorraquídeo cerebral
- Apófisis espinosa

A

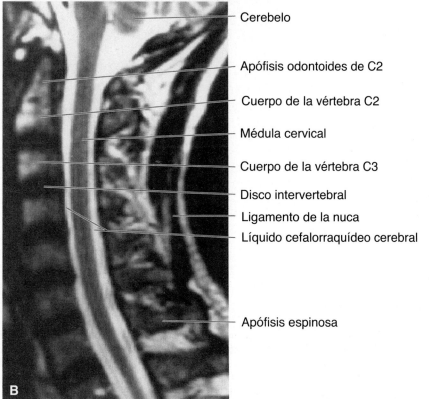

- Cerebelo
- Apófisis odontoides de C2
- Cuerpo de la vértebra C2
- Médula cervical
- Cuerpo de la vértebra C3
- Disco intervertebral
- Ligamento de la nuca
- Líquido cefalorraquídeo cerebral
- Apófisis espinosa

B

FIGURA 9-5. **RM normal de la columna cervical. A:** Imagen sagital con ponderación en T1 en la línea media. El LCR está casi negro en la imagen ponderada en T1 y de color blanco en T2. La grasa de la médula ósea es más blanquecina (señal de gran intensidad) en la imagen T1 que en la imagen T2. **B:** Imagen de RM en T2 sagital de la línea media.

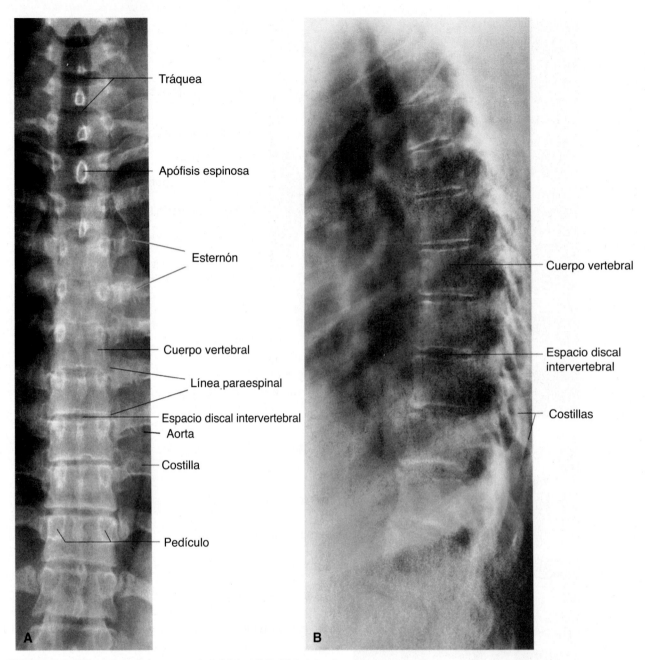

FIGURA 9-6. **Columna torácica normal. A:** Vista AP. **B:** Vista lateral.

Anomalías congénitas y variantes normales

En la figura 9-17A y B se muestran huesillos accesorios en las columnas cervical y lumbar. Las costillas a nivel de C7 son denominadas **cervicales** (fig. 9-17C) y pueden ocasionar síntomas por la presión extrínseca sobre el plexo braquial, y la arteria y la vena subclavias. Otras anomalías menos frecuentes son la fusión atlantoaxoidea congénita y la articulación anormal entre la apófisis espinosa de C1 y el occipucio (fig. 9-18B).

La falta de cierre del tubo neural en el feto ocasiona **defectos en dicha estructura**, que se dividen en anomalías craneales (anencefalia, hidranencefalia y encefalocele), y disrafismo espinal (espina bífida). La forma oculta de esta última es común y por lo regular asintomática (fig. 9-19). La espina bífida abierta (defectos que se manifiestan externamente) se subdivide en defectos abiertos y cerrados del tubo neural. Los primeros se acompañan de deficiencias neurológicas y se vinculan con la malformación de Chiari II con hipoplasia propia del desarrollo de la fosa posterior craneal, con acodamiento de

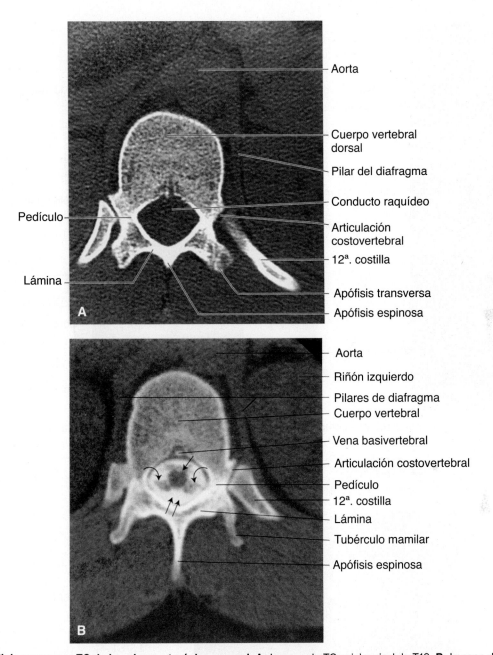

Aorta

Cuerpo vertebral
dorsal

Pilar del diafragma

Conducto raquídeo

Articulación
costovertebral

12ª. costilla

Apófisis transversa

Apófisis espinosa

Pedículo

Lámina

Aorta

Riñón izquierdo

Pilares de diafragma

Cuerpo vertebral

Vena basivertebral

Articulación costovertebral

Pedículo

12ª. costilla

Lámina

Tubérculo mamilar

Apófisis espinosa

FIGURA 9-7. Mielograma por TC de la columna torácica normal. A: Imagen de TC axial a nivel de T12. **B:** Imagen de TC axial de la columna torácica a nivel de T12. Se observan la médula espinal (*flecha única recta*), raíces nerviosas (*flechas curvas*) y el espacio subaracnoideo con medio de contraste (*flechas rectas dobles*).

la unión cervicomedular, separación tectal, elongación de las amígdalas cerebelosas en posición baja y a menudo syrinx. Un mecanismo satisfactorio para recordar cuales defectos del tubo neural son abiertos, es que con excepción del mielocistocele terminal, es que si posee el prefijo "mielo" es un defecto abierto (el mielocele y el mielomeningocele son defectos abiertos, en tanto que la espina bífida oculta, el meningocele, el lipomeningocele y el lipomielomeningocele son defectos cerrados).

El **meningocele** (fig. 9-20) es una hernia de las meninges a través de un defecto óseo. En algunos meningoceles del sacro no existe una manifestación externa, porque pueden proyectarse en sentido ventral o expandirse en el conducto raquídeo del sacro sin protrusión hacia atrás. Sus síntomas son variables y se descubren accidentalmente. Puede mostrar afectación la inervación visceral de la vejiga y el recto, o uno u otro, y también los nervios sensitivos y motores.

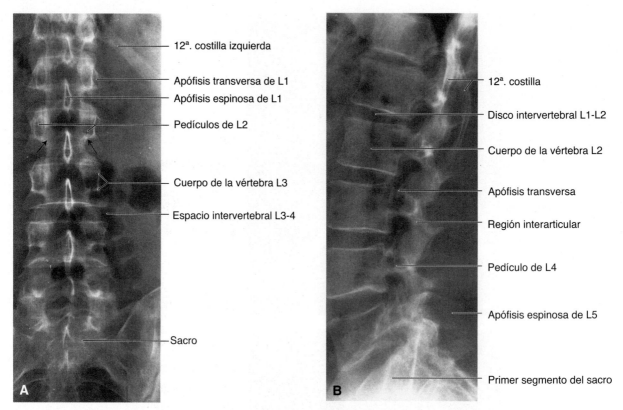

12ª. costilla izquierda

Apófisis transversa de L1
Apófisis espinosa de L1

Pedículos de L2

Cuerpo de la vértebra L3

Espacio intervertebral L3-4

Sacro

12ª. costilla

Disco intervertebral L1-L2

Cuerpo de la vértebra L2

Apófisis transversa

Región interarticular

Pedículo de L4

Apófisis espinosa de L5

Primer segmento del sacro

FIGURA 9-8. Vistas AP (A) y lateral **(B)** de la **columna lumbar normal.** Se observa la región interarticular (*flechas*).

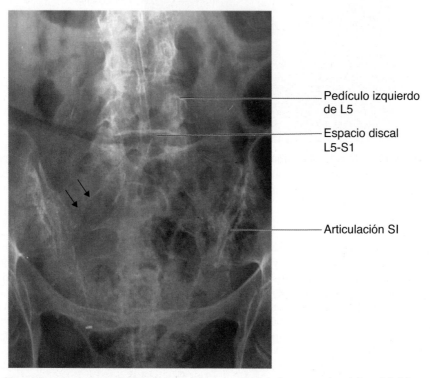

Pedículo izquierdo de L5

Espacio discal L5-S1

Articulación SI

FIGURA 9-9. Proyección en ángulo de la unión lumbosacra. En esta vista se observa mejor el disco L5-S1 que en la figura 9-8. Se destacan las facetas a causa de artritis. Es visible la línea arciforme del agujero sacro anterior derecho de S1 (*flechas*).

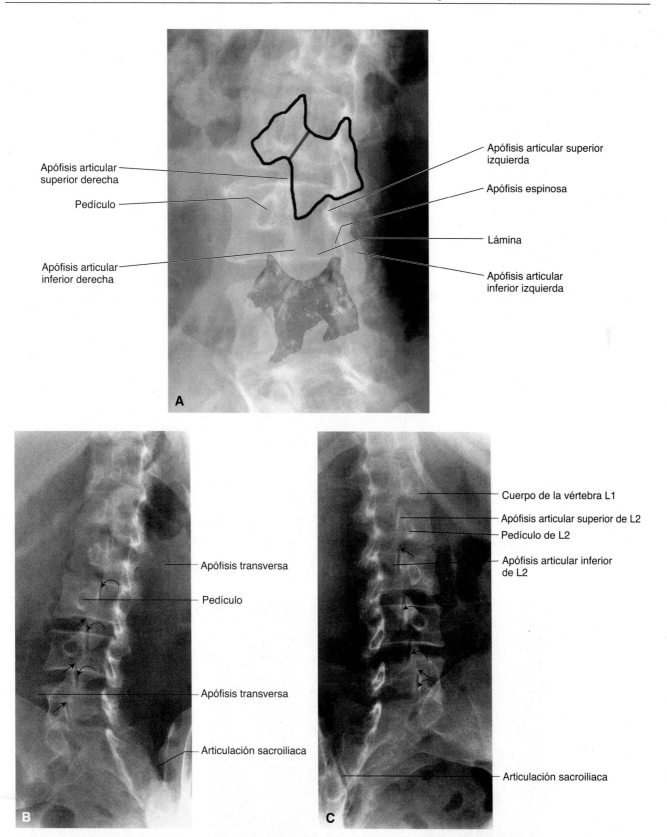

Apófisis articular superior derecha

Pedículo

Apófisis articular inferior derecha

Apófisis articular superior izquierda

Apófisis espinosa

Lámina

Apófisis articular inferior izquierda

A

Apófisis transversa

Pedículo

Apófisis transversa

Articulación sacroiliaca

B

Cuerpo de la vértebra L1

Apófisis articular superior de L2

Pedículo de L2

Apófisis articular inferior de L2

Articulación sacroiliaca

C

FIGURA 9-10. **Zona interarticular normal. A:** En las radiografías oblicuas de la columna lumbar se observa la silueta del "perrito escocés". **B y C:** Radiografías de la columna lumbar derecha (B) y oblicua izquierda (C). Se destaca la zona interarticular normal o el cuello del perrito escocés (*flechas rectas*) y las articulaciones interapofisarias normales (facetarias) entre las apófisis articulares superior e inferior (*flechas curvas*).

TABLA 9-4	Causas comunes de aumento y disminución de la densidad ósea

Disminuida

Osteopenia, incluida la osteoporosis

Osteomalacia

Osteomielitis

Metástasis osteolíticas, mieloma múltiple y plasmocitoma

Artritis reumatoide, espondilitis anquilosante

Aumentada

Infartos óseos

Islotes óseos

Formación de callo (fracturas)

Esclerosis de la placa terminal (degeneración de disco)

Displasia fibrosa

Linfoma

Metástasis osteoblástica (cánceres prostático y mamario)

Osteopetrosis

Enfermedad de Paget

Tumores óseos primarios (5% de mieloma múltiple)

La **escoliosis** se define como la curvatura lateral de la columna en el plano coronal, y en el comienzo se recurre a radiografías con el sujeto de pie para medir el ángulo de la curvatura y el balanceo pélvico, y para descartar anomalías en la segmentación vertebral, como la **hemivértebra** (fig. 9-21), que es una vértebra con cuerpo, pedículo, lámina, apófisis transversa y (si está en el segmento torácico), una costilla correspondiente en un solo lado, porque falta el centro de osificación contralateral. Muchos casos de escoliosis son idiopáticos y afectan a 5%, aproximadamente, de la población y son más frecuentes y graves en niñas (fig. 9-22). En promedio, 10% de los casos de escoliosis son congénitos y comprenden segmentación vertebral y anormalidades costales como se señala en la figura 9-23. La diferencia de longitud de los miembros pélvicos causada por traumatismo, infección u otras lesiones de la fisis pueden asumir la forma inicial de escoliosis. La escoliosis dolorosa suele provenir de un osteoma osteoide vertebral y típicamente la escoliosis muestra su concavidad en sentido de la anomalía, debido a espasmo muscular. La escoliosis por neurofibromatosis puede ocasionar angulación intensa y subluxación con daño medular. Otros signos radiológicos de la neurofibromatosis incluyen festoneado posterior del cuerpo vertebral y ensanchamiento de los agujeros intervertebrales causados por la ectasia dural.

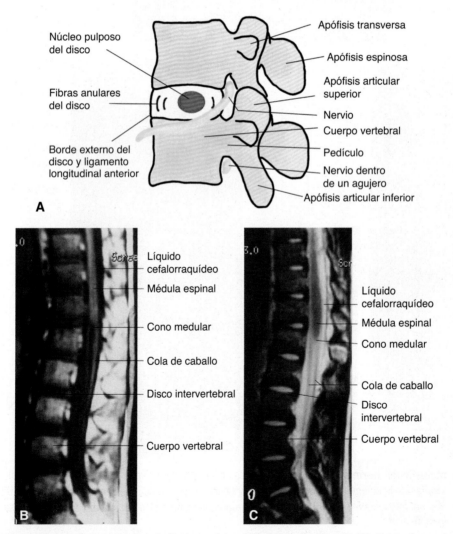

FIGURA 9-11. RM normal de la columna lumbar. A: Esquema lateral. **B:** RM en T1 (B) y T2 (C) de la columna lumbar. El disco intervertebral tiene mayor brillo en la proyección con ponderación en T2.

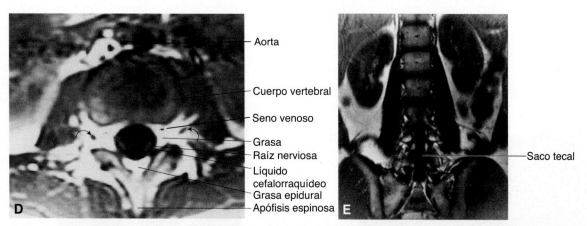

FIGURA 9-11. (*Continuación*) **D:** Imagen axial con ponderación en T1 con raíces nerviosas (*flechas curvas*) **E:** El plano coronal pasa por los cuerpos vertebrales lumbar superior y el saco nervioso lumbar inferior (ilustración con autorización de CBoles Art.).

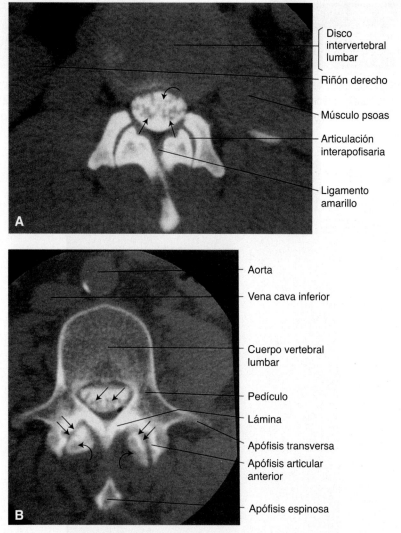

FIGURA 9-12. **TC normal de la columna lumbar. A:** Imagen axial a nivel del disco intervertebral L1-L2. La cola de caballo (*flecha recta*) está rodeada por el nervio yodado de contraste en el LCR del espacio subaracnoideo (*flecha curva*). **B:** Imagen axial de TC a través de una vértebra lumbar. Las *flechas únicas rectas* indican múltiples raíces nerviosas. Las apófisis articulares inferiores de las vértebras se articulan con las superiores (*flechas curvas*) provenientes de la vértebra inferior y así forman las articulaciones interapofisarias (*flechas rectas dobles*).

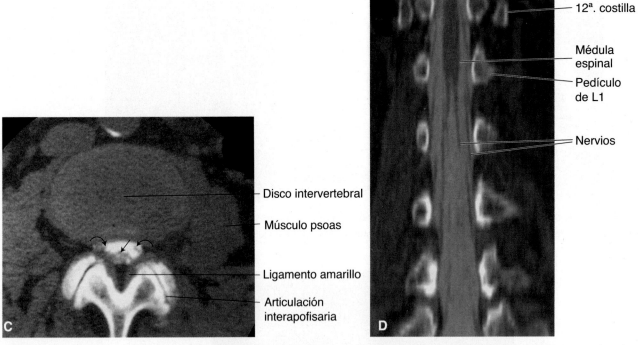

FIGURA 9-12. *(Continuación)* **C:** Imagen axial de TC a través del disco intervertebral lumbar. Las raíces nerviosas *(flecha recta)* están en la cara posterior del espacio subaracnoideo en tanto que las *flechas curvas* señalan las raíces nerviosas cerca del orificio de salida nervioso. **D:** Reformateo coronal de mielograma de TC. Es una imagen semejante a las de las radiografías/mielogramas corrientes y señalan con nitidez el cono.

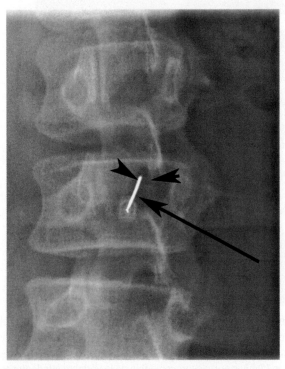

FIGURA 9-13. **Punción lumbar orientada por fluoroscopia.** La radiografía digital oblicua se hizo durante la colocación de la aguja. La aguja espinal *(flecha)* está alineada con el espacio interlaminar *(puntas de flecha)*.

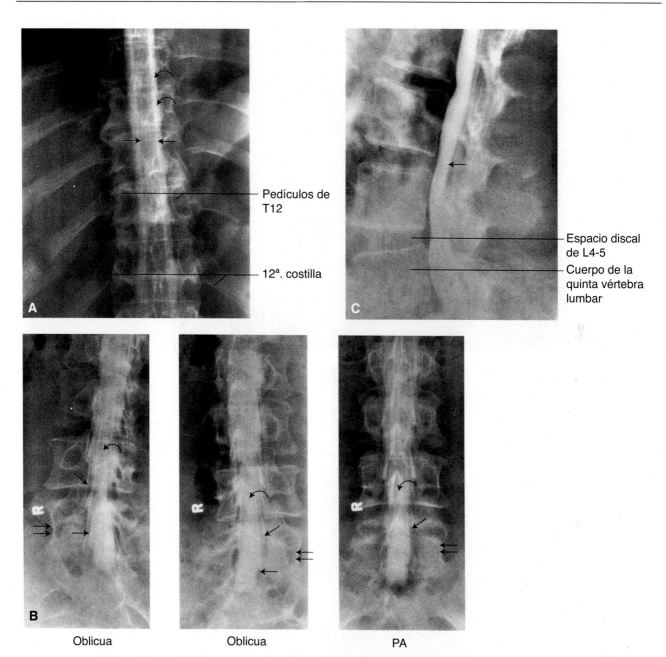

Pedículos de
T12

12ª. costilla

Espacio discal
de L4-5

Cuerpo de la
quinta vértebra
lumbar

Oblicua   Oblicua   PA

FIGURA 9-14. Mielograma normal de la columna torácica. A: El medio de contraste en plano subaracnoideo (*flechas curvas*) define la médula espinal (entre las *flechas rectas*). **B:** Vistas mielográficas oblicua y PA. Las *flechas rectas solas* indican las raíces nerviosas que salen del conducto raquídeo rodeadas por medio de contraste. Las *flechas curvas* indican las raíces nerviosas dentro del saco tecal. Las *flechas rectas dobles* indican la quinta vértebra lumbar. **C:** Mielograma lateral contiene el medio de contraste (*flecha*).

TABLA 9-5   Indicaciones para realizar mielografía por TC
Pacientes con marcapasos
Fase posoperatoria en la columna (artefacto ferromagnético)
Cuerpos extraños metálicos cerca de estructuras vitales
Dispositivos implantables
Claustrofobia
Sospecha de fuga por duramadre raquídea
Sospecha de bloqueo de columna espinal

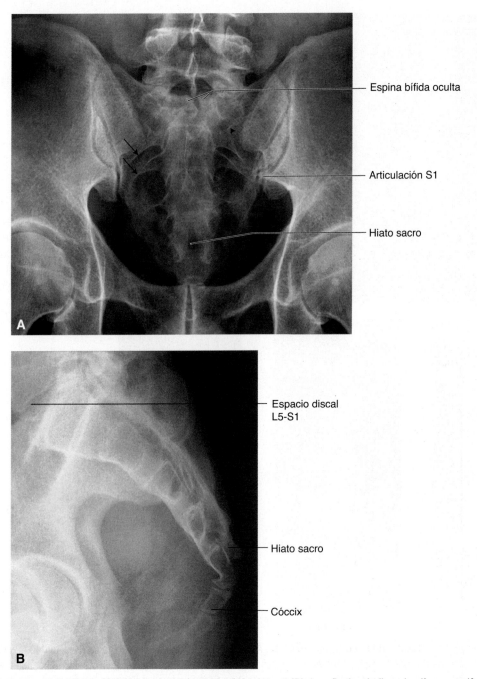

— Espina bífida oculta

— Articulación S1

— Hiato sacro

— Espacio discal L5-S1

— Hiato sacro

— Cóccix

FIGURA 9-15. Sacro normal. Vistas AP con angulación superior **(A)** y lateral **(B)**. Las *flechas* indican las líneas arciformes normales de los orificios anteriores de los agujeros nerviosos del sacro. La *punta de flecha* marca el borde posterior del agujero izquierdo de la S1. Existe espina bífida oculta. El hiato sacro representa la terminación de los elementos posteriores en la línea media.

Si la escoliosis es intensa o de evolución rápida puede ser tratada por fusión de un segmento largo de la columna (fig. 9-24). Entre las diferentes causas de la escoliosis lumbar degenerativa (fig. 9-25) provenir de se encuentran las deformidades por compresión, cambios discales degenerativos, diferencia entre uno y otro miembros pélvicos y anomalías lumbosacras, incluidas las fracturas por compresión.

Las articulaciones sacroiliacas se incluyen en las radiografías AP de la columna y por ello es importante entrever a la osteítis condensante iliaca como hallazgo accidental (fig. 9-26).

FIGURA 9-16. Diástasis de la sínfisis púbica. AP de la pelvis. El ensanchamiento de la relación normal de los huesos púbicos izquierdo y derecho (*flecha blanca*) proviene de traumatismo en este paciente. Se destaca el borde irregular por la fractura de la mitad derecha de la sínfisis. Es necesario identificar la línea arciforme interrumpida del agujero sacro izquierdo (*flecha negra*) como el "anillo" pélvico que muestra interrupciones cuando menos en dos sitios.

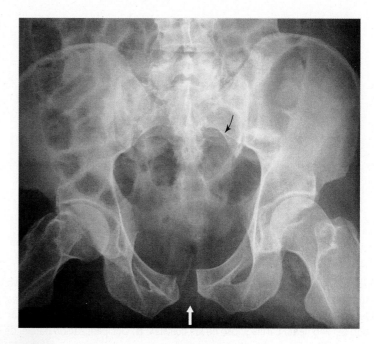

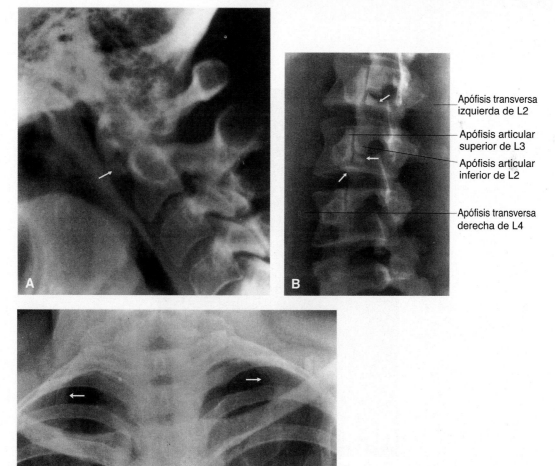

Apófisis transversa izquierda de L2

Apófisis articular superior de L3

Apófisis articular inferior de L2

Apófisis transversa derecha de L4

FIGURA 9-17. Variantes normales: huesillos accesorios. **A:** Columna cervical, vista lateral. Un huesillo accesorio (*flecha*) está por debajo del arco anterior del atlas o C1. **B:** Vista oblicua de la columna lumbar con huesillos accesorios (*flechas*). **C:** Costillas cervicales en ambos lados. Proyección AP de las últimas vértebras cervicales y las primeras torácicas. Las pequeñas costillas bilaterales (*flechas*) provienen de la séptima vértebra cervical.

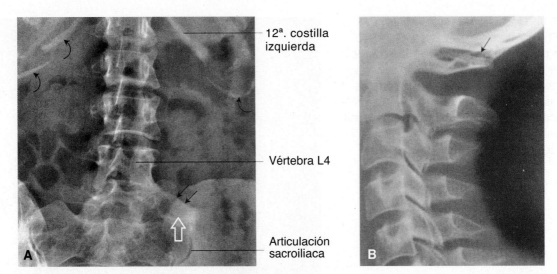

12ª. costilla
izquierda

Vértebra L4

Articulación
sacroiliaca

FIGURA 9-18. Variantes normales. A: Sacralización parcial de L5. Dichas vértebras se articulan con la mitad izquierda del sacro en forma anómala (*flechas rectas*). Existe una seudoartrosis (*flecha blanca*). Se califica a las vértebras como transicionales cuando L5 parece ser parte del sacro o éste comienza a parecerse a una parte de la columna lumbar. Las *flechas curvas* indican calcificaciones dentro del segmento cartilaginoso de las costillas. **B:** Occipitalización parcial de C1. La apófisis espinosa de C1 se articula con el occipucio (*flecha*).

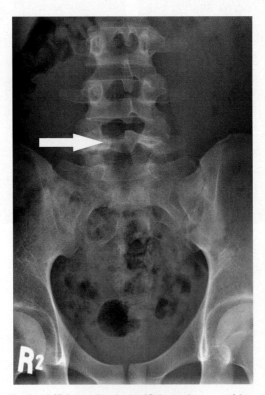

FIGURA 9-19. Espina bífida oculta. La apófisis espinosa está incompleta (*flecha*).

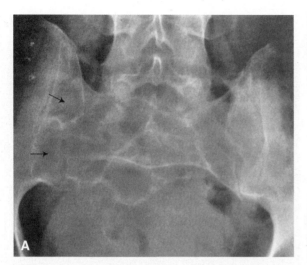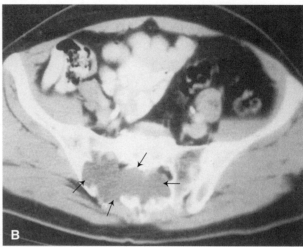

FIGURA 9-20. **Meningocele sacro. A:** Vista AP de la pelvis. Las zonas radiolúcidas en el sacro (*flechas*) indican el defecto óseo que es consecuencia de la masa del meningocele. **B:** TC axial de la pelvis; las *flechas* indican la extensión completa de dicha masa en el sacro.

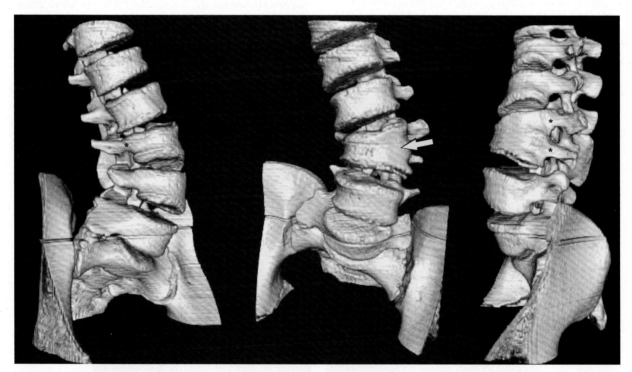

FIGURA 9-21. **Hemivértebra mesolumbar y fusión con escoliosis.** TC reformateada de la columna lumbar. El cuerpo vertebral es más corto en el lado izquierdo (derecha del paciente) y posee únicamente un pedículo (*asterisco*), en tanto que el lado derecho (izquierda del paciente) es más alto debido a la fusión de una hemivértebra con la estructura normal vecina (*flecha*) y tiene dos pedículos (*asterisco*). La línea que atraviesa L5 y los huesos iliacos es un artefacto cinético.

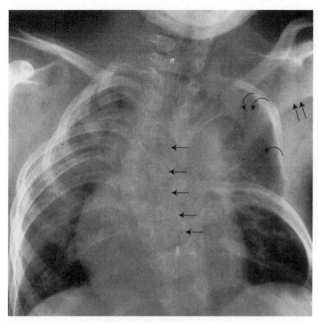

FIGURA 9-22. **Escoliosis congénita.** Vista AP de la columna torácica. Este segmento muestra convexidad hacia la derecha y existe extraordinaria asimetría del tórax. Debajo de la escoliosis existen múltiples hemivértebras o vértebras torácicas incompletas (*flechas rectas separada*). Faltan múltiples costillas a la izquierda (*flechas curvas*) y hay fusión de las costillas superiores izquierdas (*flechas dobles curvas*). Existe elevación anormal del omóplato izquierdo (*dobles flechas rectas*). De forma típica, el agujero occipital y el sacro suelen formar una línea vertical.

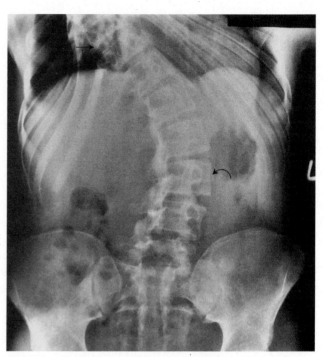

FIGURA 9-23. **Escoliosis idiopática.** Vista AP de la columna toracolumbar. La columna lumbar muestra convexidad hacia la izquierda (*flecha curva*) y hay rotación notable de las vértebras lumbares, misma que hace que dichas vértebras parezcan ser oblicuas. El segmento inferior de la columna torácica muestra convexidad hacia la derecha (*flecha recta*) y ello ocasiona asimetría.

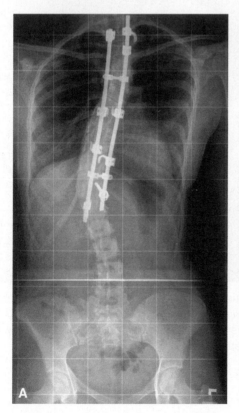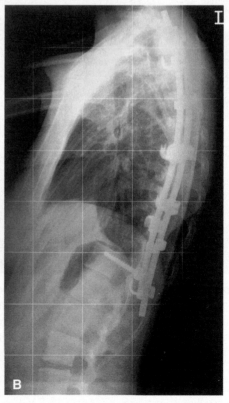

FIGURA 9-24. Vista AP de escoliosis idiopática integrada por fusión raquídea posterior **(A)** y vista lateral **(B)** toracolumbar.

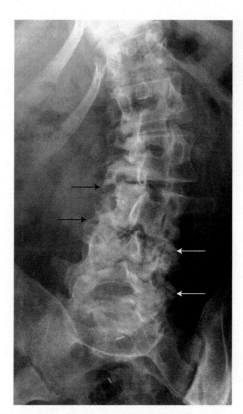

FIGURA 9-25. **Escoliosis por cambio degenerativo.** Vista AP de la columna lumbar, en que se advierte convexidad hacia la izquierda. Existe angostamiento asimétrico de los discos y hay osteoartritis notable de las facetas (*flechas negra y blanca*), que empeora en los lados cóncavos (*flechas negras*).

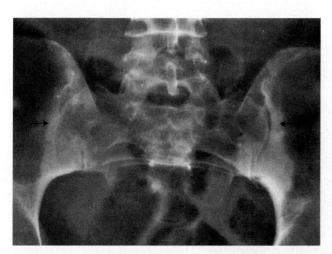

FIGURA 9-26. **Osteítis condensante iliaca.** Radiografía AP de la pelvis. Las zonas escleróticas bilaterales con bordes netos (*flechas*) abarcan de modo característico los lados iliacos de las articulaciones SI y queda indemne el sacro. Se trata de un cuadro benigno propio de mujeres en edad de procreación y se le detecta casualmente.

TRAUMATISMOS

Lesiones de la columna cervical

La mayor parte de las fracturas de la columna cervical ocurren entre C5 y C7, seguidas por C1 y C2. Dichas lesiones son causadas por hiperflexión o hiperextensión (tabla 9-6). Para la valoración inicial el método preferido es TC, y también lo son las radiografías para valorar la alineación.

La unión de C7 y T1 es un sitio importante para lesiones posibles entre las vértebras cervicales móviles y la columna torácica fija (fig. 9-27A y B). Hay que practicar una proyección de nadador si el nivel de C7-T1 es disimulado por tejidos blandos voluminosos del hombro y la zona superior del tórax. La TC de la columna cervical debe incluir el nivel C7-T1.

Las **fracturas de la apófisis odontoides** son relativamente comunes en los ancianos y representan en promedio, 15% de las fracturas de la columna cervical (las fracturas en C2 de todos los tipos comprenden 20%, aproximadamente). Pueden resultar de lesiones en hiperflexión o hiperextensión y se les diagnostica mejor con TC. Las proyecciones radiográficas laterales y con la boca abierta identifican fracturas de la odontoides, pero es muy difícil detectarlas si no hay desplazamiento porque las estructuras superiores disimulan la línea de fractura. Las fracturas de **tipo II** de la odontoides son transversas y transcurren por la base de dicha apófisis y son inestables, lo que obliga a fusión quirúrgica, porque incluso la mitad de ellas mostrarán pseudoartrosis y son tratadas con inmovilización externa con un collar duro o dispositivo Minerva y su frecuencia rebasa el 70% en pacientes mayores de 65 años (fig. 9-28). Las fracturas de **tipo III** de la odontoides abarcan el cuerpo de C2 y suelen ser asimétricas y tener orientación oblicua. Se tratan con estabilización externa en un collar duro, con una cifra de fusión cercana a 85%. Las fracturas de **tipo I** son las menos frecuentes y abarcan la punta de la apófisis odontoides. Típicamente son estables y se les trata con inmovilización externa dentro de un collar duro y son pequeños sus índices de pseudoartrosis.

TABLA 9-6 Lesiones de la columna cervical
En flexión
Fractura cuneiforme anterior
Trabazón unilateral o bilateral o articulación facetaria anómala
Rotura de ligamento
Fractura de la apófisis odontoides
Fractura "en lágrima" por flexión
En extensión
Fractura del ahorcado
Rotura de ligamento
Fractura de la apófisis odontoides
Fractura de la apófisis espinosa
Fractura por avulsión en extensión (fractura "en lágrima en extensión")

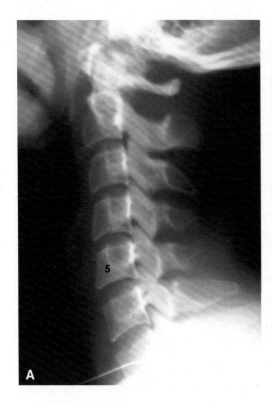

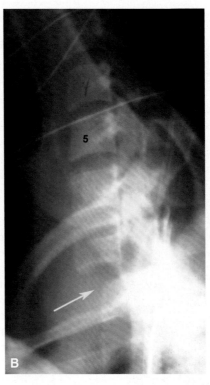

La fractura del **ahorcado** o bipedicular de C2 (fig. 9-29) se produce después de extensión forzada con un traumatismo de gran impacto a la cara anterior de la cabeza o el rostro e incluye una fractura oblicua de orientación coronal a través del cuerpo de C2. Como dato sorprendente, salvo el caso de ahorcamiento, se agrega una fuerza repentina de tracción contraria y no ocurre lesión grave de la médula espinal. Son fracturas inestables y necesitan fusión quirúrgica.

La **fractura en lágrima por flexión** (fig. 9-30) es una lesión grave que surge después de hiperflexión aguda, por lo común a nivel de C5 o C6. La forma en lágrima describe la compresión resultante en la cara anteroinferior del cuerpo vertebral y retropulsión de la corteza posterior, y siempre se acompaña de lesión de los ligamentos interespinoso y supraespinoso y frecuentemente, del amarillo. Se recurre a las frecuencias de RM sensibles al líquido, la ponderada en T2, y la de recuperación

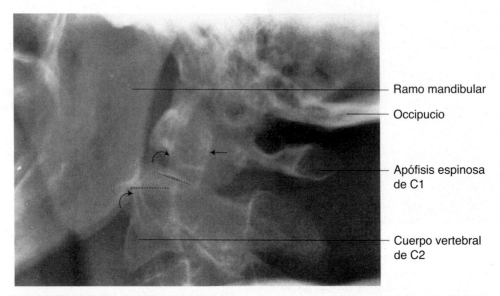

Ramo mandibular

Occipucio

Apófisis espinosa de C1

Cuerpo vertebral de C2

FIGURA 9-28. **Fractura desplazada a través de la cara caudal o inferior de la apófisis odontoides de C2.** Vista lateral de la columna cervical. Las líneas *punteadas* indican los bordes de la fractura y la apófisis mencionada (*flecha*) está desplazada hacia atrás unos 8 mm. Las *flechas curvas* indican el grado de desplazamiento de la apófisis.

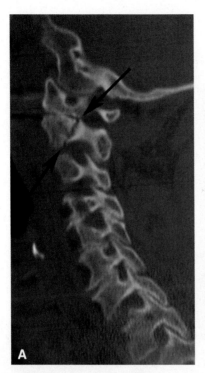
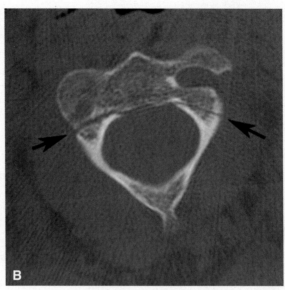

FIGURA 9-29. **Fractura del ahorcado. A:** Extensión de la fractura por la base del pedículo (*flechas*). **B:** Vista axial de la fractura (*flechas*).

de inversión con supresión de grasa [STIR]) se utilizan para descartar contusión y edema medulares, en tanto que las imágenes del eco del gradiente son las más sensibles para detectar hemorragia medular. La contusión hemorrágica de la médula conlleva mal pronóstico y se acompaña de déficit neurológico permanente.

Las **articulaciones interapofisarias (facetarias) "trabadas" y detenidas** suelen aparecer después de hiperflexión del cuello, a menudo con un componente de torsión. Una faceta bloqueada ocurre cuando la apófisis articular inferior de la vértebra superior se desplaza por delante sobre la apófisis articular superior de la vértebra inferior, con subluxación anterior de la vértebra superior (25% de subluxación en un solo lado y 50% si es bilateral). Si la apófisis articular inferior queda retenida por arriba de la apófisis articular superior y no por delante de ella recibe el nombre de **articulación detenida**. Las fracturas del pilar articular son similares e inestables, porque por lo común hay rotura del ligamento posterior y a veces el anterior al haber lesión medular (fig. 9-27 y 9-31A). Con las radiografías simples oblicuas o imágenes de TC reconstruidas se demuestran mejor las perturbaciones de la articulación facetaria (fig. 9-31B y C). La **articulación trabada unilateral** (fig. 9-31C) posee un componente rotacional en el que a veces la rotura en el ligamento no es extensa. Puede ser difícil el diagnóstico de la **fractura-luxación facetaría unilateral** porque el desplazamiento es menor como resultado de la fractura de la apófisis articular superior (fig. 9-32A-C). La distancia entre la línea espinolaminar y los pilares articulares denominada **laminar,** cambiará repentinamente a nivel de la articulación unilateral trabada puede tener la clásica imagen de "corbata de moño".

Las **fracturas por avulsión en extensión** son producidas por hiperextensión aguda del cuello como consecuencia de un impacto de gran velocidad en el rostro, y con ello surgen lesión del ligamento longitudinal anterior y avulsión ósea. En las radiografías y en TC se observa una fractura de la esquina anteroinferior separada del cuerpo vertebral cervical. La RM confirmará la rotura del ligamento longitudinal anterior con el fragmento óseo unido todavía al ligamento.

En ocasiones la lesión por hiperflexión causa daño ligamentoso sin fractura (fig. 9-33A-D). Al igual que ocurre con lesiones por hiperflexión, puede originar inestabilidad espinal y lesión medular, y su imagen se demuestra mejor en RM en que se aprecia edema de los ligamentos lesionados y tejidos próximos. En las radiografías en flexión/extensión se valora la estabilidad en pacientes en quienes se sospecha daño de ligamentos sin fractura demostrable, pero debe practicarse sólo bajo la supervisión de un cirujano de columna.

La lesión del **plexo braquial** aparece comúnmente cuando hay un desplazamiento intenso de la cabeza, desde el hombro, y con ello estiramiento de los nervios. Dicho mecanismo está presente en lesiones del fútbol americano y accidentes de motocicleta en que la cabeza está protegida por el casco, pero éste y las protecciones de los hombros aumentan la longitud del brazo de palanca. La diversidad de lesiones en nervios varía desde la neuropraxia y la axonotmesis leves (lesiones por distensión menor y mayor), hasta la neurotmesis (rotura total del nervio) por la avulsión de las raíces nerviosas más pequeñas desde la médula espinal. La RM es la modalidad óptima y el hallazgo complementario más sensible en la **avulsión radicular de nervios** es el músculo pararraquídeo posterior, que muy a

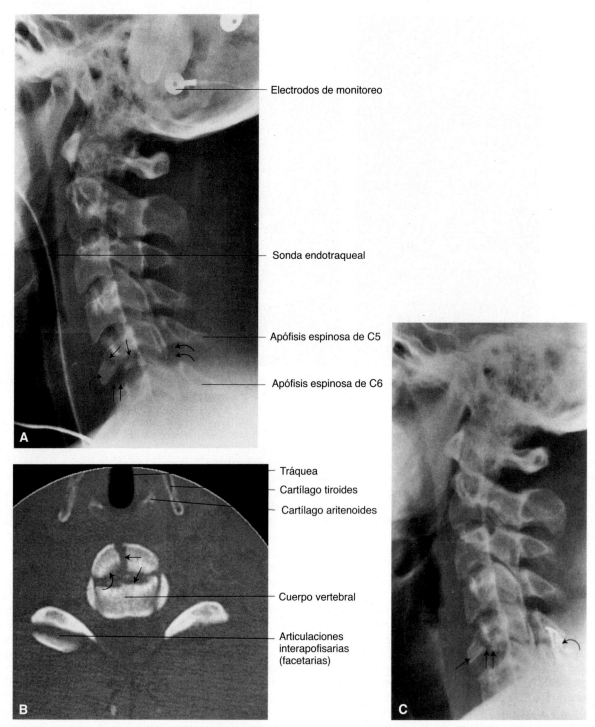

FIGURA 9-30. **Fractura "en lágrima" por flexión en C5. A:** Vista lateral de la columna cervical. Se advierte compresión leve en sentido anterior, del cuerpo de la quinta cervical como consecuencia de la fractura conminuta (*flecha rectas separadas*), y existe mínima separación de los fragmentos. El mayor de ellos tiene forma de "lágrima" (*flecha curva sola*), por avulsión en el sitio del ligamento longitudinal anterior. La lesión por hiperflexión originó una separación pequeña del espacio entre las apófisis espinosas de C5 y C6, como consecuencia de la rotura ligamentosa (*flechas curvas dobles*). Los ligamentos rotos son el interraquídeo y el suprarraquídeo, y posiblemente el ligamento amarillo. También la lesión de ese tipo originó ensanchamiento mínimo en el espacio discal C5-C6 (*flechas rectas dobles*) y mínima angulación de la columna en ese nivel con leve retrolistesis de C5 sobre C6. Dicha fractura cervical suele acompañarse de grave daño medular porque el cuerpo vertebral suele desplazarse hacia atrás, al conducto raquídeo. **B:** Imagen TC axial de la columna cervical, de la vértebra quinta. Las líneas de la fractura conminuta en el cuerpo vertebral están separadas o alejadas (*flechas rectas*) y los fragmentos anteriores están desplazados hacia adelante unos 3 mm (*flecha curva*). **C:** Radiografía lateral de la columna cervical. Se ha logrado estabilizar dicho segmento por medio de un alambre posterior, entre las apófisis espinosas de C5 y C6 (*flecha curva*). El fragmento mayor (*flecha recta sola*) muestra alineación satisfactoria con la pequeña separación de los fragmentos (*flechas rectas dobles*), pero no se hará intento de reducirlo.

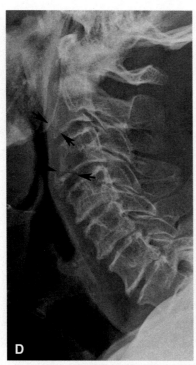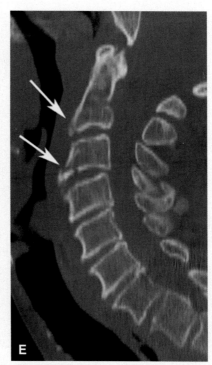

FIGURA 9-30. *(Continuación)* **D y E:** Vista lateral (D) y TC sagital (E) de una fractura con consecuencias menos graves, y fractura en avulsión por extensión. Ha habido avulsión de las espinas anteroinferiores de C2 y C3, signo que se advierte mejor en la TC que en las radiografías (*flechas negras* en la radiografía y *flechas blancas* en la TC).

menudo incluye el músculo multífido, con inervación segmentaria oblicua que está inmediatamente próxima a la lámina.

Disociación craneocervical y LMESAR en niños

En lactantes y niños de corta edad a veces hay daño del neuroeje en una fractura manifiesta de la columna cervical. En la disociación craneocervical el desgarro del ligamento hace que la cabeza esté luxada desde la columna, y el único signo en las radiografías pudiera ser una mayor distancia desde la punta de la lámina cuadrangular esfenoidal (clivus) y el extremo de la odontoides.

En pacientes con **lesión de la médula espinal sin anormalidad radiográfica (LMESAR)** puede haber intenso daño medular con escasos signos de anormalidad en las imágenes (o ninguno) por los ligamentos distensibles y cápsulas articulares que volvieron a su sitio inmediatamente después del traumatismo. Las estructuras de sostén de la columna vertebral son mucho más distensibles que la propia médula y por ello ésta puede no mostrar daño por radiografía o TC, y se necesita RM para visualizar la hemorragia o el edema medular.

Fracturas de la columna torácica

Muchas de las fracturas en esa región se producen en las vértebras más bajas del tórax, y por lo común son producto de la compresión, son cuneiformes y abarcan la columna anterior

(dos tercios anteriores del cuerpo vertebral) a menudo sin estenosis del conducto raquídeo (fig. 9-34). La RM también es útil en sujetos con múltiples fracturas por compresión de duración distinta o incierta. La secuencia STIR en RM detecta el edema de la médula y ello señala la naturaleza aguda o subaguda de la fractura.

Fracturas de la columna lumbar

Las fracturas del segmento mencionado se diagnostican por radiografías, pero la TC debe ser el primer método imagenológico en pacientes con un mecanismo lesivo de gran impacto (fig. 9-35A-E). La RM es útil para identificar el efecto de los fragmentos de la fractura en el saco tecal y para descartar otras anormalidades como la hernia discal postraumática o el hematoma epidural espinal.

Los **hematomas epidurales** aparecen en cualquier punto de la columna de manera espontánea o después de una fractura. Es una emergencia neuroquirúrgica en términos de prioridad de la exploración neurológica. Su tratamiento depende de que exista compresión medular o de la cola de caballo. La mayoría de los hematomas tendrán una señal marcadamente disminuida en las secuencias de eco graduadas, pero el problema está en que en la fase hiperaguda (primeras 6 h) persiste la desoxihemoglobina intracelular, que es diamagnética y no paramagnética, creando una imagen idéntica a la de masas epidurales menos "urgente" (fig. 9-36A y B).

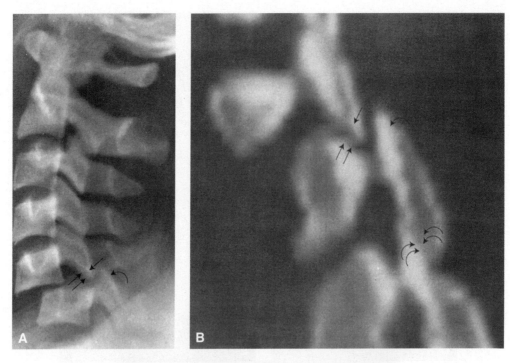

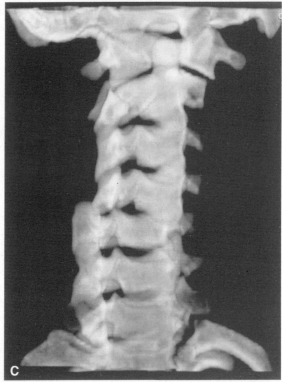

FIGURA 9-31. **Facetas trabadas bilateralmente en C5-C6. A:** Vista lateral de la columna cervical. La apófisis articular inferior de C5 (*flecha recta*) queda por delante de la apófisis articular superior de C6 (*flecha curva*). Las *flechas rectas dobles* indican la posición normal esperada de la apófisis articular superior de la sexta vértebra cervical. Se advierte netamente una luxación del cuerpo vertebral de C5 hacia adelante, atribuible al cuerpo de la sexta vértebra. No se identifican fracturas. **B:** TC sagital reconstruido de la columna cervical en otro paciente. Trabazón bilateral de facetas. Las apófisis articulares inferiores de las vértebras superiores (*flecha recta*) muestran una relación anormal con la apófisis articular superior de la vértebra inferior (*flecha curva única*). Las *flechas rectas dobles* indican el sitio normal esperado de la apófisis articular superior desplazada. Se observa que la articulación interapofisaria es normal en un nivel inferior (*flechas curvas dobles*). **C:** TC reformateada de otro paciente con trabazón articular unilateral a nivel de C4-C5 a la derecha. Se advierte la forma en la que la columna en su porción cervical superior tiene aspecto rotado, en tanto que la columna cervical en su porción inferior es derecha. No se muestran las facetas izquierdas en esta imagen tridimensional reformateada, pero fueron normales.

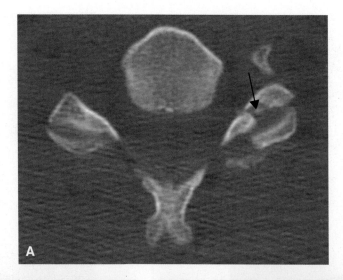

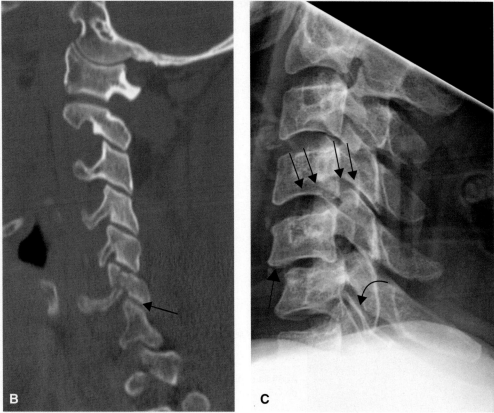

FIGURA 9-32. Fractura-luxación facetaria unilateral. A: TC axial a través de C6. Hay rotura de la apófisis articular inferior izquierda de C5 sin desplazamiento (*flecha*). **B:** Imagen sagital reformateada a partir de TC a través de las articulaciones interaapofisarias. Existe una relación normal entre la apófisis articular inferior fracturada de C5 y la apófisis articular superior de C6 (*flecha*). **C:** Vista lateral de la columna cervical un mes después en que se observa anterolistesis leve de C5 sobre C6 (*flecha recta única*) y rotación del pilar articular por arriba de este nivel. Hay superposición de las facetas en ambos lados en su zona inferior (*flecha curva*) en comparación con la imagen de "corbata de moño" por arriba de ello *(flechas rectas dobles)*.

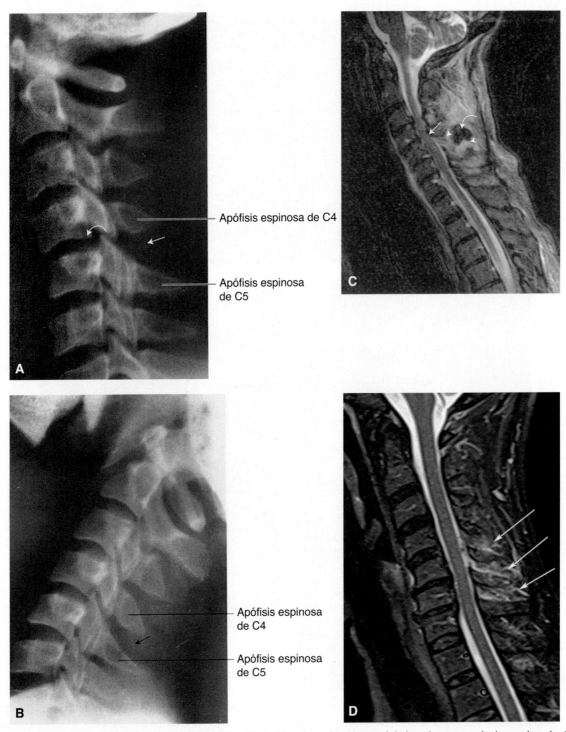

FIGURA 9-33. Rotura ligamentosa posterior entre C4 y C5. A: Vista lateral transversal de la columna cervical con el paciente en decúbito dorsal. Se observa mayor altura del espacio interespinoso entre las apófisis espinosas de C4-C5 (*flecha recta*) como consecuencia de rotura de los ligamentos interespinal C4-C5, supraespinal y posiblemente el amarillo. Compárese la altura del espacio interespinoso C4-C5 con los que están por arriba y por abajo. La espondilolistesis anterior leve de C4 atribuible a C5 (*flecha curva*) originó una pequeña angulación cifótica y reversión de la curvatura cervical normal a nivel de C4. **B:** Vista lateral en extensión de la columna cervical del mismo paciente. Cuando dicho segmento está en extensión completa, el espacio interespinoso C4-C5 tiene altura normal (*flecha recta*) y disminuye la anterolistesis de C4 sobre C5. **C:** RM sagital con ponderación en T2 de la columna cervical de otro paciente. Rotura ligamentosa y fractura. Existe ensanchamiento entre las apófisis espinosas de C5-C6 y una señal más intensa (blanca) (*puntas de flecha*). También hay roturas del ligamento amarillo (*flecha recta*). Se identifica un hematoma (*flecha curva*) que explicaría el ensanchamiento persistente de las apófisis espinosas en las radiografías. La señal grande, en cantidad pequeña dentro de la cara posterior del disco entre C5-C6, también sugiere lesión del mismo. **D:** Imagen RISG sagital en otro paciente con lesión menos grave que incluye fractura de la apófisis espinosa. Se destaca el edema del ligamento interespinoso (*flechas*).

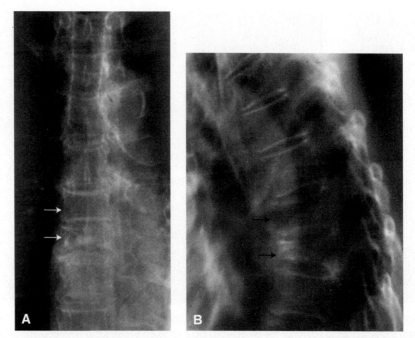

FIGURA 9-34. **Fracturas por compresión osteoporótica.** Vistas AP **(A)** y lateral **(B)** de la columna torácica en que se detectan fracturas por compresión de los cuerpos vertebrales de T7 y T8 (*flechas blancas* en AP y *flechas negras* en las radiografías laterales). Hay una disminución global de la densidad de las estructuras óseas (osteopenia) causada por la osteoporosis. En el caso de mieloma múltiple, la imagen es similar (fig. 9-60).

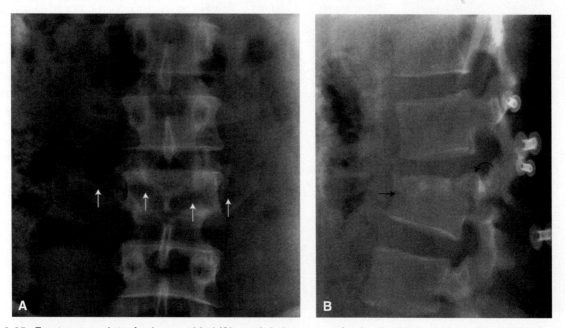

FIGURA 9-35. **Fractura por cinturón de seguridad (Chance) de la tercera vértebra lumbar en radiografías AP (A)** lateral **(B) con el sujeto en decúbito dorsal.** Se observa una fractura transversa a través de la tercera vértebra lumbar que abarca su cuerpo y sus apófisis transversas (*flechas rectas*). Hay desplazamiento de un gran fragmento de fractura hacia atrás desde el cuerpo vertebral hacia el conducto raquídeo (*flecha curva*) **(B)**. La altura del cuerpo de la tercera vértebra lumbar es menor de lo normal debido a la compresión o el colapso causado por la fractura. Se advierte una leve angulación dorsal de la columna a nivel de la fractura en L3.

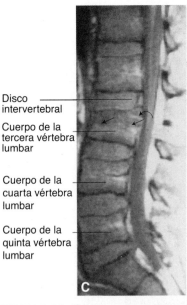
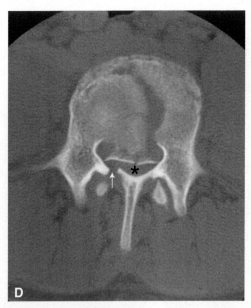
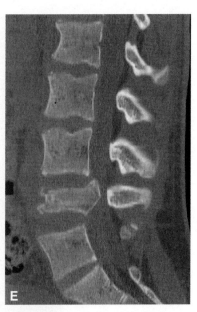

Disco
intervertebral

Cuerpo de la
tercera vértebra
lumbar

Cuerpo de la
cuarta vértebra
lumbar

Cuerpo de la
quinta vértebra
lumbar

FIGURA 9-35. *(Continuación)* **C:** RM sagital. Existe leve compresión del cuerpo de la tercera vértebra lumbar como consecuencia de una fractura (*flechas rectas*) y un fragmento posterior fue empujado hacia atrás en el conducto nervioso angostándolo (*flecha curva*). **D:** fractura por estallamiento de L5. Imagen TC axial. Hay notable disminución del conducto nervioso (*asterisco*), y como resultado, daño neurológico. La *flecha recta* muestra una fractura de la lámina derecha en esta fractura inestable. **E:** TC sagital reformateada del mismo paciente que indica la notable disminución del diámetro del conducto en comparación con lo observado en otros niveles.

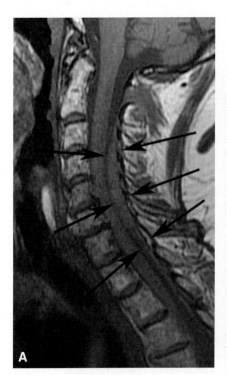
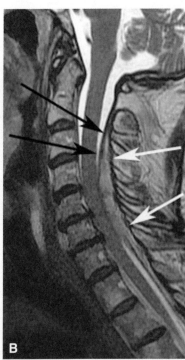

FIGURA 9-36. Hematoma epidural hiperagudo y espontáneo de la columna. A: RM sagital con ponderación en T1. El hematoma (*flechas*) es isointenso con la médula espinal, que queda comprimida y desplazada hacia adelante. **B:** RM sagital con ponderación en T2. El hematoma (*flechas blancas*) eleva la duramadre posterior (*flechas negras*). El hematoma es predominantemente hiperintenso en T2 y ello denota la presencia de oxihemoglobina intracelular. Se necesitan varias horas para que se forme la desoxihemoblobina de aspecto muy oscuro en T2 y por ello el hematoma es hiperagudo.

Fracturas del sacro

Las fracturas del sacro surgen después de un traumatismo mayor de la pelvis, pero también pueden ocurrir por **insuficiencia** después de traumatismos leves en pacientes osteoporóticos. Cuando la fractura incluye los agujeros sacros se rompen las líneas arciformes (fig. 9-37A-E), pero es posible no detectarla en las radiografías simples, a causa de la osteoporosis. En el gammagrama óseo con Tc-99-MDP, la fractura sacra por insuficiencia genera el clásico "signo de Honda" por la clásica H del automóvil, porque las fracturas típicamente abarcan las dos alas del sacro de manera simétrica y se extienden por la línea media a nivel de S2 o S3. En RM se advierte mejor la separación ósea en las imágenes con STIR.

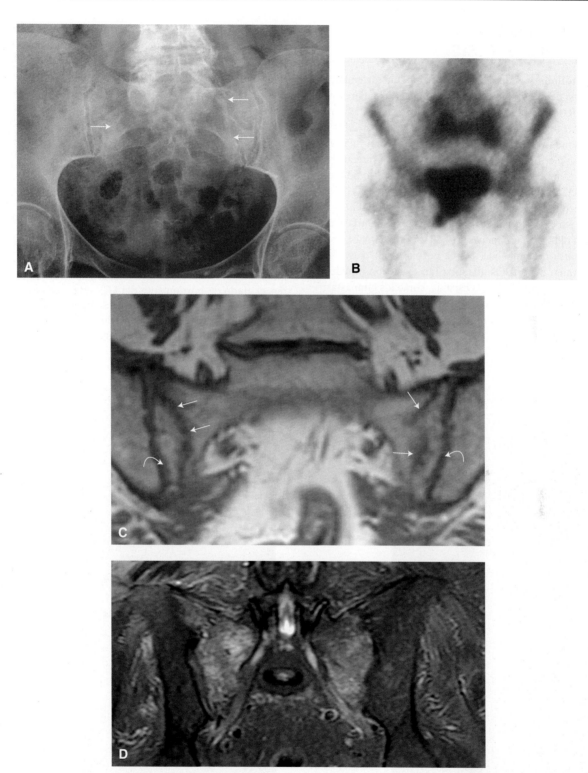

FIGURA 9-37. Fracturas del sacro por insuficiencia. A: Vista AP del sacro. Se observa una sutil esclerosis de orientación vertical que afecta cada ala del hueso (*flechas*). Compárese con el sacro normal de la figura 9-14A y **B:** En la gammagrafía de hueso se observa mayor actividad, que confirma la presencia de fracturas. La orientación vertical de cada lado con una horizontal que conecta la línea de fractura ha sido denominada "signo del Honda". **C:** RM coronal con ponderación en T1 de la pelvis en que se observa la característica fractura sacra por insuficiencia en líneas fácilmente visibles (*flechas rectas*) que no deben ser confundidas con las de las articulaciones SI normales (*flechas curvas*). **D:** RM coronal con ponderación en T2 de otro paciente. En las dos alas sacras hay intensificación de la señal (brillante) por el edema y la sangre. No siempre se advierte una línea neta de fractura y ello depende del carácter agudo de la misma o el grado de cicatrización.

ESPONDILOLISIS Y ESPONDILOLISTESIS

La **espondilolisis** es un defecto en la zona interarticular, que es el istmo de hueso que conecta las apófisis articulares superior e inferior de una vértebra, que se detecta en 5%, aproximadamente, de la población. En proyecciones oblicuas, los elementos vertebrales posteriores forman una imagen de "perrito escocés" en la que el cuello es la zona interarticular que, si se rompe, denota espondilolisis o un defecto de la zona (fig. 9-10A), que puede ser adquirido o congénito. En el primer caso, más que en el segundo, se piensa que es resultado de una fractura por sobrecarga. La espondilolisis se identifica fácilmente en radiografías oblicuas, TC y RM (fig. 9-38A-E), y suele acompañarse de lumbalgia tal vez por espasmo muscular, y se observa en deportistas que ejercitan extensión duradera o forzada de la región baja de la espalda, como los gimnastas.

La **espondilolistesis** es el desplazamiento de una vértebra hacia adelante, en relación con la inferior. Tal movimiento anterógrado es posible gracias a defectos espondilolíticos

bilaterales (véase antes), o una artropatía intensa de la articulación facetaria. Cuando depende de la espondilolisis bilateral por lo común no hay estenosis central (fig. 9-39A y B). Si la zona interarticular está intacta, a menudo se observa notable estenosis raquídea central. En los dos tipos de espondilolistesis existe estenosis del conducto. La espondilolistesis con espondilolisis aparece en la columna lumbar, más a menudo en L5-S1. La primera sin la segunda surge más a menudo a nivel de L4-L5 (fig. 9-40). Si a ello se añade una hernia discal, ocurre más a menudo en el nivel próximo, que en el de la espondilolistesis.

Discopatías degenerativas y estenosis raquídea

La RM es el método de imagen más indicado para detectar la discopatía degenerativa y la estenosis raquídea, porque además de demostrar la prominencia anormal del contorno y los discos herniados, también señala a los osteofitos, engrosamiento ligamentoso, grietas anulares y quistes yuxtaarticulares, el grado de borramiento del LCR en el saco tecal, y en la columna cervical y la torácica presenta el grado de aplanamiento de la médula. La RM permite diagnosticar el edema con las cicatrices medulares (mielomalacia).

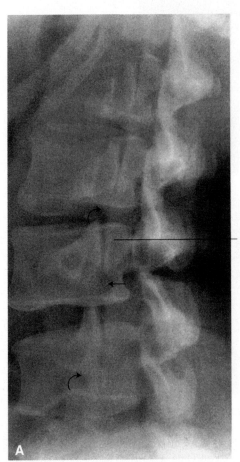
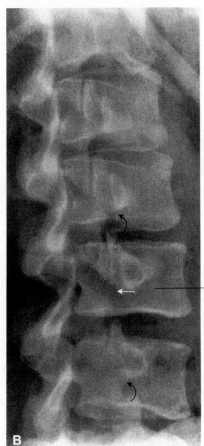

Cuerpo de la tercera vértebra lumbar

Cuerpo de la tercera vértebra lumbar

FIGURA 9-38. Espondilolisis bilateral de L3. A y B: Vistas oblicuas derecha **(A)** e izquierda **(B)** de la columna lumbar (*flechas rectas*). La zona interarticular del cuello del perrito escocés está rota en ambos lados en la tercera vértebra lumbar (*flechas rectas negra y blanca*) en comparación con la imagen normal de la segunda y la cuarta vértebra lumbares en ambos lados (*flechas curvas*).

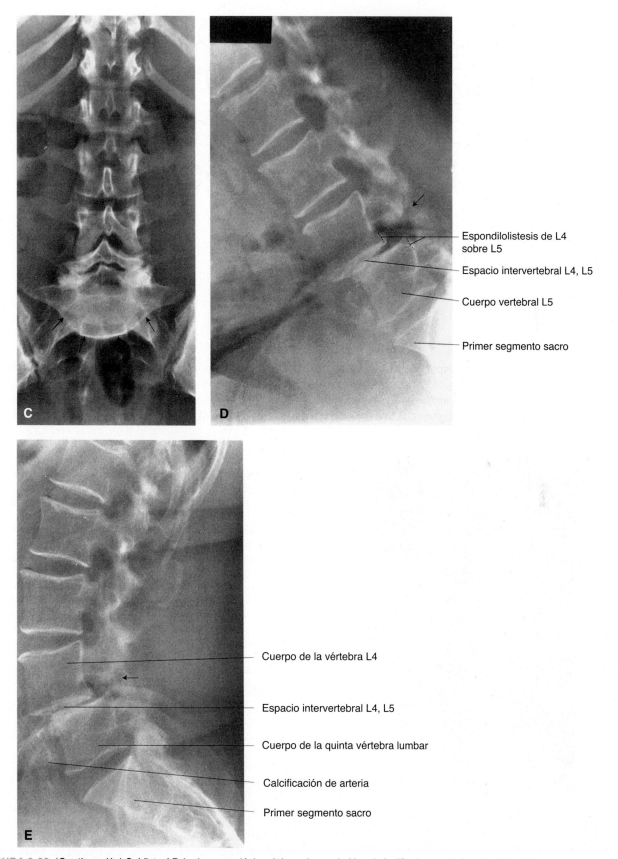

FIGURA 9-38. *(Continuación)* **C:** Vista AP. La imagen clásica del sombrero de Napoleón *(flechas rectas)* en la vista AP es consecuencia de espondilolistesis intensa (grado 4) de L5 atribuible a S1. El sombrero de Napoleón está en posición invertida. **D y E:** Vistas laterales en flexión (D) y extensión (E) de la columna lumbar. El paciente mostró espondilolisis de L4 y espondilolistesis anterior de grado 2 del cuerpo de la cuarta vértebra lumbar atribuible al cuerpo de la quinta vértebra lumbar. El defecto de la espondilolisis en la zona interarticular *(flechas rectas)* se identifica en ambas proyecciones, pero la radiografía con el sujeto en flexión abre el defecto y mejora la visibilidad.

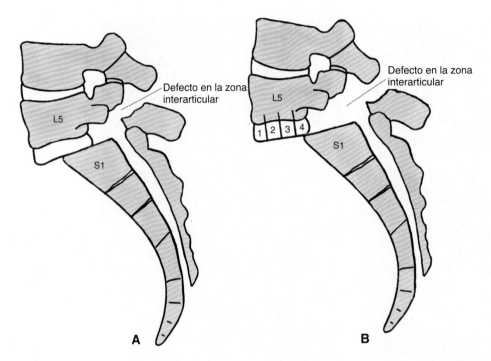

FIGURA 9-39. Comparación de la espondilolisis y la espondilolistesis. A: El cuerpo, los pedículos y la apófisis articular superior de la quinta vértebra lumbar se desplazaron hacia adelante (o en sentido ventral) respecto al sacro. Sin embargo, la apófisis articular inferior de L5, las láminas y la apófisis espinosa permanecen en su sitio normal. **B:** Subdivisión de la espondilolistesis. El sacro se divide en 4 partes y el desplazamiento anterógrado de L5 se señala con algún grado del 1 al 4. (Ilustración con autorización de CBoles Art.)

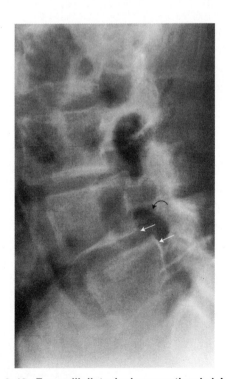

FIGURA 9-40. Espondilolistesis degenerativa de L4 sobre L5, grado 1. Vista lateral de la columna lumbar. La zona interarticular está intacta (*flecha curva*). La espondilolistesis (*flecha recta*) es consecuencia de los cambios degenerativos en el espacio intervertebral y las articulaciones interapofisarias, que permiten el desplazamiento de L4 en relación con L5.

Con el uso generalizado de RM frecuentemente se advierte la presencia de prominencias discales asintomáticas y protrusiones, pero no de las extrusiones, que rara vez son asintomáticas. En general, la estenosis raquídea que no explica la magnitud del angostamiento no es más prevalente en sujetos con dorsalgia que en testigos asintomáticos. La estenosis raquídea lumbar intensa originará claudicación neurógena, pero mientras no alcance gran intensidad, posiblemente no causará dolor de espalda.

Un error común que debe evitarse es "tratar a la imagen". La RM anticipa resultados quirúrgicos satisfactorios solamente cuando concuerdan las imágenes y el cuadro clínico inicial (como la extrusión tecal que comprime la raíz del nervio L5 en una persona con pie caído). La RM contiene mucha información superflua que hay que filtrar cuando haya que decidir el tratamiento.

Terminología

Las estructuras del disco normal se señalan en la figura 9-11A. A continuación se presenta la nomenclatura actual. El secado normal o **desecación** de los discos se produce con el envejecimiento, disminuyendo la altura del espacio discal. El término **degeneración** denota la desecación, la disminución y altura del disco, la pérdida difusa de integridad del anillo fibroso en todas las direcciones o la presencia de ambas, y con ello el núcleo pulposo se extiende. El término **grieta anular** se produce por la rotura de las fibras discales (fig. 9-41A). La **prominencia discal** indica que la mitad de la circunferencia del disco o más es desplazada levemente hacia afuera en relación con el borde del cuerpo vertebral (fig. 9-41). La hernia del disco lumbar se sitúa más a menudo en los niveles L4-L5 y L5-S1.

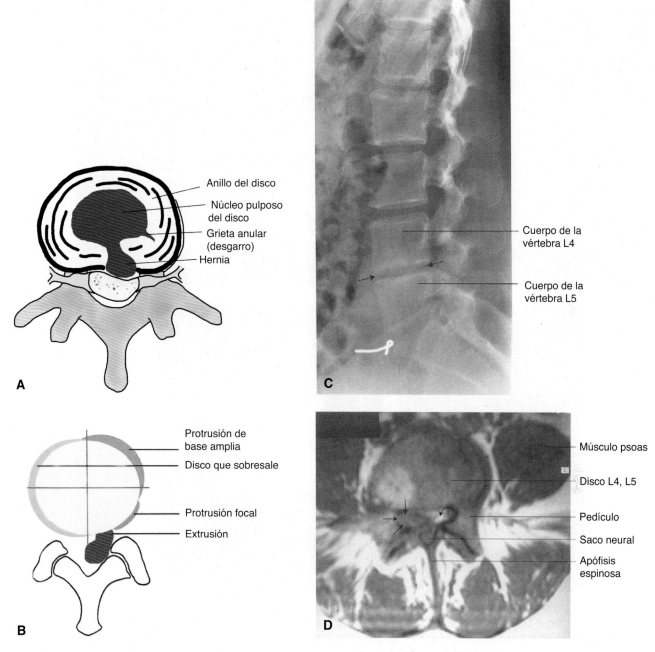

FIGURA 9-41. A y B: Anatomía del disco intervertebral lumbar. **A:** La hernia del disco es un desgarro que va del núcleo pulposo a todas las capas del anillo fibroso. Se produce compresión del saco tecal y las raíces nerviosas. Los desgarros menores anulares pueden causar dolor. **B:** Disco intervertebral lumbar. Se le ha dividido en cuadrantes (líneas azules) con base en el porcentaje del disco afectado. **C:** Radiografía lateral de la columna lumbar. Hernia del disco intervertebral L4-L5. La paciente era una mujer de 30 años con debilidad de ambas piernas, más intensa en la derecha que en la izquierda. Se detectó angostamiento notable del espacio discal intervertebral en L4-L5 (*flecha*) y surgió discopatía en ese nivel. El disco no se observa en la radiografía. El angostamiento de su espacio se advierte mejor cuando se compara el espacio discal L4-L5 que en los otros espacios discales lumbares. En la situación normal la altura del espacio discal entre L4-L5 es mayor que las de otros espacios de la columna lumbar. **D:** RM axial en T1 de la columna lumbar de la misma paciente, en que se identifica extrusión posterolateral de un gran disco a la derecha (*flechas rectas*) que genera presión extrínseca en el saco neural y oblitera la grasa epidural en el lado derecho. En el lado izquierdo se advierte grasa epidural normal (*flecha curva*).

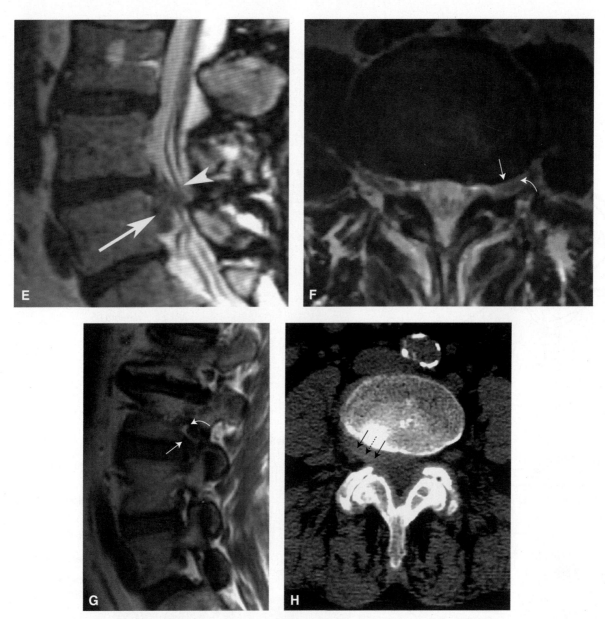

FIGURA 9-41. *(Continuación)* **E:** RM sagital con ponderación en T2 de la columna lumbar de otro paciente. Se advierte extrusión caudal del disco entre L4-L5 y protrusión del disco entre L5-S1. El disco de L4-L5 extruido *(flechas)* se desplazó hacia abajo hasta el nivel del espacio discal L5-S1 en sentido posterior y ocasionó estenosis raquídea con desplazamiento de las raíces nerviosas *(punta de flecha).* El disco sobresaliente entre L5-S1 no alcanzó al saco tecal en ese nivel. Hay un pequeño hemangioma vertebral en L3 *(señal redondeada).* **F:** RM axial con ponderación en T2 en L3-L4 en un hombre de 43 años protrusión discal por el orificio. La protrusión discal *(flecha recta)* angosta el orificio izquierdo y desplaza el nervio de L3 *(flechas curvas).* **G:** RM con densidad protónica sagital del mismo paciente. La proyección muestra al disco que se extiende y llega al agujero nervioso *(flecha recta)* y las relaciones con el nervio *(flecha curva).* Se observan cambios focales degenerativos en L2-L3 y moderado angostamiento del agujero en ese nivel. **H:** TC axial de la columna lumbar, protrusión del disco intervertebral a nivel L4-L5. Las *flechas* señalan el disco con protrusión y angostamiento del agujero derecho por el disco y la artritis de las facetas.

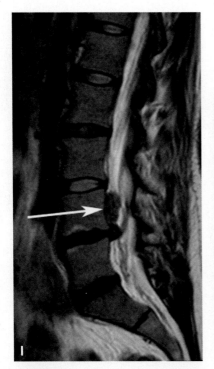

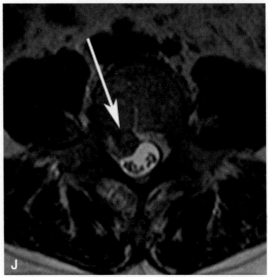

FIGURA 9-41. (*Continuación*) **I y J** muestran imágenes sagital y axial con ponderación en T2 del disco secuestrado o hernia de fragmento libre del disco (*flechas blancas*). (Ilustración con permiso de CBoles Art.)

TABLA 9-7	Nomenclatura de las hernias discales intervertebrales

Masa: > o = 50% de la anchura del disco que se desplaza fuera del borde óseo vertebral

Protrusión: profundidad del contenido del disco y/anchura de la cúpula < anchura de la base en el borde discal

Extrusión: profundidad de la extensión del disco y/o anchura de la cúpula > anchura de la base en el borde discal

Secuestro: fragmento discal desprendido

Nódulo de Schmorl: hernia del disco en sentido axial a través de la lámina terminal

La **hernia discal** se subdivide, según su forma, así: con **protrusión**, con **extrusión** y con **secuestro** (tabla 9-7; fig. 9-41B-J). La **protrusión** indica que la profundidad de la extensión discal (o cúpula del disco herniado), es menor que la anchura de su base en el borde discal. La **protrusión de base amplia** abarca más de 25% de la circunferencia discal, en tanto que la **protrusión focal** abarca menos de 25% de dicho borde. Si la extensión del material discal es mayor que la anchura de su base o se extiende por arriba o por debajo de la lámina terminal, ocurre **extrusión**. Si el fragmento se desprende, se denomina **fragmento secuestrado** (anteriormente "fragmento libre") o simplemente un *secuestro*.

Las hernias focales también se dividen de acuerdo con su sitio de la siguiente forma: **centrales, paracentrales, subarticulares, foraminales, foraminales del extremo lateral o extraforaminales.** La zona subarticular del disco está junto a la articulación facetaria. A nivel discal L4-L5, la raíz nerviosa de L5 se sitúa en la zona subarticular. Por debajo de ella, está la raíz L5 en un conducto lateral verdadero a nivel del pedículo de L5. Después sale por el agujero L5-S1, exactamente debajo del pedículo de L5. Por esa causa, la extrusión paracentral o subarticular que proviene de la grieta anular radial del disco entre **L4-L5** puede comprimir la raíz **L5**, en tanto que la extrusión foraminal o lateral distante en **L4-l5** puede comprimir la raíz nerviosa **L4**. La extrusión paracentral con migración superior hacia el surco lateral L4 puede comprimir la raíz del nervio L4, en tanto que aquella con migración caudal hacia el surco lateral L5 puede comprimir la raíz L5. Una variante normal que debe conocer el operador es la raíz nerviosa conjunta que no debe confundirse con un fragmento secuestrado o un quiste sinovial, y todos ellos se identifican en RM. El espacio epidural que rodea a una raíz nerviosa se identifica bajo orientación fluoroscópica para inyectar una combinación de un corticosteroide y un anestésico local para la técnica epidural con los dos fármacos (fig. 9-42).

Si el disco se hernia hacia adelante dentro del cuerpo vertebral origina un defecto raquídeo con una imagen clásica llamada **vértebra del limbo**. Si la hernia se dirige hacia arriba o debajo dentro de una lámina terminal vertebral, el defecto se denomina **nódulo de Schmorl**, que se identifica incluso en

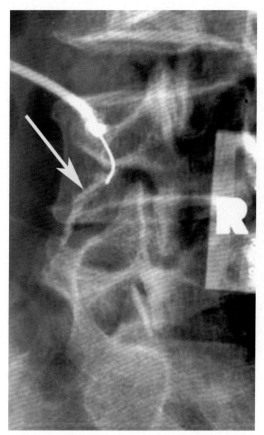

FIGURA 9-42. **Inyección epidural de corticoesteroides.**
Radiografía oblicua en que se observa una aguja junto al nervio
en su agujero de salida. Por ella se inyecta material de contraste
para definir la vaina perineural junto a ese nervio (*flecha*). El
medio de contraste también se dispersará en sentido proximal
dentro del espacio epidural. Una vez que el operador confirma el
sitio y posición de la punta de la aguja se inyecta una combinación de un corticoesteroide y un anestésico.

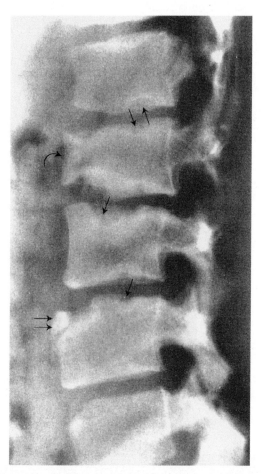

FIGURA 9-43. **Enfermedad de Scheuermann.** Vista lateral
de la columna lumbar. La afectación de tres vértebras o más por
nódulos de Schmorl (*flecha recta sola*) se denomina enfermedad
de Scheuermann. Dicho proceso patológico puede ocasionar
compresión cuneiforme anterior y mayor diámetro AP de los
cuerpos vertebrales (*flecha curva*). Se advierte una vértebra en
limbo (*flechas rectas dobles*). Las láminas terminales tienen una
imagen ondulatoria.

20% de los estudios de RM en pacientes sin dorsalgia. Aunque
a veces proviene de cambios degenerativos en la zona lumbar,
no constituye un factor independiente de riesgo de dorsalgia.
La **enfermedad de Scheuermann** es la osteonecrosis de las
láminas epifisarias vertebrales en adolescentes y se visualiza
como fragmentación y esclerosis de las láminas epifisarias de
las vértebras, cuerpo vertebral cuneiforme con mayor diámetro
AP y angostamiento de los espacios discales. Pueden coexistir
las vértebras de limbo y los nódulos de Schmorl (fig. 9-43).

Los cambios en la **lámina terminal del tipo Modic** representan una clasificación de la señal de la lámina terminal del
cuerpo vertebral en RM. Surgen incluso en 10% de adultos
asintomáticos y son frecuente en quienes muestran dorsalgia.
La prevalencia de los cambios tipo Modic aumenta con la edad
y se acompaña de cambios discales degenerativos. Los cambios en sí no tienen importancia clínica ni beneficio neto para
orientar en la selección de opciones terapéuticas. El tipo del
cambio mencionado en un paciente particular puede mostrar

progresión o regresión con el tiempo. En el tipo Modic 1 hay
inflamación y edema de la lámina terminal, pero no daño trabecular ni cambios medulares. En el tipo Modic 2 hay sustitución de la médula ósea por grasa, en hueso subcondral. En
el tipo Modic 3 se producen fracturas del hueso trabecular,
originando esclerosis subcondral.

Las hernias discales en la columna cervical y la torácica
se describen con mayor facilidad como la extensión de la raíz
nerviosa exactamente hacia afuera por el agujero intervertebral, a diferencia de la columna lumbar, en la cual las raíces
se extienden hacia abajo dentro de la cola de caballo antes de
salir por los agujeros. Existen 7 vértebras cervicales y 8 raíces
homónimas y por ello estas raíces son desplazadas a un nivel
inferior como las que se observan entre C4-5, y es la raíz C5 la
que sale por el agujero, en tanto que a nivel de T4-5 y L4-5, lo
son T4 y L4, respectivamente.

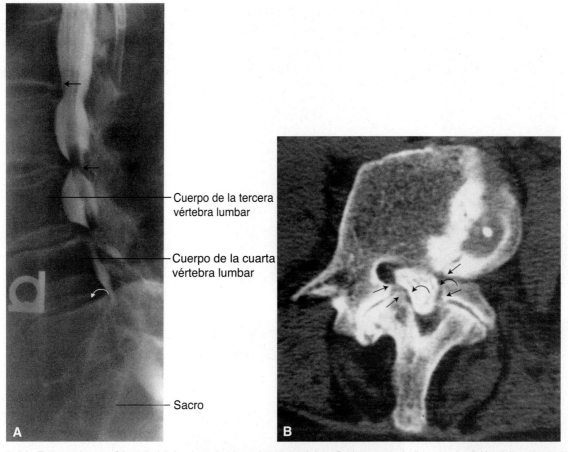

FIGURA 9-44. **Estenosis raquídea. A:** Mielograma lumbar, vista lateral. Las *flechas rectas* indican compresión del saco nervioso en múltiples niveles como consecuencia de su angostamiento que, a su vez, es producto de los cambios degenerativos en el conducto nervioso y alrededor del mismo. Se observa angostamiento extraordinario de los espacios discales intervertebrales L3-L4 y L4-L5 (*flecha curva*). **B:** TC axial con medio de contraste. Estenosis raquídea a nivel de L3-L4 causada por cambios hipertróficos en las facetas. Las *flechas rectas* definen el angostamiento notable desde el bulbo raquídeo y las *flechas curvas* señalan la deformidad del saco tecal, consecuencia de la estenosis raquídea.

La **estenosis raquídea** es el angostamiento del conducto vertebral o los agujeros intervertebrales. La estenosis lumbar proviene de una combinación de **protrusión del disco, artritis interarticular facetaria con osteofitos** y **engrosamiento del ligamento amarillo** (fig. 9-44A y B). La estenosis de importancia clínica en el segmento torácico no es tan común como la de las porciones cervical y lumbar, y se debe a la inmovilidad relativa de la columna torácica, por la caja torácica que la apoya. Las estenosis cervical y torácica al coexistir aplanan las curvas raquídeas y ocasionan mielopatía que se diagnostica por medio de RM. La estenosis de la columna lumbar rara vez ocasiona síntomas de compresión medular, porque la médula termina a nivel del L2 o por arriba, y muchas de las estenosis de ese segmento aparecen tres espacios discales más abajo. Sin embargo, la estenosis de la columna lumbar puede originar claudicación neurógena con dolor y debilidad de las extremidades pélvicas durante lapsos duraderos de posición de pie o en la locomoción.

DISCITIS Y OSTEOMIELITIS

Las dos entidades mencionadas provienen frecuentemente de infecciones estafilocócicas. Como ocurre con la osteomielitis en otros sitios, el ataque vertebral de dicha infección incluye por lo general fiebre y dolor localizado. El segmento lumbar es el afectado con mayor frecuencia en la columna y le siguen en ese orden los segmentos cervical y torácico (fig. 9-45). El punto de origen más frecuente es la propagación hematógena con un nido de infección que abarca inicialmente las fronteras entre el disco y la placa terminal. La modalidad diagnóstica más apropiada es la RM porque los hallazgos radiográficos iniciales son sutiles, con escasa definición de una lámina terminal vertebral como el único signo temprano (fig. 9-46A). Las características usuales incluyen la "I" de infección, porque el microorganismo infecta en primer lugar al disco y láminas terminales vecinas, lo cual angosta la región de la médula ósea de orientación

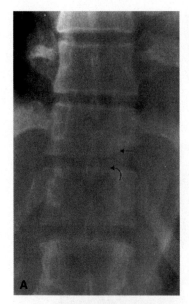

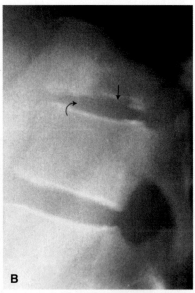

FIGURA 9-45. **Osteomielitis.** Radiografías de las últimas vértebras torácicas y primeras lumbares AP **(A)** y lateral **(B)** en el que se identifica destrucción de la lámina terminal anteroposterior T11 (*flechas rectas*) y enorme angostamiento del espacio tecal intervertebral T11-T12 (*flechas curvas*) que sugiere destrucción del disco y la articulación.

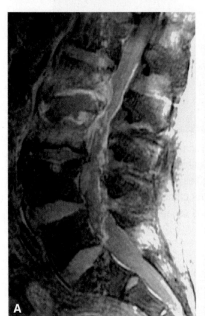

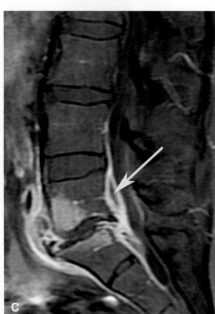

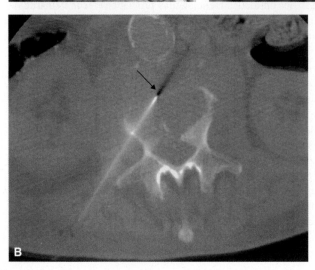

FIGURA 9-46. **Discitis. A:** RM sagital con ponderación en T1 y medio de contraste. El disco L2-L3 tiene aspecto agrandado porque la infección destruyó las láminas terminales adyacentes. Hay intensificación por el medio de contraste (zona brillante) que rodea al disco infectado y los cuerpos vertebrales. **B:** RM sagital con supresión de la grasa; el medio de contraste muestra discitis en L5-S1 con extensión de la infección a un absceso epidural (*flecha*). **C:** TC axial durante la toma de tejido en que se observa que la punta de la aguja (*flecha*) está en el disco infectado.

vertical, con edema discal y contraste patológico que evoluciona hasta erosionar las láminas y a menudo se extiende hacia atrás al espacio epidural (fig. 9-46B). La extensión epidural asume la forma de un flemón o evoluciona y forma un absceso epidural que comprime la médula y ocasiona tromboflebitis séptica, que originará edema e infarto medulares y parálisis. La entidad constituye una emergencia quirúrgica. Se necesita obtener un fragmento del disco (fig. 9-46C) para identificar el microorganismo patógeno, aunque apenas en la mitad de todas las biopsias discales se le identificará.

ESTUDIOS DE IMAGEN EN EL POSOPERATORIO

En la valoración posoperatoria de la **columna**, se identifica mejor la fractura de las prótesis con radiografías y TC (fig. 9-47A; tabla 9-8). Se sospecha aflojamiento de la prótesis por medio de TC y se observa que la lucidez de 2 mm es mayor junto a los tornillos (fig. 9-47B). La degeneración de la unión (degeneración a nivel circundante) aparece en uno o varios niveles junto al constructo de fusión. La degeneración discal y la artropatía interarticular (facetaria), junto al segmento con la fusión, harán que reaparezcan los síntomas provenientes de hernia discal, estenosis raquídea o a veces un quiste sinovial.

La **hernia discal recurrente** se observa después de 5% de las microdiscectomías. En un plazo no mayor de seis semanas desde la intervención quirúrgica será mejor no practicar RM, salvo para descartar compresión del saco tecal, de la cola de caballo o la médula espinal o el líquido, por el hematoma acumulado y porque es difícil identificar a los tejidos blandos, el líquido, la sangre o ambos en el sitio de la operación quirúrgica en el posoperatorio inmediato. Después de seis semanas, el tejido de granulación con contraste tendrá la suficiente madurez para evidenciarlo, pues mostrará una intensificación sólida, que lo diferencia de la recidiva de la hernia, que tiene un contraste periférico (fig. 9-48 y 9-49).

Muchas **infecciones** posoperatorias son superficiales, pero si se extienden en planos profundos originarán un flemón, un absceso o ambos en los compartimientos pararraquídeos o epidurales. A diferencia del cuadro de la discitis hematógena, que suele comenzar en el límite entre la lámina terminal y el disco, y se orienta hacia su centro, la inflamación discal posoperatoria se propaga directamente desde el sitio de la cirugía a los bordes del disco (fig. 9-50). Al igual que ocurre con la discitis/osteomielitis hematógenas, la mejoría en las imágenes es más lenta que la mejoría clínica, y la mejoría en el grosor de tejidos blandos inflamados puede ser la mejor forma de medir la respuesta al tratamiento.

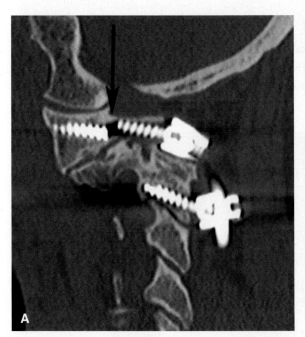
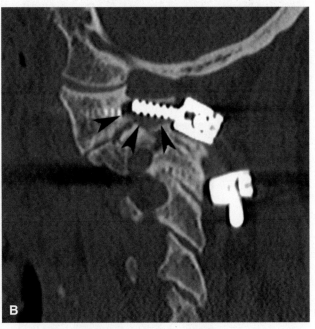

FIGURA 9-47. **Rotura de prótesis. A y B:** Imágenes reformateadas en que se observa fractura de un tornillo (*flecha*) con una banda de lucidez anormal (*puntas de flecha*) junto al tornillo que denota su aflojamiento que es consecuencia del movimiento anormal y la resorción de hueso.

TABLA 9-8	Lista posoperatoria de la columna

Corroborar la integridad de elementos protésicos, su posición y signos de aflojamiento
Corroborar la estabilidad de los segmentos fijados y otros adyacentes
Descartar un hematoma o una infección posoperatorias
Descartar la repetición de la hernia discal
Identificar degeneración en uniones (nivel adyacente)

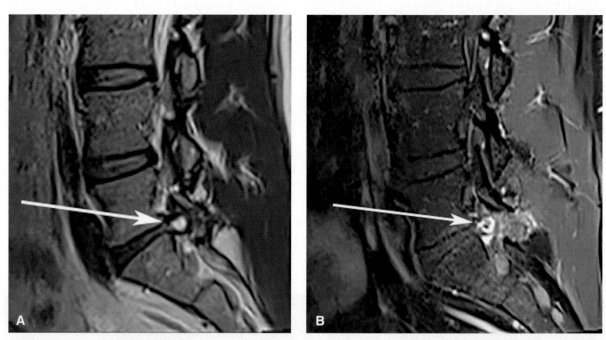

FIGURA 9-48. Hernia discal recidivante. A: La masa extradural con hiperintensidad en T2 (*flecha*) puede ser tejido de granulación o repetición de la hernia discal, pero en **(B)** la secuencia después de usar gadolinio hace que la masa se destaque en sentido periférico (*flecha*) y confirma la recidiva de la hernia.

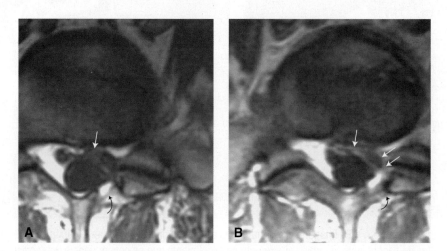

FIGURA 9-49. Tejido cicatrizal en el posoperatorio. RM axial con ponderación en T1 en L5-S1 sin medio intravenoso de contraste (A) y con él (B). La *flecha curva* demuestra extracción quirúrgica de la lámina. La *flecha* en **(A)** es una señal anormal de que pudiera haber una nueva hernia discal o tejido cicatrizal. **B:** El contraste (*flecha*) indica que se trata de tejido cicatrizal porque no hay contraste del disco. La raíz del nervio S1 izquierdo (*flecha doble*) está desplazada y muestra contraste, lo que sugiere que es afectada por el tejido cicatrizal.

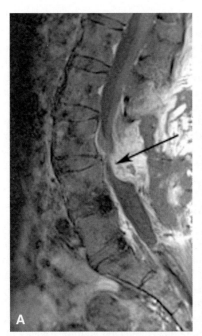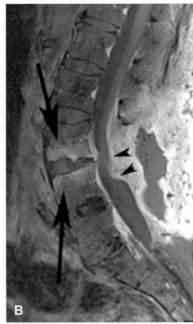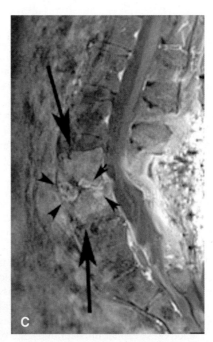

FIGURA 9-50. Infección de la incisión en el posoperatorio. **A:** La *flecha* muestra tejido epidural dorsal con mayor contraste que comprime el saco tecal. **B:** La siguiente imagen presento la aparición de gran contraste en el borde del disco y láminas terminales adyacentes (*flechas*). Persiste el tejido epidural dorsal con gran contraste (*puntas de flecha*) **C:** Estudio de vigilancia varias semanas después, en que se observa mejoría en el tejido posterior con contraste, pero un mayor contraste del disco con disminución de su altura e irregularidad de la lámina terminal (*puntas de flecha*). También ha evolucionado la intensificación de los cuerpos vertebrales (*flechas*). Los hallazgos imagenológicos en el disco y en el hueso pueden aparecer mucho después de que surjan signos clínicos de mejoría por la antibioticoterapia.

ARTRITIS

La columna posee múltiples articulaciones que incluyen 139 de tipo sinovial como las uncovertebrales en la porción cervical, las costovertebrales en la columna torácica y las intervertebrales en toda la zona y por ello no causa sorpresa que haya artritis en toda la columna vertebral.

Osteoartritis

La osteoartritis (fig. 9-51) suele afectar las articulaciones interapofisarias (facetarías) de la columna. Como ocurre en otros sitios, sus típicos signos radiológicos incluyen estrechamiento del espacio articular, esclerosis y formación de osteofitos, además de quistes subcondrales. Sus complicaciones incluyen estenosis raquídea y espondilolistesis.

FIGURA 9-51. **Osteoartritis.** Vistas AP **(A)** y lateral **(B)** de la columna torácica. Se identifican múltiples osteofitos (*flechas curvas*) y angostamiento de algunos espacios discales (*flechas rectas*), consecuencia de una osteopatía degenerativa.

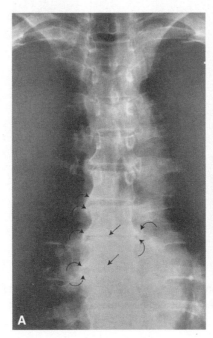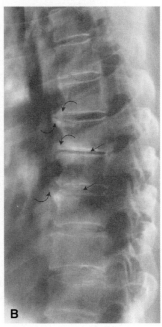

Espondiloartropatías axiales

La entidad mencionada incluye un grupo de artritis inflamatorias, entre otras, la espondilitis anquilosante, la artritis psoriásica, la variedad reactiva y las espondiloartropatías relacionadas con enteropatía inflamatoria. Todas ellas afectan a las articulaciones sacroiliacas (SI) o la columna, y por lo común se manifiestan en la etapa temprana de la vida adulta. Para su diagnóstico se recurre a una combinación de exploración física, pruebas de laboratorio (factor reumatoide negativo, HLA-B27, proteína C reactiva), y signos imagenológicos como erosiones, entesitis y proliferación ósea.

La limitación principal de las radiografías tradicionales en las espondiloartropatías axiales es su poca sensibilidad para detectar anormalidades en las fases iniciales del trastorno, porque los hallazgos radiográficos propios de los cambios inflamatorios aparecen varios años después del comienzo de los síntomas clínicos. Por medio de RM (imagen ponderada en T2 o STIR) se identifican las lesiones características de la médula roja y los cambios inflamatorios en tejidos blandos. Surge angostamiento simétrico de las articulaciones SI, con cambios erosivos que culminan en anquilosis. Después de fusión de la articulación SI, la espondilitis anquilosante rectifica los cuerpos vertebrales con formación de sindesmófitos y osificación entre el cuerpo externo de los cuerpos vertebrales y el anillo discal, con lo que surge una imagen de "columna de bambú" y a causa de la rigidez de la columna y la fusión débil entre los discos, incluso cualquier traumatismo leve puede causar fracturas a niveles discales (fig. 9-52).

La **sacroileítis psoriásica** se observa incluso en 25% de los sujetos con psoriasis, pero a veces coincide o antecede a los cambios cutáneos, en 20% de los pacientes. La artritis ocasiona erosiones y proliferación ósea y la afectación de las articulaciones SI suele ser asimétrica (fig. 9-53). La osificación paravertebral esporádica conectará cuerpos vertebrales próximos.

La **artritis reactiva**, denominada anteriormente síndrome de Reiter, comprende conjuntivitis, uretritis y artritis. Los signos de la columna y de la articulación SI son idénticos a los de la espondiloartropatía psoriásica, pero con mayor probabilidad la artritis afectará los pies, más que las manos.

Artritis reumatoide

Este tipo de artritis puede afectar cualquiera de las articulaciones sinoviales de la columna. Su intensidad varía desde el angostamiento mínimo de los espacios discales cervicales, hasta el ataque de la odontoides y la articulación atlantoaxoidea, así como los ligamentos transversos que sostienen a la odontoides cerca del arco anterior de C1. Cuando el ligamento transverso se inflama, la subluxación, la impactación e incluso la luxación de la articulación atlantoaxoidea pueden causar dolor del cuello en el reposo o con el movimiento. Las radiografías laterales cervicales en flexión y extensión están indicadas en personas con artritis reumatoide cuando presentan dolor con los movimientos de la cabeza y antes de recibir anestesia general o cualquier otro método en que sea necesaria la hiperflexión o la hiperextensión del cuello. En la radiografía

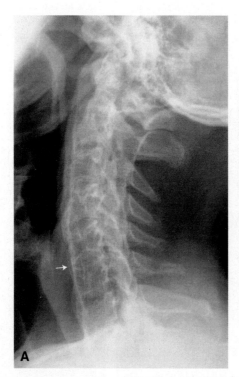
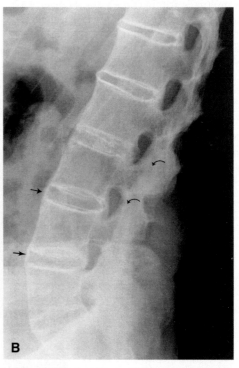

FIGURA 9-52. Espondilitis anquilosante. Vistas cervical lateral **(A y B)** y AP lumbar **(C)**. Las *flechas rectas* muestran que cruzan los niveles discales y forman la llamada "columna de bambú".

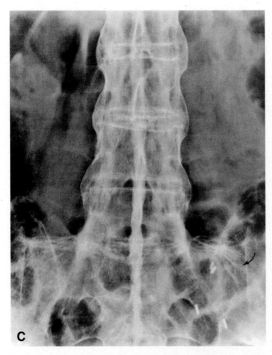

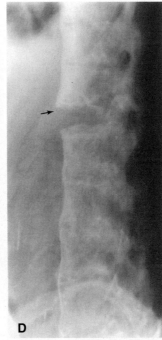

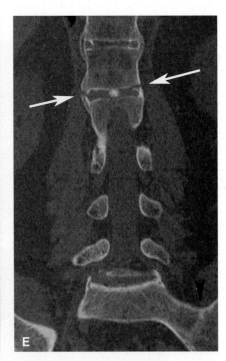

C

D

E

FIGURA 9-52. (*Continuación*) Las *flechas curvas* en (B) señalan las articulaciones apofisarias fusionadas, en tanto que la *flecha curva* en (C) es el sitio esperado de la articulación SI que se ha fusionado. **D:** Vista lumbar lateral en que destaca la anterolistesis de L1 sobre L2 y ensanchamiento del disco L1-L2 (*flecha*) por la fractura a nivel del disco. **E:** TC coronal de vértebras fracturadas y la "columna de bambú" potencialmente inestable (*flechas blancas*). El plano de la fractura se extiende por el disco fusionado y calcificado; también se observa la articulación sacroiliacas izquierda fusionada (*punta de flecha negra*).

FIGURA 9-53. **Sacroilitis psoriásica.** Vista AP de la pelvis en que se observan esclerosis e irregularidad de la articulación SI derecha (*flecha recta*) por la sacroilitis que acompaña a la artritis psoriásica. Compárese la imagen de los bordes definidos de la articulación SI izquierda (*flechas curvas*).

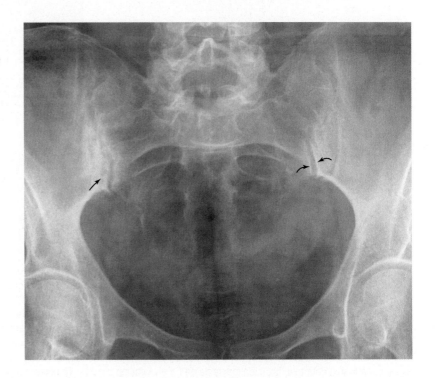

lateral, la distancia normal entre el borde anterior de la apófisis odontoides y la cara posterior del arco anterior de C1 suele ser menor de 3 mm en los adultos. Al haber **subluxación o luxación de la articulación atlantoaxoidea,** tal distancia rebasa los 3 mm, en particular cuando se flexiona la columna cervical (fig. 9-54A-I).

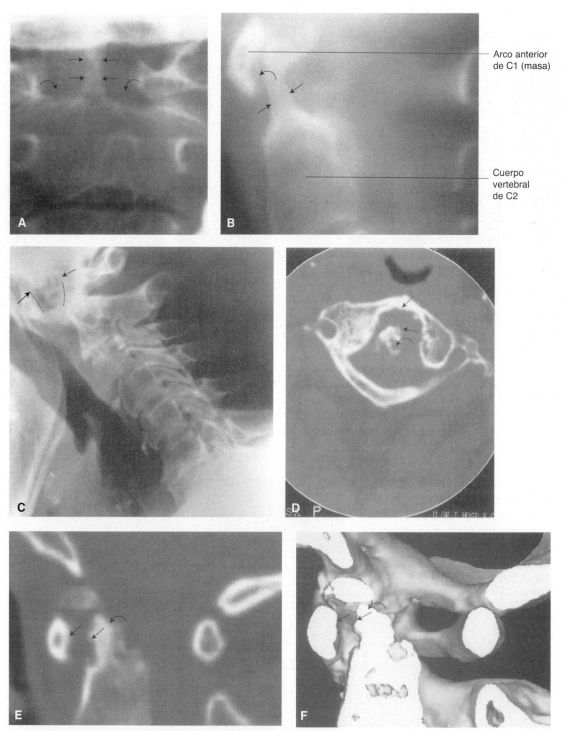

FIGURA 9-54. Artritis reumatoide. A: Vista AP de la columna cervical, proyección con la boca abierta. La apófisis odontoides (*flechas rectas*) está estrecha, osteopénica y con bordes imprecisos. Se advierte las mayores distancias entre la apófisis odontoides de C2 y la apófisis articular inferior de C1 (*flechas curvas*) causada por la pérdida parcial de dicha apófisis. **B:** Tomografía lateral que confirma el estrechamiento notable de la apófisis odontoides (*flechas derechas*). El espacio entre la cara anterior de la apófisis odontoides y el arco anterior de C1 (*flecha curva*) excede de 2.5 mm. **C:** Vista lateral de la columna cervical en flexión en otro paciente en que se identifica el espacio (*flechas rectas*) entre la cara inferior de la odontoides y la cara posterior del arco anterior de C1 (*líneas punteadas*) con ensanchamiento extraordinario que denota la luxación inestable de C1 en relación con C2. También hay espondilolistesis anterior de grado 1 de C2 en relación con C3. Se detecta estrechamiento de todos los espacios discales cervicales y la osteopenia generalizada. **D:** TC axial de la columna cervical. Artritis reumatoide con estenosis vertebral en un hombre de 55 años. La articulación C1-C2 es anormal con una distancia de 8 mm entre el arco anterior de C1 y la apófisis odontoides (entre las *flechas rectas*). Se observan cambios erosivos avanzados en la odontoides (*flecha curva*). TC con reconstrucción sagital de la columna cervical **(E)** y reconstrucción 3D de columna sagital **(F)** en el mismo paciente de **(D)**. La odontoides muestra cambios erosivos y un aspecto distal a lápiz (*flechas curvas*). Es la misma demostración de la articulación en C1-C2 (entre las *flechas rectas*).

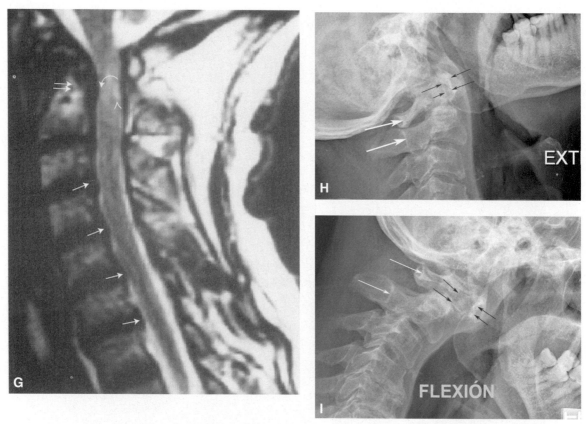

FIGURA 9-54. *(Continuación)* **G:** RM sagital con ponderación en T2 de la columna cervical del mismo paciente en (D) y (F). La apófisis odontoides *(flechas dobles)* quedó desplazada hacia atrás y con ello produjo estenosis raquídea y compresión de la médula cervical *(flecha curva)*. La intensificación de la señal en la médula comprimida *(punta de flecha)* probablemente representa edema. Las *flechas rectas únicas* indican estenosis raquídea leve en múltiples niveles. **H e I:** Laxitud de ligamentos. Se amplía el intervalo atlantoaxoideo en flexión, comparado con el que se observa en la extensión *(flechas negras pequeñas)*. La línea espinolaminar muestra mayor rotura en la posición de flexión *(flechas grandes blancas)*.

TUMORES DE HUESO Y MÉDULA ÓSEA

El tumor vertebral benigno más frecuente es el **hemangioma**, que suele ser asintomático y se le detecta casualmente. Su imagen clásica es la de engrosamiento de las trabéculas verticales parecidas a la tela de pana (fig. 9-55). Los hemangiomas no necesitan tratamiento, salvo que ocasione síntomas, como una fractura patológica o si rebasa la estructura de cada vértebra y comprime la médula o las raíces nerviosas. La tabla 9-9 incluye los tumores vertebrales más comunes.

Las **metástasis** son la causa más frecuente de cáncer en las vértebras. Ellas pueden ser osteolíticas y provienen más bien de carcinomas de la mama y del pulmón (fig. 9-56), o un foco osteoblástico (esclerótico) (fig. 9-57) o una combinación de ambas entidades. La tabla 9-10 incluye los orígenes de las metástasis osteoblásticas. A diferencia de la propagación de la infección descrita en párrafos anteriores, las metástasis y el linfoma pueden atacar segmentos vertebrales contiguos, aunque la imagen típica es de "**C**" de **c**áncer y la neoplasia crece alrededor del borde del disco para infiltrar la esquina de cuerpos vertebrales adyacentes. A diferencia de los trastornos benignos, el cáncer también invade los elementos vertebrales posteriores (pedículos, láminas, apófisis espinosa).

En la figura 9-58 se destaca la importancia de visualizar los pedículos vertebrales. Si en un sujeto con cáncer diagnosticado o sospechado no se identifican uno o ambos pedículos, habrá que sospechar enfermedad metastásica; para diagnosticar y confirmar su presencia y extensión es muy útil la RM (fig. 9-59).

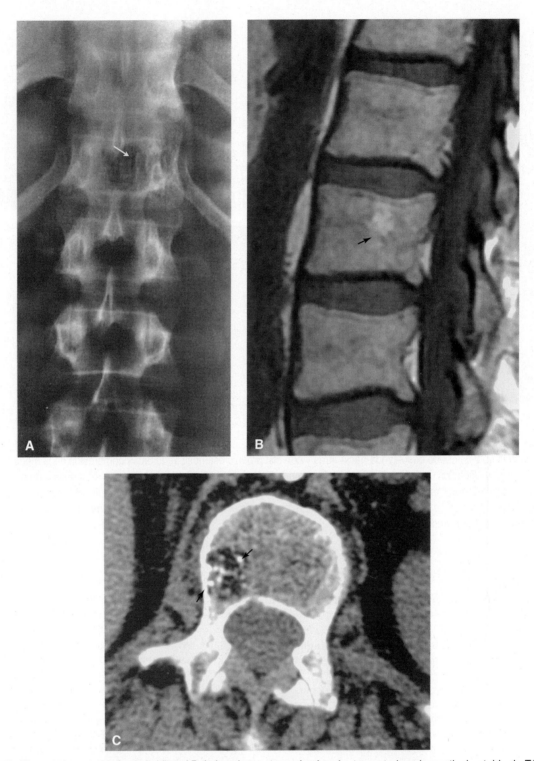

FIGURA 9-55. **Hemangioma vertebral. A:** Vista AP de la columna toracolumbar. La trama trabecular vertical notable de T12 es característica de un hemangioma de hueso (*flecha*). **B:** RM sagital con ponderación en T1 de la columna lumbar. La zona focal redonda de la señal más alta (*flecha*) representa grasa y es característica de un hemangioma vertebral. **C:** TC axial del cuerpo de una vértebra torácica que incluye la imagen puntiforme del corte transversal de trabéculas gruesas (*flechas*).

TABLA 9-9	Tumores primarios comunes en la columna vertebral

Benignos
Hemangiomas
Osteoma osteoide
Osteoblastoma
Quiste óseo aneurismático
Osteocondroma
Malignos
Mieloma múltiple (el más común) /plasmocitoma
Cordoma
Condrosarcoma
Osteosarcoma
Sarcoma de Ewing

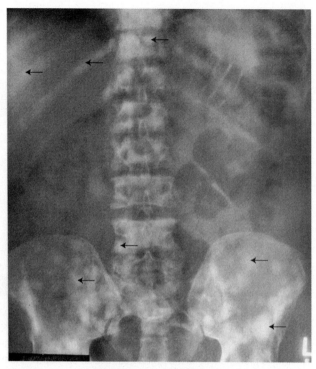

FIGURA 9-57. **Metástasis osteoblásticas.** La radiografía abdominal señala zonas múltiples de mayor densidad (*flechas*) que afecta la pelvis, la columna lumbar y la dorsal y las costillas por metástasis de un carcinoma de próstata.

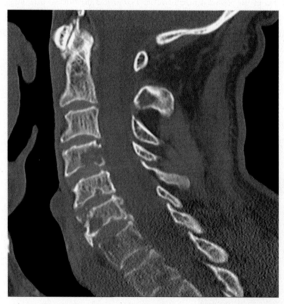

FIGURA 9-56. **Metástasis osteolíticas.** TC sagital reformateada de la columna cervical en que se observan varias metástasis líticas (zonas de poca atenuación).

TABLA 9-10	Origen de las metástasis osteoblásticas (escleróticas)

Cáncer de próstata
Cáncer de mama
Linfoma
Carcinoide
Neuroblastoma (ocasional)

Mieloma múltiple

Hay que incluir al mieloma múltiple dentro del diagnóstico diferencial de osteopenia y lesiones líticas en las radiografías y en la TC. El plasmocitoma, que puede transformarse en mieloma múltiple, tiene una imagen similar a la de las metástasis osteolíticas. Por medio de RM, se describen algunas imágenes de afectación de la médula ósea que se utilizan para la estadificación del mieloma múltiple (fig. 9-60). Después del tratamiento, la normalización de la imagen de la médula ósea en RM conlleva un mejor pronóstico. Más de la mitad de todos los pacientes con mieloma múltiple terminan por mostrar fracturas vertebrales dolorosas por compresión, que mejoran con la vertebroplastia.

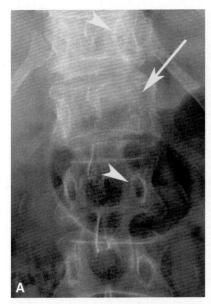
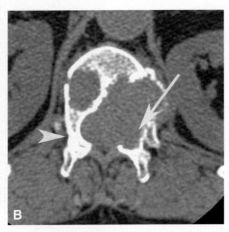
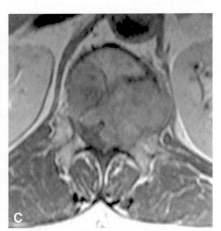

FIGURA 9-58. Agenesia de pedículo. A: Vista AP de la columna toracolumbar. No se visualiza el pedículo izquierdo de T12. La imagen de los pedículos a niveles vecinos (*puntas de flecha*) es normal. **B:** La TC axial presenta destrucción extensa de hueso que llega alrededor del pedículo a la izquierda (*flecha*). La *punta de flecha* señala al pedículo derecho normal. **C:** RM axial con ponderación en T1 confirma la presencia de la masa y la destrucción del hueso. Dicha metástasis provino de un melanoma que de manera característica no es tan oscuro en T1, como ocurre con otros tipos de tumor.

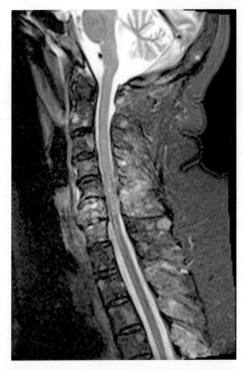

FIGURA 9-59. Metástasis en hueso. La RM sagital con ponderación en T1 de la columna cervical presenta algunas metástasis provenientes del carcinoma de la mama. En las imágenes T2 se advierte que dichas metástasis tienen aspecto brillante y afectan los elementos anterior y posterior de la vértebra.

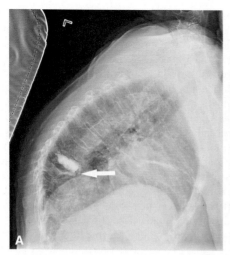
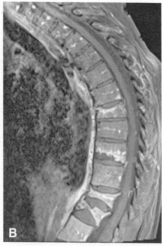
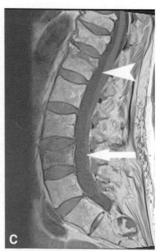

FIGURA 9-60. **Mieloma múltiple por fracturas por compresión osteoporóticas.** Incluso sin que aparezcan las típicas lesiones focales o puntiformes de la médula, los pacientes con mieloma múltiple suelen mostrar osteoporosis. **A:** Radiografía lateral del tórax en que se advierte cifosis y grave deformidad por compresión o "vértebra plana" (*flecha*) exactamente por debajo del nivel de la vertebroplastia. Se observa el metilmetacrilato en el cuerpo vertebral que también contiene material radiopaco, que suele ser sulfato de bario y por ello su imagen es blanca en la radiografía. **B:** Imagen sagital con ponderación en T1 y supresión de la grasa de la columna torácica en que se observan fracturas por compresión en un paciente con mieloma múltiple e intensificación de la porción comprimida de los cuerpos vertebrales. También muestran intensificación las fracturas benignas por compresión. **C:** Imagen sagital con ponderación en T1 de la columna lumbar sin gadolinio, que muestra una señal pequeña que denota edema de médula ósea en fracturas con consolidación parcial (*puntas de flecha*) y por compresión aguda (*flecha*).

OTRAS ENFERMEDADES

En la sección de enfermedades óseas metabólicas del capítulo 6 se expone lo referente a osteopenia, osteoporosis y osteomalacia. El paciente típico con fracturas vertebrales osteoporóticas por compresión es un anciano (fig. 9-61). Las fracturas mencionadas, además de causar dorsalgia, hacen que la persona tenga menor talla y cifosis y esta última, si es muy intensa en el tórax, originará disminución de los volúmenes pulmonares y con ello, un defecto restrictivo. Consúltese el capítulo 13 (IR) para analizar la vertebroplastia.

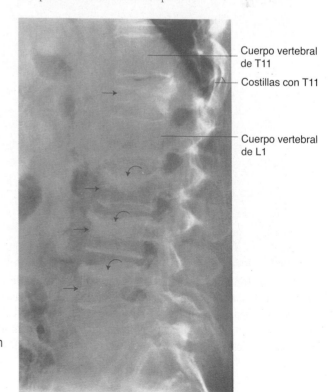

Cuerpo vertebral de T11

Costillas con T11

Cuerpo vertebral de L1

FIGURA 9-61. **Osteoporosis.** Vista lateral de la columna lumbar en que se identifican múltiples fracturas por compresión, consecuencia de osteoporosis (*flechas rectas*). Las fracturas de L1, L3, L4 y L5 se manifiestan por disminución de la altura de los cuerpos vertebrales en comparación con la altura normal de los cuerpos de las vértebras T12 y L2. Son notables las múltiples deformidades "en boca de pez" de este proceso (*flechas curvas*) y la menor densidad general u osteopenia de la columna.

La **hiperostosis esquelética idiopática difusa (HEID) o enfermedad de Forestier** se caracteriza por osificación fluida del ligamento longitudinal anterior y formación exuberante de osteofitos paraarticulares que dan a la columna el aspecto de un tubo rígido, con fracturas similares a las de un hueso largo, en sentidos oblicuo y transversal. Se conservan los espacios discales intervertebrales y las articulaciones interapofisarias facetarías típicamente quedan indemnes. La imagen global es semejante a la de la columna de bambú de la espondilitis anquilosante y se le identifica mejor en una radiografía lateral de la columna (fig. 9-62A). A causa del acortamiento del arco de movimiento se producen fracturas transversas mesovertebrales (fig. 9-62B), y por lo regular no hay afectación del segmento inferior de las articulaciones SI. Un riesgo importante de HEID es la estenosis raquídea.

La enfermedad de Paget se caracteriza por expansión del hueso y un cuadro predominantemente esclerótico con engrosamiento de las trabéculas. Si ella afecta la columna, detectar la expansión del cuerpo vertebral permite diferenciarla de otras causas de esclerosis ósea como las metástasis escleróticas

(fig. 9-63). La manifestación inicial puede ser dorsalgia por la artropatía interfacetaria o la estenosis raquídea. En menos de 10% de los pacientes surge transformación maligna hasta la aparición de sarcoma osteógeno.

La **afectación de la anemia drepanocítica** en la columna se caracteriza por trombosis microvascular e infartos que causa necrosis avascular. El segmento central de los cuerpos vertebrales se colapsa hacia arriba y hacia abajo y asume una forma de H en la vista lateral (fig. 9-64). Los pacientes con anemia drepanocítica son susceptibles de mostrar osteomielitis en particular por *Salmonella,* pero el microorganismo causal más común es el estafilococo.

La cola de caballo por lo común está bañada por LCR. En la **aracnoiditis**, las raíces nerviosas se aglutinan o unen al saco tecal y quedan deformadas (fig. 9-65). Los signos iniciales de la aracnoiditis incluyen dolor del miembro pélvico o un déficit motor. Las causas de dicho trastorno incluyen cirugía de la columna y el uso de pantopaque (medio de contraste oleoso) para mielografías. Una entidad por incluir en el diagnóstico diferencial es la carcinomatosis leptomeníngea.

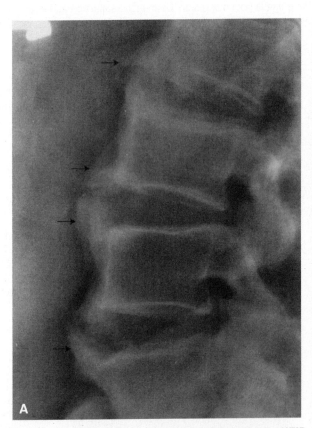
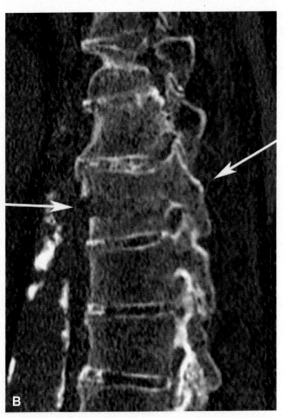

FIGURA 9-62. Hiperostosis esquelética idiopática difusa o HEID. A: Vista lateral de la columna lumbar. Se advierten los grandes osteofitos (*flechas*) en la porción anterior de los cuerpos vertebrales que se extienden hacia adelante a través de los espacios discales, y osificación de ligamento longitudinal anterior. La altura de los espacios discales intervertebrales es normal. **B:** Imagen sagital de TC en otro paciente en que se detecta una fractura de trayectoria transversal por el cuerpo vertebral (*flecha izquierda*) y que abarca los elementos posteriores (*flecha derecha*) en este paciente con "HEID rota".

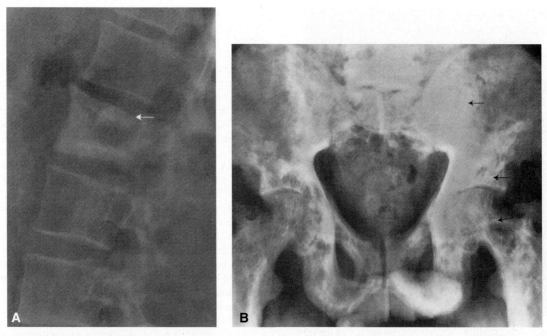

FIGURA 9-63. **Enfermedad de Paget. A:** Vista lateral de la columna lumbar que muestra la imagen clásica con aspecto estructurado consecuencia de la mayor densidad trabecular en la corteza (*flecha*) del cuerpo de la segunda vértebra lumbar. Hay disminución mínima de la altura del cuerpo de la segunda vértebra lumbar en comparación con el de L1 y L3 causado por una leve fractura por compresión. **B:** Vista AP de la pelvis. Las trabéculas óseas son gruesas (*flechas*) con una densidad global mayor.

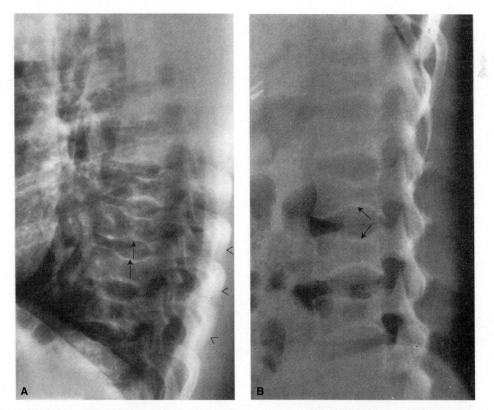

FIGURA 9-64. **Anemia drepanocítica.** Vistas laterales de la columna torácica **(A)** y lumbar **(B)**. Se observa osteopenia global con las deformidades en "boca de pez" de los cuerpos vertebrales (*flechas*) de este caso, similar a la de la osteoporosis senil (véase fig. 9-63). Se destacan las costillas en A (*puntas de flecha*).

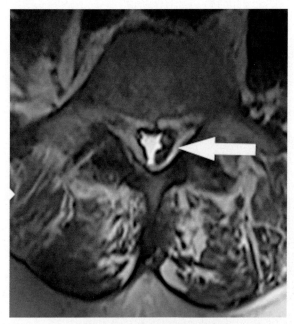

FIGURA 9-65. **Aracnoiditis.** Apiñamiento de las raíces nerviosas con distribución periférica supranormal de dichos troncos
(*flecha*). RM axial. Compárese con la disposición normal de las
raíces nerviosas en la figura 9-12B.

TRASTORNOS DE LA MÉDULA ESPINAL

Tumores de la médula espinal

Por costumbre, el conducto raquídeo y su contenido han sido
divididos en tres compartimientos: **extradural, intradural
extramedular e intramedular.** La tabla 9-11 incluye las masas
comunes en cada uno de los tres.

Las masas **extradurales** casi siempre son benignas e incluyen hernia discal, osteofitos, o en el plano posterior, un quiste
yuxtaarticular (sinovial) (fig. 9-66). Los tumores extradurales
al surgir más a menudo, son consecuencia de una extensión
epidural de metástasis de médula ósea que proviene más a
menudo de un carcinoma mamario o de la próstata o de afectación de la médula ósea por linfoma o mieloma múltiple (fig.
9-67A y B). La extensión dentro del compartimiento epidural
puede originar una radiculopatía por compresión extrínseca
de raíces nerviosas o si es lo bastante grande, compresión de
médula espinal o compresión difusa de la cola de caballo.
Un dato orientador en la identificación de tales lesiones es el

TABLA 9-11	Sitio de las masas espinales	
Extradurales	**Intradurales extramedulares**	**Intradurales intramedulares**
Disco	Schwannoma	Ependimoma
Osteofitos	Neurofibroma	Astrocitoma
Quiste sinovial	Meningioma	Hemangioblastoma
Metástasis	Metástasis	Metástasis (rara)

estudio de la grasa epidural dorsal en RM sagital con ponderación en T1. Normalmente en el estudio de RM mencionado,
dicha grasa tiene brillantez uniforme. El operador debe sospechar decididamente que existe un tumor epidural en una
persona a la que le diagnosticaron metástasis de médula ósea o
un linfoma, o si el aspecto de la grasa cambia de blanca a gris.

Las **masas intradurales** son las que están dentro del compartimiento recubierto por la duramadre. Las lesiones en ese
espacio que no provienen de la médula espinal reciben el nombre de *extra*medulares y las que afectan directamente la médula
espinal son *intra*medulares. Las masas benignas más comunes
son los tumores o quistes **intradurales extramedulares** (fig.
9-68A y B); incluyen schwannomas, neurofibromas o meningiomas. Sin embargo, en este compartimiento también pueden
aparecer metástasis, en particular del carcinoma mamario y de
linfoma en la forma de nódulos pues muestran predilección
por proliferar en la superficie de la médula espinal o las raíces
nerviosas, e infiltrar el compartimiento epidural (fig. 9-69).

Los tumores **intramedulares** más comunes son el ependimoma celular, el astrocitoma y el hemangioblastoma. Los
ependimomas son lesiones que muestran contraste variable que suelen vincularse con la syrinx y a veces muestran
"capuchas" de hemosiderina oscura en sus porciones superior,
inferior o en ambas (fig. 9-70). Los **astrocitomas** no siempre
muestran contraste con el uso de gadolinio, pero la imagen
inicial típica es la de una lesión persistente expansiva de la
médula espinal con hiperintensidad en T2, que no evoluciona
ni cambia en los gammagramas hechos a intervalos breves (fig.
9-71). Los **hemangioblastomas** pueden ser esporádicos o ser
parte del síndrome de Von Hippel Lindau; su aspecto es el de
un nódulo contrastante extraordinariamente hipervascular y
aparecen en la superficie de la médula espinal. Las **metástasis**
intradurales son raras y por lo común aparecen en personas
que han tenido metástasis sistémicas.

El operador debe revisar siempre los tejidos extrarraquídeos
que incluyen el retroperitoneo y la pelvis en busca de causas
posibles de dorsalgia o dolor radicular (fig. 9-72 y 9-73).

Desmielinización y mielitis

La afectación de la médula espinal por **esclerosis múltiple** se
manifiesta en la forma de múltiples lesiones de segmentos cortos con incremento de la señal de T2, la más activa, que puede
mostrar mayor contraste con el gadolinio. Las lesiones por lo
común se sitúan en las columnas posterior o lateral (fig. 9-74).
Incluso 20% de los pacientes con afectación espinal no tienen enfermedad intracraneal, pero tal dato no anticipa malos
resultados, a diferencia de la atrofia de médula espinal que se
acompaña de discapacidad física progresiva.

La **neuromielitis óptica (NMO)** denominada anteriormente
síndrome de Devic se caracteriza por neuritis óptica y desmielinización de la médula espinal, y ya no se le considera una
variante de la esclerosis múltiple; a diferencia de esta última,
tiende a ocasionar lesiones más grandes en la médula que a
menudo incluyen tres segmentos vertebrales o más (fig. 9-75).

La **encefalomielitis diseminada aguda (EMDA)** es una
forma aguda de desmielinización que aparece poco después de
una infección viral o haber recibido una vacuna, y ataca niños
y adultos jóvenes. Es un trastorno monofásico con múltiples
lesiones cerebrales que adquieren contraste con el gadolinio,
y, a semejanza de otras enfermedades desmielinizantes, afecta
las fibras U subcorticales. Cuando abarcan la médula espinal, las lesiones pueden extenderse por proximidad a dos o más
segmentos vertebrales y adquieren contraste con el gadolinio.

La **mielitis viral** (fig. 9-76) también incluye múltiples segmentos y se caracteriza por mayor contraste de la sustancia gris central.

La **degeneración combinada subaguda** suele ser causada por hipovitaminosis B$_{12}$, que inicialmente se manifiesta por

síntomas sensitivos y a veces motores. En la RM se observan lesiones longitudinales extensas con atrofia de la columna medular posterior y frecuentemente la lateral (fig. 9-77A y B).

La **mielitis transversa** es una mielopatía de evolución rápida que evoluciona a muy breve plazo hasta ocasionar

FIGURA 9-66. **Quistes sinoviales. A y B:** Imágenes sagital y axial con ponderación en T2 en que se observa el reborde hipointenso en T2 (*flechas*). A veces se pierde el brillo central de la señal T2 por hemorragia al interior del quiste o material proteináceo. Existe una artropatía facetaria (*puntas de flecha*).

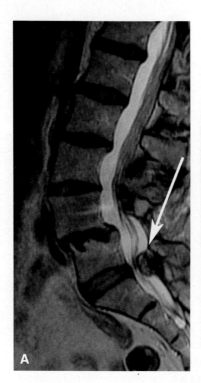

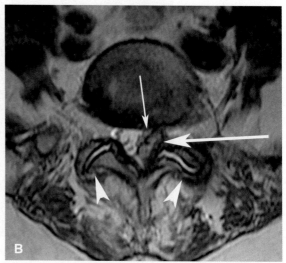

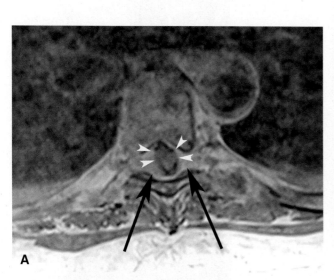

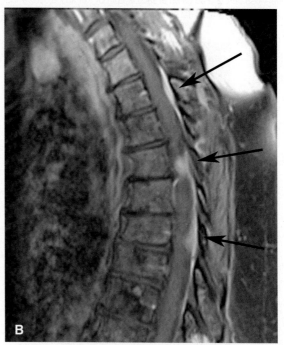

FIGURA 9-67. **Mieloma múltiple. A:** Imagen axial que señala un tumor epidural con intensificación (*flechas*) que comprime la médula espinal (*puntas de flecha*) en la dimensión transversal. **B:** Imagen sagital en la línea media del mismo paciente en que se observa un tumor epidural dorsal *(flechas)*.

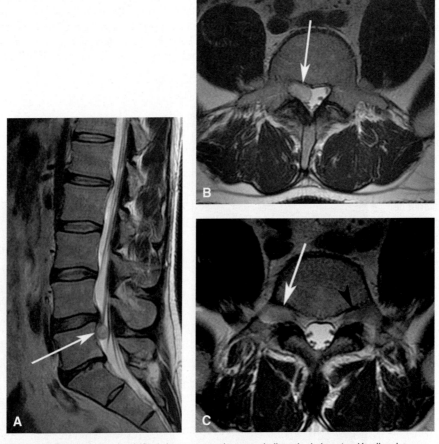

FIGURA 9-68. Schwannoma. A: El tumor extradural (*flecha*) genera una imagen similar a la de la extrusión discal, pero su señal es más intensa que la del disco adyacente. **B:** Imagen axial con ponderación en T2 de la quinta vértebra lumbar que muestra el schwannoma (*flecha*) que expande la raíz nerviosa derecha de L5 en el saco lateral. **C:** Por su los schwannomas son lesiones en clavas por su cintura angosta al comprimir el agujero. Note el componente foraminal del schwannoma (*flecha blanca*), en comparación con el ganglio contralateral normal de la raíz dorsal en L5 (*punta de flecha*).

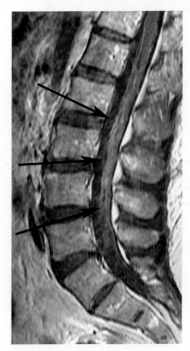

FIGURA 9-69. Linfoma. Por lo común, el linfoma es extradural y prolifera por la superficie de estructuras. En este caso es extramedular intradural y cubre la cola de caballo con un tumor de mayor contraste (*flechas*).

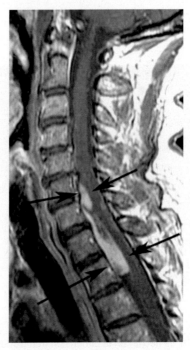

FIGURA 9-70. Ependimoma. Imagen atípica de un ependimoma medular, parcialmente extramedular. Las *flechas* señalan el principal componente contrastante del tumor que se extiende dentro del espacio extramedular en sentido ventral a la médula espinal.

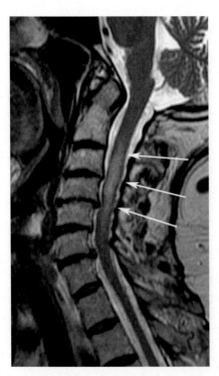

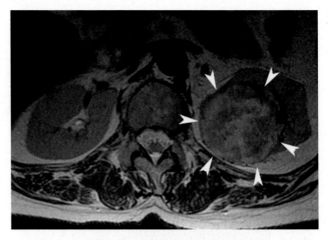

FIGURA 9-72. **Carcinoma del riñón izquierdo** (*puntas de flecha*).

FIGURA 9-71. **Astrocitoma.** Dicho tumor no muestra mayor contraste y su expansión fue mínima. La neoplasia hiperintensa en T2 (*flechas*) no muestra contraste, pero sí mínima expansión única, signo propio de ella. Las lesiones benignas también presentan expansión en la médula espinal, pero la persistencia de ella sin intensificación y la evolución lenta de la mielopatía obligaron a la toma de tejido para biopsia.

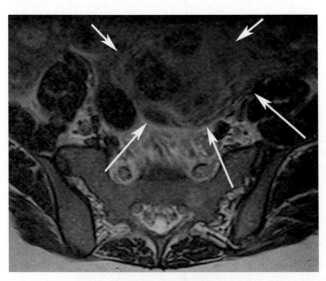

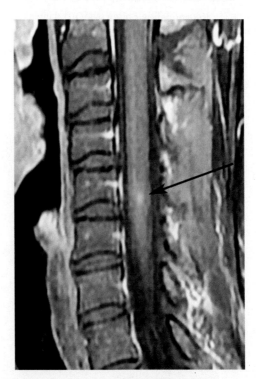

FIGURA 9-73. **Grandes fibromas uterinos** (*flechas*) que comprimen el plexo lumbosacro izquierdo.

FIGURA 9-74. **Esclerosis múltiple (EM).** Las placas contrastantes (*flecha*) en la columna lateral de la médula indican desmielinización activa.

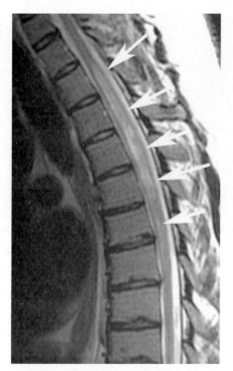

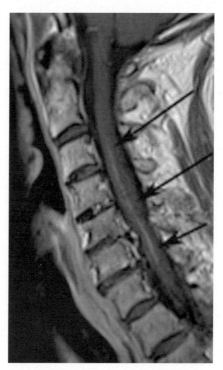

FIGURA 9-75. **Neuromielitis óptica (NMO).** La intensificación de la señal en T2 (*flechas*) en la médula espinal se extiende y abarca múltiples segmentos raquídeos adyacentes. Hay expansión de la médula y zonas de contraste irregulares después del uso de gadolinio (no se muestra).

FIGURA 9-76. **Mielitis viral.** Contraste longitudinal lineal (*flechas*) que afecta la sustancia gris central.

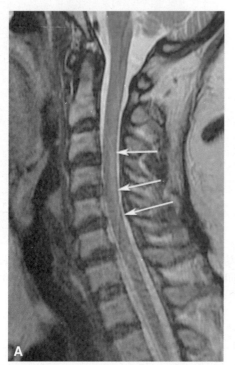

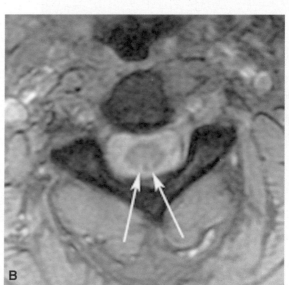

FIGURA 9-77. **Degeneración combinada subaguda por hipovitaminosis B$_{12}$. A:** La RM sagital en T2 señala intensificación de la señal vecina de T2 en las columnas posteriores (*flechas*) sin expansión medular. **B:** Las *flechas* en la imagen GRE axial con ponderación en T2 indican afectación simétrica de las columnas mencionadas (también puede haber ataque de las columnas laterales).

paraplejia, pérdida sensitiva y disfunción vesical y típicamente surge después de una infección de la porción superior de las vías respiratorias. En todo individuo con una mielopatía aguda/subaguda es esencial descartar la compresión medular causada por abscesos, un tumor o un disco por medio de RM. La **neurosarcoidosis** es una entidad que por su gran semejanza imagenológica debe ser considerada en casos de mielitis transversa y se parece a un tumor que incluye una lesión con mayor contraste intramedular rodeada de edema y expansión de la médula espinal.

Infarto de la médula espinal

La arteria espinal anterior es la continuación de la arteria vertebral y también recibe sangre de otras arterias del cuello y de arterias radiculomedulares, denominadas así porque cursan junto con las raíces nerviosas y la médula espinal, y les aportan sangre. La arteria espinal anterior transporta sangre a las arterias surcales anteriores que se ramifican en sentido lateral en la sustancia gris central. La arteria espinal anterior y las espinales posteriores más finas y cortas en la cara posterolateral de la médula, aportan sangre a las arterias circunferenciales y penetrantes superficiales.

El infarto de la arteria espinal anterior intensifica la señal de T2 dentro de los dos tercios anteriores de la médula e incluye las sustancias gris y blanca (fig. 9-78A). Diagnosticar el infarto de la médula espinal puede ser difícil si no se tiene RM con imágenes con ponderación por difusión. A semejanza del infarto cerebral y a diferencia de muchas causas de mielitis transversa, puede ser necesario el transcurso de una semana para que el infarto medular genere contraste (fig. 9-78B y D).

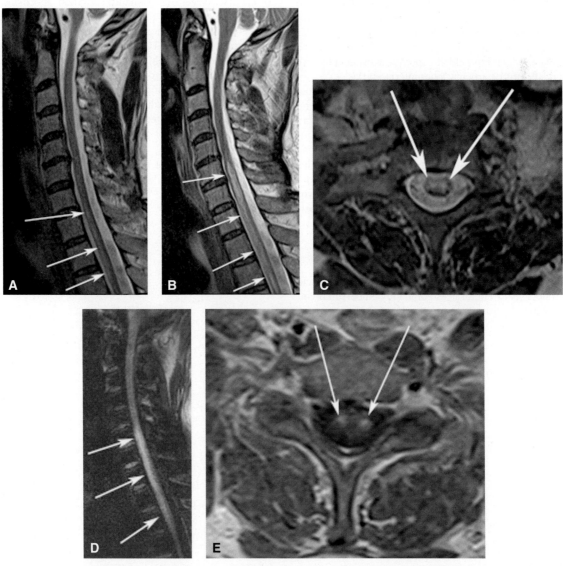

FIGURA 9-78. Infarto de la médula espinal en el territorio de la arteria espinal anterior. A: En el día 1 se observa intensificación relativamente sutil de la señal en T2 en la zona inferior de la médula cervical y superior de la torácica (*flechas*). **B:** En el día 5 hubo expansión de la médula (*flechas*) con mayor definición de la anormalidad de la señal. **C:** En las imágenes axiales el infarto abarca la sustancia gris central y la blanca vecina, que comprenden 66% anteriores de la médula (*flechas*). **D:** Imágenes con ponderación-difusión en el día 6 en que se advierte restricción sutil de la lesión (*flechas*). **E:** Se destaca la intensificación temprana en el día 6. La imagen de "ojos de búho" de la intensificación en la imagen axial (*flechas*) representa el "parteaguas" vascular y constituyó la porción más vulnerable de la médula a la isquemia y la primera en mostrar infarto.

El trazo limítrofe del infarto produce la clásica imagen de ojos de "buho" en la RM axial con ponderación en T2, a causa de los infartos simétricos bilaterales en la zona marginal entre las ramas penetrantes profundas de la arteria surcal y las arterias penetrantes de la superficie (fig. 9-78C y E). Los infartos predominan cerca de los límites entre la sustancia gris central y las columnas laterales.

CONCLUSIONES

Es posible calificar a las causas del dolor del cuello y la dorsalgia y una radiculopatía como *blandas, inflamadas, edematosas o potencialmente inestables*. Es imposible incluir todas las formas, pero entre dichas causas están la hernia y las prominencias discales, el quiste sinovial, la discitis/osteomielitis, las fracturas, la espondilolisis y los tumores. Las cuatro categorías mencionadas, como aspecto notable, no incluyen a la estenosis raquídea que no es más común en personas con dorsalgia comparado con sujetos asintomáticos, y que no incluye a la espondilolistesis que no es más común en las personas con dolor. No obstante, se incluye a la espondilolistesis con espondilolisis porque la primera incluye una intensa sinovitis de articulaciones interfacetarias.

Es mejor mostrar humildad cuando se intente el diagnóstico y conservar el escepticismo si las imágenes obtenidas no concuerdan con el cuadro clínico inicial. Si es factible habrá que consultar el registro clínico y no depender de unas cuantas palabras (a veces desorientadoras) al solicitar el estudio de imagen. Se necesita sentir empatía por el paciente y por los colaboradores clínicos. Se intentará integrar los hallazgos imagenológicos con los datos clínicos y con estudios comparativos para contar con términos descriptivos útiles para todo el personal asistencial que se esmera por auxiliar al paciente.

PUNTOS CLAVE

- Las radiografías tienen mayor utilidad en la vigilancia posoperatoria para valorar la estabilidad, y en personas con la sospecha de fracturas por compresión. Las que se hacen con el sujeto erguido son el elemento estándar para medir la escoliosis.

- La TC es el estudio inicial más apropiado (en vez de la radiografía) en el paciente traumatizado.
- La RM es el estudio principal de imagen para casi todas las enfermedades de la columna, incluidas discopatías, mielopatía, espondilosis, estenosis, infecciones y tumores.
- Las fracturas de la apófisis odontoides, las que tienen figura de lágrima por flexión y las interarticulares o factarias tienen un vínculo grande con lesiones de la médula espinal.
- La extrusión discal acompaña más a menudo a una radiculopatía, que la protrusión o prominencia discal.
- Las estructuras que causan dolor del cuello, dorsalgia y radiculopatías tienden a ser blandas, inflamadas o acompañadas de anormalidades cinéticas.
- La estenosis raquídea y la espondilolistesis no son más frecuentes en personas con dorsalgia, en comparación con las asintomáticas.
- La discitis y la osteomielitis originan anormalidades de señales contiguas y mayor contraste en el disco y las láminas terminales adyacentes.
- La mielografía por TC debe reservarse para situaciones en que los datos de RM no sugieran el diagnóstico, a causa de los artefactos ferromagnéticos de las prótesis en pacientes en que están implantadas y que no son compatibles con RM, y en la evaluación de la hipotensión intracraneal espontánea para detectar el origen de la fuga de LCR.

Referencias

1. Naidich TP, Castillo M, Cha S, et al. *Imaging of the Spine:* Saunders; 2011.
2. Ross JR, Moore KR. *Diagnostic Imaging: Spine.* 3rd ed. Elsevier; 2013.

Preguntas

1. Un paciente acude inicialmente al servicio de urgencias y se sospecha que tiene traumatismo del cuello. El estudio de imagen inicial apropiado será:
   a. Radiografía lateral de la columna cervical
   b. Una serie cuádruple de proyecciones de la columna cervical
   c. TC de la columna cervical
   d. RM de la columna cervical

2. El defecto en la zona interarticular se denomina:
   a. Espondilolistesis
   b. Espondilolisis
   c. Vértebra límbica
   d. Grieta retroístmica

3. ¿Cuál es el término que mejor describe una anormalidad discal en la que el disco rebasa el borde esperado del anillo fibroso en un tramo menor de 25% de su circunferencia y la profundidad es menor que la base de la anormalidad?
   a. Secuestro
   b. Extrusión
   c. Protrusión
   d. Prominencia

4. La causa más común de la escoliosis es:
   a. Una hemivértebra
   b. Barras pediculares
   c. Radiación en la niñez
   d. Idiopática

5. El microorganismo que con mayor frecuencia ocasiona discitis es:
   a. Estreptococo
   b. Estafilococo
   c. Micobacteria
   d. Enterococo

6. En una persona con una lesión de la columna cervical y síntomas neurológicos, la razón principal para realizar una RM es:
   a. Para cuantificar la magnitud de la fractura
   b. Para valorar la médula espinal en busca de edema o hemorragia
   c. Para la búsqueda de más fracturas
   d. Para identificar una lesión de ligamentos

7. La siguiente lesión de médula cervical es causada por hiperextensión:
   a. Trabazón de articulación interapofisaria
   b. Fractura de C5 "en lágrima"
   c. Fractura por estallamiento
   d. Fractura del ahorcado

8. De las siguientes entidades, ¿cual tiene la mayor posibilidad de ser un tumor osteoblástico de la columna?
   a. Mieloma múltiple
   b. Cáncer de próstata
   c. Hemangioma
   d. Cáncer de pulmón

9. Verdadero o falso: Las manifestaciones iniciales del mieloma múltiple pueden ser osteopenia y una fractura por compresión vertebral.

10. El infarto de médula espinal:
    a. Se diagnostica erróneamente en la primera RM
    b. Adquiere contraste en cuestión de horas del comienzo de los síntomas
    c. Presentará restricción de la difusión en la fase aguda
    d. Obliga a practicar un angiograma espinal de emergencia
    e. a y c

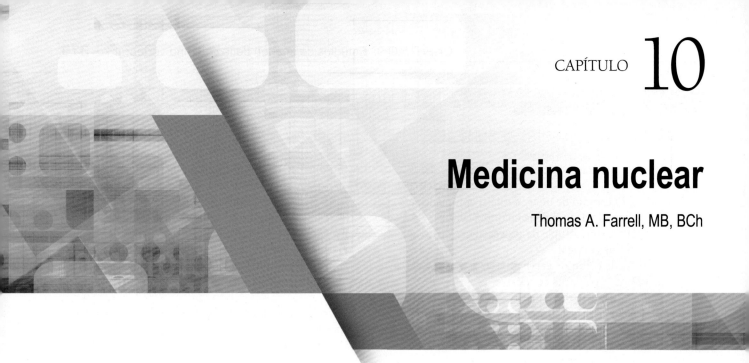

Medicina nuclear

Thomas A. Farrell, MB, BCh

La medicina nuclear usa cantidades pequeñas de materiales radioactivos para diagnosticar y tratar enfermedades. La subespecialidad tiene como aspecto singular brindar información de la estructura y la función de órganos en pacientes, y las técnicas usadas a menudo identifican anormalidades en la fase incipiente de la evolución de una enfermedad, incluso antes de que se realicen otros estudios diagnósticos. La gammagrafía nuclear genera un mapa fisiológico con mínimo detalle anatómico y, por lo común, obligan a establecer relaciones con otras modalidades de las imágenes.

RADIOMARCADORES Y RADIOFÁRMACOS

Cuando las moléculas con componentes radionúclidos se preparan para su administración, se les denomina radiofármacos (o técnicamente radiomarcadores si están en dosis subfarmacológicas porque participan en diversos fenómenos fisiológicos,

pero no los modifican). En este capítulo se utilizará de forma genérica el término radiofármaco, pero es importante diferenciar cuando se usa en el diagnóstico y el tratamiento de enfermedades de la glándula tiroides. Los radiofármacos específicos con propiedades fisicoquímicas se usan para estudiar un órgano o un sistema. La fracción de radionúclido en cada sustancia típicamente emite rayos gamma, rayos X o ambos, que se detectan, y así se crea una imagen gammagráfica (a veces se le denomina "rastreo"). Se conocen diversas vías de administración de radiofármacos que incluyen la intravenosa, la oral y la inhalada.

Más de 30 radiofármacos utilizan **99 m-Tecnecio (^{99m}Tc)**, que posee muchas propiedades útiles como un radionúclido que emite rayos gamma. Se le eluye a partir de un generador de ^{99m}Tc en la forma de pernectato soluble y se le emplea de modo directo como sal soluble o combinado con alguno de los radiomarcadores que tienen como base ^{99m}Tc, que es el factor que rige su captación por diversos órganos. Otros agentes incorporan un átomo de marcador radioactivo en una molécula activa mayor que es localizada en el cuerpo después de que el átomo del marcador radionúclido permite su detección por medio de una cámara gamma. Por ejemplo, la 18-F-**fluorodesoxiglucosa (FDG)** en la cual se incorpora el 18-flúor en la desoxiglucosa, para generar 18-F-FDG en la tomografía por emisión de positrones (TEP). Algunos radioisótopos como el 67-galio y el yodo radioactivo (^{123}I, ^{131}I) se utilizan directamente como sales iónicas solubles sin más modificaciones.

El sistema de imágenes más usado en medicina nuclear es la **cámara de rayos gamma**, que posee diversos tubos fotomultiplicadores; cada tubo contiene un cristal de yoduro de sodio que genera luz cuando inciden en él los rayos gamma o X. Los centelleos son digitalizados y modificados en una imagen para interpretación, que es esencialmente un mapa fisiológico de la distribución del radiomarcador en el cuerpo. La tabla 10-1 señala alguno de los radiomarcadores y radiofármacos más utilizados y sus aplicaciones.

La **tomografía** es una técnica básica de imagen que mejora la visualización de un órgano en un plano particular al desvanecer el tejido próximo. Se usa ampliamente en medicina nuclear para mejorar la calidad de imagen como en el caso de la **tomografía computarizada de emisión de fotón único (SPECT,** por sus siglas en inglés) que utiliza diversas cámaras gamma dentro de un dispositivo que gira alrededor del paciente. La resolución espacial del órgano de interés mejora por medio de imágenes y proyecciones múltiples para generar un resultado tridimensional. En **TEP**, se produce aniquilamiento de los positrones al combinarlos con electrones de carga negativa, y así se emiten dos protones 511-keV en direcciones contrarias. El escáner de TEP usa dos elementos detectores de cristales

en lados contrarios en el paciente, para identificar el par de fotones para aniquilamiento. Si tales fotones son detectados de manera sincrónica se supone que el "aniquilamiento" se originó en una línea entre los dos detectores. La TEP utiliza la detección de coincidencia y el aniquilamiento por varios miles de cristales para obtener datos en un círculo de 360°.

GAMMAGRAFÍA ÓSEA

La gammagrafía ósea (conocida también como rastreo óseo) es un instrumento útil para el estudio de trastornos como tumores, infecciones y fracturas del esqueleto. Se usa un derivado del difosfonato marcado con ^{99m}Tc, porque dicho agente es adsorbido en la superficie de un nuevo cristal de hidroxiapatita durante la **actividad osteógena** (crecimiento y reparación de huesos), en reacción a casi todos los trastornos del esqueleto. Por medio de las imágenes gammagráficas, se demostrará mayor actividad de rayos gamma en el sitio de más recambio óseo. El protocolo típico incluye el rastreo de todo el cuerpo y se reservan para algunas zonas de interés algunas proyecciones de alto conteo. Los rastreos óseos de todo el cuerpo, en un adulto y en un niño normales, se incluyen en la figura 10-1. Se destacan múltiples áreas de mayor actividad en las epífisis de niños.

El gammagrama óseo es sensible, pero es un método relativamente inespecífico que obliga a establecer relaciones con el cuadro clínico y otras modalidades de imágenes. El esqueleto es un sitio al que frecuentemente llegan metástasis de muchos cánceres como los carcinomas de mama, pulmón, próstata y riñones. Las **metástasis óseas** resultan de la siembra hematógena de células tumorales en la médula ósea, y por ello asientan en el esqueleto axial y tienen la forma de innumerables focos en los que hay mayor captación de radionúclidos (fig. 10-2). Son más difíciles de detectar las metástasis osteoclásticas o líticas (mieloma, carcinoma de células renales) porque tienen un aspecto frío o isointenso en la gammagrafía.

A semejanza de las metástasis, es posible detectar **osteomielitis** en fase más temprana si se usa un gammagrama óseo, que si se emplea una radiografía simple (fig. 10-3). Una **gammagrafía trifásica de hueso** se utiliza en el diagnóstico diferencial de celulitis y osteomielitis. En esta última aparecen puntos positivos en la imagen en las tres fases del estudio: 1) hiperemia temprana (arterial) con 2) mayor captación del radionúclido en imágenes de sangre acumulada y 3) acumulación local progresiva en el sitio de imágenes tardías. A diferencia de ello, la imagen de la celulitis incluye: 1) hiperemia tardía o de fase venosa y 2) mayor actividad de la acumulación de sangre, pero 3) no hay captación local por el hueso en las imágenes tardías.

Las fracturas por sobrecarga o fatiga (fig. 10-4) y el estiramiento por sobrecarga del músculo tibial posterior (fig. 10-5) son detectados fácilmente en el gammagrama, pero a veces no se les identifica en una radiografía ósea. Para tal indicación se utiliza más la resonancia magnética (RM), pero el gammagrama óseo puede ser útil para identificar **fracturas** que a veces no son detectadas fácilmente en las radiografías simples. Es difícil visualizar en una radiografía, pero se detectan en un gammagrama óseo algunas fracturas de toda la cortical, como las del sacro, el omóplato, el cuello femoral y huesos pequeños del carpo y el tarso (fig. 10-6).

TABLA 10-1 Radiofármacos más usados y sus aplicaciones

Radiofármaco	Aplicación
Difosfonato de [99m]Tc	Huesos
Ácido iminodiacético con [99m]Tc (HIDA)	Vías hepatobiliares
[123]I, [131]I	Tiroides
Sestamibi [99m]Tc	Paratiroides
MAG3 [99m]Tc	Estudio diferencial de ERPF de cada riñón
DTPA [99m]Tc	IFG renal
Albúmina macroagregada con [99m]Tc (MAA)	Riego pulmonar
Aerosol con 133-xenón, DTPA con [99m]Tc	Ventilación pulmonar
18-F- fluorodexiglucosa (FDG)	Oncología
Octreótido con DTPA indio	Tumores neuroendocrinos
Antígeno prostático específico de membrana	Cáncer de próstata
201-Talio, ^{99m}Tc sestamibi, 82-rubidio	Corazón
-18-F fluorodesoxiglucosa (FDG), HMPAO-Tc	Cerebro

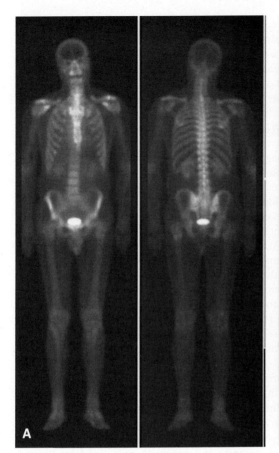

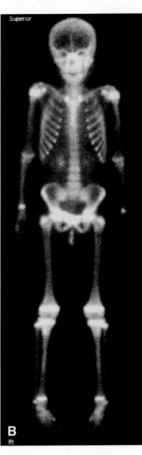

FIGURA 10-1. Gammagramas óseos normales. Imágenes corporales totales en un gammagrama normal en un adulto **(A)** y en un niño **(B)**. En el niño se advierte una mayor actividad en las epífisis.

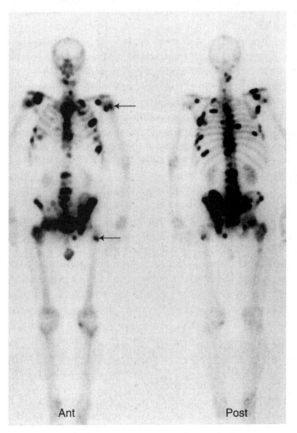

FIGURA 10-2. Metástasis en huesos. El gammagrama corporal total en proyecciones anterior y posterior de un hombre de 65 años indica metástasis difusas en el esqueleto provenientes de un carcinoma de próstata. Se advierten muchos focos en que la captación es mayor predominantemente en el esqueleto axial y la zona proximal de fémures y húmeros (*flechas*).

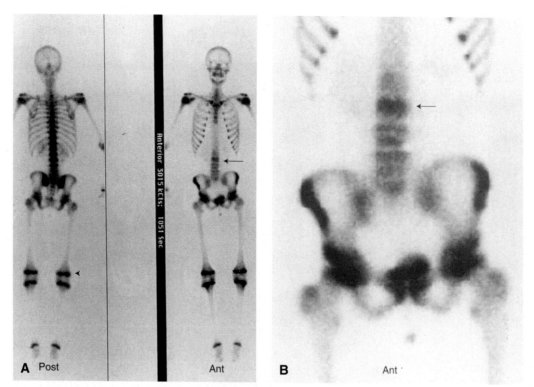

FIGURA 10-3. **Osteomielitis aguda.** Imágenes gammagráficas del esqueleto (todo el cuerpo **[A]**; vista regional **[B]**) de una joven de 18 años con diabetes que acudió al médico después de mostrar lumbalgia durante tres a cuatro semanas. Los datos de la radiografía de vértebras no tienen mucha importancia. En las imágenes se observa mayor actividad de MDP ^{99m}Tc en el cuerpo de la tercera vértebra lumbar (*flechas*). La toma de tejido para biopsia confirmo que se trataba de osteomielitis. La mayor captación de MDP ^{99m}Tc en las láminas de crecimiento en las extremidades pélvicas (*punta de flecha*) en las imágenes de todo el cuerpo constituyen un signo normal. Ant, anterior; Post, posterior.

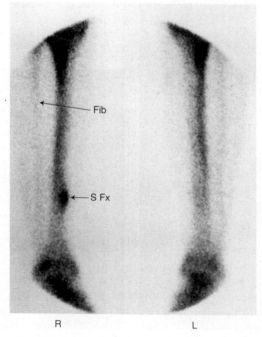

FIGURA 10-4. **Fractura por sobrecarga.** Corredor de 20 años con dolor en la pantorrilla derecha. La imagen radiográfica fue normal. Las imágenes gammagráficas de la zona distal de las extremidades pélvicas indicaron mayor captación focal en la zona distal de la tibia derecha compatible con una fractura por sobrecarga (*flecha de S FX*). La fractura por sobrecarga no abarcó todas las capas de la tibia. El peroné está indicado por la flecha Fib.

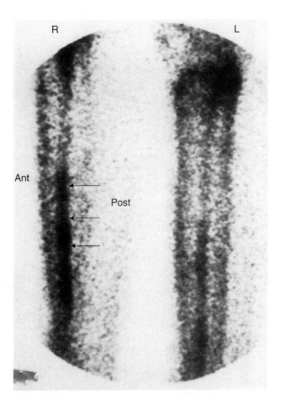

FIGURA 10-5. **Estiramiento por sobrecarga del músculo tibial posterior.** Gammagrama óseo de una paciente con dolor en la pantorrilla en que se advierte un trazo lineal con mayor captación (*flechas*) de la cara posterior de la tibia (entesopatía). Ant, anterior; Post, posterior.

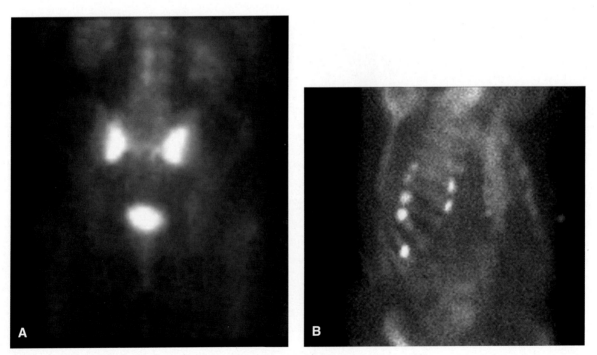

FIGURA 10-6. **Fracturas. A:** Fractura por insuficiencia sacra. **B:** Fracturas de múltiples costillas.

TABLA 10-2	Causas de captación extraósea (falsa positiva) en el gammagrama óseo
Sitios	**Causa**
Cerebro	Apoplejía
Tórax	Infarto del miocardio
	Hiperparatiroidismo
	Metástasis en pulmones
Abdomen	Bazo (drepanocitosis)
Tejidos blandos	Traumatismo (inyección IM)
	Miositis

TABLA 10-3	Causas de lesiones óseas fotopénicas (gammagrama falso negativo)
Mieloma múltiple
Osteonecrosis
Etapa después de radioterapia
Raras veces metástasis en huesos (carcinoma de células renales o anaplásicos)
Lesión en tejidos blandos paravertebrales con invasión de huesos

La gammagrafía ósea es considerada como un método sensible, pero puede generar resultados falsos positivos y negativos (tablas 10-2 y 10-3). La valoración inicial de los riñones es un componente importante en la interpretación de un gammagrama óseo, porque gran parte de la dosis administrada es excretada por vía renal. Se advierte mayor captación por riñones en caso de obstrucción de vías urinarias y necrosis tubular aguda. En la insuficiencia renal y en el "superrastreo" hay menor captación o no la hay por las metástasis y la osteopatía metabólica.

ESTUDIOS DE IMÁGENES HEPATOBILIARES

El cuadro clásico inicial de la **colecistitis aguda** es el dolor espontáneo y a la palpación en el cuadrante superior derecho del vientre, fiebre y leucocitosis. Sin embargo, los signos y los síntomas de dicho trastorno suelen variar y se conocen diversas entidades que pueden generar inicialmente un cuadro similar. El diagnóstico provisional de colecistitis aguda requiere estudios de confirmación con ecografía, gammagrafía hepatobiliar o ambas. La gammagrafía hepatobiliar se realiza con un derivado del ácido iminodiacético marcado con ^{99m}Tc (HIDA, por sus siglas en inglés) que es un análogo de la bilirrubina. Dicho radiofármaco es transportado activamente al interior de los hepatocitos, como lo es la bilirrubina, y excretado sin cambios en las vías biliares. Normalmente, HIDA se acumula en la vesícula biliar en término de 1 h de su inyección intravenosa (fig. 10-7). Sin embargo, en la colecistitis aguda no se llena

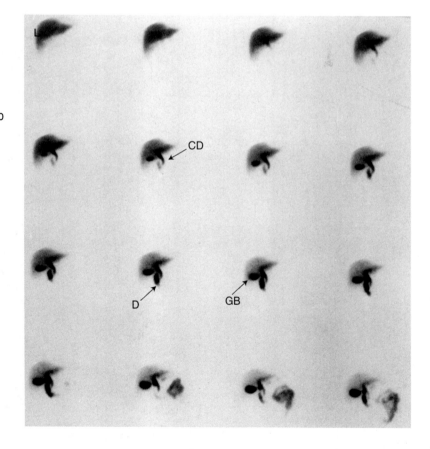

FIGURA 10-7. **Estudio hepatobiliar normal (HIDA).** Las imágenes en la proyección anterior hechas cada 2 min (de izquierda a derecha, de arriba a abajo) después de inyectar el radiomarcador hepatobiliar indican extracción adecuada del mismo por parte del hígado (L). Se detectan el colédoco (*flecha con CD*) y también el duodeno (*flecha en D*) y la vesícula (*flecha con GB*).

TABLA 10-4	Causas de resultados falsos positivos en las imágenes hepatobiliares en la búsqueda de colecistitis aguda

Ayuno prolongado

Ingestión de alimentos en término de 2 h del estudio

Colecistitis crónica

Abuso crónico de bebidas alcohólicas

Pancreatitis

la vesícula con el radiomarcador, por obstrucción del conducto cístico. El método es muy sensible y un resultado normal (visualización de la vesícula) prácticamente descarta la presencia de colecistitis aguda. Las imágenes falsas positivas son causadas por el ayuno duradero o por la ingestión reciente de alimentos (tabla 10-4). Ha sido útil la morfina IV para disminuir el número de rastreos falsos positivos con HIDA, y de este modo ha mejorado la especificidad de la prueba. La morfina constriñe el esfínter de Oddi, lo cual intensifica la corriente de bilis por el conducto cístico y con ello mejora la visualización de todo el órgano (fig. 10-8 y 10-9). La gammagrafía HIDA es también útil en el diagnóstico de **fugas de bilis** en el posoperatorio (fig. 10-10).

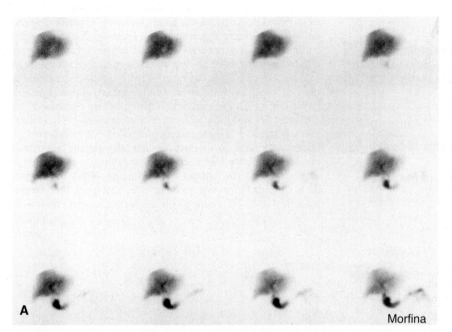

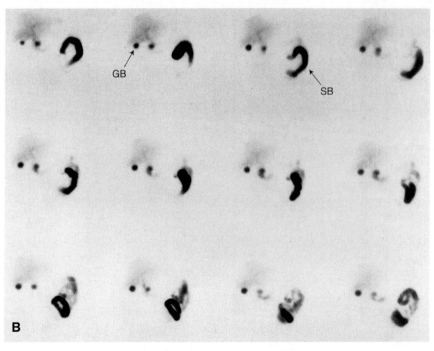

FIGURA 10-8. **Estudio HIDA normal con morfina IV. A:** Las imágenes iniciales muestran captación y excreción normales por el hígado aunque no se visualiza la vesícula biliar. **B:** Imágenes obtenidas inmediatamente después de administrar morfina indican la visualización de la vesícula (*flecha de GB*) que permite descartar la colecistitis aguda. Se advierte actividad en el intestino delgado (*flecha en SB*).

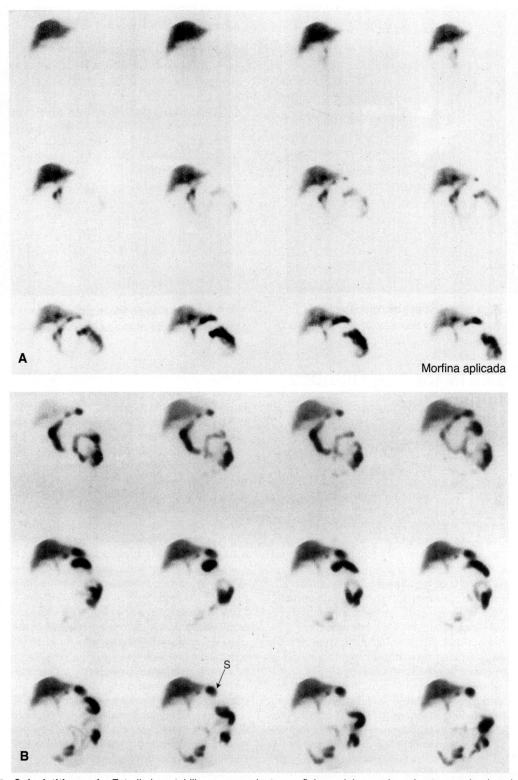

FIGURA 10-9. **Colecistitis aguda.** Estudio hepatobiliar en un paciente con fiebre y dolor en el cuadrante superior derecho del vientre. **A:** Las primeras imágenes indican captación y excreción normales por el hígado, pero no se visualiza la vesícula y como consecuencia se aplicó morfina aproximadamente el momento de obtener la imagen en la fila inferior derecha. **B:** Imágenes obtenidas inmediatamente después de inyectar morfina en que persiste la ausencia de actividad vesicular que denota obstrucción del conducto cístico y colecistitis aguda. Es notable el reflujo de bilis radioactiva en el estómago (*flecha en S*).

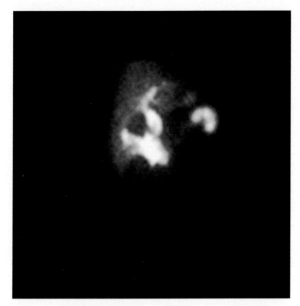

FIGURA 10-10. **Fuga biliar después de colecistectomía.** En HIDA se advierte extravasación y acumulación del radiofármaco en el lecho vesicular.

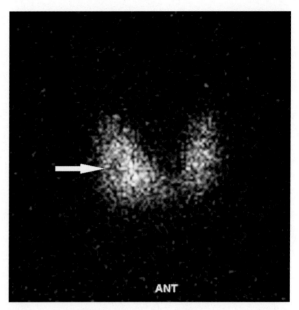

FIGURA 10-11. **Nódulo frío tiroideo.** Existe un poco de menor captación en la zona media del lóbulo tiroideo derecho (*flecha*).

ESTUDIOS DE IMAGEN EN TIROIDES Y PARATIROIDES

Tiroides

El **yodo radioactivo** en la forma de [123]I y ^{131}I es un radiomarcador y radiofármaco ideal, respectivamente, porque de manera selectiva es "captado" y organificado por la tiroides. También dicha glándula capta [99-m]Tc, pero no es organificado y rara vez se utiliza en estudios de imagen en ella.

[131]I tiene una semivida de 8 días y sus fotones 364-keV originan una gran dosis de radiación particularmente en la glándula tiroides, y no es un método óptimo para estudios con cámaras gamma. Sin embargo, las emisiones beta de gran energía son tratamientos eficaces contra la enfermedad de Graves, nódulos tóxicos y carcinoma tiroideo y lo tornan un verdadero radiofármaco.

Las ventajas del ^{123}I como radiomarcador en estudios de imagen en tiroides incluye su semivida más breve (13.2 h) y es más idóneo para usar la cámara gamma. Ante la relativa pequeñez de la tiroides, un colimador puntiforme en la cámara gamma permite la amplificación geométrica con una resolución de imagen mucho mayor que la de los colimadores de orificios paralelos. Los lóbulos laterales de la glándula se extienden a cada lado del cartílago tiroides. Es variable la visualización del istmo tiroideo, pero el pequeño lóbulo piramidal que se dirige en sentido superior en plano anterior y superior desde el istmo no se identifica normalmente, salvo en la enfermedad de Graves. Incluso 90% de los nódulos tiroideos son fríos (hipofuncionales) en los gammagramas, de los cuales 20% son malignos (fig. 10-11). Un nódulo caliente es un adenoma folicular autónomo con una muy pequeña incidencia de cancerización. La gammagrafía ha sido sustituida en gran medida por la ecografía y la toma de material de biopsia orientada por ésta última en la investigación diagnóstica de los nódulos tiroideos.

Además de obtener imágenes de la glándula tiroides, es útil estimar el porcentaje de **captación de yodo radioactivo por la glándula (%RAIU,** por sus siglas en inglés) en el diagnóstico de tiroidopatías. Los gammagramas se practican con una cámara gamma, pero el estudio de captación por lo regular se realiza con un detector de sonda de rayos gamma sin imagen, y es útil en el diagnóstico diferencial de tirotoxicosis. Los límites normales de %RAIU son de 4% a 15% a las 4 a 6 h y de 10% a 30% a las 24 h. Las causas del incremento de dicho parámetro incluyen enfermedad de Graves, bocio tóxico multinodular y metástasis de carcinoma tiroideo. Se puede observar mayor captación en personas con hipertiroidismo, hipotiroidismo o eutiroidismo, de tal forma que hay que cuantificar %RAIU junto con el cuadro clínico y los resultados de estudios de laboratorio. La causa más común de disminución de %RAIU es la tiroiditis subaguda.

La supresión de la captación de yodo radioactivo por la administración de yodo como el que está en los medios de contraste en radiografías puede impedir el estudio de imágenes adecuado o las mediciones precisas de la captación.

La **enfermedad de Graves** es la causa más común de tirotoxicosis. Las personas tienen bocio difuso, oftalmopatía infiltrante y a veces dermopatía infiltrante. En el gammagrama se advierte agrandamiento simétrico de la tiroides con una distribución homogénea del radionúclido y un lóbulo piramidal sobresaliente (fig. 10-12). Hay incremento de %RAIU. La enfermedad mencionada no tiene cura, pero el tratamiento se orienta a reducir la capacidad de la glándula tiroides para producir hormonas. Existen tres opciones: medidas médicas, administración de [131]I y, con menor frecuencia, cirugía.

Las dosis típicas para el diagnóstico (radiomarcador) se miden en **microcuries** y para tratamiento (radiofármaco) en **milicuries,** lo cual destaca la naturaleza doble del fármaco. La dosis radiofarmacéutica del ^{131}I depende del peso de la glándula y del %RAIU. Otras indicaciones para el tratamiento con

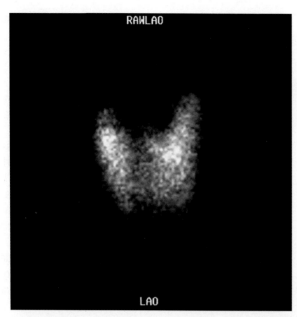

FIGURA 10-12. **Enfermedad de Graves.** La imagen con el pertecnetato de ^{99m}Tc indica una mayor captación difusa con visualización del lóbulo piramidal (en sentido superior desde la línea media). El diagnóstico se confirmó por una mayor captación de yodo radioactivo.

^{131}I incluyen el bocio tóxico multinodular y las metástasis de cáncer tiroideo. El yodo radioactivo ^{131}I es una opción idónea contra los nódulos tóxicos, porque la radiación se distribuye selectivamente en los nódulos hiperfuncionales, pero no en el tejido tiroideo no nodular suprimido, de modo que es pequeña la incidencia de hipotiroidismo después del tratamiento. Los carcinomas anaplásico y medular tiroideos no concentran yodo radioactivo y, en consecuencia, no son detectados con el gammagrama con dicho núclido o son idóneas para la administración terapéutica de ^{131}I.

Paratiroides

El mayor nivel de hormona paratiroidea (HPT) en un sujeto con hipercalcemia es un signo diagnóstico de hiperparatiroidismo. La ablación quirúrgica es el tratamiento inicial y por lo común cura el trastorno, y se reserva el gammagrama para localizar la glándula paratiroidea residual hiperfuncional que puede ser ectópica (como la que se sitúa en el mediastino). Menos de 1% de los pacientes con hiperparatiroidismo tienen carcinoma paratiroideo. De forma típica, se inyecta **sestamibi ^{99m}Tc**, seguido por captación rápida en las paratiroides y tiroides. Sin embargo, se produce con mayor rapidez la desaparición en la glándula tiroides, de modo que, como foco de actividad residual, se observa a las 2 h que las glándulas paratiroideas son hiperfuncionales (fig. 10-13). El uso de **tomografía computarizada de emisión de fotón único (SPECT)** mejora la proporción objetivo/fondo en comparación con el estudio de imagen planar, que mejora la localización tridimensional de las glándulas hiperfuncionales. En circunstancias normales, no se visualizan dichas glándulas funcionales y la causa más común de que haya un resultado falso positivo es el adenoma tiroideo.

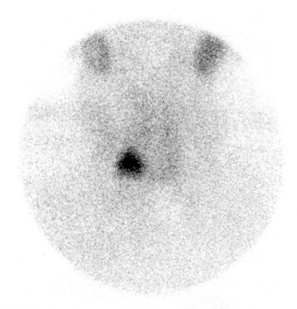

FIGURA 10-13. **Adenoma paratiroideo en un paciente con hipercalcemia.** El estudio tardío después de inyección de sestamibi ^{99m}Tc indica mayor captación en la mitad derecha del cuello, compatible con un adenoma de paratiroides.

ESTUDIOS DE IMAGEN EN RIÑONES

Los estudios de corte transversal (EC, TC y RM) han sustituido en gran medida a DMSA con ^{99m}Tc que se utilizaba para delinear la anatomía de riñones (fig. 10-14). Se prefiere **MAG3 con ^{99m}Tc** en comparación con DTPA con ^{99m}Tc, porque es extraído más eficientemente en los túbulos renales proximales en casos de deficiencia de la función renal y obstrucción sospechada. La eliminación de MAG3 es un índice de la corriente plasmática eficaz por riñones (CPER) y se usa para estimar la función independiente de cada riñón. A diferencia de ello, **DTPA de ^{99m}Tc** es filtrado por el glomérulo renal y es un índice de la filtración glomerular (**IFG**) más confiable. Su tiempo medio

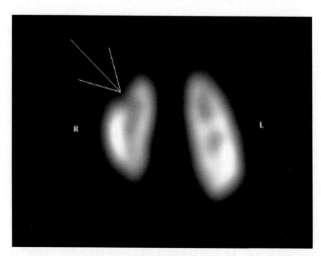

FIGURA 10-14. **DMSA de riñones.** Se advierte una pérdida cortical en el polo superior del riñón derecho (*flecha*).

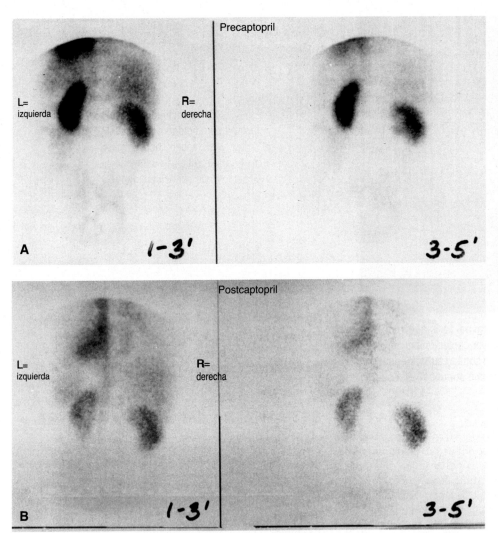

A

1-3'

3-5'

Precaptopril

L=
izquierda

R=
derecha

B

1-3'

3-5'

Postcaptopril

L=
izquierda

R=
derecha

FIGURA 10-15. Gammagrama con captopril en que se detecta estenosis de la arteria renal. A: Imágenes gammagráficas de los riñones en proyección posterior, 1 a 3 min y 3 a 5 min después de inyectar DTPA-Tc. **B:** Repetición de imágenes después de administrar captopril, en que se advierte un incremento significativo en la concentración de dicho agente (en consecuencia, disminución de la concentración glomerular) en el riñón izquierdo, comparado con las imágenes antes de administrar captopril, que denotan la presencia de estenosis de arteria renal.

normal de tránsito por riñones es de 3 min, y a las 2 h ha habido menos de 10% de retención por los riñones.

Estenosis de la arteria renal

El estudio gammagráfico de la filtración glomerular en combinación con la administración de un inhibidor de la enzima convertidora de angiotensina (ECA) como el captopril, se usa para diagnosticar la hipertensión causada por **estenosis de la arteria renal**. En dichos pacientes aumenta la secreción de renina como resultado de los efectos hemodinámicos de la estenosis, que tienen importancia funcional en la arteria renal. La disminución de la presión de riego por la estenosis arterial hace que las células yuxtaglomerulares incrementen su secreción de renina y esta última actúa como un angiotenginógeno para formar angiotensina I, que es transformada en angiotensina II por acción de ECA. La angiotensina II estimula la liberación de aldosterona que posee acción vasoconstrictora potente de vasos periféricos, que incluyen la constricción de las arterias renales eferentes en sentido distal al glomérulo al riñón con deficiencia de riego que tiene estenosis de la arteria homónima. La constricción de vasos eferentes conserva el gradiente tensional transglomerular y conserva IFG en el riñón afectado. Si se administra un inhibidor de ECA como

el captopril a una persona con estenosis de la arteria renal, disminuirán los niveles de angiotensina II y se dilatarán las arteriolas eferentes con lo cual disminuirá el IFG (fig. 10-15).

ESTUDIO DE IMAGEN DE VENTILACIÓN/PERFUSIÓN DE PULMONES PARA EL DIAGNÓSTICO DE EMBOLIA PULMONAR

La **embolia pulmonar** (**EP**) ocupa el tercer lugar de frecuencia en la mortalidad cardiovascular en Estados Unidos. Suele ser difícil el diagnóstico de EP sobre bases clínicas porque síntomas y signos como disnea, dolor retroesternal, taquipnea y taquicardia son inespecíficos. En todo caso en que se sospeche EP se practicará una radiografía de tórax para descartar otras causas de los síntomas como neumonía, neumotórax e insuficiencia cardiaca. Sin embargo, las imágenes normales en la radiografía no descartan la existencia de EP e incluso si una radiografía es anormal y compatible con EP, dicho dato solo no basta para hacer el diagnóstico preciso, por lo que será necesario practicar más estudios.

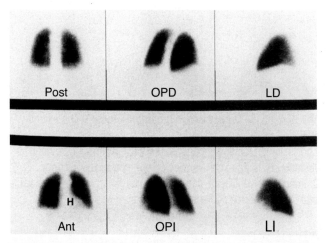

FIGURA 10-16. **Riego normal del pulmón** en seis proyecciones. Ant, anterior; LI, lateral izquierda; OPI, oblicua posterior izquierda; Post, posterior; LD lateral derecha; OPD, oblicua posterior derecha. H, denota el área de actividad ausente por el corazón.

La **razón ventilación/perfusión** (V/Q, en la cual Q es el símbolo fisiológico de velocidad de flujo) es idónea para el diagnóstico de EP. Después de inyectar varios miles de partícu-

las de albúmina humana macroagregada con marcado a base de ^{99m}Tc, se obtienen imágenes de la perfusión pulmonar regional. Dichas partículas de albúmina miden entre 10 y 40 μm y en primer paso se alojan en los capilares pulmonares y las arteriolas precapilares en concentraciones que son directamente proporcionales al torrente sanguíneo pulmonar regional, que en situaciones normales es mayor en las bases de los pulmones (fig. 10-16). Menos de 0.1% del área total del corte transversal entre los vasos pulmonares queda ocluida por las partículas inyectadas con el radionúclido, y por ello las complicaciones son raras. Los émbolos pulmonares suelen ser lo suficientemente grandes para ocluir las arterias pulmonares segmentarias y en estos casos los defectos de riego en las imágenes tendrán el aspecto y la configuración segmentaria (fig. 10-17A). Dichos defectos son cuneiformes y de base pleural; también se advierten defectos de riego en la neumonía, en la enfermedad pulmonar obstructiva crónica (EPOC) y en la atelectasia a causa de la vasoconstricción refleja localizada. Por lo anterior, un defecto de riego solo no confirma el diagnóstico de EP y, por tal causa, el gammagrama ventilatorio de los pulmones se realiza para compararlo con los estudios de riego. Las imágenes de **ventilación** regional pulmonar se logran al pedir al paciente que inhale gas xenón radiactivo o una forma de DTPA con ^{99m}Tc en aerosol. La combinación de métodos por ventilación y perfusión mejora la precisión del diagnóstico de EP.

FIGURA 10-17. **Embolia pulmonar. A:** Gammagrama de perfusión en seis proyecciones en que se advierten innumerables defectos segmentarios de desigualdad en ambos lados. **B:** Las imágenes en una sola respiración indican ventilación normal y a su vez un perfil de desigualdad compatible con EP. Ant, anterior; LI, lateral izquierda; OPI, oblicua posterior izquierda; Post, posterior; LD, lateral derecha; OPD, oblicua posterior derecha.

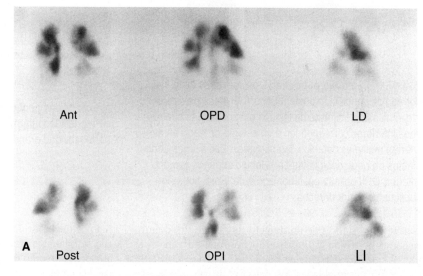

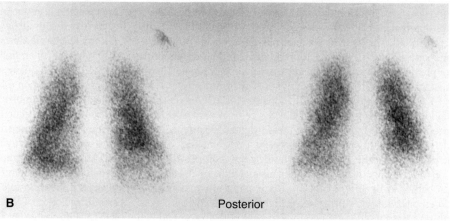

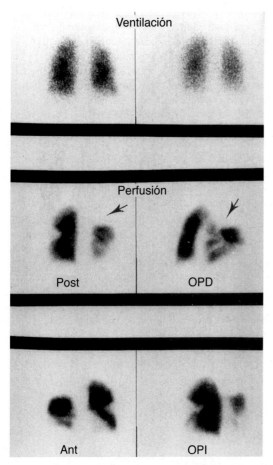

Ventilación

Perfusión

Post   OPD

Ant   OPI

FIGURA 10-18. **Embolia pulmonar.** Dos imágenes de la fila superior son de ventilación posterior con 133 xenón en que se advierte ventilación uniforme de los dos pulmones. Las cuatro imágenes inferiores corresponden a un estudio de riego en que se advierten múltiples defectos segmentarios. Las flechas señalan defectos de riego desiguales en el lóbulo superior derecho. Ant, anterior; OPI, oblicua posterior izquierda; Post, posterior; OPD, oblicua posterior derecha.

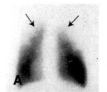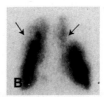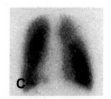

FIGURA 10-19. **Defectos con igualamiento de V/Q.** Paciente de EPOC en quien se advierten defectos igualitarios de ventilación y perfusión en lóbulos superiores (*flechas*). **A:** Imagen de riego posterior. **B:** Imagen con ventilación apneica inicial posterior. **C:** Imagen de ventilación con equilibrio tardío en que se observan finalmente defectos de llenado en la imagen ventilatoria inicial.

TABLA 10-5	Causas de defectos igualitarios de ventilación/perfusión con anormalidades en la radiografía de tórax
Neumonía	
Enfermedad pulmonar obstructiva crónica	
Atelectasia	
Asma	

TABLA 10-6	Interpretación de gammagramas de ventilación/perfusión	
Resultados		**Probabilidades EP**
Normal		0%
Probabilidad pequeña		< 20%
Probabilidad intermedia		20% a 80%
Probabilidad grande		> 80%

Se describe la existencia de un **defecto de desigualdad** entre ventilación y perfusión si la primera es normal en zonas del pulmón en que hay defectos de riego (fig. 10-17 y 10-18). Se clasifica como desigualdad a los defectos de riego mayores que las anormalidades de ventilación. En contraste, los defectos igualitarios caracterizados por riego regional anormal y la correspondiente ventilación anormal aparecen en otras neumopatías (fig. 10-19 y tabla 10-5). El **defecto de igualamiento triple** describe las anormalidades en la comparación de la ventilación y la perfusión y las radiografías de tórax.

Los criterios **PIOPED modificados** son los más usados para la notificación de gammagramas V/Q y se usan para estimar la **probabilidad** de que ha surgido una EP aguda. El gammagrama de riego normal prácticamente no genera posibilidades de que la persona tenga EP, en tanto que los defectos múltiples de riego con un gammagrama de ventilación normal indican una elevada probabilidad de EP (tabla 10-6). La exploración más indicada en pacientes en quienes se sospecha EP es TC de tórax con un protocolo modificado para que se haga el rastreo cuando el

bolo de medio de contraste opacifica de forma máxima las arterias pulmonares. Las imágenes V/Q todavía se usan en personas alérgicas al medio de contraste intravenoso, en casos de insuficiencia renal, durante el embarazo y en mujeres en edad de procreación. En la gestación, se recomienda disminuir la dosis para rastrear y disminuir la exposición del feto. En mujeres en edad de procreación la dosis de radiación absorbida en la mama es 100 veces mayor en mujeres a quienes se practica TC para investigar EP, que en quienes se realiza un rastreo V/Q. Sin embargo, en comparación con este último, la TC tiene menos estudios no diagnósticos y también estima el esfuerzo ventricular derecho que conlleva consecuencias en el pronóstico (tabla 10-8).

Los **tumores neuroendocrinos** (**TNE**) nacen de células neuroendocrinas muy a menudo en las vías gastrointestinales o el árbol broncopulmonar. Incluso 50% de personas con TNE tienen sincrónicamente metástasis regionales o a distancia en la fecha del diagnóstico. Ha sido útil y fiable en el diagnóstico y estadificación de TNE el gammagrama corporal completo con DOTATOC con 68Ga TEP/TC.

Carcinoma de próstata

El ProstaScint 11-Indio es un anticuerpo monoclonal murino que actúa en el **antígeno prostático específico de membrana (APEM)** (no APE), proteína transmembrana expresada en la superficie celular del carcinoma de próstata. Se ha detectado enorme expresión selectiva de APEM en el carcinoma de próstata, en ganglios metastásicos y metástasis en hueso, lo que ha permitido el diagnóstico y estadificación precisas del carcinoma primario de próstata y repetir la estadificación después de recidiva bioquímica, incluso si las cifras del antígeno prostático específico son pequeñas.

Tomografía por emisión de positrones y TEP/TC

La **tomografía por emisión de positrones** (TEP) difiere de las técnicas de medicina nuclear descritas porque son los radioisótopos que se usan y emiten positrones y no rayos gamma o X. Los positrones tienen mayor energía (0.5 MeV en comparación con 140 keV del ^{99m}Tc) y utilizan un tipo diferente de escáner. Una vez emitido el positrón, transcurre sólo unos cuantos milímetros en el tejido corporal y se combina con un electrón. La masa combinada de ambos se transforma en energía en la forma de dos rayos gamma que se dirigen en dirección opuesta. Los rayos gamma "simultáneos" son detectados por el escáner de TEP y así se crea una imagen tridimensional de la distribución del radioisótopo en el organismo.

Los radioisótopos que emiten positrones incluyen 11-C, 13-N, 15-O y 18-F. Su semivida es breve y en teoría es posible marcarlos prácticamente con cualquier molécula orgánica como la glucosa (o sus análogos), agua o amoniaco, o en moléculas que se ligan a receptores. El principal radiofármaco TEP utilizado en seres humanos es la 18-flúor-fluorodesoxiglucosa (18-F-FDG), análogo de ella cuyo estudio de imágenes presenta la distribución del metabolismo de glucosa en el cuerpo.

ESTUDIOS DE IMAGEN EN ONCOLOGÍA

Muchos cánceres muestran mayor metabolismo de la glucosa en comparación con los órganos normales, y por esa razón se recurre a TEP de todo el cuerpo con 18-F-FDG para detectar y estadificar la neoplasia (fig. 10-20). Se puede utilizar TEP para cuantificar el nivel absoluto del metabolismo de glucosa por el tumor, pero es una técnica lenta y requiere extraer muestras de sangre arterial para medir los niveles de dicha sustancia. Otra medición semicuantitativa se utiliza y se le conoce como **valor de captación estandarizado (VCE)** que depende directamente del metabolismo de glucosa y es más sencillo de cuantificar a partir de las imágenes con TEP. El VCE constituye un índice normalizado de la relación del objetivo/entorno y en general, las lesiones con VCE de 2.5+ posiblemente sean cancerosas, en

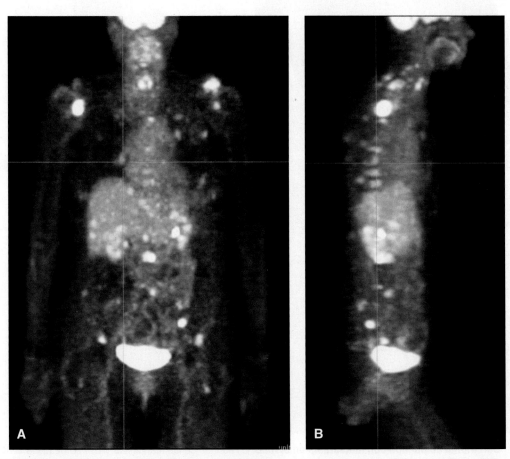

FIGURA 10-20. Carcinoma pulmonar con diseminación de metástasis. Las proyecciones frontal **(A)** y lateral **(B)** de TEP de todo el cuerpo con 18-F-FDG indican innumerables focos de mayor captación (incluida la columna vertebral), compatibles con enfermedad metastásica.

tanto que si la cifra es menor de 2.5 hay mayor posibilidad que su origen sea fisiológico o sean benignas. Una hora después de la administración intravenosa aparece normalmente actividad alta de 18-F-FDG en el cerebro, el corazón y las vías urinarias (vías de excreción). Entre los sitios en que la captación es variable están el tubo digestivo, glándula tiroides y músculo estriado. En otras zonas del organismo típicamente es pequeña la actividad del marcador.

Para mejorar la localización de lesiones detectadas con TEP por lo regular se rastrea al paciente por medio de escáneres combinados de **TEP/TC** y esta superposición de imágenes mejora la sensibilidad y la especificidad de la detección de cáncer. Entre los tipos de tumores que suelen detectarse por la valoración con TEP/TC en la práctica clínica están los cánceres de pulmón, cabeza, cuello, linfomas, colon, mamas y el melanoma. También existen muchas aplicaciones clínicas que incluyen la estadificación inicial, la detección de la recidiva

tumoral y la valoración de la respuesta a la quimioterapia (fig. 10-21 y 10-22).

Limitaciones de TEP

Algunos cánceres "no muestran avidez por TEP" por causas que incluyen un metabolismo bajo de glucosa como en los tumores muy diferenciados, lentitud en la proliferación, elevado contenido de mucina y necrosis tumoral (tabla 10-7). La TEP no es útil en término de 60 días de una ablación quirúrgica por el índice grande de resultados falsos positivos, que puede ser resultado de la inflamación o del tejido de granulación. Inclusive si se realiza en término de 4 semanas de iniciada la quimioterapia, el índice de resultados falsos negativos con TEP es mayor de 80% y es mejor no basar las decisiones quirúrgicas en tales resultados, sin otros estudios. Entre los progresos futuros están el uso de una combinación de TEP/RM que puede generar imágenes anatómicas satisfactorias con menor exposición a la radiación.

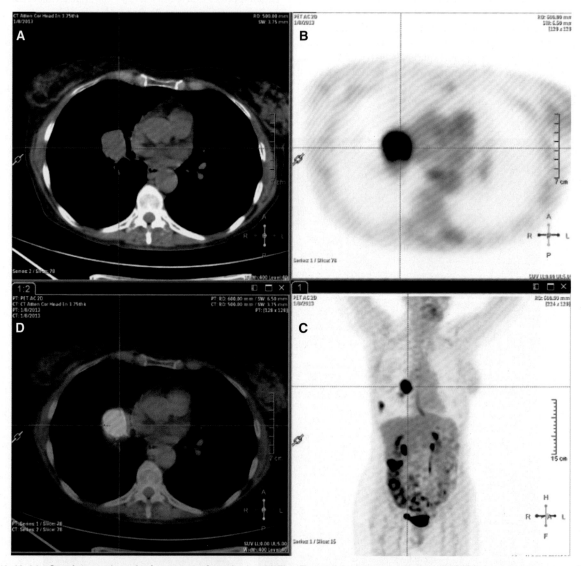

FIGURA 10-21. Carcinoma de pulmón con metástasis en el hilio. En sentido de las manecillas, TEP/TC desde la zona superior izquierda. **A:** TC axial indica una masa en el hilio derecho. **B:** TEP axial indica mayor captación por la masa. **C:** TEP coronal señala mayor captación en una pequeña masa periférica del lóbulo inferior derecho. **D:** Fusión de las imágenes de TEP/TC.

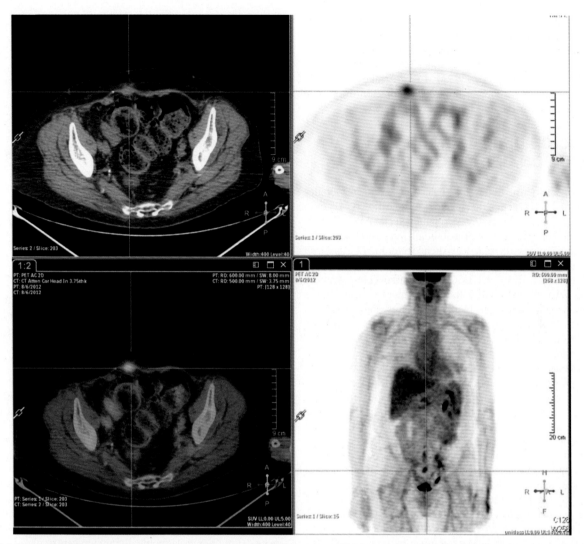

FIGURA 10-22. Recidiva posoperatoria de carcinoma. TEP/TC (en el sentido de las manecillas desde la imagen superior izquierda que es una TC axial de la pelvis; TEP axial al mismo nivel, TEP coronal con una imagen combinada axial TEP/TC) en que se presenta mayor captación de un nódulo en tejidos blandos en la pared anterior del abdomen de un paciente a quien se practicó hemicolectomía por carcinoma de colon. La biopsia confirmó la recidiva.

TABLA 10-7	Causas de resultados falsos negativos en TEP/tumores con poca avidez por TEP

Lesiones < 1 cm de diámetro
Carcinoma de próstata
Adenocarcinoma mucinoso
Carcinoide

ESTUDIOS DE IMAGEN EN EL CORAZÓN

Los estudios de imagen en el corazón incluyen casi la mitad de todas las pruebas en medicina nuclear. Las dos áreas principales de interés son la función cardiaca y en particular la del ventrículo izquierdo y las imágenes de la perfusión del miocardio (IPM) en pacientes en quienes se diagnosticó o existe sospecha de una arteriopatía coronaria (APC).

ESTUDIOS DE IMAGEN EN LA FUNCIÓN VENTRICULAR

El ventriculograma con radionúclidos o el rastreo de adquisición con múltiples tomas pueden utilizarse para valorar la función ventricular y se le realiza de dos formas. La técnica del primer paso incluye el rastreo de un bolo rápido de radiomarcador de ^{99m}Tc conforme pasa por las cavidades cardiacas (es más precisa para valoración del ventrículo derecho porque no hay superposición de las cavidades). La segunda técnica más utilizada se denomina **rastreo por equilibrio** porque necesita imágenes de eritrocitos con ^{99m}Tc, situado en el ECG durante cientos de ciclos cardiacos. La función ventricular se valora al calcular la fracción de expulsión (FE), que es la fracción volumétrica de sangre expulsada del ventrículo durante el ciclo cardiaco. La FE normal varía de 55% a 70%. Entre las causas frecuentes de deficiencia funcional del ventrículo están isquemia, enfermedad de válvulas aórtica y mitral y quimioterápicos como **doxorrubicina** y **trastuzumab**, infecciones virales y alcoholismo.

En pacientes que reciben doxorrubicina, la disminución de 10% o más en la FE absoluta del ventrículo izquierdo hasta una cifra de 50% o menos, constituye una recomendación para discontinuar el fármaco. La función ventricular también se mide por ecocardiografía y RM. Las arritmias durante la captura de imágenes pueden limitar la valoración duplicable de la función ventricular.

ESTUDIOS DE IMAGEN DE LA PERFUSIÓN DEL MIOCARDIO

Existe consenso a nivel de guías nacionales e internacionales en favor de las **imágenes de riego del miocardio (IPM)** como un estudio diagnóstico no invasivo para detectar APC obstructiva en personas con una probabilidad intermedia de tener enfermedad, antes de practicar dicho estudio. El *American College of Cardiology* (ACC) y la *American Heart Association* (AHA) están en favor del ECG de esfuerzo como primera prueba, pero recomiendan estudios de imagen con esfuerzo en algunos subgrupos que incluyen mujeres diabéticas y en personas con deficiente rendimiento ergométrico. Las guías de ACC/AHA dependen del tamaño y la magnitud de los defectos de perfusión inducidos por el esfuerzo en la gammagrafía, a fin de establecer si es apropiado el tratamiento de revascularización. Como estudio secundario, IPM está indicado en pacientes con resultados no diagnósticos o inesperados en el ECG con esfuerzo, es decir, pacientes con una posibilidad pequeña o grande de APC antes de la prueba y con anormalidades o normalidad de ECG de esfuerzo, respectivamente. Las IPM con esfuerzo no están indicadas para valorar el riesgo cardiovascular en adultos asintomáticos con riesgo pequeño o intermedio.

Las IPM suelen realizarse con la inyección intravenosa de **cloruro de 201-talio (201-Tl)** al que se agregan o sustituyen por agentes **marcados con ^{99m}Tc** como **sestamibi o tetrofosmin.** El talio es un análogo del potasio (indicador de la integridad de la membrana celular) y es el único radionúclido SPECT que valora la redistribución y viabilidad del miocardio. No es extraído por el infarto ni por cicatrices. Se usa para obtener imágenes de riego del miocardio con el empleo de uno de los agentes al rotar en un arco de 180°, durante el cual se obtienen los datos y se formatean hasta tener una imagen tridimensional. Se usan para interpretación, proyecciones de eje corto (fig. 10-23) y coronal (eje largo horizontal) y sagital (eje largo vertical). En las proyecciones de eje corto, la imagen normal del ventrículo izquierdo es de una rosquilla. La pared normal lateral del ventrículo izquierdo capta un poco más del núclido que la pared anterior o inferior. La disminución de la captación se observa normalmente cerca de la base del corazón que corresponde al tabique membranoso.

Las **pruebas de esfuerzo** mejoran la sensibilidad de IPM para la detección de APC y se realizan durante el ejercicio o la inyección IV de adenosina, dipiridamol o regadenoson, que incrementan el flujo coronario incluso cinco veces. Las arteriolas distales en una arteria coronaria normal muestran dilatación intensa en respuesta a estímulos ergométricos o farmacológicos. Como resultado, aumentará considerablemente la perfusión (y la concentración del radionúclido) en el miocardio que recibe sangre de una arteria normal, en tanto que habrá poco cambio en dicha perfusión, si es que lo hay, en sentido distal a una estenosis angosta. Por esas razones, APC

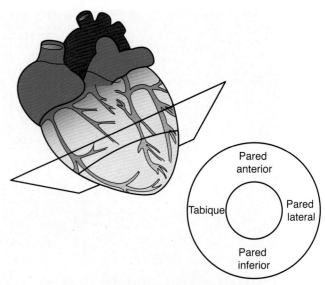

FIGURA 10-23. Proyecciones normales de SPECT. La proyección transversal del eje corto se obtiene al rebanar la imagen tridimensional del miocardio en planos perpendiculares a la dimensión más larga del corazón.

importante originará un defecto de riego inmediatamente después del esfuerzo. Se conocen como **reversibles** a dichos defectos con tal técnica si disminuye su gravedad o se normalizan en imágenes tardías, y casi siempre contienen miocardio viable (fig. 10-24). Los defectos reversibles típicamente muestran cinética parietal en reposo y los que no cambian a partir del esfuerzo a las imágenes tardías son denominados **fijos** y por lo común tienen tejido cicatrizal (fig. 10-25). Sin embargo, en algunos casos, los defectos fijos contienen tejido viable. La captación del 201-talio inducida por esfuerzo por parte del pulmón es signo de disfunción ventricular y conlleva un mal pronóstico. Además, la dilatación ventricular después del esfuerzo sugiere afectación de múltiples vasos.

Una limitación importante de usar solamente la gammagrafía con ^{201}Tl es la cifra alta de resultados falsos positivos que se atribuye más bien a artefactos de atenuación y que a veces se interpretan erróneamente como defectos de riego. La cuantificación de ^{201}Tl mejora la especificidad, pero sigue siendo un problema la cifra alta de resultados falsos positivos, en particular en mujeres, en quienes la atenuación que generan las mamas pueden ser tomadas erróneamente por anormalidades de riego causadas por isquemia anterolateral, o en la obesidad en que se detectan defectos inferiores de riego. En caso de bloqueo de rama izquierda del haz de His también pueden surgir resultados falsos positivos con las pruebas de esfuerzo en sentido anterior durante el ejercicio, y en estos casos se podrán usar los agentes farmacológicos mencionados.

Los agentes de perfusión marcados con ^{99m}Tc (sestamibi, tetrofosmin) mejoran la especificidad de SPECT y aportan información sobre la función regional y global del ventrículo izquierdo en la sístole por la obtención muestral de imágenes vía ECG. De las características óptimas de imágenes con ^{99m}Tc, se produce menor dispersión y atenuación de rayos gamma que con ^{201}Tl y con ello es menor la cifra de artefactos falsos positivos y de la dosis de radiación. Estos agentes también permiten

FIGURA 10-24. **Gammagrama anormal con talio.** SPECT en un paciente con estenosis de la arteria coronaria descendente anterior izquierda con columna de imágenes de esfuerzo en el eje corto **(A)** en que se identifica un grave defecto de riego en el tabique, que es reversible en el reposo/redistribución de la columna de imagen **(B)**.

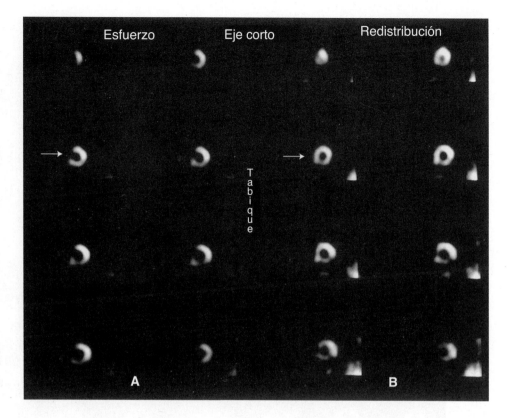

FIGURA 10-25. **Gammagrama anormal con talio.** SPECT en un paciente que mostró infarto anterior del miocardio. Las imágenes del eje corto presentan defectos en las paredes anterior (*flechas*) y lateral ambas fijas (sin cambios desde las imágenes de esfuerzo al reposo/redistribución) y dichos datos son compatibles con cicatrices.

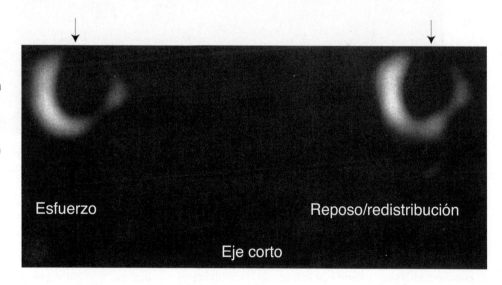

una mejor captación de portales, lo que permite la valoración simultánea del engrosamiento sistólico regional, la función global del ventrículo izquierdo y la perfusión del miocardio.

Se han descrito protocolos de uno y dos días con el uso de uno o los dos agentes, según el flujo funcional y la disponibilidad de equipo. Al practicar en primer lugar la fase de esfuerzo de la exploración seguida de otra de reposo, es posible identificar y definir los defectos por isquemia en la perfusión del miocardio. De forma típica la combinación de los agentes ^{201}Tl y ^{99m}Tc se usan en pruebas en reposo y esfuerzo, por ejemplo, el mismo día con ^{201}Tl en reposo y ^{99m}Tc en esfuerzo (fig. 10-26). Como otra posibilidad, se pueden usar dosis pequeñas y

grandes del agente con ^{99m}Tc en el reposo y durante el esfuerzo, respectivamente (fig. 10-27).

Desde el punto de vista histórico, se pensaba que la disfunción isquémica del ventrículo izquierdo era producto de una combinación de espasmo e hibernación recidivante por isquemia del miocardio que podía ser reversible si se emprendía la revascularización, lo cual generó el concepto de **miocardio viable**, es decir, la diferencia entre la disfunción reversible y la irreversible por la necrosis de tal capa. Se han descrito algunas técnicas de imagen que valoran la viabilidad del miocardio y que incluyen las que fueron creadas para identificar a los pacientes en quienes la recuperación de la función del

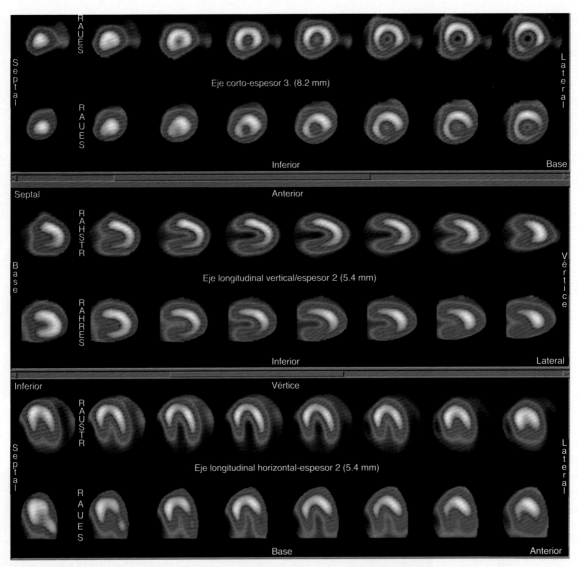

FIGURA 10-26. Gammagrama normal con esfuerzo y reposo con Tc-Talio. Las imágenes de riego del miocardio en reposo se obtuvieron después de administrar talio (segunda, cuarta y sexta fila). Las imágenes durante el esfuerzo se obtuvieron después de administrar tetrofosfin-Tc (primera, tercera y quinta fila).

ventrículo izquierda y la mejoría del pronóstico podían rebasar y ser mayores que el riesgo de la revascularización quirúrgica. El **estudio STICH** no confirmó un impacto de la viabilidad en el pronóstico de pacientes en quienes se practicó revascularización o farmacoterapia, y sí indicó evitar el uso del concepto de viabilidad sólo en el tratamiento de individuos con disfunción del ventrículo izquierdo. La conclusión fue que no deben utilizarse estudios de viabilidad como SPECT-201-Tl o ecografía con dobutamina para descartar a los pacientes y no emprender la revascularización quirúrgica.

TEP de corazón

Conforme se practicó cada vez más el TEP/TC se usaron progresivamente más los estudios de riego del miocardio por TEP en vez de SPECT. Algunas categorías de pacientes en quienes es difícil usar los estudios de imagen como SPECT corriente, posiblemente se beneficien de TEP como los sujetos obesos, las mujeres, individuos que se habían hecho pruebas que no confirmaron un diagnóstico y personas con función deficiente del ventrículo izquierdo. El **82-rubidio (82-Rb)**, un radioisótopo, actúa fisiológicamente al igual que el talio en el corazón, aunque a diferencia de este último o el tecnecio, emite un positrón que genera una resolución espacial y una corrección de atenuación superiores en comparación con SPECT (fig. 10-28). El uso de 82-Rb disminuye la dosis de radiación que recibe el paciente en un factor de 10 en comparación con ^{99m}Tc. Además de imágenes de viabilidad, TEP del corazón permite la cuantificación del flujo sanguíneo en reposo y en esfuerzo, la reserva del flujo coronario y anormalidades microvasculares subclínicas en respuesta a fármacos estimulantes.

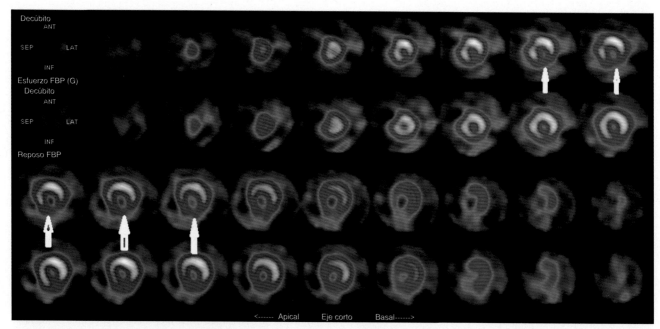

FIGURA 10-27. Imágenes gammagráficas de esfuerzo anormales (tetrofosmin 99mTc). La primera y la tercera hilera son imágenes bajo esfuerzo en que se advierte un defecto inferolateral (*flechas blancas*). Las hileras segunda y cuarta son imágenes en reposo en que se advierte la perfusión inferior lateral normal. El defecto "reversible" inducido por esfuerzo es compatible con miocardio viable en la pared inferolateral.

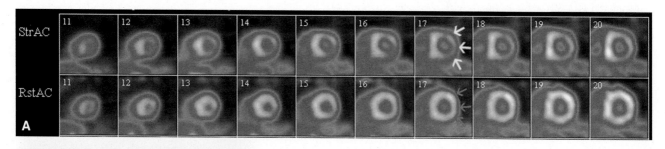

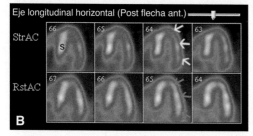

FIGURA 10-28. Imágenes del miocardio con empleo de rubidio. En las imágenes TEP del corazón con 82-Rb de un sujeto con dolor retroesternal se advirtió estenosis muy angosta de la arteria circunfleja que lleva sangre a la pared lateral del ventrículo izquierdo. **A:** Las imágenes por esfuerzo en el eje corto revelan disminución de la perfusión (*flechas blancas* en unas de las rebanadas) a la pared lateral del ventrículo izquierdo (VI) en la hilera superior y después surge "reversible" (la señal mejora) en las imágenes durante el reposo en la hilera inferior (*flechas de gris pálido*). **B:** Las imágenes del eje largo horizontal muestran el mismo defecto de riego al develar una señal muy disminuida de rubidio en la pared lateral (*flechas blancas* en unas de las imágenes) en las imágenes de esfuerzo que una vez más muestran mejoría notable en las imágenes durante el reposo (reversibilidad) como lo muestran las flechas grises pálidas (RstAC) corregida la atenuación en reposo; S, tabique; StrAC, corrección de la atenuación durante el esfuerzo.

PUNTOS CLAVE

- La medicina nuclear utiliza radiomarcadores en dosis subterapéuticas que son inyectados o inhalados y así se genera un mapa fisiológico o funcional. Pueden utilizarse indistintamente con los radiomarcadores, pero el término radiofármaco se aplica a moléculas similares usadas con fines terapéuticos.
- El ^{99m}Tc es un radionúclido muy utilizado y se capta su imagen con una cámara gamma.
- El estudio de ventilación/perfusión de pulmón es útil en los estudios de algunos pacientes en quienes se sospecha embolia pulmonar.
- La visualización de la vesícula con la gammagrafía hepatobiliar casi siempre descarta el diagnóstico de colecistitis aguda.
- La gammagrafía de huesos es un método sensible para detectar metástasis, osteomielitis y fracturas de esqueleto.
- Los pacientes con mieloma múltiple pueden mostrar resultados negativos en el gammagrama óseo.
- Los estudios con captopril para imágenes de riñón detectan con precisión la estenosis de arteria renal hemodinámicamente importante en sujetos con hipertensión renovascular.
- Los estudios de TEP/TC se usan ampliamente para detectar y estadificar muchos cánceres.
- Las imágenes de perfusión del miocardio en situación de esfuerzo constituyen una técnica precisa para detectar APC y se realizan con CPCT (^{201}Tl o ^{99m}Tc) o TEP.
- El 82-rubidio es un agente promisorio para valorar la perfusión del miocardio por medio de TEP.

Lecturas adicionales

1. Mettler FA, Gilberteau M, eds. *Essentials of Nuclear Medicine Imaging*. 7th ed. Philadelphia, PA: Saunders Elsevier; 2018
2. Ziessman HA, O'Malley JP, *Thrall JH Nuclear Medicine: The Requisites*. 4th ed. Elsevier Mosby; 2013

Estudios de imagen en el corazón

1. Expert Panel on Cardiac and Thoracic Imaging. ACR appropriateness criteria acute chest pain – suspected pulmonary embolism. *J Am Coll Radiol*. 2017;14:S2-S12.
2. Bonow RO, Maurer G, Lee KL, *et al*; STICH Trial Investigators. Myocardial viability and survival in ischemic left ventricular dysfunction. *N Engl J Med*. 2011;364(17):1617-1625.
3. Hendel RC, Berman DS, Di Carli MF, *et al*. Appropriate use criteria for cardiac radionuclide imaging: a report of the American College of Cardiology Foundation Appropriate Use Criteria Task Force, the American Society of Nuclear Cardiology, the American College of Radiology, the American Heart Association, the American Society of Echocardiography, the Society of Cardiovascular Computed Tomography, the Society for Cardiovascular Magnetic Resonance, and the Society of Nuclear Medicine. *J Am Coll Cardiol*. 2009;53(23):2201-2229.
4. Husain S. Myocardial perfusion imaging protocols: is there an ideal protocol? *J Nucl Med Technol*. 2007;35:3-9.
5. McArdle BA, Dowsley TF, deKemp RA, *et al*. Does rubidium-82 PET have superior accuracy to SPECT perfusion imaging for the diagnosis of obstructive coronary disease? A systematic reviewandmeta-analysis. *J Am Coll Cardiol*. 2012;60(18):1828-1837.

Preguntas

1. Respecto al gammagrama tiroideo: ¿qué afirmación es verdadera?
   a. Muchos de los puntos fríos son cancerosos
   b. Constituye un método de cribado satisfactorio de tiroidopatías
   c. En la tiroiditis hay captación en el lóbulo piramidal
   d. El agente preferido en caso de sospechar bocio retroesternal es el ^{123}I

2. En lo que se refiere al gammagrama de ventilación/perfusión para detectar embolia pulmonar, los siguientes planteamientos son verdaderos, excepto:
   a. Casi todos los casos de embolia pulmonar no causan infarto pulmonar
   b. La anormalidad en la perfusión debe ser menor que la anomalía correspondiente en la radiografía de tórax
   c. Muchos de los defectos igualitarios de riego son producto de la vasoconstricción que conlleva la anormalidad de vías respiratorias
   d. Incluso 80% de pacientes con una probabilidad intermedia en el gammagrama V/Q tiene embolia pulmonar

3. Los tumores que se exponen por lo común no muestran avidez por 18-F-FDG en TEP, excepto:
   a. Carcinoma mucinoso de colon
   b. Carcinoma bronquioalveolar
   c. Cuadros neuroendocrinos
   d. Carcinoma microcelular de pulmón

4. Al realizar un gammagrama V/Q ante la sospecha de embolia pulmonar, se recomienda modificar la dosis del radionúclido en pacientes que muestran, excepto:
   a. Alergia al medio de contraste
   b. Hipertensión de la pulmonar
   c. Cortocircuito AV pulmonar
   d. Embarazo

5. Las instrucciones al paciente antes de iniciar TEP/TC para identificar un cáncer incluyen las siguientes, excepto:
   a. Ayunar durante 6 h antes del estudio
   b. Dieta con abundantes carbohidratos desde las 24 h anteriores
   c. Se pueden ingerir edulcorantes artificiales
   d. Los diabéticos no deben aplicarse insulina de acción breve

6. Se considera a los siguientes signos como ventajas del sestamibi ^{99m}Tc en comparación con el talio para estudios de imágenes del corazón, excepto:
   a. La semivida más breve denota que se puede administrar una dosis mayor
   b. Una mayor fracción de expulsión por el miocardio
   c. Una mayor cifra de centelleos
   d. Energía óptima para utilizar con una cámara gamma corriente

7. En el estudio FDG-TEP de cabeza y cuello, la captación fisiológica de FDG suele observarse en:
   A. Anillo de Waldeyer
   B. Glándulas salivales
   C. Tejido adiposo pardo
   D. Lengua

   Opciones:
   a. A y C
   b. B y D
   c. A, B y C
   d. Todas

8. Verdadero o falso: Hay que interrumpir el uso de extracto tiroideo sintético durante 4 semanas antes de practicar una prueba de captación o un gammagrama tiroideo y no recibir durante seis a ocho semanas algún medio yodado de contraste en TC.

9. Verdadero o falso: La sensibilidad de HIDA para detectar colecistitis alitiásica aguda es mayor que la observada en la colecistitis alitiásica aguda.

10. Verdadero o falso: FDG TEP es un método sensible para detectar tumores intracraneales.

CAPÍTULO 11

Estudios de imágenes de las mamas

Limin Yang, MD, PhD • Laurie L. Fajardo, MD, MBA

CONTENIDO DEL CAPÍTULO

Aproximadamente, una de cada ocho estadounidenses terminará por presentar cáncer de la mama en algún momento de su vida, incidencia que al parecer va al alza. Por desgracia, se desconoce la causa de tales neoplasias y, por ello, la mejor forma de impedir la mortalidad es la detección temprana de trastornos no palpables que pueden ser curables a través de la mamografía. Suele aceptarse que cuando más temprano se diagnostique dicho cáncer, menor será la posibilidad de que ocurra metástasis y mejor será el pronóstico a largo plazo. Como resultado, la mamografía se utiliza ampliamente como método de cribado o detección inicial del cáncer mamario en la población general de mujeres asintomáticas. También alguna vez se recomendaron las exploraciones clínicas y la autoevaluación; sin embargo, las guías más recientes de cáncer de mama, la Breast Cancer Screening Guideline de la American Cancer Society (ACS) (tabla 11-1) ya no las incluye, porque después de investigaciones no se ha demostrado un beneficio neto de las exploraciones clínicas constantes o la autoevaluación. Sin embargo, es recomendable que la mujer conozca el aspecto normal de sus mamas y perciba y señale cualquiera de los cambios en ellas inmediatamente al personal clínico.

La mamografía diagnóstica también es un instrumento fundamental en la valoración inicial de mujeres en quienes se diagnosticó o se sospecha alguna mastopatía. Es indudable que los que mejor interpretan los mamogramas son los radiólogos calificados. Además, ellos pueden obtener tejido de la mama, con orientación por imagen, y así es posible un diagnóstico preciso y rentable de lesiones no palpables. Ante la prevalencia de mastopatías, todo médico debe saber las aplicaciones y limitaciones clínicas de los estudios de imagen en las mamas. El propósito de este capítulo es revisar la importancia de la mamografía para la detección oportuna del cáncer y el uso de ecografía (EC) mamografía diagnóstica, e imágenes por resonancia magnética (RM) en el tratamiento de las mastopatías.

TABLA 11-1 Guías generales para la mamografía de detección

1. **Las mujeres entre 40 y 44 años** tienen la opción de comenzar la detección con la práctica anual de un mamograma.
2. **Las mujeres de entre 45 y 54 años** deben ser sometidas a mamogramas cada año.
3. **Las mujeres de 55 y mayores** podrán cambiar a un mamograma cada dos años o continuar cada año con los mamogramas. La detección debe continuar el tiempo que la mujer esté sana y se calcule que vivirá 10 años o más.
4. **La ACS no recomienda** la exploración clínica para detección de cáncer mamario en mujeres de riesgo promedio de cualquier edad.
5. **Todas las mujeres** deben saber lo que cabe esperar cuando se someten a un mamograma para detección de un cáncer, es decir, las ventajas y desventajas de la técnica.

Basado en guías de la American Cancer Society.

MAMOGRAFÍA DE DETECCIÓN

El índice de mortalidad por carcinoma de mama ha disminuido casi 30% en los últimos 20 años. Algunas investigaciones grandes y respetadas han vinculado tal disminución a la detección más temprana de carcinoma mamario con la mamografía de detección y la mejoría en los medios terapéuticos contra dicho cáncer. Los críticos de la detección sistemática plantean que la mujer puede ser sometida a medidas innecesarias como cirugía, radioterapia y quimioterapia en caso de haber neoplasias que no conlleven riesgo alguno, y que se diagnostiquen y traten algunos cánceres absolutamente inocuos. En el Reino Unido, se estima que la detección inicial evita alrededor de 1 300 muertes al año, pero también puede hacer que 4 000 mujeres reciban tratamiento contra un cuadro que no conlleva peligro alguno.

En 2013, el U.S. Preventive Services Task Force (USPSTF) revisó sus recomendaciones respecto a la mamografía de detección para mujeres menores de 50 años, porque existía la certeza moderada de que eran pocos los beneficios netos en ese grupo de edad. En este grupo, no existe alguna recomendación sistemática para la dettección, pero sí recomendaciones que permitan decisiones individualizadas para la detección inicial bienal. En el caso de mujeres de 50 a 74 años, la recomendación actual de USPSTF es bienal y no anual. No se han hecho recomendaciones para mujeres mayores de 74 años porque se alega que las pruebas son insuficientes. En Estados Unidos, la Society of Breast Imaging (SBI) y el American College of Radiology (ACR) criticaron decididamente las recomendaciones de USPSTF y han publicado en forma conjunta sus recomendaciones para la mamografía de detección (tabla 11-12). Estas recomendaciones se basan en medidas médicas a partir de pruebas científicas publicadas. En caso de no haber tales pruebas, dichas recomendaciones tienen su fundamento en

TABLA 11-2 Recomendaciones de ACR/SBI respecto a la edad de comienzo de la práctica anual de mamografía de detección

40 años
- Mujeres con riesgo promedio.

Menos de 40 años
- Mujeres con mayor riesgo de origen genético (y sus familiares no estudiadas en primer grado) o con un riesgo permanente calculado de 20% o más para comenzar a los 30 años. Mujeres con antecedentes de radioterapia del tórax antes de los 30 años, para comenzar a los 25 años u 8 años después de la radioterapia, o lo que ocurra más tarde. Mujeres con el diagnóstico de cáncer mamario o neoplasia lobulillar antes de los 40 años, y comienzo en la fecha del diagnóstico.

Con autorización de Monticciolo DL, Newell MS, Moy L, et al. Breast cancer screening in women at higher-than-average risk: recommendations from the ACR. *J Am Coll Radiol.* 2018;15 (3 pt A):408-414; copyright © 2018 Elsevier.
HCA, hiperplasia canalicular atípica.

opiniones por consenso. ACR Y SBI respaldan firmemente su recomendación de que cada año debe practicarse la mamografía de detección a partir de los 40 años, a mujeres con un riesgo promedio de cáncer mamario.

En el caso de personas con factores identificados de riesgo de dicho cáncer, se han planteado recomendaciones adicionales en cuanto a la fecha de iniciar tal maniobra y el tipo de detección inicial. Uno de los factores de riesgo es la mutación del gen *BRCA*, vinculado con un raro síndrome hereditario de carcinoma mamario-ovárico. Se sabe que incluso 65% de las mujeres que heredan una mutación patológica de *BRCA1* terminarán por desarrollar cáncer mamario a los 70 años, y otro 33% presentarán cáncer de ovario para esa fecha. En promedio, 50% de las mujeres con mutación patológica de *BRCA2* terminarán por presentar cáncer mamario, a los 70 años, y 25% mostrará cáncer ovárico para esa fecha. Las recomendaciones de ACR/SBI incluyen la práctica anual de mamogramas de cribado, y RM mamaria y detección inicial para mujeres con las mutaciones genéticas mencionadas.

Técnica para la mamografía de detección y diagnóstica

Nunca se insistirá demasiado en la importancia que tiene un mamograma realizado perfectamente. La técnica corriente mencionada incluye dos proyecciones: *proyección oblicua mediolateral* (OML) de modo que el rayo central atraviese el seno de forma oblicua en dirección interna/externa (fig. 11-1A), y otra proyección *craneocaudal* (CC) (fig. 11-1B) en que el rayo central atraviesa la mama en dirección vertical de la cabeza a los pies. Es necesario oprimir dicha glándula durante la exploración para visualizar todo su tejido y llevar al mínimo la dosis de radiación, y anticipar a la paciente de que a veces la compresión es incómoda. Tal como ocurre con otros estudios

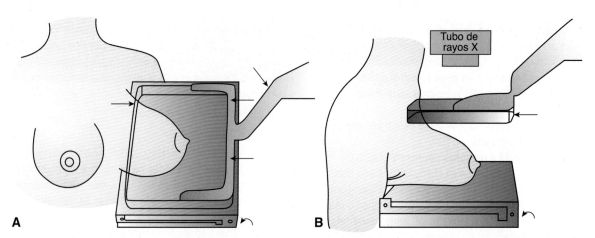

FIGURA 11-1. Técnica mamográfica. A: Posición de la paciente para un mamograma oblicuo mediolateral (OML). El haz de rayos X se desplaza en sentido oblicuo a través de la mama, de adentro hacia afuera. La glándula es comprimida sistemáticamente entre un dispositivo para ese fin (*flechas rectas*) y el cassette radiográfico (*flecha curva*). El cassete contiene una placa radiográfica para registrar la imagen. La compresión mejora la calidad diagnóstica de las imágenes de modo que haya una mayor uniformidad en la glándula. **B:** Mujer colocada para un mamograma craneocaudal (CC). El haz pasa por la glándula de arriba hacia abajo, es decir, en dirección cefálica/caudal. En este esquema se advierte con mayor facilidad el dispositivo de compresión (*flecha recta*). La imagen quedará registrada en la placa radiográfica y el cassette (*flecha curva*).

de imagen, la mamografía posee limitaciones, y cada vez más se acepta complementarla con ecografía (EC) o con RM de la mama. Si en el mamograma de detección inicial se advierte alguna posible anormalidad, se recomienda emprender un conjunto de investigaciones diagnósticas; puede abarcar proyecciones mamográficas específicas que incluyen las que se obtienen por compresión y amplificación de microfocos para buscar microcalcificaciones y otras tomas de proyección focal para detectar masas o asimetría focal, y posiblemente la necesidad de EC, RM o ambas. En las mujeres menores de 30 años que señalan al médico la presencia de una masa en su seno, el primer examen por realizar es la ecografía.

La mamografía diagnóstica también se realiza si se palpa una masa en la mama. La mayoría de la detección y los diagnósticos realizados en Estados Unidos usan tecnología digital que ha sustituido a las radiografías. Las ventajas de dicha técnica incluyen la posibilidad de utilizar otras de procesamiento de imagen para mejorarlas, el uso de métodos diagnósticos auxiliados por ordenador en la detección y definición de lesiones, y la facilidad de transmisión y almacenamiento electrónico de las imágenes. En comparación con la mamografía radiográfica, la técnica digital ha resultado ser mucho mejor para detectar cáncer mamario en mujeres menores de 50 años, las premenopáusicas o perimenopáusicas, y otras que tienen zonas densas de la mama.

Es importante que el técnico radiólogo tenga preparación adecuada y experiencia con los controles de calidad impuestos para la mamografía en el *Mammography Quality Standards Act* (MQSA).

SIGNOS QUE DEBEN IDENTIFICARSE EN UN MAMOGRAMA

En general, el tejido mamario es fundamentalmente fibroglandular en mujeres jóvenes, que es sustituido poco a poco por tejido adiposo en las personas de mayor edad. En consecuencia, los mamogramas normales señalan una mezcla de grasa y tejido fibroglandular. En la figura 11-2 se incluyen proyecciones normales OML y CC de la glándula. Hay que destacar que las imágenes incluyen una combinación de grasa (zona negra) y tejido blando del parénquima (gris a blanquecino). El fondo negro y gris, especialmente el primero, mejora la visualización de masas y calcificaciones.

En promedio, 85% de los carcinomas de mama provienen de los conductos o canalículos, (*in situ* y la forma invasora de ellos), y un porcentaje menor surge de los lobulillos mamarios (carcinoma lobulillar).

Los dos hallazgos mamográficos más importantes y frecuentes que despiertan sospecha de cáncer son las masas y las microcalcificaciones. Otras anormalidades incluyen asimetría focal, deformación de la estructura mamaria y deformidad de la piel o el pezón. Todo cambio estructural con el transcurso del tiempo en los mamogramas obliga a prestarles atención y emprender más investigaciones, salvo que existan explicaciones (como una cicatriz quirúrgica).

En Estados Unidos, ACR después de 1985 planteó una iniciativa denominada *The Breast Imaging Reporting and Data System* (BI-RADS), que buscaba subsanar la falta de estandarización y de uniformidad en la práctica y las notificaciones sobre mamografía. Un componente importante de tal sistema ha sido el léxico, es decir, un breviario de elementos que

FIGURA 11-2. **Mamograma normal.**
A: Mamograma digital oblicuo
mediolateral (OML) izquierdo. Normal.
B: Mamograma digital craneocaudal
izquierdo con mama normal.

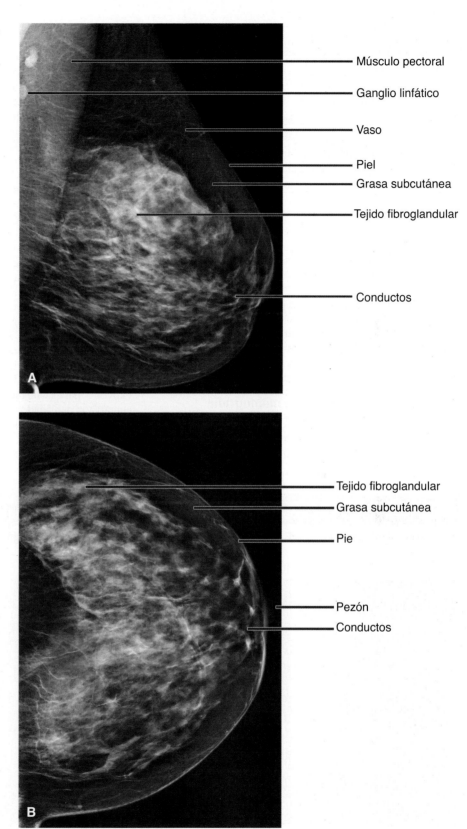

Músculo pectoral

Ganglio linfático

Vaso

Piel
Grasa subcutánea
Tejido fibroglandular

Conductos

Tejido fibroglandular
Grasa subcutánea
Pie

Pezón
Conductos

TABLA 11-3	Clasificación BI-RADS
Categoría BI-RADS	
0	Incompleta
1	Negativo
2	Hallazgos benignos
3	Hallazgos probablemente benignos
4	Anormalidad sospechosa
5	Hallazgo que sugiere fuertemente cáncer
6	Cáncer identificado por biopsia

Las categorías 4 o 5 de BI-RADS justifican la obtención de tejido para biopsia.

describen signos específicos que desde el punto de vista histórico constituyen elementos de anticipación de cuadros benignos y malignos.

El uso de dicho breviario auxilia en la comunicación, seguridad, calidad, estandarización y mejor cuidado del paciente. Al inicio, tal breviario fue creado para hallazgos mamográficos aunque ahora incluye los hallazgos en EC y RM (tabla 11-3). Es objeto de revisión continua con base en las opiniones de expertos y de investigaciones basadas en evidencias.

Densidad de las mamas en la mamografía

El breviario BI-RADS describe las densidades de las mamas en cuatro categorías de acuerdo con las cantidades de tejido mamario (denso en el mamograma) y de grasa (no denso en

dicho estudio). La densidad se clasifica con base en la mama más densa de las dos. Las categorías de composición mamaria incluyen: 1) mamas que son grasas casi en su totalidad (en promedio, 10% de la población); 2) órganos en que hay dispersas zonas de densidad fibroglandular (en promedio, 40% de la población); 3) órganos con densidad heterogénea que pueden disimular pequeñas masas (40%, aproximadamente de la población); y 4) mamas extraordinariamente densas que disminuyen la sensibilidad de la mamografía (10%, en promedio, de la población) (tabla 11-4). Las mamas muy densas son relativamente frecuentes y las tienen 40% a 50% de mujeres entre 40 y 74 años. Los mamogramas de mamas densas son más difíciles de interpretar que los de órganos con mucha grasa. Además, las que tienen densidad moderada o extrema conllevan mayor riesgo de cáncer que otras con densidad promedio (tabla 11-4). Las mujeres con la densidad extrema tienen un riesgo 2.1 veces mayor, que es casi igual al de tener un familiar cercano (primer grado) con cáncer mamario unilateral en la posmenopausia. En la actualidad en Estados Unidos, 33 Estados exigen una notificación de la densidad mamaria en los informes que se haga a una mujer después de una mamografía de detección. Un aspecto de preocupación es que, si bien no hay certeza de la trascendencia de la densidad del tejido mamario, su informe puede alarmar a la mujer y desencadenar una avalancha de estudios y biopsias innecesarios. Por todo lo expuesto, para esclarecer dudas que una mujer pueda tener en cuanto a la densidad y el riesgo de cáncer de senos, es importante que los médicos que atienden a sus pacientes conozcan la densidad de la glándula mamaria y los riesgos de una neoplasia que conlleva tal signo.

TABLA 11-4 °Riesgo de cáncer mamario de acuerdo con la densidad variable de la mama

A. Mama casi totalmente grasa
10% de la población

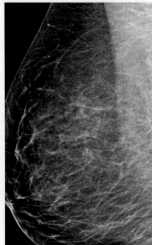

No hay mayor riesgo de cáncer en relación con la densidad promedio

B. Zonas dispersas de densidad fibroglandular
40% de la población

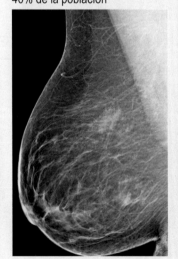

No hay mayor riesgo de cáncer en relación con la densidad promedio

C. Densidad heterogénea
40% de la población

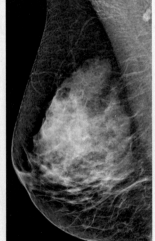

Incremento 1.2 veces el riesgo de cáncer en relación con la densidad promedio

D. Extremadamente densa
10% de la población

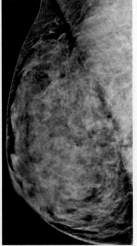

Incremento de 2.1 veces el riesgo de cáncer en relación con la densidad promedio

TABLA 11-5	Causas comunes de mastopatías benignas

- Enfermedad quística
- Mastitis, absceso
- Fibroadenoma, tumor filodes benigno
- Lipoma, hamartoma
- Adenosis esclerosante, cambios fibroquísticos
- Necrosis grasa

Masas

En la terminología BI-RADS, una masa es una lesión expansiva detectada en dos proyecciones mamográficas distintas. Estas masas se describen en términos como su forma, bordes, márgenes, densidad, sitio, tamaño y hallazgos acompañantes como microcalcificaciones y distorsión arquitectónica.

Masas benignas

La mastopatía benigna (tabla 11-5) puede generar síntomas o asumir la forma de masas. El fibroadenoma (fig. 11-3) es una masa benigna que suele observarse en mujeres jóvenes y puede ser única o múltiple. En la exploración física, tal alteración

FIGURA 11-3. **Fibroadenoma.** Mamogramas OML **(A)** y CC **(B)** de la mama derecha. Hay un fibroadenoma benigno calcificado de forma oval, isodenso con bordes circunscritos (*flechas rectas*). Las calcificaciones benignas en su interior típicamente son globulares, gruesas y de tamaño variable (*flechas curvas*). **C:** Ecograma de mama derecha en que hay una masa sólida isoecoica homogénea y perfectamente delimitada que corresponde a una masa palpable (*flechas*).

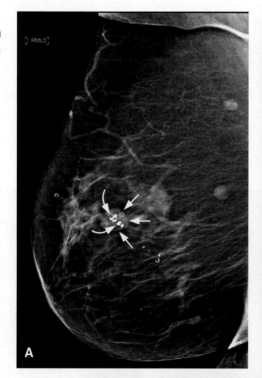

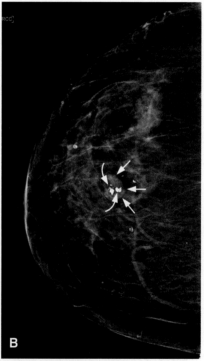

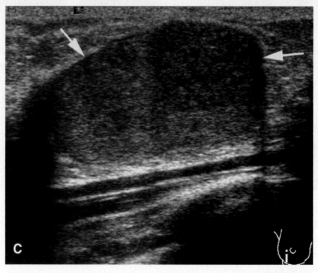

suele ser móvil. La imagen mamográfica es la de una masa oval perfectamente definida que a veces se acompaña de calcificaciones que recuerdan a "las rosetas de maíz". En el ecograma, el aspecto de los fibroadenomas es isoecoico y su contextura ecográfica es semejante a la del parénquima normal.

La enfermedad quística benigna es otra entidad clínica que asume a veces la forma de una masa sensible o no sensible a la palpación, o como un hallazgo mamográfico accidental no palpable. Con dicha técnica, la imagen de un quiste es la de una masa isodensa con bordes perfectamente definidos (fig. 11-4A). El quiste por lo común es más redondeado y circunscrito que una masa sólida en el mamograma, pero por medio de esta técnica es imposible diferenciar entre uno y otro, y se necesita la ecografía para tal diferenciación. La imagen ecográfica de un quiste (fig. 11-4B) es el de una masa anecoica perfectamente definida que de manera característica tiene una intensificación acústica posterior. Los quistes se pueden tratar por medio de aspiración con una aguja bajo orientación ecográfica. Algunas lesiones benignas como el hamartoma, se diagnostican fácilmente en la mamografía sin necesidad de métodos adicionales ni intervenciones (fig. 11-5).

Cuando se colocan implantes para aumentar el volumen mamario se necesitan proyecciones mamográficas para detectar su desplazamiento y visualizar el tejido que los rodea. Si se colocan los implantes después de mastectomía, no se necesita la mamografía de detección sistemática para la mama después de la intervención. El aspecto de los implantes varía desde poco densos (solución salina) a densos (silicona) y su sitio, es decir, posteriores (retropectorales o subpectorales) (fig. 11-6), o anteriores (prepectorales) por delante del músculo pectoral. La RM es útil para valorar la integridad del implante.

Masas malignas

En la tabla 11-6 se incluyen los hallazgos mamográficos y ecográficos de cáncer. Tales neoplasias tienen forma irregular y gran densidad con bordes imprecisos o con espículas (fig. 11-7). Dentro y fuera de la masa frecuentemente hay microcalcificaciones. Si se detectan hallazgos sospechosos es necesario cuantificar la extensión de la enfermedad, es decir, si tiene múltiples focos/centros en los estudios de imagen. La multifocalidad denota que existen otros focos patológicos en el mismo cuadrante mamario. La multicentricidad indica que hay otros focos patológicos en un cuadrante diferente. Las densidades asimétricas y las deformaciones de la arquitectura son signos sospechosos de cáncer, en particular si son nuevos.

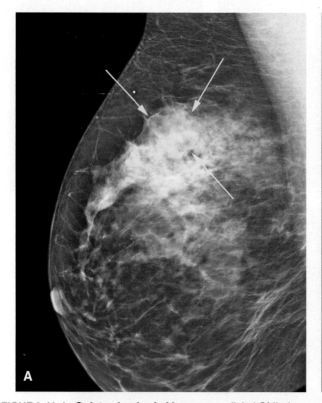
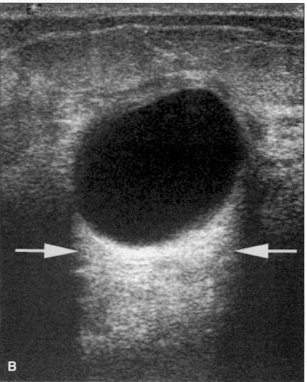

FIGURA 11-4. Quiste simple. A: Mamograma digital OML de mama derecha. El quiste isodenso (*flecha*) tiene bordes netos sin calcificaciones. Se destaca la diferencia entre bordes netos y lisos del quiste benigno, con los irregulares e indefinidos del carcinoma en la figura 11-7. **B:** Ecograma de la mama derecha de la lesión (A). Imagen clásica de un quiste simple benigno. Es una masa anecoica circunscrita y redonda con una transición muy fina entre el parénquima y el quiste. Intensificación acústica posterior (*flechas*) inmediatamente por detrás del quiste.

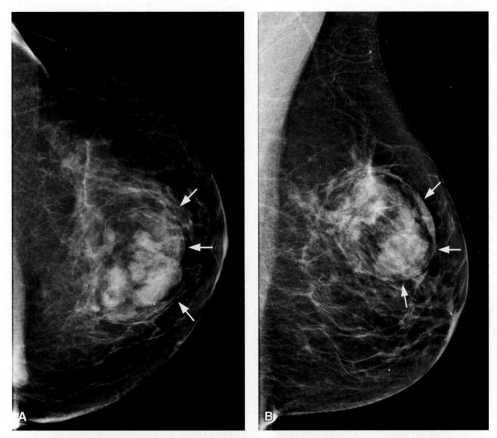

FIGURA 11-5. **Hamartoma (fibroadenolipoma).** Las proyecciones CC **(A)** y OML **(B)** de la mama izquierda incluyen una masa definida con densidad interna heterogénea muy similar al tejido normal que la rodea, excepto que está dentro de una pared fina en la porción superointerna mamaria (*flechas*). Dicha masa benigna es impalpable por su naturaleza blanda y la imagen mamográfica confirma el diagnóstico.

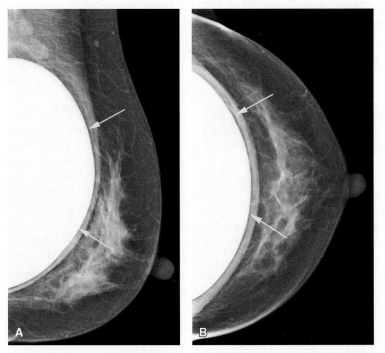

FIGURA 11-6. **Implantes mamarios.** Mamogramas digitales OML **(A)** y CC **(B)** de la mama izquierda. Las zonas radiopacas definidas representan los implantes de aumento de silicona (*flechas*).

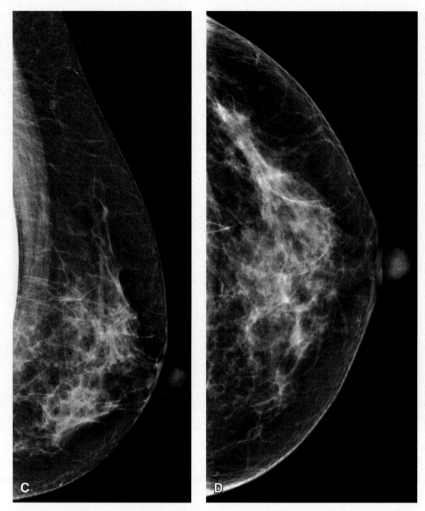

FIGURA 11-6. (*Continuación*) Proyecciones en OML **(C)** y CC **(D)** con desplazamiento de implante, en que se advierte mejor el parénquima que en las proyecciones corrientes.

TABLA 11-6	Hallazgos mamográficos/ecográficos sospechosos de cáncer

1. Masa en el mamograma con:
   a. Bordes imprecisos o espiculados
   b. Calcificaciones malignas
   c. Gran densidad radiopaca
   d. Retracción o engrosamiento de la piel
2. Microcalcificaciones que son (con una masa o sin ella)
   a. Pleomórficas
   b. Ramificaciones lineales o segmentarias finas
   c. Cúmulos
3. Deformación arquitectónica o asimetría focal
4. Masa sólida hipoecoica irregular en ecograma con un borde indefinido/espiculado, ecogenicidad gruesa de límites, deformación arquitectónica vecina o ambos signos

Microcalcificaciones

Las microcalcificaciones pueden ser el primer indicador de cáncer, en particular si son recientes, pleomórficas o ramificantes (fig. 11-8A). Sin embargo, debe enfatizarse que muchas calcificaciones son benignas. Estas últimas tienen tamaño y forma homogéneos (por lo común puntiformes, redondas y gruesas), y están dispersas más difusamente (fig. 11-8B). Las malignas tienen forma y tamaño más heterogéneos (pleomórficas), más acumuladas en un área pequeña y con una distribución lineal o segmentaria (fig. 11-8A). Algunas son tan pequeñas (100 a 200 micras) que se necesita la mamografía por amplificación para valorar mejor su morfología y distribución. La descripción de las microcalcificaciones con la terminología BI-RADS incluye su forma, distribución, sitio y hallazgos acompañantes, como una masa.

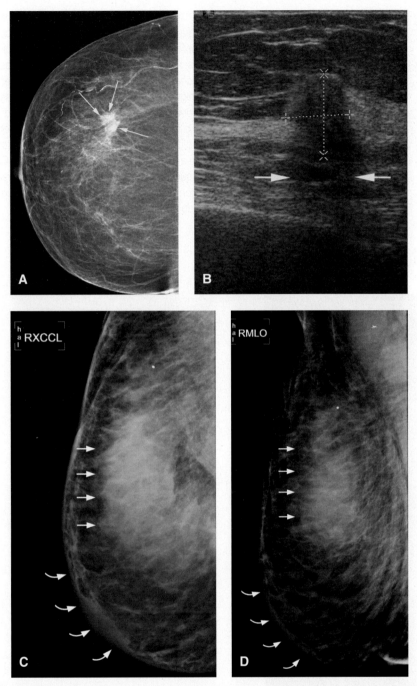

FIGURA 11-7. **Carcinoma. A:** Mamograma digital (CC) de la mama derecha en que se advierte un carcinoma intracanalicular infiltrante en una mujer de 84 años. La masa maligna de alta densidad (*flechas*) posee bordes indefinidos y espiculados, a diferencia del borde nítido y definido del quiste benigno de la figura 11-4A. **B:** Ecograma de la misma paciente en que hay una masa hipoecoica indefinida más alta que ancha. Se advierte ensombrecimiento acústico posterior (*flechas*). Las X y las cruces son marcas electrónicas calibradas que miden las dimensiones de la masa. **C y D:** Carcinoma inflamatorio. Proyecciones OML (C) y XCCL (D) de la mama izquierda en que hay una gran masa indefinida de gran densidad (*flechas rectas*) y a su alrededor trabéculas engrosadas. La piel está muy engrosada (*flechas curvas*).

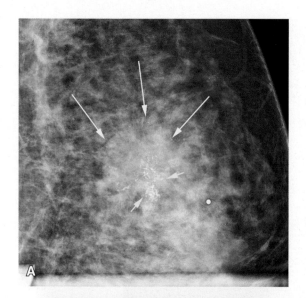

FIGURA 11-8. **Carcinoma. A:** Mujer de 38 años con carcinoma intracanalicular infiltrante. La proyección por compresión y amplificación digital OML de la mama izquierda señala la imagen clásica de calcificaciones malignas (*flechas cortas*) en la masa (*flechas largas*). Se advierte la diferencia entre las calcificaciones benignas gruesas de la figura 11-3 y estas calcificaciones malignas pleomórficas. Así mismo, la gran densidad y los bordes indefinidos de la masa son más obvios en esta proyección por compresión y amplificación. Un marcador cutáneo (*punto blanco*) indica que la masa es palpable. **B:** Mamograma digital CC de la mama derecha en que se advierten calcificaciones dispersas y difusas de forma redondeada. Son benignas y en ellas no se necesita obtención de tejido para biopsia.

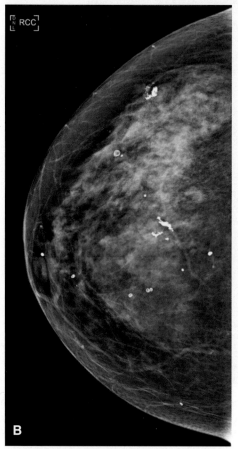

LIMITACIONES DE LA MAMOGRAFÍA

De forma global, 40% de las mujeres a quienes se practicó mamografía tienen tejido denso que puede disimular carcinomas mamarios pequeños. Por medio de la EC se pueden detectar tumores que no descubre la mamografía, pero dicho método produce todavía una cifra mayor de resultados falsos positivos. Si se sometiera a EC a todas las mujeres con mamas densas se observarían más cánceres incipientes, pero también se realizarían miles de biopsias innecesarias.

Muchas de las limitaciones de la mamografía bidimensional corriente son superadas por la tomosíntesis digital de la mama (TDM) o mamografía en tercera dimensión (3D) que hace que los radiólogos obtengan proyecciones profundas (en una serie de imágenes transversales) de la estructura interna de la mama. La TDM (mamografía 3D) es una modificación de la mamografía digital corriente bidimensional (2D) para generar una imagen 3D por empleo de la tomografía, con lo cual mejora la visualización y la definición de lesiones al eliminar estructuras superpuestas que están en planos distintos a aquel en el cual está la lesión (fig. 11-9).

Las imágenes de TDM eliminan el tejido denso superpuesto y es posible identificar más cánceres mamarios que con los mamogramas corrientes 2D. La TDM es una modalidad superior para la detección temprana del cáncer mamario, con cifras mayores de identificación de las neoplasias y menos datos falsos positivos, con lo cual ha mejorado la sensibilidad y la especificidad de la mamografía. Es ya el procedimiento de elección para la detección temprana del cáncer mamario.

INDICACIONES PARA PRACTICAR ECOGRAFÍA Y RESONANCIA MAGNÉTICA DE LAS MAMAS

La ecografía es una modalidad esencial para el estudio de imágenes de mastopatías, porque permite diferenciar entre masas quísticas y sólidas en las mamas. Los progresos tecnológicos

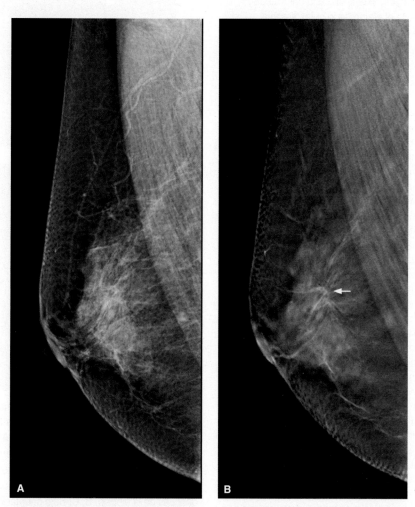

FIGURA 11-9. Tomosíntesis digital de la mama (TDM). El mamograma digital corriente OML 2D **(A)** y la sola imagen de TDM 3D **(B)** muestran una masa pequeña, irregular y con espículas (*flecha*) por arriba del pezón del tercio medio de la mama. La observación de la masa es mucho mejor en la imagen TDM.

TABLA 11-7	Indicaciones para practicar RM como detección en mamas de alto riesgo

1. Riesgo permanente de 20% a 25% o más de cáncer mamario con base en modelos de valoración de riesgos
2. Mutación de los genes BRCA1 o BRCA2
3. Familiar de primer grado con una mutación BRCA1 o BRCA2 en que no se hayan hecho pruebas genéticas
4. Radioterapia del tórax antes de los 30 años
5. Algunos síndromes o tener familiares de primer grado con ellos u otras mutaciones génicas (Li-Fraumeni, Cowden y Bannayan-Riley-Ruvalcaba).

TABLA 11-8	Indicaciones para RM diagnóstica de mama

1. Presencia de células neoplásicas en ganglios linfáticos axilares en un mamograma negativo
2. Planificación prequirúrgica, extensión de la enfermedad
3. Vigilar de forma seriada el efecto de la quimioterapia
4. Valoración en busca de enfermedad residual
5. Signos no concluyentes del mamograma, ecograma o ambos
6. Rotura de un implante de silicona

han permitido la definición de tejidos por empleo de imágenes armónicas, imágenes compuestas, elastografía e imágenes 3D. También se utiliza para orientar en la obtención percutánea de tejido central, localización preoperatoria de lesiones en alambre, drenajes de quistes/abscesos y tiene como ventaja la visualización en tiempo real al mismo tiempo que se pueden hacer técnicas intervencionistas. La terminología BI-RADS usada para describir los signos ecográficos de la masa incluyen forma, orientación, bordes, límites con tejido vecino, características de ecos internos y signos acústicos posteriores. Las características que sugieren benignidad comprenden forma redonda/oval circunscrita, orientación paralela con las estructuras canaliculares ("más anchas que altas"), cápsula fina y lobulación suave. Los datos que sugieren cáncer incluyen forma irregular, borde espiculado/angular/microlobulado, orientación antiparalela a las estructuras canaliculares ("más altas que anchas") y distorsión arquitectónica vecina (fig. 11-7B).

La RM se ha utilizado con frecuencia cada vez mayor para valorar la extensión y magnitud en la enfermedad en mujeres con el diagnóstico de cáncer mamario, en particular las que tienen tejido denso que no es identificado con precisión por la mamografía (tablas 11-7 y 11-8). En personas expuestas a riesgo grande de cáncer mamario la RM se agrega (no sustituye) a la mamografía de detección, y ha terminado por ser un método complementario sistemático de detección, aunque no sea mejor que la RM. La ecografía es menos costosa que RM, pero genera una cifra mayor de resultados falsos positivos. Entre las ventajas de la RM están una mejor valoración de la extensión tridimensional de la enfermedad por empleo de medio de contraste IV (fig. 11-10A), diagnóstico de cánceres adicionales por lo demás ocultos en la misma mama o la

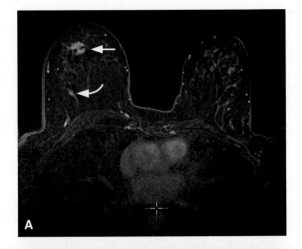

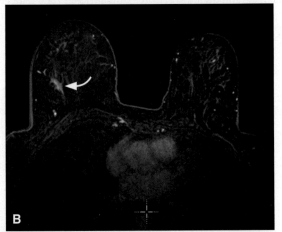

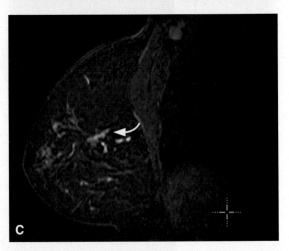

FIGURA 11-10. RM de carcinoma mamario. El RM por sustracción después de uso con medio de contraste señala una masa con intensificación irregular (*flecha derecha*) **(A)** cerca de las 12 horas de las manecillas del reloj, en la mama derecha y se trató de un carcinoma intracanalicular invasor recientemente diagnosticado con un componente interno no especificado que representó los cambios después de la biopsia. **B, C:** Bajo orientación de RM se obtuvo tejido de una zona de intensificación lineal acumulada fuera de la masa en el cuadrante superexterno de la mama derecha (*flechas curvas*) y se confirmó la presencia de carcinoma canalicular *in situ*.

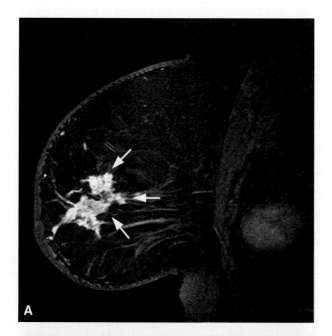

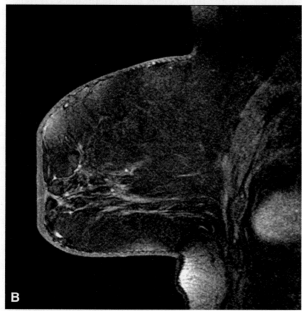

FIGURA 11-11. RM hecha después del tratamiento. En las imágenes de RM por sustracción en la mama antes **(A)** y tres meses después **(B)** de emprender la quimioterapia con antineoplásicos antes de la cirugía, se advierte una disminución intensa en la captación de medio de contraste lo cual denota que el tumor (*flechas*) mejoró con el tratamiento.

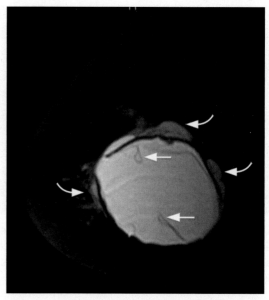

FIGURA 11-12. Rotura de un implante de silicona. Las imágenes de RM con saturación hídrica sin contraste en la mama muestran: 1) la expulsión del silicón fuera de la cápsula (*flechas curvas*) compatible con rotura extracapsular y 2) signo del ojo de la cerradura (*flechas rectas*) congruente con rotura intracapsular.

fuga de dicha sustancia es mayor dentro o fuera de la cápsula fibrosa causada por el implante. Con la RM y sus secuencias específicas de saturación hídrica es posible identificar la salida de silicona desde el implante dentro o fuera de su cubierta. Si el material del implante roto está dentro de la capsula fibrosa, recibe el nombre de rotura intracapsular y si se detecta fuera de ella será extracapsular (fig. 11-12).

BIOPSIA DE LA MAMA

La obtención de material de biopsia y el estudio histopatológico de una lesión en la mama son elementos esenciales para el diagnóstico y los planes terapéuticos. Se cuenta con algunas opciones para la orientación de imágenes en la obtención de tejido mamario por vía percutánea (EC, técnicas estereotácticas y RM) y el tipo de instrumentos necesarios (agujas finas o gruesas, sonda auxiliada por vacío). La selección de la técnica y el equipo se basan en los signos clínicos y radiográficos de la lesión. En general, se prefiere una cantidad de tejido suficiente para practicar pruebas adicionales (como la identificación de receptores hormonales) si están indicadas.

La obtención de tejido por aspiración con aguja fina (AAF) se utiliza para el estudio de ganglios linfáticos axilares cuando se realiza la obtención de parte de una lesión sospechosa con una aguja gruesa y también se usa para aspirar lesiones quísticas sintomáticas (dolorosas) o indeterminadas. El análisis por parte de un citólogo experto es indispensable para la interpretación precisa de los resultados de la biopsia con AAF. Sin embargo, con su empleo es imposible diferenciar entre

contraria (fig. 11-10B), diferenciación entre una cicatriz y un cáncer recidivante, plan prequirúrgico en una paciente con diagnóstico de cáncer (fig. 11-10) y valorar la respuesta del tumor a la quimioterapia (fig. 11-11).

La RM de mama también se usa para identificar la rotura de algún implante de silicona. Su sensibilidad para detectar una

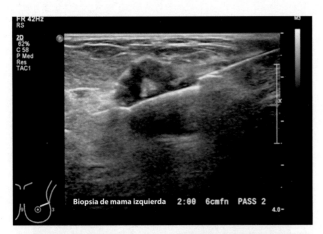

FIGURA 11-13. Biopsia con aguja gruesa orientada por ecografía. Se introdujo por vía percutánea en una lesión sospechosa de la mama, una aguja gruesa en paralelo a la orientación de la pared torácica, y se extrajo tejido.

cáncer invasor y cáncer *in situ*, y la cifra de resultados falsos negativos para identificar cánceres mamarios asciende a 40%.

Para la obtención de tejido con aguja gruesa se utiliza una de 9G a 14G para extraer un cilindro fino de tejido, a diferencia de la obtención de células con AAF (fig. 11-13). La muestra de mayor tamaño permite un análisis histopatológico más detallado y la medición de los niveles de receptores hormonales. Se utilizan dos tipos de agujas gruesas y una es la cargada con resorte (que obliga a varias introducciones en la mama por cada muestra extraída), y la aguja auxiliada con vacío en la cual basta una sola inserción y la obtención de muestras en tejidos circundantes y de mayor volumen. Muchas de las lesiones detectadas durante la fase de detección son impalpables y por ello se necesita orientación con un método de imagen en las nuevas obtenciones de tejido con aguja. La extracción orientada por ecografía es la técnica más directa, pero algunas lesiones y en particular las microcalcificaciones, se observan mejor en la mamografía y necesitan la obtención estereotáctica con aguja.

La obtención estereotáctica se utiliza más bien en el caso de calcificaciones y otras lesiones que no detecta la ecografía. Dicha técnica usa imágenes radiográficas realizadas de dos planos, como mínimo, para localizar y orientar la introducción de la aguja gruesa hasta la lesión en un espacio tridimensional. Para reducir errores de muestreo se necesitan 5 a 6 muestras, como mínimo, cuando se extraiga la muestra de microcalcificaciones. También se necesitan radiografías de la pieza de biopsia, para asegurar que en su interior existen calcificaciones representativas. Una vez terminada la obtención de tejido, se coloca en el sitio de extracción un clip metálico inerte a través de un trocar como marcador para referencias futuras (para orientar en la extracción quirúrgica de masas o cuadrantes) en caso de que ya no se visualice la lesión después de la biopsia.

Con el perfeccionamiento de un dispositivo para obtención de tejido guiado por tomosíntesis y aguja gruesa, en realidad se puede obtener una parte de la lesión solo con la tomosíntesis y para ello se utiliza esta técnica como guía con puntos de

acceso similares que se usan en la biopsia estereotáctica con aguja gruesa.

Si se advierte en la RM de la mama una masa con mayor contraste o el contraste sin masa, se puede obtener tejido con aguja gruesa bajo orientación de RM. En esta técnica se introduce una aguja para biopsia con auxilio del vacío en la lesión por medio de RM, y se extraen 6 a 12 muestras de mayor volumen para estudio histopatológico.

Biopsia excisional de mama

La biopsia por lo común se realiza con intervención quirúrgica. Detectar la hiperplasia canaliculada atípica en el tejido obtenido por aguja gruesa es una indicación para la biopsia abierta en la cual se puede identificar un carcinoma canalicular *in situ* (CCIS) hasta en la mitad de las pacientes. Las cicatrices radiadas diagnosticadas en el tejido obtenido con aguja gruesa también se considerarán como lesiones de alto riesgo que obligan a veces a la extirpación y la biopsia.

Biopsia de ganglios linfáticos axilares y del ganglio centinela

Uno de los factores pronósticos más importantes en mujeres con cáncer incipiente de la mama es el estado de los ganglios linfáticos axilares. Por lo regular, se hacen pruebas de rastreo en la región axilar ipsolateral de modo simultáneo cuando se estudia con ecografía la lesión sospechosa y así indagar sobre cualquier linfadenopatía axilar peligrosa. Si se detecta un ganglio sospechoso, se emprenderá aspiración con aguja fina y orientación ecográfica, o con aguja gruesa para auxiliar en la estadificación del cáncer.

La disección quirúrgica tradicional de ganglios linfáticos de la axila (DGLA) se acompaña a veces de linfedema posoperatorio y daño de nervios en las pacientes con cáncer. Si no hay malignización de los ganglios axilares, el método preferido de estadificación en la axila es la biopsia de tejido del ganglio centinela (BTGC) por las complicaciones menores en comparación con DGLA. La inyección de coloide marcado con 99m-tecnecio, colorante azul o ambas sustancias alrededor del tumor o la piel subareolar permite identificar el ganglio centinela, del cual se extrae un fragmento por lo común en el momento de la cuadrantectomía quirúrgica. La cifra de los resultados falsos positivos de BTGC es menor de 5%. En promedio, 40% de mujeres que muestran positividad en el ganglio centinela tendrán enfermedad residual en la axila, aunque se ha demostrado que no trasciende en las cifras de supervivencia.

ENFERMEDADES DE LA MAMA DEL HOMBRE

Todas las enfermedades de la mama de la mujer pueden aparecer en la mama del hombre. En Estados Unidos, la incidencia del carcinoma en los hombres fue de 2 190 casos en el año 2012 y abarcó 1% de todos los cánceres mamarios. Los cánceres en los varones tienden a ser diagnosticados en una etapa más avanzada y por ello es más corta la supervivencia. Es pequeña la incidencia global del cáncer de mama en hombres y por ello el estudio mamográfico clínico de la zona no es útil para identificar a los sospechosos. Las indicaciones para

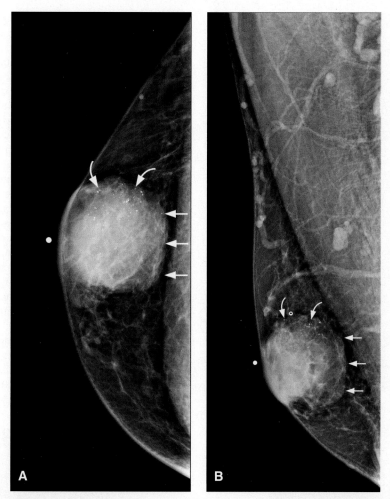

FIGURA 11-14. Carcinoma de la mama de un hombre. Mamogramas digitales de la mama izquierda de un hombre CC **(A)** OML **(B)**. Las *flechas rectas* indican la gran masa redondeada muy densa con bordes imprecisos y con microcalcificaciones pleomórficas *(flechas curvas)* en la zona subareolar de la mama izquierda.

TABLA 11-9   Causas de ginecomastia

Fisiológicas (fases neonatal, puberal o ancianidad)
Hombres adultos
- Incremento en la proporción de estrógeno/andrógeno (como cirrosis hepática, tumor testicular, nefropatía crónica)
- Fármacos (espironolactona, digitálicos, corticoesteroides)

practicar mamografía diagnóstica en hombres y las imágenes obtenidas son similares a las de las mujeres. Los carcinomas en ellos tienen aspecto similar a las de las mujeres. Su aspecto inicial es de una masa sólida irregular o de bordes indefinidos (fig. 11-14). En el estudio histopatológico es menos frecuente en un hombre que en la mujer, el carcinoma lobulillar invasor, porque en ellos las estructuras lobulillares están menos desarrolladas.

La *ginecomastia* es la proliferación benigna de tejido mamario en el hombre al multiplicarse el componente glandular, y a veces se le confunde con cáncer. En la tabla 11-9 se incluyen las causas de tal anomalía. El cuadro inicial suele ser el de una masa subareolar muy sensible al tacto que puede estar en un lado o ambos. En la mamografía, aparece tejido mamario en la zona subareolar y puede contener calcificaciones (fig. 11-15). La necesidad de extraer tejido para biopsia depende de una combinación de síntomas, hallazgos físicos, mamográficos o ecográficos. No existe vínculo alguno entre la ginecomastia y la aparición ulterior de un carcinoma.

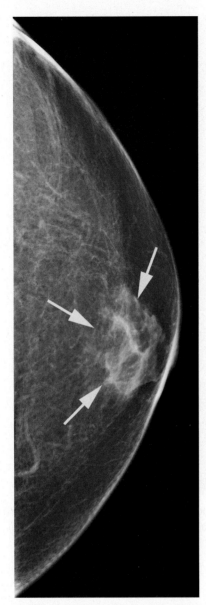

FIGURA 11-15. **Ginecomastia.** Mamograma digital CC de la mama izquierda de un hombre. Las *flechas* indican el tejido fibroglandular subareolar de mayor intensidad pero normal, sin calcificación. Los mamogramas normales no deben contener tejido fibroglandular.

OTRAS TÉCNICAS DE IMÁGENES

El rastreo con tomografía por emisión de positrones (TEP) y fluorodesoxiglucosa (FDG) complementa a los métodos corrientes de estadificación y no debe sustituir a la gammagrafía o tomografía computarizada (TC) ósea diagnóstica. Se ha demostrado que TEP y TEP/TC son particularmente útiles para la nueva estadificación del cáncer mamario y valorar la respuesta de la neoplasia al tratamiento.

Las imágenes moleculares de mama (IMM) son pruebas funcionales que utilizan un radioisótopo inyectado por vía intravenosa y una cámara gamma para identificar lesiones sospechosas. Las células cancerosas tienden a captar la sustancia

radioactiva en grado mucho mayor que las células normales; en consecuencia, la cámara gamma detectará las zonas con mayor radioactividad. La IMM se ha usado como prueba complementaria de detección en algunas instituciones; sin embargo, no se han realizado estudios en seres humanos que hayan validado su eficacia para la detección inicial de neoplasias.

La ecografía de toda la mama es el rastreo de la glándula en su totalidad y la realiza un médico o un técnico ecográfico con una sonda manual o un aparato automatizado que tiene una sonda ultrasonora por medio de un proceso automatizado. Se puede utilizar con la mamografía para la detección sistemática de cánceres de mama y tienen como finalidad lograr el índice de detección de las neoplasias en las mujeres con mamas densas. Si se identifica cualquier anormalidad, se practicará una ecografía con dispositivo manual para valorar con mayor detalle los hallazgos obtenidos con la ecografía de toda la mama.

La galactografía es una técnica que opacifica el sistema intracanalicular, después de inyectar material de contraste para definir anormalidades. Debe existir secreción activa por el pezón para realizar dicha exploración, porque se necesita identificar el conductillo afectado antes de la canulación y la inyección del medio de contraste. La anormalidad intracanalicular se observa en la forma de un "defecto de llenado" en el conducto con medio de contraste o un corte repentino de dicho conducto (fig. 11-16). También se puede identificar alguna anormalidad extracanalicular por medio de compresión

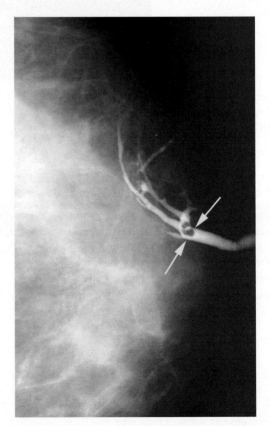

FIGURA 11-16. **Galactografía.** Mujer de 48 años con papiloma intracanalicular de la mama izquierda. La proyección CC izquierda indica un pequeño defecto redondeado de llenado (*flechas*) en el conducto con material de contraste en la zona subareolar izquierda.

externa. La galactografía ha sido ampliamente reemplazada por técnicas ecográficas mejoradas.

En resumen, la detección sistemática del cáncer mamario en la población general y la de alto riesgo ha permitido disminuir la cifra de mortalidad de dicha neoplasia. No ha cesado la evolución de las técnicas de imagen y permite a los radiólogos especializados en mama contar con mejores instrumentos para el diagnóstico y el tratamiento de masas benignas y malignas. La subespecialidad de estudios de imagen en la mama pertenece al campo de los radiólogos especializados junto con sus colegas multidisciplinarios como los cirujanos de mama, oncólogos clínicos, radiooncólogos y patólogos de mama.

MÉTODOS SUGERIDOS PARA INVESTIGAR PROBLEMAS CLÍNICOS COMUNES

En la figura 11-17 se incluyen algoritmos para la investigación en dos situaciones clínicas comunes.

FIGURA 11-17. **Algoritmos clínicos.**
A: Detección sistemática de carcinoma de mama. **B:** Detección de una masa palpable en la mama.

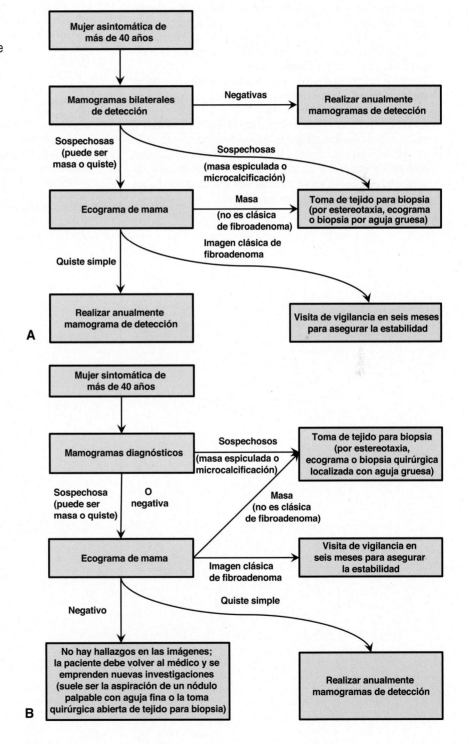

- En promedio, 1 de cada 8 estadounidenses terminará por presentar carcinoma de la mama.
- Los mamogramas deben ser interpretados por radiólogos calificados y la mamografía de alta calidad es indispensable para la detección temprana del cáncer mamario.
- Un mamograma de detección consiste en proyecciones OML y CC.
- La mamografía de detección debe combinarse con exploraciones regulares de las mamas.
- Entre los datos mamográficos en que cabe la sospecha de un cáncer están una masa de forma irregular, microcalcificaciones pleomórficas, retracción o engrosamiento de la piel, deformación arquitectónica o asimetría focal (en comparación con la mama contralateral).
- Entre las calcificaciones en que cabe la sospecha de cáncer están las nuevas, las pleomórficas y las que tienen ramificaciones lineales finas/segmentarias.
- La ecografía es útil para diferenciar entre masas sólidas y quistes de la mama. La RM es provechosa para valorar la extensión y tamaño de un cáncer mamario diagnosticado, diferenciar entre una cicatriz y un cáncer recidivante, la rotura de un implante y en pacientes de alto riesgo como un complemento de detección en mamografía.

Lecturas adicionales

1. Berg WA, Yang TS. *Diagnostic Imaging: Breast*. 2nd ed. Altona: AMIRSYS; 2013.
2. Berg WA, Zhang Z, Lehrer D, et al. Detection of breast cancer with addition of annual screening ultrasound or a single screening MRI to mammography in women with elevated breast cancer risk. *J Am Med Assoc*. 2012;307(13):1394-1404.
3. Cardenosa G. *Breast Imaging Companion*. Philadelphia, PA: Lippincott Williams and Wilkins; 2007.
4. Lee CH, Dershaw DD, Kopans D, et al. Breast cancer screening with imaging: recommendations from the Society of Breast Imaging and the ACR on the use of mammography, breast MRI, breast ultrasound, and other technologies for the detection of clinically occult breast cancer. *J Am Coll Radiol*. 2010;7(1):18-27.
5. Conant E, Brennecke C. *Breast Imaging: Case Review Series (Case Review)*. Philadelphia, PA: Mosby; 2006.
6. D'Orsi CJ, Bassett LW, Berg WA, et al. Mammography. In: D'Orsi CJ, Mendelson EB, Ikeda DM, eds. *Breast Imaging Reporting and Data System (BI-RADS)*. 4th ed.. Reston, VA: American College of Radiology; 2003.
7. Independent UK Panel on Breast Cancer Screening. The benefits and harms of breast cancer screening: an independent review. *Lancet*;380(9855):1778-1786.
8. Pisano ED, Gatsonis C, Hendrick E, et al. Diagnostic performance of digital versus film mammography for breast-cancer screening. *N Engl J Med*. 2005;353(17):1773-1783.
9. Saslow D, Boetes C, Burke W, et al. American cancer society guidelines for breast screening with MRI as an adjunct to mammography. *CA Cancer J Clin*. 2007;57(2):75-89.
10. U.S. Preventive Services Task Force. Screening for breast cancer: U.S. Preventive services task force recommendation statement. *Ann Intern Med*. 2009;151(10):716-726.

Preguntas

1. Con base en las indicaciones para la práctica de un mamograma de detección, ¿cuál sería la mejor decisión?
   a. Mujeres asintomáticas sin factores de alto riesgo, y comenzar a la edad de 30 años, cada año
   b. Mujeres asintomáticas sin factores de alto riesgo para comenzar a los 40 años, cada año
   c. Mujeres asintomáticas sin factores de alto riesgo para comenzar a los 50 años, en forma bianual
   d. Mujeres que durante los últimos 7 días tuvieron dolor en la mama

2. Las ventajas de la mamografía digital en comparación con la hecha radiográficamente incluye los incisos siguientes, excepto:
   a. Utilizar una técnica diagnóstica con ordenador para detectar anormalidades
   b. Mejor detección del cáncer mamario en premenopáusicas o perimenopáusicas
   c. Transmisión rápida de la imagen a otro sitio y almacenamiento electrónico
   d. Mejor detección de cáncer mamario en mujeres con senos grasosos

3. Entre las indicaciones para la práctica de un mamograma diagnóstico están las siguientes, excepto:
   a. Cuadrantectomía reciente para establecer una nueva base
   b. Mujer de 40 años que presenta secreción sanguinolenta por el pezón
   c. Mujer de 50 años con antecedente de hallazgo de tejido benigno en la biopsia de mama
   d. Mujer de 50 años que en fecha reciente comenzó a mostrar una indentación cutánea unilateral

4. De las siguientes calcificaciones, ¿en cuál cabe en mayor grado la sospecha de que exista un carcinoma canalicular *in situ*?
   a. Microcalcificaciones redondas y puntiformes
   b. Calcificaciones distróficas
   c. Microcalcificaciones amorfas
   d. Microcalcificaciones pleomórficas acumuladas

5. El diagnóstico diferencial de una masa sólida circunscrita en el ecograma incluye las siguientes entidades, excepto:
   a. Fibroadenoma
   b. Tumor filodes
   c. Quistes
   d. Carcinoma medular

6. Una de las siguientes afirmaciones sobre la ginecomastia del hombre es verdadera, ¿cuál es?
   a. Conlleva un mayor peligro de cancerización
   b. Siempre es bilateral
   c. Puede provenir incluso de algunos fármacos, hepatopatías o un tumor testicular
   d. Aparece solamente en ancianos

7. Las indicaciones para practicar RM de mama son las siguientes, excepto:
   a. Mujeres con tejido mamario denso
   b. Valoración inicial de la extensión de la enfermedad en caso de un cáncer mamario recién diagnosticado
   c. Rotura de un implante de silicona
   d. Mutación genética de BRCA

8. De las siguientes afirmaciones, ¿cuál es la que sugiere más la presencia de un cáncer?
   a. Masa oval de poca densidad circunscrita en el mamograma
   b. Masa oval isoecoica circunscrita en la ecografía
   c. Masa irregular de alta densidad con bordes espiculados en el mamograma
   d. Masa anecoica lobulada con tabiques e intensificación posterior en el ecograma

9. Las indicaciones para un mamograma de detección en caso de alto riesgo antes de los 40 años son las siguientes, excepto:
   a. Se hizo el diagnóstico a una madre con cáncer mamario después de la menopausia
   b. Mutaciones de BRCA
   c. Madre diagnosticada en la premenopausia, con un cáncer mamario
   d. Antecedentes de linfoma a los 8 años de vida después de radioterapia del tórax

10. De las modalidades de imagen iniciales para valorar a una mujer de 29 años con una masa mamaria, ¿cuál es la mejor?
    a. Mamograma diagnóstico
    b. RM de mama
    c. Tomosíntesis
    d. Ecograma de mama

CAPÍTULO 12

Radiología intervencionista

Thomas A. Farrell, MB, BCh

La **radiología intervencionista (RI)** es una especialidad distinta de la atención médica en que se utilizan métodos de mínima invasión bajo orientación imagenológica para el diagnóstico y el tratamiento no quirúrgico de enfermedades. Los métodos diagnósticos y terapéuticos por vía percutánea se realizan con técnicas imagenológicas de fluoroscopia, ecografía, tomografía computarizada (TC) o resonancia magnética (RM) para orientación. Todos ellos se pueden calificar ampliamente como vasculares (como la arteriografía y la venografía) y no vasculares (como el drenaje de abscesos, técnicas para tratar la obstrucción de los riñones y otras en los conductos biliares), se realizan en un espacio de RI estéril con el paciente sedado, pero consciente; a menudo se practican de manera extrahospitalaria. Muchos métodos que estaban dentro del campo de la cirugía los realizan ahora radiólogos intervencionistas con menores complicaciones y una estancia hospitalaria más breve.

Desde 1953, cuando el Dr. Sven-Ivar Seldinger describió un método de acceso arterial percutáneo, con una aguja hueca, una guía de alambre y un catéter, no ha cesado la evolución de la RI porque han surgido técnicas y aparatos nuevos para mejorar la atención médica. Los progresos técnicos han permitido la mejoría notable de la seguridad del enfermo y la diversidad de procedimientos. Conforme se expanden todavía más los cambios rápidos en tecnologías endovasculares, también serán mayores las posibilidades de realizar métodos de mínima invasión orientados por estudios de imágenes.

La RI es una actividad basada en procedimientos y por ello los radiólogos intervencionistas participan más en la atención clínica que sus colegas en la radiología diagnóstica. En la práctica de RI se brinda un servicio inmediato de consulta en el cual colaboran enfermeras con preparación especial, además de auxiliares médicos. Los pacientes son estudiados

TABLA 12-1	Lista previa a la radiología intervencionista

Indicaciones para realizar la técnica/dudas o aclarar con ella
Contraindicaciones
Revisión de estudios de imagen y no invasivos
Identificar si hay alergia al medio de contraste
Obtener el consentimiento informado
Corroborar los parámetros de coagulación y la creatinina
    sérica
Necesidad de antibióticos con fin profiláctico
El paciente debe estar en ayunas e hidratado
Interrumpir la administración de heparina IV

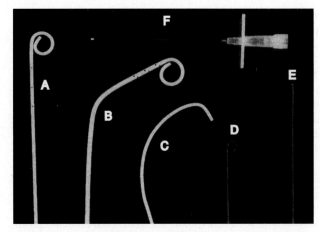

FIGURA 12-1. **Instrumentos necesarios. A:** Catéter con forma de cola de cochino. **B:** Catéter angulado con forma de cola de cochino. **C:** Catéter Cobra. **D:** Guía con punta en J. **E:** Guía recta (Bentson). **F:** Aguja 18G para punción de vasos.

sistemáticamente por el servicio de RI para posteriormente ser vigilados. Los estudios previos incluyen valoración inicial del paciente y estudio de diversas técnicas de imágenes realizadas (tabla 12-1).

La vigilancia después de la intervención es esencial para saber si se han obtenido buenos resultados y no han surgido complicaciones. Este servicio clínico integral destaca el hecho de que la RI es más que métodos sencillos. Las técnicas realizadas por radiólogos intervencionistas son invasivas y por ello hay que comentar con el paciente el riesgo de complicaciones para que otorgue su consentimiento informado al sopesar los riesgos posibles de un procedimiento con sus beneficios potenciales. Un médico nunca permitirá que el paciente quede expuesto a riesgos, salvo que los riesgos, los beneficios y las alternativas del procedimiento planeado hayan sido comentados, comprendidos y consentidos antes de realizarlo. El médico debe ser honesto y directo al atender a los pacientes y sus expectativas en cuanto a los resultados de un procedimiento de RI.

El objetivo de este capítulo es explicar los antecedentes, las indicaciones y las técnicas básicas de los procedimientos más realizados con RI, para que el lector sepa cómo esta subespecialidad contribuye a una mejor atención del paciente.

INSTRUMENTOS Y MATERIALES

Los procedimientos de RI se realizan en departamentos imagenológicos, con fluoroscopia y angiografía por substracción digital (ASD). El radiólogo intervencionista también utiliza la ecografía, la TC y la RM en imágenes.

Los procedimientos endoluminales y endovasculares necesitan de la administración de un medio de contraste para mejorar la visualización. El más usado es un preparado yodado no iónico para visualizar arterias, venas, conductos biliares o las vías gastrointestinales (GI) o urinarias. Como otra posibilidad, se puede recurrir al dióxido de carbono, un gas aplicado por vía intravascular en pacientes con insuficiencia renal o que son alérgicos al medio de contraste yodado.

En el comercio se dispone de instrumentos muy diversos como **catéteres angiográficos**, vainas, guías de alambre, catéteres para angioplastia con balón, endoprótesis vasculares y filtros para la vena cava; su conocimiento detallado y su uso

necesitan preparación y experiencia. Existen catéteres angiográficos de muy diversos tipos ya preformados, casi todos hechos de material plástico flexible como el polietileno o el poliuretano. En el cuerpo del catéter se puede incorporar una trama de alambre para intensificar su rigidez y también su uso como "torque". El diámetro de dichos tubos se mide en la escala francesa (F) en que 3F = 1 mm (diámetro externo). Casi todos los catéteres tienen un diámetro 4F a 7F. La angiografía aórtica se realiza con catéteres con forma de cola de cochino que tienen orificios cerca de la punta, con lo que fluye con mayor rapidez el bolo de material de contraste, mientras que el asa del catéter en cola de cochino estabiliza el tubo e impide su retroceso (fig. 12-1A, B). La angiografía selectiva (de las arterias renales mesentéricas superiores y el tronco celiaco) se practica con un catéter curvo con orificio terminal como Cobra C2 (fig. 12-1C). Durante un procedimiento vascular se necesitan a veces catéteres y guías diversos, además de la colocación de un revestimiento vascular con una válvula hemostática en el sitio de acceso para disminuir el traumatismo del vaso y facilitar el intercambio rápido del catéter y la guía.

Los **catéteres para drenaje percutáneo** utilizados para el tratamiento de abscesos, obstrucción de riñones (nefrostomía percutánea) y de vías biliares, están hechos de poliuretano y su diámetro es mayor (8F a 22F) que los usados en angiografía. Los tubos de drenaje se colocan con la técnica de Seldinger y después se fijan en su posición al activar un mecanismo de afianzamiento en cola de cochino, al dejar un punto de sutura que capta el cuerpo del catéter y que es unido a su punta. La propia asa del catéter con forma de cola de cochino contiene grandes orificios laterales para drenaje. Los catéteres de diámetro menor fácilmente se ocluyen con restos y es necesario cambiarlos sistemáticamente sobre una guía cada 6 a 8 semanas, si se necesita drenaje por largo tiempo.

Las **guías de alambre** mejoran la facilidad y la seguridad de la colocación del catéter. La cubierta externa de una guía incluye un resorte metálico íntimamente entretejido, pero flexible. Un centro rígido permite contar con tal característica en un tramo variable de la guía. El equilibrio entre los componentes flexible y rígido es el elemento que rige el manejo de la guía. Por ejemplo, los 15 cm distales de una guía Bentson son flexibles, permitiendo el enrollamiento fácil (fig. 12-1E), en tanto que la guía con punta en J disminuye el riesgo de lesionar la pared vascular porque la punta es roma (fig. 12-1D). El diámetro de las guías varía de 14 milésimos de pulgada (0.014") a 38 milésimos de la misma (0.038"). La longitud corriente de casi todas las guías es 145 cm, en tanto que se cuenta con guías más largas (260 cm) para facilitar el intercambio de catéteres.

Las **agujas** para acceso vascular varían de tamaño de 21G hasta 0.018 de pulgada, que atravesarán una aguja 18G que acepta una guía de 0.035 de pulgada (fig. 12-1F).

Los radiólogos intervencionistas, para evitar procedimientos incómodos y a veces dolorosos, usan la **sedación moderada con el sujeto consciente,** que es una depresión farmacoinducida de la consciencia, durante la cual los pacientes reaccionan voluntariamente a órdenes verbales, solas o acompañadas de leve estimulación táctil; ello se logra con la administración de versed, combinación de una benzodiacepina y fentanilo, un narcótico, y sus dosis se ajustan para obtener el efecto buscado. La vigilancia de los signos vitales incluye CO_2 terminal, que es un elemento que anticipa tempranamente la hipoxia mejor que la saturación de oxígeno arterial, es obligatoria y con ello se requiere contar con personal experto para administrarlo y sus antídotos si son necesarios.

INTERVENCIONES VASCULARES

La angiografía es una técnica de visualización de los vasos sanguíneos, en la cual a través de un catéter en su interior (angiografía por catéter) se inyecta material de contraste o como una técnica no invasiva, como el caso de angiografía por TC (ATC) y por RM (ARM).

La angiografía por catéter comienza con la penetración de una arteria (como la femoral o la radial) por medio de la técnica de Seldinger (fig. 12-2). El operador, después de insertar una aguja hueca en la arteria, introduce una guía a través de ella y la hace avanzar en el interior de ese vaso. Inmediatamente sustituye la aguja por un catéter o una vaina vascular. Cualquier movimiento o cambios posteriores del catéter se realizan sobre la guía. Con esta técnica de colocación de la aguja y el catéter suele ser necesaria la orientación ecográfica y fluoroscópica, respectivamente. La arteriografía de grandes vasos se realiza con catéteres "de purga" (cola de cochino). La canulación de arterias menos gruesas se hace con catéteres de formas y calibres diversos. Para la arteriografía subselectiva o superselectiva se utilizan microcatéteres (3F y de menor diámetro).

Después que el operador coloca de manera segura el catéter en la arteria seleccionada, extrae la guía e inyecta el medio de contraste durante la obtención de imágenes, por lo común, con ASD en que se realizan varias imágenes "con máscara" antes de inyectar el medio de contraste, y así es factible la substracción ulterior de estructuras extravasculares en el siguiente grupo de imágenes que se obtienen a medida que el medio de contraste fluye por el interior del vaso y se produce el arteriograma. Para obtener imágenes adicionales se intercambia el catéter o se vuelve a colocar en su posición. Una vez terminado el procedimiento, se extrae el catéter de la arteria y se logra hemostasia

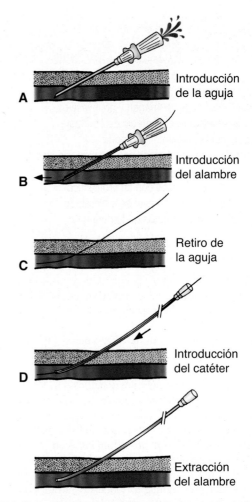

FIGURA 12-2. Técnica de Seldinger. A: Se punciona el vaso con la aguja. **B:** Se avanza la guía a través de la aguja al interior del vaso. **C:** Se extrae la aguja y se deja la guía. **D:** Sobre esta última se introduce un catéter al vaso. **E:** Se extrae la guía y se purga el catéter.

en el sitio de la arteriotomía con compresión manual o un dispositivo percutáneo de cierre como un clip de nitinol o una sutura preformada, que cierra la pared arterial de modo externo "en bolsa de tabaco" con impacto mínimo en el diámetro del vaso. El lapso de recuperación es de 2 a 6 h después del procedimiento.

En la valoración de arteriopatías se usan ampliamente ATC y ARM (fig. 12-3), que han sustituido a la angiografía diagnóstica por catéter, excepto cuando se planea una intervención o los resultados de otros estudios no son concluyentes. La angiografía por resonancia magnética (ARM) aprovecha el contraste inherente que surge entre la sangre y su flujo y el tejido estacionario, y constituye una técnica nueva que no necesita gadolinio.

En general, el diagnóstico de **arteriopatía periférica (AP)** se formula desde el momento en que se solicita un arteriograma. La valoración inicial incluye la investigación de los síntomas como claudicación intermitente, dolor en el reposo, úlcera tórpida, la exploración física y la revisión de estudios

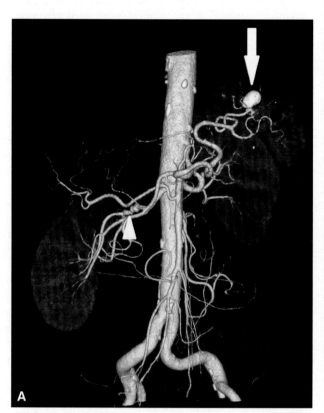
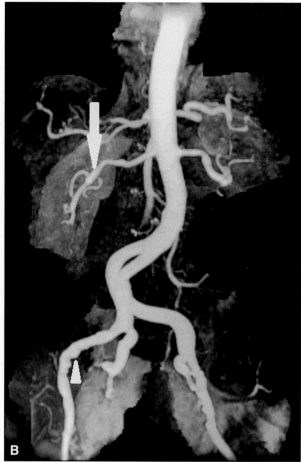

FIGURA 12-3. A: ACT de abdomen. Las imágenes con vista volumétrica del abdomen muestran a la aorta abdominal y sus ramas. En la zona media de la arteria renal derecha se observan múltiples estenosis, compatibles con displasia fibromuscular (*punta de flecha*). Se identifica también un aneurisma calcificado de la arteria esplénica (*flecha*). **B:** *Angiografía por RM* del abdomen y la pelvis en que se detectan estenosis múltiples en ambas arterias renales (*flecha*) y la iliaca externa (*punta de flecha)* compatible con displasia fibromuscular.

de imágenes no invasivos como ecografía por Doppler, ATC, ARM y presiones segmentarias de extremidades (índice tobillo-brazo) antes de realizar la angiografía. Este último método, en vez de ser un punto terminal, permite formular un plan integral de tratamiento ulterior porque valora la extensión y gravedad de la enfermedad y es un esquema orientador para alguna intervención (angioplastia con balón, endoprótesis, cirugía y otros). En la visita inicial, los pacientes diabéticos pueden tener isquemia en una fase avanzada, porque fácilmente desarrollan una neuropatía periférica que puede ocultar los síntomas comentados. En ellos también hay una prevalencia mayor de afectación de vasos finos (infrageniculados), más difícil de tratar quirúrgicamente, que contribuye a que el pronóstico a largo plazo sea menos favorable que en pacientes con otras causas de AP.

La AP es un marcador de ateroesclerosis sistémica intensa, porque más de 50% de quienes la tienen presentarán arteriopatía coronaria, e incluso 25% de los pacientes con AP mostrarán estenosis intensa de una arteria carótida, como mínimo.

La exploración arteriográfica de personas con AP se puede dividir en tres regiones anatómicas: aortoiliaca, femoropoplítea y puntos de nacimiento vascular (infrarrotulianos). Los aneurismas en la aorta abdominal (AAA) aparecen más frecuentemente por debajo del nivel de las arterias renales. El operador debe conocer el número de estas últimas y también identificar estenosis en ellas. Durante la arteriografía se realizarán vistas oblicuas bilaterales porque si se realiza solamente una vista frontal es posible no detectar estenosis hemodinámicamente importantes. Por lo común, los pacientes con claudicación intermitente tienen estenosis u oclusiones de los sistemas iliaco o femoral, más a menudo en la arteria femoral superficial. En el muslo aparecen colaterales arteriales que reciben sangre de la arteria femoral profunda para esquivar la oclusión de la arteria femoral superficial, y por ello es posible reconstituir el torrente sanguíneo en un punto distal desde la oclusión a nivel de la arteria poplítea. Es fácil detectar dolor por isquemia en el reposo o úlceras cutáneas, en los casos de trastornos oclusivos a nivel de los troncos secundarios o en ellos (tibiales anterior y posterior y arteria peronea) infrarrotulianas.

En general, se consideran como hemodinámicamente importantes las **estenosis arteriales** cuando disminuyen en 50% el diámetro interno de dichos vasos. Por la medición del gradiente tensional en uno y otros lados se podrá valorar con mayor precisión la trascendencia de una estenosis arterial, de modo que si tiene 10 mm Hg o más, es clasificado como importante, lo que justifica un tratamiento como la angioplastia o la colocación de una endoprótesis. Si el gradiente no llega a esa cifra se puede aplicar por vía endoarterial un vasodilatador como la nitroglicerina para simular el ejercicio y posiblemente revelar alguna estenosis significativa.

Si en ambos lados no hay pulsos femorales satisfactorios será necesario un acceso percutáneo a través de las arterias humerales o radiales.

La **trombólisis dirigida por catéter** es la disolución de un trombo (coágulo sanguíneo) para restaurar el libre tránsito del vaso ocluido (trombótico), con el uso de sustancias como la urocinasa y el activador de plasminógeno tisular (AP-t), que se introducen directamente por goteo en la arteria, la vena, la derivación o en injertos de hemodiálisis ocluidos, por medio de un catéter para que en tales sitios se alcance una concentración muy alta del trombolítico. Entre las contraindicaciones para su uso están hemorragia interna o intracraneal recientes, o intervención quirúrgica (tabla 12-2).

Las complicaciones de la trombólisis incluyen hemorragia y embolización distal de un trombo. La probabilidad acumulada de hemorragia aumenta con el tiempo que dure la venoclisis y va de menos de 10% después de 16 horas, a más de 30% a las 40 horas. Son útiles las mediciones sistemáticas de la hemoglobina, el valor hematócrito y el fibrinógeno plasmático para diagnosticar y evitar dicha complicación. Una vez terminada la trombólisis (que puede tardar más de 24 h) cabe recurrir a la angioplastia, la endoprótesis o la intervención quirúrgica para tratar cualquier estenosis subyacente que contribuyó a la oclusión. Los medios mecánicos se utilizan mejor en el tratamiento de una oclusión aguda de una arteria nativa, ya sea por embolectomía quirúrgica o aspiración dirigida por catéter.

Angioplastia con balón

La **angioplastia transluminal percutánea (ATP) con balón** permite el control de una placa vascular y la ruptura de la capa íntima con disección localizada en la capa media subyacente,

con lo que se ensancha el diámetro intraluminal. Se remodelan por etapas la placa, la íntima y la capa media para que la superficie interior sea más uniforme. Es importante seleccionar el catéter apropiado para angioplastia con balón, para que una vez inflado tenga el mismo diámetro o un poco mayor que el del vaso adyacente indemne. Al inicio, se penetra la estenosis con una guía que se deja a través de la lesión hasta terminar el procedimiento. Por vía endoarterial se pueden administrar heparina y nitroglicerina para evitar la trombosis y el espasmo vascular, respectivamente. A través de la estenosis se avanza el balón de angioplastia, se infla y desinfla lentamente bajo orientación fluoroscópica. El operador, para valorar los resultados de la angioplastia, repetirá la angiografía y las mediciones tensionales. En caso de que la angioplastia sea subóptima, a veces será necesario colocar una endoprótesis vascular.

La **angioplastia de la arteria iliaca** mejora la circulación a los miembros pélvicos y para realizarla se necesitan balones con diámetro entre 7 y 10 mm. El operador introduce una guía a través de la estenosis durante el procedimiento y juzga los resultados logrados, con criterios angiográficos y hemodinámicos. Cabe considerar la colocación de endoprótesis si después de la angioplastia el gradiente tensional excede de 10 mm Hg, si la estenosis residual rebasa 30% o existe una disección que limite el flujo sanguíneo (fig. 12-4). La ATP o la endoprótesis simultánea de las dos arterias iliacas comunes, conocida como la técnica de inflado simultáneo de dos balones o de endoprótesis, es eficaz para tratar las estenosis bilaterales en el segmento proximal de las arterias iliacas comunes.

Las endoprótesis cubiertas en el **sistema femoropoplíteo** ocasionan libre tránsito a largo plazo semejante al que ocasionan las derivaciones quirúrgicas. Por lo regular, se practica angioplastia **infrarrotuliana** (arterias tibial anterior/posterior y peroneas) para el salvamento de la extremidad o para disminuir la extensión de una amputación inminente de la pierna o el antepié por isquemia. Esta técnica requiere una guía angosta (0.014-0.018") y un balón de angioplastia (2-3 mm de diámetro), por el menor diámetro del vaso.

La diabetes mal controlada contribuye a desarrollar neuropatía periférica y arteriopatías por mecanismos metabólicos complejos. La pérdida de la sensibilidad causada por la neuropatía periférica, la isquemia de la arteriopatía en esa zona, o una combinación de ambas, puede culminar en úlceras del pie que requiere la amputación, impactando en la movilidad a largo plazo y la mortalidad. El llamado **pie del diabético** tiende a incluir los vasos finos de la pierna y el pie, con ateroesclerosis y calcificación progresiva. No es fiable medir el índice tobillo-brazo porque muchas de las arterias de las extremidades pélvicas no son compresibles a causa de la calcificación difusa. El tratamiento de dicho cuadro clínico obliga a un enfoque multidisciplinario en que intervengan podiatras, endocrinólogos, cirujanos vasculares y radiólogos intervencionistas. Como pruebas fiables, son recomendables la exploración física hecha regularmente y la medición de oxígeno transcutánea, además de Doppler de perfusión. A veces se necesita la angioplastia con balones de 2 a 3 mm de diámetro sobre guías 014 para restaurar el torrente sanguíneo de las arterias tibiales anterior y posterior en los arcos vasculares del pie (fig. 12-5A-C).

TABLA 12-2 Contraindicaciones para la trombólisis arterial

Absolutas

Hemorragia activa o reciente (<10 días) en vías gastrointestinales (GI) o genitourinarias (GU)

Hemorragia e infarto cerebrales recientes (<2 meses) y neurocirugía reciente (<3 meses)

Isquemia irreversible de extremidades

Relativa

Cirugía torácica/abdominal reciente (en término de los últimos 10 días)

Traumatismo reciente

Hipertensión profunda no controlada (sistólica >180 mm Hg)

La angioplastia y la colocación de endoprótesis en la arteria renal por lo común se realizan con un balón de 5 a 7 mm de diámetro y la endoprótesis, respectivamente. La afectación ateromatosa suele abarcar el segmento proximal u orificio del vaso, a diferencia de la displasia fibromuscular que por lo común afecta su segmento medio (fig. 12-6). Se recurre a la endoprótesis en la arteria renal si queda estenosis residual o si después de la angioplastia persiste la disección intensa (fig. 12-7). Las estenosis del orificio de la arteria renal suelen tratarse con endoprótesis de forma primaria, sin dilatación previa con balón. Se ha observado que la mejoría de la hipertensión y de la función renal no es irrefutable después de angioplastia/endoprótesis. En el estudio CORAL (NEJM, 2014) con la endoprótesis en la arteria renal, no se obtuvo un beneficio significativo que evitara graves problemas renales y cardiovasculares adversos, cuando se agregó al tratamiento clínico multifactorial e integral en personas con estenosis ateroesclerótica de la arteria renal e hipertensión, o una nefropatía crónica.

Endoprótesis endovasculares

Existen dos indicaciones principales para colocar una endoprótesis en un vaso: 1) gradiente tensional residual mayor de 10 mm Hg después de angioplastia, y 2) disección con limitación del flujo después de ese método, en el cual el objetivo de colocar la endoprótesis es que el colgajo disecado quede contra la pared vascular y mejore la circulación. Existen, en general, dos tipos de endoprótesis metálicas que son la **expandible con balón** y la **autoexpandible**. La combinación de endoprótesis y balón se coloca a través de la estenosis; se infla el balón y con ello se abre y descubre la endoprótesis. Hecho lo anterior, se desinfla y extrae el balón (fig. 12-8). El despliegue de un dispositivo autoexpandible en el que no se necesita colocarlo en un balón de angioplastia comprende extraer la vaina que lo cubre, después de lo cual se expande la endoprótesis. A veces, se necesita la dilatación posterior con un balón de angioplastia. Las endoprótesis autoexpandibles suelen ser más flexibles que

los stents expandidos con balón, lo cual es una ventaja cuando se colocan en vasos tortuosos. Se dispone de endoprótesis cubiertas (politetrafluoroetileno [PTFE], Dacron) para tratar la lesión vascular que origina un seudoaneurisma, hemorragias o una fístula arteriovenosa (AV) (fig. 12-9A y B).

Las limitaciones de la angioplastia con balón son el rebote elástico y la nueva estenosis del vaso. La colocación de una endoprótesis puede no convenir en casos de trombosis e hiperplasia de una neoíntima, con reaparición de la estenosis. La introducción reciente de **endoprótesis y balones recubiertos de fármacos** con elusión del paclitaxel reduce significativamente la respuesta celular que origina la reaparición de la estenosis; los dispositivos y balones depositan el fármaco en el endotelio. La liberación sostenida del fármaco desde la endoprótesis posiblemente no sea esencial para la acción antiproliferativa y duradera del paclitaxel porque las células del músculo liso vascular lo captan rápidamente y debe quedar retenido durante una semana para obtener un efecto beneficioso con los balones recubiertos por dicho fármaco (GRF), en vez de endoprótesis con elusión del fármaco (EEF). El entusiasmo inicial por la tecnología de recubrimiento farmacológico ha sido atemperado con el metaanálisis reciente de estudios con asignación al azar que sugieren la posibilidad de aumento en el índice de mortalidad después de 2 años en pacientes con arteriopatía periférica (AP) tratados con balones recubiertos de paclitaxel y endoprótesis con elusión del mismo fármaco, en comparación con pacientes tratados con dispositivos testigos (balones no recubiertos y endoprótesis de metal puro).

Los **injertos aórticos por endoprótesis** han revolucionado el tratamiento de los aneurismas aórticos que incluyen los de los segmentos torácicos (TAA) y abdominal de la aorta (AAA) y con ello disminuyen la intensidad y la duración del procedimiento quirúrgico, sus complicaciones y la permanencia hospitalaria. Dichos procedimientos, que son la reparación de un aneurisma endovascular torácico (RAEVT) por TAA y la reparación de un aneurisma endovascular (RAEV) por AAA, por lo común se realizan en un quirófano o en una sala

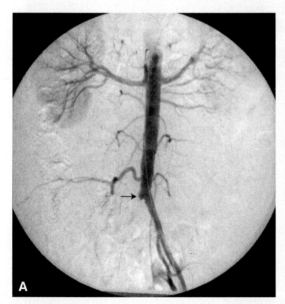 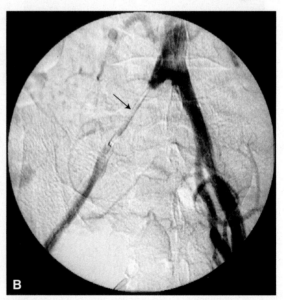

FIGURA 12-4. Trombólisis arterial, angioplastia con balón y colocación de endoprótesis en una oclusión de la arteria iliaca común. A: Aortograma/angiograma pélvico en que se observa oclusión de la arteria iliaca común derecha (*flecha*). **B:** Recanalización parcial de dicha arteria después de trombólisis realizada a través de un catéter de venoclisis (*flecha*).

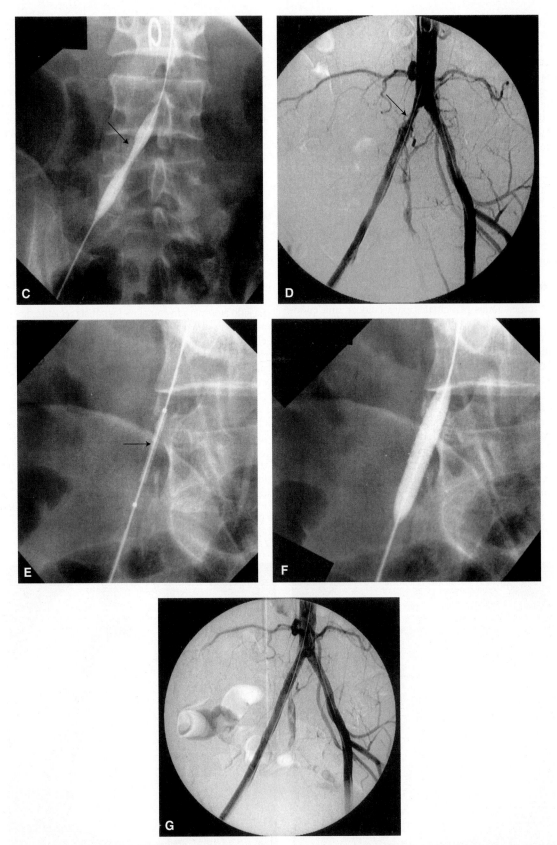

FIGURA 12-4. *(Continuación)* **C:** Se practicó angioplastia con balón y se observó angostamiento residual del balón (*flecha*). **D:** La estenosis en la iliaca común persistió después de la angioplastia (*flecha*). **E y F:** Se abrió una endoprótesis con balón expansible a través de la estenosis. Se observa la endoprótesis sin abrir (*flecha*) en la porción distal del balón de angioplastia. **G:** Después de colocar la endoprótesis no quedó estenosis residual.

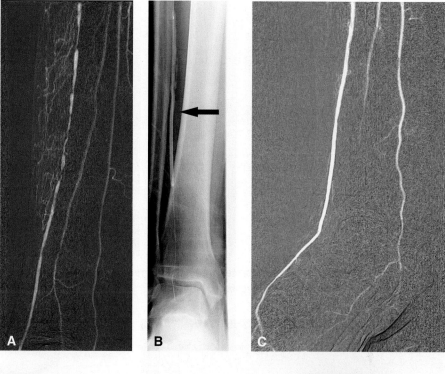

FIGURA 12-5. Angioplastia tibial anterior en una úlcera tórpida del primer dedo de un individuo diabético. A: Angiograma en la zona baja de la extremidad pélvica derecha en que se observa afectación difusa de la arteria tibial anterior. **B:** Angioplastia con balón de la arteria derecha mencionada con un balón de 2.5 mm de diámetro para angioplastia. **C:** Angiografía de vigilancia en que se observa mejoría del flujo en la arteria mencionada y la del dorso del pie.

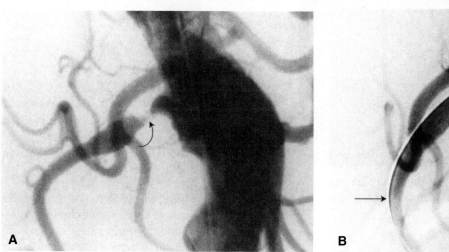

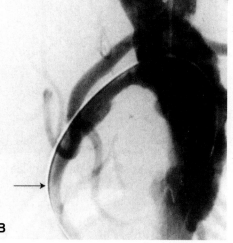

FIGURA 12-6. Angioplastia de arteria renal. A: Aortograma "con purga" en que se identifica estenosis de la arteria renal derecha (*flecha curva*). **B:** Estenosis residual que persiste después de la angioplastia con balón. Se dejó la guía (*flecha*) a través de la estenosis.

combinada de quirófano/fluoroscopia, bajo anestesia general o epidural. Es esencial antes de ATC como procedimiento en el abdomen y la pelvis, medir con exactitud el vaso, definir el aneurisma y localizar las ramas arteriales. A través de cortes quirúrgicos en ambas arterias femorales comunes o por accesos percutáneos se introducen y despliegan los componentes modulares del injerto aórtico por endoprótesis en uno y otros extremos del aneurisma, con orientación fluoroscópica. Para excluir el aneurisma, se despliega el dispositivo que es de poliéster tejido y que cubre a un exoesqueleto de alambre (fig. 12-10). Después de RAEV es importante practicar TC de vigilancia para detectar complicaciones como la endofuga, que es el derrame de sangre al interior del saco aneurismático y

que puede agrandarlo. En caso de no aparecer dicha complicación, el tamaño del saco disminuirá (fig. 12-11). La RAEV conlleva un beneficio en la supervivencia temprana, porque un aneurisma agrandado puede romper su saco, pero la supervivencia a largo plazo equivale a la de la reparación abierta. La RAEVT y RAEV se usan también para tratar la disección espontánea y la sección traumática de la aorta y la rotura aguda de AAA. Se han obtenido buenos resultados con los injertos por endoprótesis en el tratamiento de aneurismas de la arteria poplítea.

La **ecografía intravascular** (**EIV**) se realiza con un catéter especial con una sonda ultrasonora en miniatura (20-40 mHz) en su extremo para visualizar el interior y el endotelio (pared interna) de arterias y venas. La técnica mencionada se utiliza

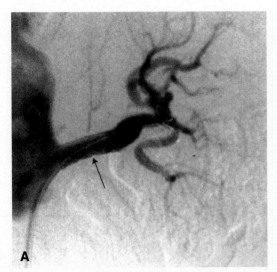

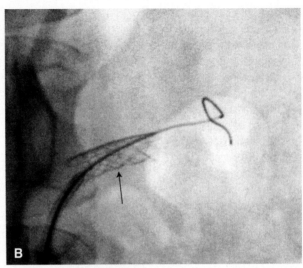

FIGURA 12-7. **Colocación de una endoprótesis en la arteria renal. A y B:** Se colocó una endoprótesis con balón expansible (*flecha*) que cruzó la estenosis de la arteria renal izquierda.

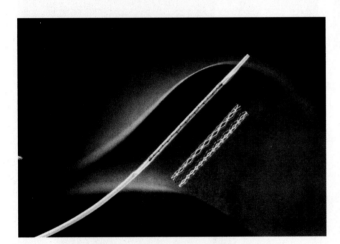

FIGURA 12-8. **Endoprótesis con balón expandible** incorporado a un balón de angioplastia y después de expandido (cortesía de Cordis Corporation).

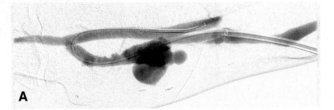

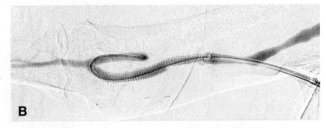

FIGURA 12-9. **A y B: Colocación de la endoprótesis en un seudoaneurisma. A:** Fistulograma para diálisis del brazo derecho en que se detecta un gran seudoaneurisma venoso en el hueco del codo. **B:** Se descartó el seudoaneurisma venoso al colocar una endoprótesis cubierta autoexpandible.

en las arterias coronarias para cuantificar la placa mural, y en el sistema venoso, para visualizar trombos y estenosis en personas con venopatías crónicas. No necesita de medio de contraste, aspecto ventajoso cuando se realizan métodos endovasculares como RAEV o la recanalización venosa en casos de insuficiencia renal.

Complicaciones de la angiografía

Las complicaciones del procedimiento mencionado son raras y las principales se incluyen en la tabla 12-3. Los factores de riesgo para que surjan incluyen hipertensión y obesidad, y las medidas preventivas comprenden la técnica meticulosa que incluye la punción de la arteria femoral sobre la cabeza del fémur y si no se usa un dispositivo de cierre, la aplicación constante y directa de presión manual sobre el sitio de punción después de extraer el catéter hasta lograr hemostasia. El hematoma después del angiograma puede extenderse al plano

retroperitoneal si la punción se hizo en la arteria iliaca externa (por arriba del arco crural) y no en la arteria femoral (fig. 12-12A). La compresión incompleta o intermitente sobre el sitio de punción puede hacer que se forme un seudoaneurisma, que puede ser tratado quirúrgicamente o con la inyección de trombina orientada por ecografía (fig. 12-12B). Si el operador introduce debajo de la íntima la aguja-guía o el catéter, podrá disecar la pared del vaso (fig. 12-12C), y la embolización distal de la placa mural o el trombo constituye un riesgo después de cualquier manipulación endovascular (fig. 12-12D). Las complicaciones después de punción en las arterias humeral o axilar son relativamente más comunes que las de la arteria femoral, por su menor diámetro y estar muy cerca de los nervios del brazo. El acceso a la arteria radial se prefiere actualmente si

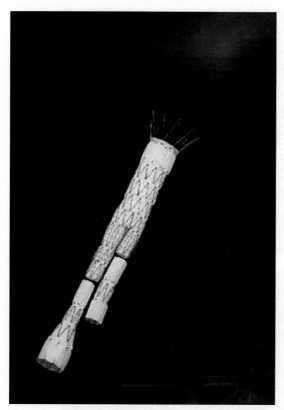

FIGURA 12-10. **El dispositivo para injerto con endoprótesis aórtica** posee tres componentes: un cuerpo principal y dos extensiones iliacas y es necesario que el operador las elabore y adapte a cada paciente. Los componentes se introducen a través de incisiones en la arteria femoral (cortesía de Cook Medical, Inc.).

se busca abordar a la extremidad superior. La disección o la trombosis de la arteria de acceso pueden obligar a la intervención endovascular o a la reparación quirúrgica.

La **nefropatía inducida por medio de contraste** suele producir disfunción renal transitoria y en ocasiones insuficiencia permanente. En la mayoría de los pacientes dicha complicación suele ser leve y autorremitente, con niveles de creatinina sérica que alcanzan su máximo en 3 a 5 días y se normalizan en un plazo de 2 semanas. Según expertos, la fisiopatología de tal complicación incluye una combinación de vasoconstricción y efecto tóxico directo del medio yodado en los túbulos renales. Los pacientes con diabetes y personas con deficiencias renales previas (creatinina sérica mayor de 1.2 mg, %) están expuestos a un mayor riesgo de presentar insuficiencia renal inducida por el medio de contraste. En sujetos de alto riesgo (ancianos, >1.6 de creatinina [Cr], diabetes mellitus) habrá que considerar buen criterio clínico, la hidratación adecuada y el uso de un medio yodado isoosmolar o hipoosmolar.

Las **reacciones alérgicas** o **de anafilaxia sistémicas** a los medios de contraste yodados son poco comunes y su gravedad depende del tipo, la dosis, la vía y la rapidez con que se utilizan. Las reacciones alérgicas pueden dividirse en leves, moderadas o intensas (tabla 12-4). La prevalencia de muchas de ellas al medio yodado es mayor con la vía intravenosa. Muchos estudios sugieren una menor incidencia de reacciones

graves cuando se usan medios yodados no iónicos. La tasa de mortalidad es de un caso por 45 000 exploraciones con medio de contraste y es equivalente a la de los medios hiperosmolares e hipoosmolares. Las reacciones moderadamente intensas de ese origen se caracterizan por hipertensión, hipotensión, sibilancias y laringoespasmo, y se manifiestan en 1% a 2% de las administraciones de tales medios. Las reacciones alérgicas leves (náusea, tos, ampollas e hiperemia facial) son más comunes y se les combate de forma sintomática (consúltese el *ACR Contrast Media Manual* para conocer los tratamientos específicos). Las medidas asistenciales de referencia incluyen aplicación de corticoesteroides antes de usar el medio de contraste (consúltese la última página para el uso previo de fármacos antes de las reacciones con medios yodados). La alergia a mariscos no es un factor que predisponga a una reacción alérgica al medio yodado de contraste.

Embolización terapéutica

Hemorragia de tubo digestivo

La angiografía selectiva y la embolización terapéutica son técnicas importantes en el tratamiento de pacientes con hemorragia aguda de la zona superior e inferior del tubo digestivo, que no proviene de várices. Como fase inicial, puede ser útil un estudio de medicina nuclear que utilice eritrocitos radiomarcados o ATC del abdomen para confirmar la presencia y el sitio de la hemorragia. Como paso siguiente, se realiza la angiografía selectiva del tronco celiaco y de las arterias mesentéricas superior o inferior. Una vez identificado el sitio de la hemorragia, se puede usar el catéter para hemostasia por embolización a base de trozos de esponja de gelatina o espirales para ocluir mecánicamente el flujo (fig. 12-13).

Hemoptisis

Los pacientes con hemoptisis masiva pueden ser tratados satisfactoriamente por la embolización de las arterias bronquiales apropiadas que nacen directamente de la aorta torácica o de ramas intercostales y usar partículas de 300 a 500 μm de diámetro. La ATC de tórax antes de dicho procedimiento aporta datos del sitio y la naturaleza de la hemorragia y también si la sangre proviene de las arterias bronquiales. Se tendrá mucho cuidado de no embolizar las arterias que dan perfusión a la médula espinal, porque puede causar parálisis.

Embolización de fibromas uterinos

Los fibromas son las masas benignas más comunes en el aparato reproductor femenino, y a veces se manifiestan por dolor, menorragia, anemia o síntomas de compresión producidos por el efecto expansivo. Tradicionalmente, se trataba al problema por medio de histerectomía o miomectomía. Una opción terapéutica eficaz y menos invasiva es la embolización de fibromas uterinos (EFU). Después de cateterismo selectivo bilateral de las arterias uterinas se inyectan partículas incluso de 900 micrómetros (0.9 mm) para lograr el infarto de los fibromas y así disminuir su tamaño y mejorar los síntomas. De forma típica, el tamaño de cada masa disminuye 60% a los 6 meses después del tratamiento e incluso 90% de las pacientes advierten mejoría de su dolor, menorragia o síntomas de compresión (fig. 4-27). Se necesita realizar RM antes de la embolización para descartar otras causas de la menorragia como la adenomiosis, que no mejora después de la embolización.

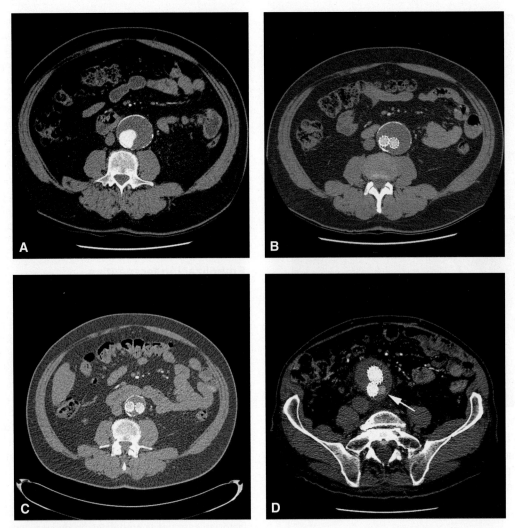

FIGURA 12-11. Monitorización de la endoprótesis-injerto aórtico. Los estudios seriados de TC indican un aneurisma infrarrenal de la aorta abdominal (AAA) cuyo diámetro es de 4.5 cm **(A)**. Seis meses después de colocar el endoinjerto en AAA, el saco aneurismático excluido midió 4 cm **(B)** y a los 18 meses después del endoinjerto, su diámetro disminuyó todavía más a 3.2 cm **(C)**. La TC del abdomen después del endoinjerto en AAA detecta medios de contraste dentro del saco aneurismático, pero fuera del endoinjerto (*flecha*) **(D)**. Constituye una endofuga (*flecha*) y aparece por la persistencia del torrente sanguíneo en el aneurisma, que en este paciente provino del flujo retrógrado desde una arteria lumbar.

TABLA 12-3	Complicaciones de la angiografía

Sistémicas
   Reacción alérgica al medio de contraste
   Insuficiencia renal
Locales
   Sitio de punción
   Hematoma
   Seudoaneurisma
   Fístula arteriovenosa
Intraluminales
   Disección de la subíntima
   Trombosis
   Embolización distal

La **embolización arterial** se realiza para disminuir la llegada de sangre al tumor, y con ello privarlo de sus nutrientes. En el caso del carcinoma de células renales, se puede embolizar al riñón antes de la cirugía, para disminuir la hemorragia transoperatoria durante la nefrectomía o la ablación (fig. 12-14).

El hígado tiene un doble suministro de sangre, por la arteria hepática y la vena porta, y los tumores en dicha glándula dependen en gran medida de la sangre arterial para su crecimiento. La **quimioembolización** se realiza en personas con cáncer primario o metastásico de hígado por la embolización subselectiva de sangre arterial al tumor, con una combinación de fármacos quimioterapéuticos y partículas inertes. La quimioembolización tiene la ventaja de prolongar el contacto del tumor con fármacos en concentraciones altas y al mismo tiempo producir infarto de la neoplasia (fig. 12-15). La **radioembolización** es otra forma de embolización del hígado

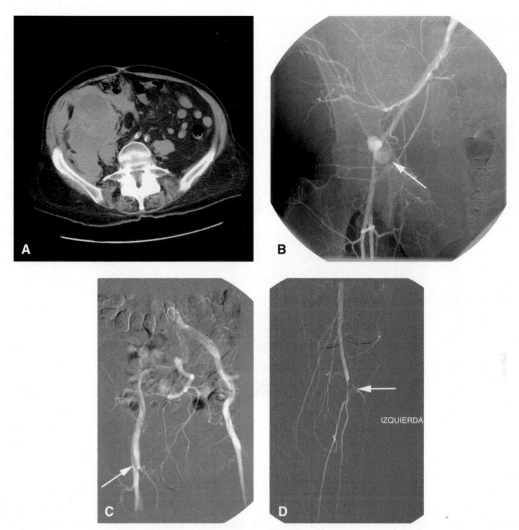

FIGURA 12-12. Complicaciones de intervenciones arteriales. A: TC que demuestra un hematoma que ocupa gran parte de la hemipelvis derecha. Fue posible rastrear el hematoma retroperitoneal hasta la arteria iliaca externa derecha, en la cual el médico que realizaba el angiograma hizo la primera punción arterial. **B:** La prominencia local definida (*flecha*) es un seudoaneurisma que se formó en el sitio en que se hizo la punción en la arteria femoral común. **C:** El defecto curvilíneo de llenado perfectamente nítido y de orientación vertical (*flecha*) en la iliaca externa derecha es un colgajo de disección. **D:** El defecto de llenado transluminal nítido en la porción distal de la arteria poplítea (*flecha*) es un émbolo que llegó después de la angioplastia con balón de una estenosis que contenía una placa ateroesclerótica en un punto superior de la arteria femoral superficial.

TABLA 12-4	Reacciones alérgicas al medio de contraste		
Tipo	**Leve**	**Moderada**	**Grave**
Incidencia (%)	5-15	1-2	0.1
Cuadro clínico	Náusea	Broncoespasmo	Laringoespasmo
	Vómito	Disnea	Edema facial
	Urticaria	Reacción vasovagal	Paro cardiorrespiratorio
		Hipertensión	Convulsiones
Tratamiento	Vigilar signos vitales	Oxígeno	Oxígeno/soluciones IV
	Observar si hay deterioro clínico	Agonistas β_2	Epinefrina SC o IV
			Agonistas β_2
			Diazepam
			Manual de ACR de 2018 para medios de contraste

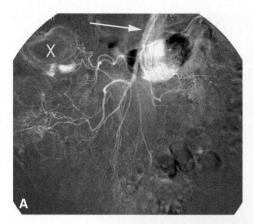

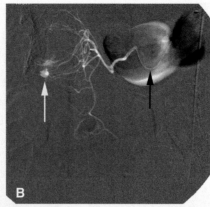

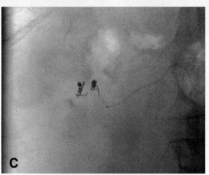

FIGURA 12-13. **Embolización de hemorragia en vías GI. A:** El angiograma en la arteria mesentérica superior (*flecha*) señala extravasación del medio de contraste, que representa hemorragia al interior del colon en el ángulo hepático (*X*). **B:** La extravasación (*flecha blanca*) fue confirmada con la angiografía selectiva de la arteria cólica derecha, realizada con un microcatéter (*flecha negra*). **C:** Varias espirales de acero inoxidable de 2 a 3 mm de diámetro fueron colocadas a través del microcatéter para ocluir la rama cólica derecha en el sitio de la hemorragia.

en la cual se inyectan por vía endoarterial esferillas de vidrio o resina de 10 a 50 micrómetros que contienen el isotopo 90 ytrio y con ello surge una concentración intensa de la dosis de radiación circunscrita al hígado. Los límites máximos de emisión de partículas β son 11 mm y 94% de la dosis de radiación se aplica en un plazo de 11 días.

Traumatismos

El radiólogo intervencionista tiene una función muy importante en el tratamiento de personas con traumatismos. Puede diagnosticar y tratar inmediatamente en la sala de angiografía una lesión vascular con hemorragia, daño de la íntima, seudoaneurisma o fístula y suele utilizar endoprótesis cubiertas con técnicas de embolización (fig. 12-16 y 12-17).

Antes de la introducción de dispositivos de fijación externa, gran parte de la mortalidad temprana causada por **fracturas de la pelvis** dependía de hemorragias internas. Las personas con tales fracturas necesitan angiografía y embolización porque la laparotomía permitirá descomprimir el hematoma pélvico, aplacar el efecto de taponamiento y originar mayor hemorragia. La extensión y naturaleza de la fractura pélvica y el hematoma que ocasiona, se diagnostican fácilmente con TC. El angiograma pélvico se realiza con un catéter con forma de cola de cochino colocado por arriba de la bifurcación aórtica, y se diagnostica la hemorragia aguda porque se extravasa el medio de contraste. Como paso siguiente, se puede embolizar la rama arterial con una espiral o con espuma de gel, y ambas se pueden introducir a través de un catéter angiográfico colocado selectivamente. La espuma de gel origina oclusión temporal del vaso que se recanaliza en un plazo de 2 a 3 semanas, en

tanto que una espiral metálica origina oclusión permanente. La isquemia pélvica después de embolización arterial selectiva es rara porque son muy extensas las colaterales arteriales.

Se sabe que 80% de personas que muestran desgarro de la aorta torácica después de un traumatismo no penetrante fallecen en el sitio del accidente, en el trayecto al hospital o poco después de llegar a él. La **sección aórtica** es la causa de muerte en muchos casos de desangramiento. El mecanismo patológico es la desaceleración repentina, en la cual la aorta descendente móvil presenta un desgarro en relación con el cayado relativamente fijo, y el sitio más común de la sección es un punto distal al nacimiento de la arteria subclavia izquierda. Como ocurre en todos los traumatismos, es importante la valoración clínica rápida inicial, pero incluso la mitad de los pacientes que viven después de accidentes con una lesión no penetrante de la aorta no muestran signos físicos externos de daño. La ATC del tórax ha sustituido a la aortografía por catéter como norma aúrea para el diagnóstico de lesión del cayado (fig. 2-105). Es importante saber que existe una variante anatómica normal del cayado que a veces es diagnosticada erróneamente como lesión traumática de la aorta y que ha sido denominada prominencia ductal, que está en sentido proximal a la cara inferior del cayado y representa el sitio de fijación del conducto arterioso (fig. 12-18).

Estudios de imagen e intervenciones en venas

La **trombosis venosa profunda (TVP)** y la embolia pulmonar (EP) aguda son dos manifestaciones de la tromboembolia venosa (TEV). La ecografía por compresión con efecto Doppler es el método diagnóstico más indicado en quienes se sospecha

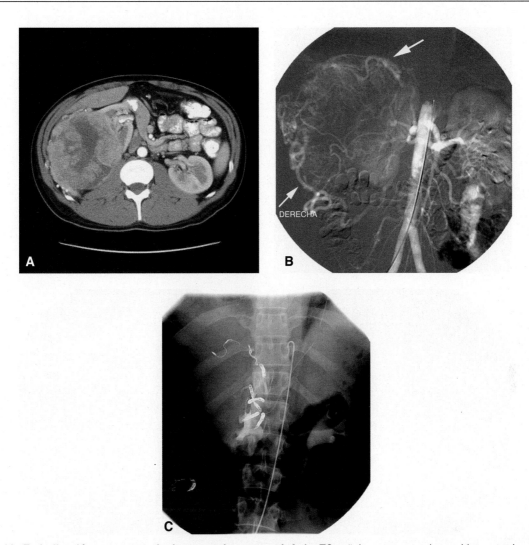

FIGURA 12-14. Embolización preoperatoria de un carcinoma renal. A: La TC señala un gran carcinoma hipervascular del riñón derecho. **B:** La aortografía abdominal confirma su hipervascularización (*flechas*). **C:** Estado después de embolización de las ramas de la arteria renal y las extrarrenales (arterias lumbar y frénica inferior) con espirales de acero inoxidable. La embolización profiláctica disminuyó la cifra de complicaciones posoperatorias y la hemorragia porque el cirujano operó en un campo "exangüe" (cortesía del Dr. D. Warner).

TVP, y en este caso, su exactitud es mayor de 95% en el muslo y miembros pélvicos respecto a TVP de la pantorrilla y la pelvis. La TVP se diagnostica al demostrar que no es compresible la vena, según se advierte en una sonda ecográfica. Los productos anticoagulantes son la farmacoterapia de referencia. Si se advierte una estenosis venosa oculta como causa de TVP, puede estar indicada la trombólisis dirigida por catéter, en la cual se coloca un tubo de venoclisis en el trombo y se administra el trombolítico. Una vez que la TVP mostró resolución, se trata la estenosis venosa con una endoprótesis o una operación quirúrgica. El cuadro inicial típico del **síndrome de May-Thurner** es de TVP en la extremidad pélvica izquierda. En el aspecto anatómico hay compresión de la vena iliaca común izquierda por la arteria iliaca común derecha que está sobre ella. Después de obtener buenos resultados contra TVP por medio de la trombólisis dirigida por catéter, se coloca una endoprótesis en la estenosis de la vena

iliaca común izquierda (fig. 12-19). El **síndrome de Paget von Schroetter** describe la aparición de TVP de la extremidad escapular en un paciente con estenosis de la vena subclavia como consecuencia de la compresión extrínseca de la primera costilla y ligamentos que la acompañan. Después el tratamiento satisfactorio de TVP con la trombólisis dirigida por catéter, se recomienda extirpar una parte de la primera costilla para conservar la circulación sanguínea adecuada por tiempo prolongado.

La trombólisis dirigida por catéter se ha usado ampliamente en el tratamiento de TVP de extremidad pélvica con resultados variables, pero el **estudio prospectivo ATTRACT** señaló que, en sujetos con trombosis aguda de vena profunda en la zona proximal del miembro pélvico, la adición de la trombólisis farmacomecánica dirigida por catéter a los anticoagulantes no disminuyó el riesgo del síndrome postrombótico y sí agravó el riesgo de una hemorragia abundante.

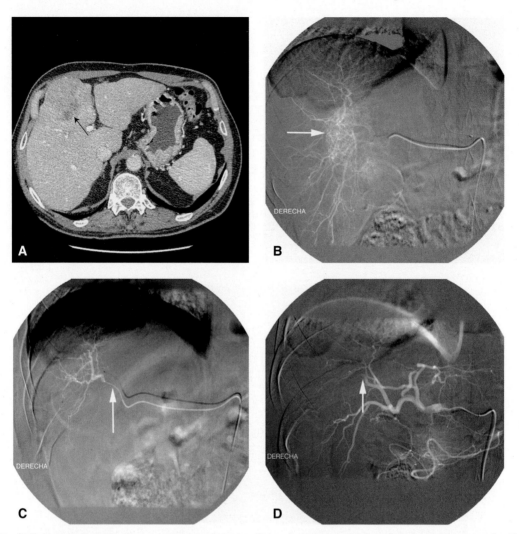

FIGURA 12-15. Quimioembolización de un carcinoma hepatocelular. A: La TC muestra un hepatoma hipervascular *(flecha).*
B y C: La angiografía selectiva del hígado confirma la hipervascularidad del tumor *(flecha)* y define con mayor nitidez su perfusión arterial.
D: La angiografía después de la quimioembolización del hepatoma confirma la oclusión de una rama de la arteria hepática *(flecha).*

La venografía suele ser parte de procedimientos intervencionistas como la colocación de catéteres en una vena central, filtros en la cava y obtención de sangre de la vena suprarrenal. El **hiperaldosteronismo primario** es una de las causas tratables más comunes de hipertensión y proviene de un adenoma suprarrenal unilateral (enfermedad de Conn) o de hiperplasia suprarrenal bilateral. La adrenalectomía puede ser curativa en quienes tienen dicha neoplasia, en tanto que, en el caso de la hiperplasia bilateral, la farmacoterapia es eficaz. La **obtención de sangre de vena suprarrenal** permite diferenciar estas dos formas de hiperaldosteronismo primario, por medio de la medición de la secreción de aldosterona (con corrección del cortisol) de las dos glándulas mencionadas.

Los **catéteres en vena central** se colocan por muy diversas indicaciones como la administración de antibióticos, quimioterapéuticos y hemodiálisis (HD). Se usan esencialmente dos tipos de catéteres: los que se colocan dentro de un **túnel** y los que no usan tal recurso. La hechura de un túnel es la creación

de una vía subcutánea en la que se coloca el catéter antes de que penetre en la vena. El túnel actúa como una barrera física que reduce la incidencia de infección por la presencia del catéter y también mejora la seguridad de este último. El manguito fibroso de los catéteres dentro del túnel origina una reacción fibrótica localizada que se estabiliza dentro de los tejidos subcutáneos. La **posición de la punta** óptima en todos los catéteres centrales se sitúa en la zona media de la vena cava superior (VCS) y la franja media de la aurícula derecha. El sitio correcto para colocarlos es la vena yugular interna derecha. **No** se considera adecuado el acceso por la vena subclavia de alguno de los lados, ante el riesgo de estenosis y oclusión permanente de ambas. Otro tipo de túnel para acceso a venas es el dispositivo puerto de acceso, que consiste en un depósito de implantación subcutánea en la mitad superior de la pared torácica o la extremidad superior, al cual se conecta el catéter. Los puertos se pueden penetrar por vía percutánea con una aguja que no sea gruesa (fig. 12-20).

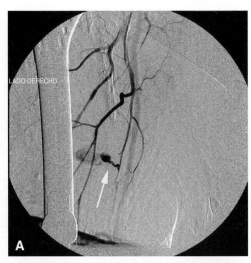
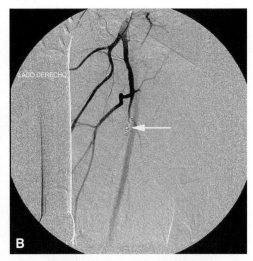

FIGURA 12-16. **Embolización de un seudoaneurisma con fuga.** El cuadro inicial fue el de un hematoma en expansión rápida y a presión después de reemplazo de cadera. **A:** Un angiograma en el muslo señala un seudoaneurisma (*flecha*) en la zona distal de la arteria femoral profunda. **B:** Se abrieron varias espirales de acero inoxidable a través del catéter de angiografía, que ocluyeron la rama arterial proximal al seudoaneurisma (*flecha*).

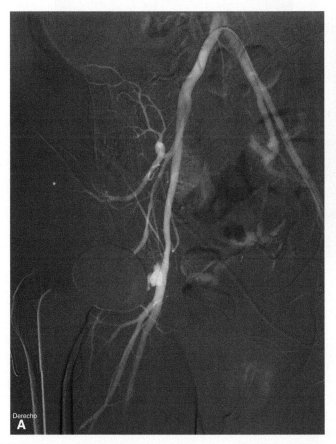
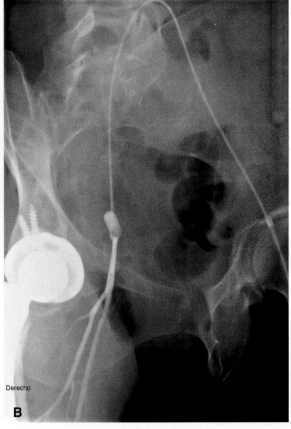

FIGURA 12-17. **Taponamiento con balón por arriba de un desgarro arterial. A:** Angiograma pélvico en que se observa extravasación de la arteria femoral después de punción inadvertida durante el reemplazo de cadera. **B:** La oclusión de la arteria iliaca externa por balón en sentido proximal al desgarro en la femoral no señala la extravasación, lo cual permitió llevar de nuevo al paciente al quirófano para la reparación del desgarro.

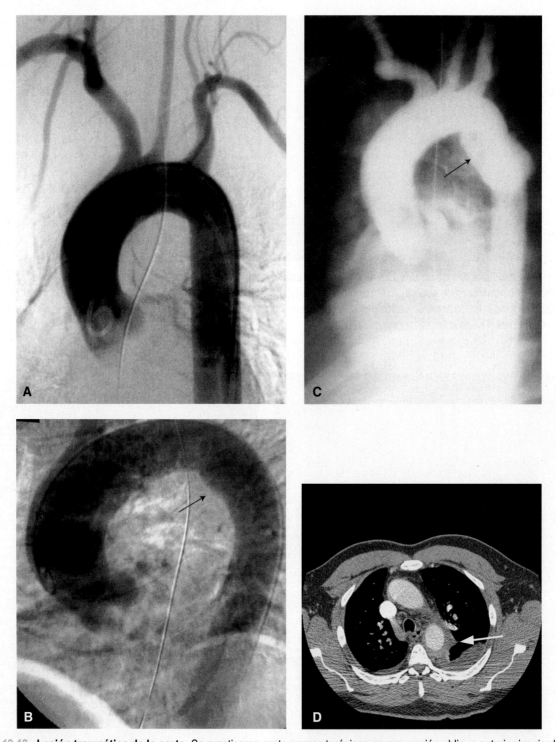

FIGURA 12-18. **Lesión traumática de la aorta.** Se practicaron aortogramas torácicos en proyección oblicua anterior izquierda (OAI) para la visualización óptima del cayado aórtico. **A:** Cayado normal. **B:** Prominencia del conducto, variante normal (*flecha*). **C:** Sección de la aorta (*flecha*) en un punto distal respecto al nacimiento de la arteria subclavia izquierda. **D:** En la TC, en el tórax se identifica un hematoma mediastínico (*flecha*) de la porción distal del cayado, compatible con sección de la aorta.

Si el acceso a una vena perdura por menos de 90 días conviene usar un catéter que no esté en un túnel como el catéter central de inserción periférica (CCIP) que se introduce por punción percutánea directa de las venas del brazo o antebrazo y se avanza bajo orientación fluoroscópica hasta que su punta esté en la vena cava superior (VCS).

Con el **filtro en la vena cava inferior (VCI)** se intenta evitar EP, al quedar atrapado el coágulo. La colocación del filtro está indicada en sujetos en quienes son ineficaces o están contraindicados los anticoagulantes contra TVP/EP. Actualmente, se dispone de varios tipos de filtros permanentes (fig. 12-21), todos hechos de acero inoxidable o nitinol, aleación de níquel y titanio, que se introducen por vía percutánea a través de la vena femoral o la yugular interna. Con los filtros en las extremidades se buscan dos fines: la primera es atrapar a un coágulo en la porción infrarrenal de la VCI, y como segundo fin unirlo a la pared de VCI. Los **filtros recuperables** de la VCI pueden ser colocados en sujetos con traumatismos o en otros con riesgo de EP a corto plazo. Tienen un gancho en su punta para facilitar su recuperación con un lazo (fig. 12-22). El diseño de los filtros recuperables difiere del de los permanentes en que sus "patas" o postes presentan una mayor posibilidad de perforar la pared de VCI y habrá que extraerlos de dicha vena tan pronto haya disminuido el riesgo de EP, porque aumenta el peligro de perforación de ese vaso y con ello la imposibilidad de recuperarlo de forma segura (fig. 12-23).

La **cirrosis** causa hipertensión portal que se manifiesta por várices esofágicas, esplenomegalia y ascitis. Al haber hemorragia de las várices en esófago puede surgir hematemesis masiva y su tratamiento inicial es el acodamiento por endoscopia o la inyección de un esclerosante como la etanolamina. Si persiste la hemorragia de las várices a causa de la hipertensión portal, se realiza una derivación intrahepática entre las venas hepática y porta para descomprimir esta última. La derivación ha sido denominada **derivación portosistémica intrahepática**

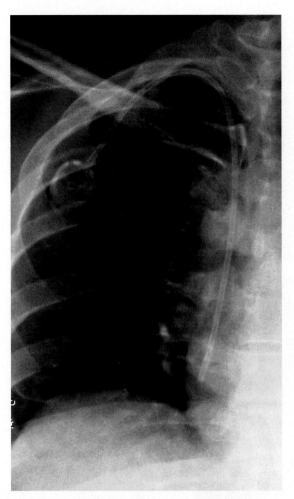

FIGURA 12-19. Elaboración de un puerto en el tórax para administrar quimiterapéuticos. El reservorio está en el tejido subcutáneo infraclavicular. Desde el mismo plano el catéter pasa a la vena yugular interna derecha rumbo a la aurícula derecha.

FIGURA 12-20. Filtros permanentes en la vena cava inferior. A: Filtro de Greenfield. **B:** Filtro de Braun Venatech (que tiene topes laterales para evitar su desplazamiento).

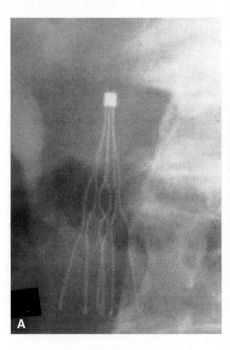
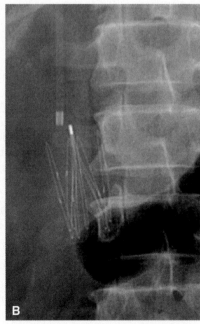

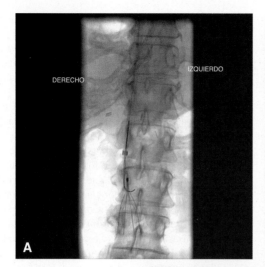

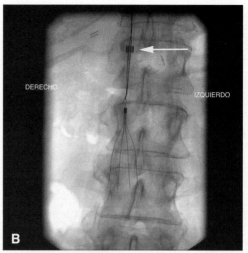

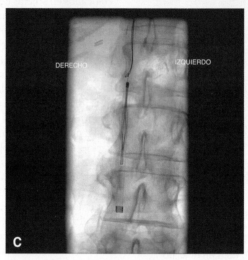

FIGURA 12-21. Recuperación de un filtro en la vena cava inferior (VCI). A: Con orientación fluoroscópica se avanza un lazo para recuperación desde la vena yugular interna derecha hasta el filtro recuperable en VCI. **B:** El operador con el lazo recupera el filtro con su gancho y lo colapsa al avanzar una vaina (*flecha en la punta de la vaina*) para rodearlo. **C:** Como paso siguiente extrae el filtro con el lazo y la vaina desde el sitio de acceso en la vena yugular interna.

transyugular (DPIT). De forma típica, se aborda a la vena hepática derecha desde la yugular interna de ese mismo lado. Después se llega a una rama de la vena porta derecha desde la vena hepática de ese lado y en esa vía intrahepática con una prótesis se descomprime el sistema porta al desviar sangre al árbol venoso sistémico (vena hepática y aurícula derechas) (fig. 12-24). Con la derivación se intenta reducir el gradiente de presión entre las venas porta y hepática a menos de 10 mm Hg. De acuerdo con el estado subyacente del hígado (clasificación de Child Pugh o puntuación MELD), incluso 20% de los pacientes terminan a veces por mostrar encefalopatía hepática como complicación de dicho procedimiento.

Intervenciones para accesos de hemodiálisis

En Estados Unidos al finalizar el año 2013 se supo que casi 468 000 pacientes con una nefropatía terminal habían sido tratados con alguna forma de diálisis, y en la mayoría fue la hemodiálisis (HD) y no la diálisis peritoneal. El acceso vascular es la descripción genérica del sitio en que se extrae y devuelve sangre al cuerpo durante la HD. Dicho acceso puede ser una fístula arteriovenosa (AV) (56% de pacientes sometidos a HD), un injerto AV (36%) o un catéter para diálisis (18%). La **fístula AV** es el tipo preferido de acceso porque ocasiona menos complicaciones como infección y coágulo. En comparación con otros accesos, los catéteres ocasionan la cifra más alta de infecciones. El estudio *The Fistula First Breakthrough Initiative* se dedicó a mejorar la atención de personas con nefropatías crónicas al incrementar la colocación de una fístula AV y utilizarla en pacientes idóneos para HD. Las fístulas AV elaboradas quirúrgicamente deben tener 6 mm de diámetro, menos de 6 mm de profundidad y con velocidad de flujo de 600 mL/min a las 6 semanas (**regla de los 6**). Sin embargo, incluso 25% de todas las fístulas no maduran, principalmente por estenosis y por venas accesorias que con ellas compiten, y el tratamiento

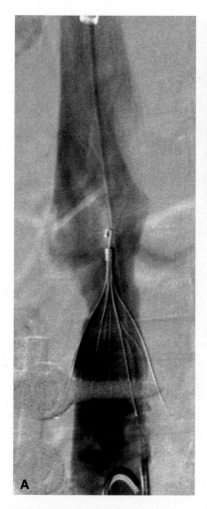
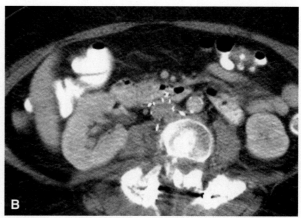

FIGURA 12-22. **Complicación de un filtro temporal en la vena cava inferior (VCI). A:** En la imagen de la vena cava inferior se observa perforación de su pared por "brazos" de un filtro temporal en VCI. **B:** La TC del abdomen confirma la perforación de VCI.

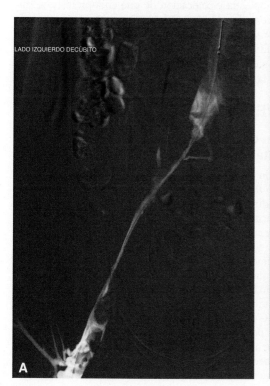
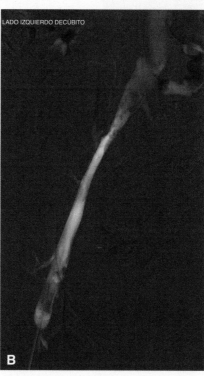

FIGURA 12-23. **Tratamiento del síndrome de May-Thurner. A:** El venograma pélvico con el paciente en decúbito ventral señala la trombosis extensa del sistema venoso iliofemoral izquierdo, a través del cual se ha colocado un catéter de venoclisis, para trombólisis. **B:** Venografía de vigilancia después de 24 h en que se advierte resolución parcial del coágulo.

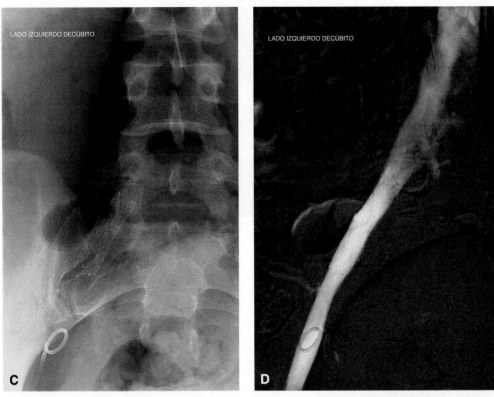

LADO IZQUIERDO DECÚBITO

LADO IZQUIERDO DECÚBITO

C

D

FIGURA 12-23. *(Continuación)* **C y D:** A las 48 h se observa la resolución completa del coágulo iliofemoral y una endoprótesis autoexpandible colocada para tratar la estenosis venosa adyacente que surgió de la compresión externa de la vena iliaca común izquierda por la arteria iliaca común ipsilateral.

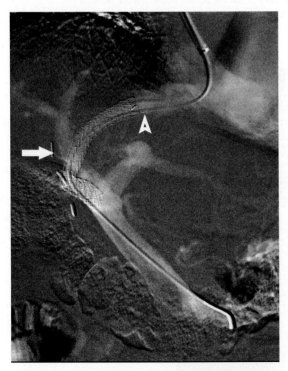

FIGURA 12-24. Derivación portosistémica intrahepática transyugular (DPIT). El operador elaboró una derivación entre la vena porta derecha (*flecha*) y la vena hepática del mismo lado (*punta de flecha*) y con ello descomprimió el sistema de la vena porta.

puede ser satisfactorio con angioplastia con balón y embolización con espiral, respectivamente.

Con las técnicas percutáneas descritas que incluyen trombólisis, angioplastia y colocación de una endoprótesis, se eliminan los coágulos de las fístulas y de injertos de acceso de HD y se conservan de modo que no se pierda la función y la longevidad del injerto. Conservar adecuadamente el injerto o la fístula suma muchos años a la vida de un paciente que depende de la hemodiálisis.

INTERVENCIONES EXTRAVASCULARES

Obtención de tejido para biopsia con orientación imagenológica

La **obtención de tejido para biopsia** incluye la recuperación de células o tejido para el diagnóstico histopatológico, y para ello se introduce por vía percutánea una aguja bajo orientación imagenológica (ecografía o TC) para tener la seguridad de su trayectoria y contar con suficiente material para análisis. Como ocurre con todas las intervenciones percutáneas, existe el riesgo de hemorragia y por ello es necesario interrumpir el uso de anticoagulantes, y que el número de plaquetas del paciente rebase las 50 000 células/mm³. Hay dos tipos de agujas para esta técnica: finas y gruesas. Las primeras tienen un diámetro angosto (23G o 25G) y con ellas más bien se aspiran células, y son útiles para estudios citológicos (fig. 12-25A). Las agujas gruesas tienen mayor tamaño y diámetro, y la muestra se obtiene con un mecanismo de corte con un resorte y con ello se obtiene una tira de tejido, por ejemplo, del hígado (fig. 12-25B).

FIGURA 12-25. **Muestras de tejido para biopsia. A:** Tejido para estudio citológico extraído por aspiración con una aguja fina (AAF). Se advierten los detalles de células individuales. **B:** Muestra para biopsia del hígado obtenida con aguja gruesa, en que se observa tejido y no células individuales.

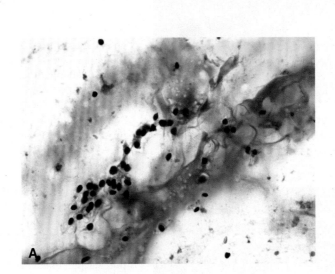

TABLA 12-5   Pacientes con alto riesgo de tener carcinoma tiroideo[a]

Antecedente de cáncer tiroideo en uno o más familiares de primer grado

Antecedente de que se sometió al paciente a la radiación con haz externo en su niñez

Contacto con la radiación ionizante en la niñez o la adolescencia

Hemitiroidectomía previa con identificación de cáncer de la glándula tiroides

Avidez por [18]FDC en TEP

[a] Está indicada la toma de tejido para biopsia en todo paciente con un nódulo de 5 mm o más en la glándula tiroides y antecedentes de alto riesgo (American Thyroid Association)

Tiroides

Los nódulos tiroideos aparecen en casi la mitad de los adultos y en su mayoría son benignos, pero tal identificación se hace únicamente por estudio histopatológico de células aspiradas con una aguja fina (23G o 25G), introducida en el nódulo bajo orientación ecográfica. Por lo regular, la obtención guiada por ecografía no está indicada en nódulos que miden menos de 10 mm, salvo que exista un elevado riesgo de carcinoma tiroideo (tabla 12-5).

Pulmones

La biopsia se puede realizar con orientación de TC o con menor frecuencia con guía ecográfica, si la lesión es adyacente a la pleura. Existe un riesgo de 10% a 15% de neumotórax. Las células aspiradas con aguja fina (AAF) suelen bastar para diferenciar entre un carcinoma microcelular y otro sin tal característica (CNMC, carcinoma no microcítico). Sin embargo, con la llegada de los quimioterapéuticos biológicos como los inhibidores de tirosina cinasa, la medición de los biomarcadores obliga a contar con más tejido y para ello se recurre a una biopsia con aguja gruesa. La toma **transbronquial** se usa para obtener muestras no sistemáticas de parénquima y es útil para confirmar el diagnóstico de sarcoide.

Hígado

Las dos causas principales para obtener muestras de hígado para biopsia son las enfermedades difusas del parénquima como la hepatitis y la cirrosis, y lesiones focales como los cánceres, que pueden ser primarios (hepatoma) o secundarios (metástasis). Se necesita la toma con aguja gruesa para la valoración del parénquima y tal técnica se hace por vía percutánea. El riesgo de hemorragia por usar dicha vía se agrava con la presencia de ascitis, plaquetopenia o un tiempo prolongado de protrombina (signos de hepatopatía crónica). Otra técnica de obtención comprende la penetración de la aguja gruesa larga a la vena hepática derecha desde la vena yugular interna de ese lado, a través de la aurícula derecha. Después de obtener tejido hepático junto a la vena hepática derecha con esta **técnica transyugular,** cualquier hemorragia que se produzca será intravascular (vena hepática), disminuyendo el riesgo de alguna complicación grave.

Riñones

Al igual que ocurre con la obtención de muestras del hígado, se necesitan biopsias extraídas con aguja gruesa para el diagnóstico de afecciones del parénquima renal como la glomerulonefritis. La AAF puede bastar en el caso de lesiones como el carcinoma o las metástasis. El riesgo principal que conlleva la extracción con aguja gruesa es la hemorragia (fig. 12-26)

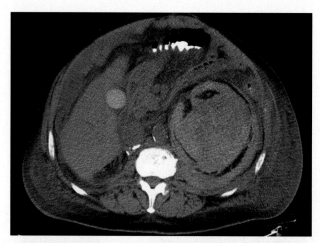

FIGURA 12-26. **Situación después de complicaciones de la toma de tejido renal para biopsia.** La TC revela un gran hematoma perirrenal izquierdo después de extracción de tejido con una aguja gruesa.

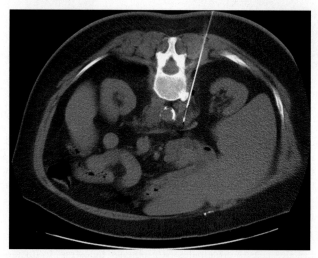

FIGURA 12-27. **Toma de tejido de un ganglio retroperitoneal orientada por TC.** Con el paciente en decúbito ventral se usa la vía pararraquídea derecha para avanzar una aguja gruesa de biopsia en el ganglio linfático paraaórtico derecho. Se diagnosticó linfoma.

El linfoma o el carcinoma metastásico pueden manifestarse inicialmente por una adenopatía retroperitoneal. La extracción de tejido de tales ganglios orientada por TC se hace con la persona en decúbito ventral (fig. 12-27). La técnica es tolerada sin grandes problemas y el riesgo de hemorragia es pequeño.

Intervenciones urológicas

La **nefrostomía por vía percutánea** es un recurso útil para tratar obstrucción de vías urinarias muy a menudo causada por cálculos, neoplasias o estenosis benignas. Con la persona en decúbito ventral se penetra en la pelvis renal obstruida por medio de la técnica de Seldinger en la cual se introduce un catéter de drenaje 8F o 10F en cola de cochino sobre una guía, se forma un lazo, y se fija a la pelvis renal para conectarse de modo que haya drenaje por la fuerza de gravedad. A través del

acceso percutáneo del riñón, se pueden realizar intervenciones como la colocación de endoprótesis en ureteros o la extracción de cálculos (nefrolitotomía). Después de la nefrostomía percutánea se observa a veces hematuria leve que desaparece en un plazo de 72 horas.

Drenaje y colocación percutánea de endoprótesis en vías biliares

La ictericia obstructiva se puede diagnosticar y tratar por medio de un colangiograma transhepático percutáneo (CTP), en el cual se introduce a través del parénquima de la glándula una aguja larga 22G desde un punto en el undécimo espacio intercostal en la línea mesoaxilar derecha, o través del lóbulo izquierdo por una vía subxifoidea y orientación ecográfica. Después de inyectar el medio de contraste para opacificar los conductos biliares por los que atravesó, se retira lentamente la aguja. Hay mayor posibilidad de buenos resultados con CTP si el sistema de conductos está dilatado. Una vez opacificado el colédoco, se usa una aguja mayor (21G o 18G) para el acceso percutáneo de uno de los conductos opacificados, en sentido periférico. Las vías se dilatan con una guía y se hace un intento de atravesar la obstrucción de las vías biliares, a lo que seguirá la colocación de un catéter para **drenaje biliar interno-externo** para descomprimir el sistema de conductos. Si se desea el drenaje biliar internalizado, se pueden colocar por vía percutánea o por endoscopia endoprótesis metálicas autoexpandibles permanentes como en el caso de obstrucción por cáncer. Como otra posibilidad, se pueden colocar en el colédoco temporalmente endoprótesis cortas de material plástico, si se planea una intervención quirúrgica o en pacientes con estenosis benignas.

La **colecistostomia por vía percutánea** (drenaje vesicular externo) se ha vuelto un tratamiento temporal aceptado para pacientes de colecistitis aguda. Se aborda la vesícula por vía percutánea y el colédoco se dilata con una guía, a través de la cual se avanza una sonda de drenaje en forma de cola de cochino hasta la vesícula y se conecta para drenaje por fuerza de gravedad. Después de 5 a 7 días se revisa el tubo para confirmar el libre tránsito del conducto cístico y el colédoco, y para esa fecha se coloca una tapa en el tubo mientras se realiza la colecistectomía, semanas más tarde.

Colocación percutánea de sondas para alimentación

La colocación de tubos de gastrostomía y gastroyeyunostomía por vía percutánea orientada por técnicas radiológicas para la nutrición enteral tiene amplia aceptación en el tratamiento de pacientes que no pueden ingerir alimentos o deglutir, por haber tenido un accidente cerebrovascular, una lesión craneoencefálica o tumores de cabeza y cuello. Para llegar al estómago por vía percutánea bajo orientación fluoroscópica se usa la técnica de Seldinger y se dilata la vía sobre una guía. Se coloca sobre esta última y se fija en el interior del estómago (fig. 12-28) una sonda de alimentación en forma de cola de cochino autorretenida 12F o 14F. Si hay riesgo de broncoaspiración, se prefiere administrar alimentos líquidos directamente al intestino delgado y no al estómago, mediante un tubo de gastroyeyunostomía colocado por vía transgástrica con su extremo dirigido a través del píloro a la zona proximal del yeyuno.

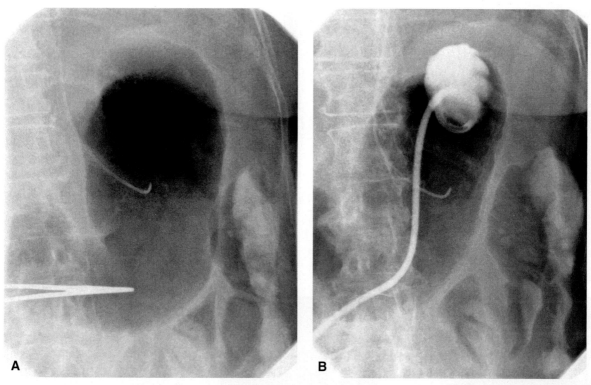

A   **B**

FIGURA 12-28. **Colocación de una sonda de gastrostomía por orientación fluoroscópica. A:** Se infla el estómago y se accede a él por vías percutáneas con la técnica de Seldinger. **B:** Se dilata la vía sobre una guía y se coloca una sonda 16F para alimentación.

Oncología intervencionista

Ablación de tumores

La técnica mencionada suele usarse en el tratamiento de neoplasias de hígado, pulmones y huesos, y con ellos se acorta la permanencia intrahospitalaria y es menor la tasa de complicaciones. Con orientación por TC o ecografía se introduce por vía percutánea en el tumor una aguja para ablación por radiofrecuencia (ARF). A través de ella se depositan 480 kHz de energía, lo cual origina necrosis coagulativa al calentar el tejido a 60 °C, temperatura en que hay muerte celular (fig. 12-29). En fecha reciente ha tenido aceptación para la ablación de tumores sólidos la que se hace con microondas, porque aporta mayor energía y es un perfil más constante para ablación. En el caso de masas en riñones en que hay menor riesgo de expulsión de orina, se prefiere la crioablación percutánea que entraña congelación, descongelación y nueva congelación de una lesión.

Vertebroplastia

En Estados Unidos cada año se producen más de 1.5 millones de fracturas por osteoporosis, de las cuales 700 000 surgen por compresión vertebral. La vertebroplastia es la inyección percutánea de cemento óseo en la fractura de un cuerpo vertebral, para estabilizarlo y aliviar el dolor. Con el paciente en decúbito ventral y con orientación fluoroscópica por vía percutánea se introduce una aguja 11G o 13G a través de cada pedículo al cuerpo vertebral, y se inyectan 3 a 5 mL de cemento PMMA para huesos, que se solidifica en un lapso de 5 a 10 min (fig. 12-30). El escepticismo inicial respecto a la eficacia de dicha técnica se anticipó después de publicar los resultados del

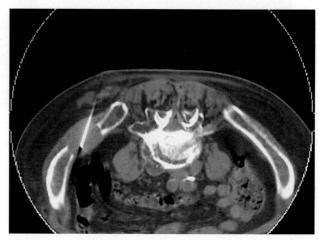

FIGURA 12-29. **Ablación por radiofrecuencia.** La TC de la pelvis indica la ablación por radiofrecuencia con una aguja en una metástasis en el hueso iliaco derecho con el paciente en decúbito ventral. El calor generado localmente destruirá las fibras de dolor y mejorará los síntomas.

Estudio VAPOUR (Lancet, 2016) en que hubo aplacamiento notable de los índices de dolor después de vertebroplastia. Una variante de este método es la cifoplastia cuando se intenta aumentar la altura de los cuerpos vertebrales con la inflación temporal de balones. Después de desinflar y extraer los balones, se inyecta el cemento para huesos en la cavidad recién creada.

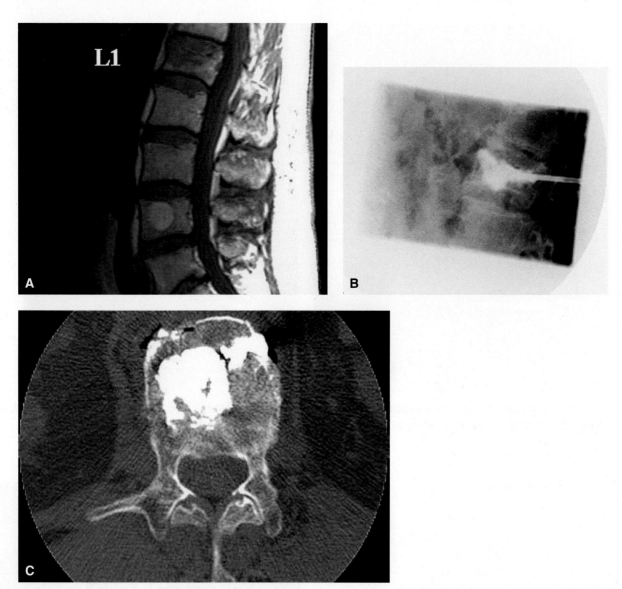

FIGURA 12-30. **Vertebroplastia. A:** La RM de la columna lumbar señala la fractura de L1 por compresión. **B:** Colocación transpedicular bilateral de aguja de inyección del cemento óseo en el cuerpo vertebral. **C:** La TC después de tal método muestra el cemento dentro del cuerpo vertebral.

PUNTOS CLAVE

- La radiología intervencionista es una subespecialidad de la medicina que permite la realización de métodos diagnósticos y terapéuticos de mínima invasión, bajo orientación imagenológica.
- Para casi todos los procedimientos angiográficos e intervencionistas se necesita el consentimiento informado escrito. Hay que comentar con el paciente los beneficios, los riesgos y posibles complicaciones.
- La técnica de Seldinger es un método para lograr el acceso a vasos o vísceras con el auxilio de una aguja, una guía de alambre y un catéter.
- Casi todos los arteriogramas se realizan en la arteria femoral, y hay que puncionarla sobre la cabeza del fémur.
- El medio yodado de contraste es nefrotóxico, particularmente en individuos diabéticos y pacientes con deficiencias renales previas.

- La TC ha sustituido a la angiografía pulmonar y la gammagrafía de ventilación/perfusión en el diagnóstico de EP. La TC también es esencial en la investigación diagnóstica de AAA y en la vigilancia después de colocar un endoinjerto.
- Algunos filtros en VCI son recuperables de forma óptima en término de 90 días de su colocación.
- La imagen positiva en medicina nuclear es útil en personas con hemorragia de tubo digestivo, porque además de confirmar el diagnóstico, orienta al angiógrafo sobre el sitio de la hemorragia.
- La embolización arterial es un procedimiento importante en casos de lesión traumática de vasos, hemorragia de vías GI, fibromas uterinos y algunos tumores.

Referencias

1. *Contrast Manual Version 10.3. 2018.* www.acr.org.
2. Cooper CJ, Murphy TP, Matsumoto A, *et al.* Stent revascularization for the prevention of cardiovascular and renal events among patients with renal artery stenosis and systolic hypertension: rationale and design of the *CORAL trial. Circulation.* 2006;152:59-66.
3. Vedantham S, Goldhaber SZ, Julian JA, *et al; ATTRACT trial* Investigators. Pharmacomechanical catheter-directed thrombolysis for deep-vein thrombosis. *N Engl J Med.* 2017;377:2240-2252.
4. Clark W, Bird P, Gonski P, *et al.* Safety and efficacy of vertebroplasty for acute painful osteoporotic fractures (*VAPOUR*): a multicentre, randomised, double-blind, placebo-controlled trial. *Lancet.* 2016;388:1408-1416.
5. Harsha A, Trerotola S. Technical aspects of adrenal vein sampling. *J Vasc Interv Radiol.* 2015;26(2):239.

Preguntas

1. De los siguientes tipos de endofugas, ¿cuál es la reparación más común después del abordaje endovascular (RAEV) de aneurismas en la aorta abdominal (AAA)?
   a. El tipo 1
   b. El tipo 2
   c. El tipo 3
   d. El tipo 4

2. ¿En qué combinación de arterias surge más a menudo la endofuga más frecuente después de RAEV en AAA?
   a. Lumbar y mesentérica inferior
   b. Lumbar y mesentérica superior
   c. Mesentérica inferior y sacra mediana
   d. Mesentérica inferior e iliaca interna

Preguntas 3 a 5: se interna a un paciente con dolor e hinchazón de comienzo agudo de la extremidad escapular derecha. En la venografía se demuestra trombosis axilosubclavia con formación extensa de vasos colaterales.

3. La causa más probable del cuadro anterior es:
   a. Tumor de Pancoast
   b. Traumatismo
   c. Compresión externa de una vena por una costilla o un músculo a nivel de la primera costilla
   d. Compresión externa por ganglios linfáticos

4. El tratamiento inicial debe incluir:
   a. Anticoagulantes solos
   b. Trombólisis orientada por catéter
   c. Ablación quirúrgica
   d. Trombectomía
   e. Colocación de un filtro en VCS

5. El tratamiento de elección es:
   a. Ablación quirúrgica de la primera costilla
   b. Angioplastia con balón en la vena subclavia derecha
   c. Colocación de endoprótesis en la vena subclavia derecha
   d. Creación de una fístula arteriovenosa

Preguntas 6 a 9: la radiografía de tórax muestra un nódulo pulmonar único de 2 cm en la periferia:

6. Los estudios iniciales comprenden:
   a. Revisión de estudios imagenológicos realizados
   b. Gammagrama de hueso (MDP)
   c. Ablación cuneiforme
   d. Biopsia transbronquial

7. La orientación para obtención de tejido de la lesión se realiza mejor con:
   a. TEP
   b. TC
   c. RM
   d. Broncoscopia

8. Una hora después de obtener tejido pulmonar para biopsia el paciente se queja de dolor retroesternal y disnea. La radiografía de tórax se practica y el diagnóstico más probable es:
   a. Tórax fláccido (inestable)
   b. Neumotórax
   c. Hidroneumotórax
   d. Neumopericardio

9. El cuadro del paciente empeora y necesita oxígeno y analgésicos por vía IV. Las medidas más apropiadas que se emprenderán son:
   a. Más oxígeno y analgésicos
   b. Una sonda torácica en el segundo espacio intercostal en la línea mesoclavicular
   c. Una sonda torácica en el quinto espacio intercostal, y la línea mesoaxilar
   d. Broncoscopia

10. Un paciente acude inicialmente con dorsalgia y pérdida de peso. La TC del abdomen indica adenopatía retroperitoneal extensa. Se solicita la toma de material de biopsia que se logra mejor con:
    a. Vía de acceso posterior con orientación TC
    b. Vía transyugular
    c. Vía de acceso anterolateral con orientación por TC
    d. Técnica endoscópica

Respuestas a las preguntas del capítulo 2

1. b
2. a
3. a
4. d
5. Falso
6. Falso
7. Verdadero
8. Verdadero
9. Verdadero
10. Falso

Respuestas a las preguntas del capítulo 3

1. Falso
2. Falso
3. Falso
4. Falso
5. Falso
6. Falso
7. Verdadero
8. Falso
9. Verdadero
10. Falso

Respuestas a las preguntas del capítulo 4

1. Falso
2. Falso
3. Falso
4. Verdadero
5. d
6. Falso
7. Falso
8. Verdadero
9. Verdadero
10. Verdadero

Respuestas a las preguntas del capítulo 5

1. d
2. Falso
3. a
4. c
5. Falso
6. c
7. b
8. d
9. Falso
10. a

Respuestas a las preguntas del capítulo 6

1. b
2. c
3. a
4. c
5. a
6. b
7. d
8. c
9. d
10. a

Respuestas a las preguntas del capítulo 7

1. Falso
2. d
3. d
4. c
5. b
6. c
7. Verdadero
8. Falso
9. Verdadero
10. Verdadero

Respuestas a las preguntas del capítulo 8

1. c
2. c
3. e
4. b
5. a
6. Falso
7. c
8. Verdadero
9. b
10. a

Respuestas a las preguntas del capítulo 9

1. c
2. b
3. d
4. b
5. b
6. b
7. d
8. b
9. Verdadero
10. e

Respuestas a las preguntas del capítulo 10

1. d
2. b
3. d
4. a
5. b
6. a
7. d
8. Verdadero
9. Falso
10. Falso

Respuestas a las preguntas del capítulo 11

1. b
2. d
3. c
4. d
5. c
6. c
7. a
8. c
9. a
10. d

Respuestas a las preguntas del capítulo 12

1. b
2. a
3. c
4. b
5. a
6. a
7. b
8. b
9. b
10. a

AAA	Aneurisma de la aorta abdominal
AAF	Aspiración con aguja fina
AALP	Acumulación aguda de líquido peripancreático
ACR	American College of Radiology
ACTC	Angiografía coronaria por tomografía computarizada
ADI	Área de interés
AEP	Alteración del estado psíquico
AFP	Alfa-fetoproteína
AINE	Antiinflamatorios no esteroideos
AIT	Ataque isquémico transitorio
AML	Angiomiolipoma
AMPE	Antígeno de membrana prostatoespecífico
AP	Anteroposterior
AP	Arteriopatía periférica
APC	Arteriopatía coronaria
APt	Activador de plasminógeno tisular
AR	Artritis reumatoide
ARF	Ablación por radiofrecuencia
ASD	Angiografía por substracción digital
ASIA	Arteria subclavia izquierda aberrante
ATC	Angiografía por tomografía computarizada
ATP	Angioplastia transluminal percutánea
BRCA	Gen *BRCA*
BTGC	Biopsia de tejido del ganglio centinela
CAA	Colecistitis aguda alitiásica
CC	Proyección craneocaudal
CCIS	Carcinoma canalicular *in situ*
CDM	Coeficiente de difusión manifiesto
CHC	Carcinoma hepatocelular
CPRE	Colangiopancreatografía retrógrada endoscópica
CPRM	Colangiopancreatografía por resonancia magnética
CTAV	Cirugía toracoscópica asistida con video
CTC	Colonografía por tomografía computarizada
CTP	Colangiograma transhepático percutáneo
CU	Colitis ulcerosa
DCYR	Disminución de la captación de yodo radiactivo
DEXA	Absorciometría dual con rayos X
DGLA	Disección de ganglios linfáticos de la axila
DIU	Dispositivos intrauterinos
DNIR	Déficit neurológico isquémico residual
DPIT	Derivación portosistémica intrahepática transyugular
EA	Enfermedad de Alzheimer
EAD	Enfermedad articular degenerativa
EAE	Endoprótesis autoexpansibles
EAMT	Escáner de adquisición con múltiples tomas
EC	Enfermedad de Crohn
ECA	Enzima convertidora de angiotensina
ECG	Escala de coma de Glasgow
EDPC	Enfermedad por depósito de pirofosfato de calcio
EE	Embarazo ectópico
EEF	Endoprótesis con elusión del fármaco
EII	Enfermedad intestinal inflamatoria
EIV	Ecografía intravascular
EM	Esclerosis múltiple
EMDA	Encefalomielitis diseminada aguda
EMU	Embolización de fibromas uterinos
EP	Embolia pulmonar
ERM	Enterografía por resonancia magnética
ETC	Enterografía por tomografía computarizada
FAST	Valoración ecográfica dirigida para traumatismos
FE	Fracción de expulsión
FLAIR	Recuperación de inversión de atenuación de fluidos
FMR	Fascia mesorrectal
FSN	Fibrosis sistémica nefrógena
GRF	Globos recubiertos de fármacos
HANA	Hepatopatía adiposa no alcohólica
HAP	Hipertensión arterial pulmonar
HDC	Hernia diafragmática congénita
HEID	Hiperostosis esquelética idiopática difusa
HI	Hematoma intramural
HIA	Hemorragia intracraneal aguda
HLC	Hiperinflación lobular congénita
HMPAO	Hexametilpropilenaminooxima
HP	Hipertensión pulmonar

HSA	Hemorragia subaracnoidea	**RMP**	Reconstrucciones multiplanares
HSG	Histerosalpingografía	**RSA**	Radiografías simples de abdomen
IFD	Interfalángica distal	**RUV**	Riñón, uréter y vejiga
IFG	Índice de filtración glomerular	**RV**	Reconstrucciones volumétricas
IFP	Interfalángica proximal	**RVAT**	Reemplazo valvular aórtico transvascular
IMM	Imágenes moleculares de mama	**SDR**	Síndrome de dificultad respiratoria
IPD	Imágenes con ponderación por difusión	**SET**	Sonda endotraqueal
IPT1	Imágenes con ponderación en T1	**SIRA**	Síndrome de insuficiencia respiratoria aguda
IPT2	Imágenes con ponderación en T2	**SNC**	Sistema nervioso central
IRM	Imágenes del riego del miocardio	**SOPQ**	Síndrome de ovarios poliquísticos
ITB	Índice tobillo-brazo	**TARGA**	Tratamiento antirretroviral de gran actividad
ITD	Imagen con tensor de difusión	**TC**	Tomografía computarizada
LAD	Lesión axónica difusa	**TCAR**	Tomografía computarizada de alta resolución
LBA	Lavado broncoalveolar	**TCCMC**	Tomografía computarizada con medio de contraste
LCR	Líquido cefalorraquídeo	**TCDB**	Tomografía computarizada en dosis baja
LCT	Lesión craneoencefálica traumática	**TCEM**	Tomografía computarizada de emisión de fotón único
LMESAR	Lesión de la médula espinal sin anormalidad radiográfica	**TCG**	Tumores de células gigantes
LPART	Lesión pulmonar aguda relacionada con la transfusión	**TCHC**	Tomografía computarizada con haz en cono
MAV	Malformación arteriovenosa	**TCMD**	Tomografía computarizada con múltiples detectores
MOPQ	Morfología de ovario poliquístico	**TCSMC**	Tomografía computarizada sin medio de contraste
MOT	Medición de oxígeno transcutánea	**TDC**	Trombólisis dirigida por catéter
MPCVR	Malformación pulmonar congénita de vías respiratorias	**TDM**	Tomosíntesis digital de la mama
mRECIST	Criterios de evaluación de respuesta modificados para tumores sólidos	**TE**	Triple eliminación
		TEP	Tomografía por emisión de positrones
MRGC	Metabolismo regional de glucosa en el cerebro	**TEP-FDG**	Tomografía por emisión de positrones y fluorodesoxiglucosa
NIU	Neumonitis intersticial usual		
NMI	Neoplasias mucinosas intraductales	**TNE**	Tumores neuroendocrinos
NMO	Neuromielitis óptica	**TRSC**	Torrente regional sanguíneo del cerebro
NPS	Nódulo pulmonar solitario	**TTN**	Taquipnea transitoria neonatal
OA	Osteoartrosis	**TVP**	Trombosis venosa profunda
OML	Proyección oblicua mediolateral	**UAP**	Úlcera aterosclerótica penetrante
OVD	Opacidad en vidrio despulido	**UH**	Unidades de Hounsfield
PA	Posteroanterior	**USPSTF**	U.S. Preventive Services Task Force
PL	Punción lumbar	**USTR**	Ultrasonido transrectal
PMI	Proyección de máxima intensidad	**UTC**	Urografía por tomografía computarizada
QETA	Quimioembolización transarterial	**V/Q**	Gammagrama de ventilación/perfusión
RAEV	Reparación de un aneurisma endovascular	**VCE**	Valor de captación estandarizado
RAEVT	Reparación de un aneurisma endovascular torácico	**VCI**	Vena cava inferior
%RAIU	Captación de yodo radioactivo por la glándula tiroides	**VCS**	Vena cava superior
		VHS	Virus del herpes simple
RI	Radiología intervencionista	**VrSC**	Volumen relativo de sangre cerebral
RISG	Recuperación de inversión con supresión de grasa	**VSR**	Virus sincicial respiratorio
RITC	Recuperación de inversión de tau corta		
RM	Resonancia magnética		

NOTA: Los números de página en **negritas** indican cuadro, los números de página en *cursiva* indican figura.